M. Zielke N. Mark (Hrsg.)

# Fortschritte der angewandten Verhaltensmedizin

## Konzeption, Grundlagen Therapie, Evaluation

Band 1

Sport und Ergotherapie - Angstbesetzte kardiovaskuläre Störungen - Adipositas - Sexuelle Funktionsstörungen - Bulimia nervosa - Genußtraining - Ärztliche Gesundheitsberatung - Kosten-Nutzen-Analysen im Gesundheitswesen

Mit 62 Abbildungen und 65 Tabellen

Springer-Verlag Berlin Heidelberg New York
London Paris Tokyo Hong Kong Barcelona

Dr. Manfred Zielke
Dr. Norbert Mark

Psychosomatische Fachklinik
Kurbrunnenstraße 12, D-6702 Bad Dürkheim

ISBN-13: 978-3-540-51506-7 e-ISBN-13: 978-3-642-74973-5
DOI: 10.1007/978-3-642-74973-5

CIP-Titelaufnahme der Deutschen Bibliothek
Fortschritte der angewandten Verhaltensmedizin: Konzeption, Grundlagen, Therapie, Evaluation / M. Zielke u. N. Mark (Hrsg.). - Berlin; Heidelberg; New York; London; Paris; Tokyo; Hong Kong; Barcelona: Springer
NE: Zielke, Manfred [Hrsg.]
Bd. 1 (1990)



2119/3140(3011) - 543210 - Gedruckt auf säurefreiem Papier

# Inhaltsverzeichnis

# Verzeichnis der Autoren

**Bengel, Jürgen, Dr. phil. Dr. med.**

Psychologisches Institut der Universität Freiburg,
Abt. für Rehabilitationspsychologie
Belfortstraße 18, 7800 Freiburg

**Broda, Michael, Dr. Dipl.-Psych.**

Klinik Berus - Zentrum für Psychosomatik und Verhaltensmedizin
Orannastraße 55, 6636 Überherrn-Berus

**Brühne-Scharlau, Christine, Dipl.-Soz.**

Bünder Straße 48, 4800 Bielefeld 1

**Dehmlow, Andreas, Dipl.-Psych.**

Psychosomatische Fachklinik Bad Dürkheim
Kurbrunnenstraße 12, 6702 Bad Dürkheim

**Ehrhardt, Margit, Dipl.-Psych.**

Psychosomatische Fachklinik Bad Dürkheim
Kurbrunnenstraße 12, 6702 Bad Dürkheim

**Fischer, Ingrid, Dipl.-Psych.**

Klinik Berus - Zentrum für Psychosomatik und Verhaltensmedizin
Orannastraße 55, 6636 Überherrn-Berus

**Franke, Alexa, Dr. Dipl.-Psych.**

Klinik Berus - Zentrum für Psychosomatik und Verhaltensmedizin
Orannastraße 55, 6636 Überherrn-Berus

**Gottfried, Wolfgang, Dr. med.**

Psychosomatische Fachklinik Bad Dürkheim
Kurbrunnenstraße 12, 6702 Bad Dürkheim

**Jahrreiss, Rosemarie, Dr. med.**

Psychosomatische Fachklinik Münchwies
Turmstraße 50 - 58, 6680 Neunkirchen/Saar

**Kirschner, Hans-Georg, Dr. med.**

Internistisch-Psychosomatische Fachklinik Hochsauerland
Zu den drei Buchen 2, 5948 Schmallenberg-Fredeburg

**Klein, Michaela, Dipl.-Psych.**

Klinik Berus - Zentrum für Psychosomatik und Verhaltensmedizin
Orannastraße 55, 6636 Überherrn-Berus

**Koch, Uwe, Prof. Dr. phil. Dr. med.**

Psychologisches Institut der Universität Freiburg,
Abt. für Rehabilitationspsychologie
Belfortstraße 18, 7800 Freiburg

**Kommer, Detlev, Dipl.-Psych.**

Psychologisches Institut, Universität Heidelberg,
**Hauptstr. 47 - 51, 6900 Heidelberg**

**Köpfle, Margit, Dipl.-Psych.**

Schimperstraße 23, 6800 Mannheim 1

**Koppenhöfer, Eva, Dipl.-Psych.**

Verhaltenstherapie - Psychologische Praxis
Baiertaler Straße 89, 6908 Wiesloch

**Lang, Hermann, Prof. Dr. Dr.**

Abt. für Psychotherapie der Psychosomatischen Klinik der Universität Heidelberg
Landfriedstraße 12, 6900 Heidelberg

**Leidig, Stefan, Dipl.-Psych.**

Psychosomatische Fachklinik Bad Dürkheim
Kurbrunnenstraße 12, 6702 Bad Dürkheim

**Lieb, Hans, Dipl.-Psych.**

Psychosomatische Fachklinik Bad Dürkheim
Kurbrunnenstraße 12, 6702 Bad Dürkheim

**Limbacher, Klaus, Dr. med.**

Psychosomatische Fachklinik Bad Dürkheim
Kurbrunnenstraße 12, 6702 Bad Dürkheim

**Lohmeier, Christoph, Dipl.-Psych.**

Weedenstraße 30, 6501 Dolgesheim

**Lutz, Rainer, Dipl.-Psych.**

Fachbereich Psychologie - Philipps-Universität
Gutenbergstraße 18, 3550 Marburg

**Mark, Norbert, Dr. med.**

Psychosomatische Fachklinik Bad Dürkheim
Kurbrunnenstraße 12, 6702 Bad Dürkheim

**Meye, Maria Rita, Dipl.-Soz.**

Zentralinstitut der Kassenärztlichen Versorgung in der BRD
Herbert-Lewin-Straße 5, 5000 Köln 41

**Munz, Dietrich, Dr.**

Forschungsstelle für Psychotherapie
Christian Belser Straße 79 a, 7000 Stuttgart 70

**Olivet, Hans-Peter, Dr. med.**

Psychosomatische Fachklinik Bad Dürkheim
Kurbrunnenstraße 12, 6702 Bad Dürkheim

**Ott, Ernst, Dr. Dipl.-Psych.**

Psychosomatische Fachklinik Münchwies
Turmstraße 50 - 58, 6680 Neunkirchen/Saar

**Platz, Susanne, Dipl.-Psych.**

Schwarzwaldstraße 20, 6800 Mannheim

**Scheidt, Brigitte, Dr. med.**

Psychosomatische Fachklinik Bad Dürkheim
Kurbrunnenstraße 12, 6702 Bad Dürkheim

**Schmitz, Bernt, Dr. Dipl.-Psych.**

Psychosomatische Fachklinik Bad Dürkheim
Kurbrunnenstraße 12, 6702 Bad Dürkheim

**Schwarz, Dieter, Dr. med.**

Psychosomatische Fachklinik Windach/Ammersee
8911 Windach / Ammersee

**Spörkel, Herbert, Dr. Dipl.-Psych.**

Internistisch-Psychosomatische Fachklinik Hochsauerland
Zu den drei Buchen 2, 5948 Schmallenberg-Fredeburg

**Stadler, Susanne, Dipl.-Psych.**

Baar-Klinik
Alte Wolterdinger Str. 68, 7710 Donaueschingen

**Sturm, Jochen, Dr. med.**

Allgemeine Hospitalgesellschaft
Waldstraße 46, 6600 Saarbrücken 2

**Trierweiler, Adelaide, Dipl.-Psych.**

Psychosomatische Fachklinik Bad Dürkheim
Kurbrunnenstraße 12, 6702 Bad Dürkheim

**Vesenbeckh, Walter, grad. Soz.-Arb.**
Psychosomatische Fachklinik Bad Dürkheim
Kurbrunnenstraße 12, 6702 Bad Dürkheim

**Zielke, Manfred, Dr. Dipl.-Psych.**
Psychosomatische Fachklinik Bad Dürkheim
Kurbrunnenstraße 12, 6702 Bad Dürkheim

# Editorial

# Auf dem Weg zu einer angewandten Verhaltensmedizin

Spätestens mit dem Erscheinen des Grundlagenwerks zur Verhaltensmedizin von Miltner, Birbaumer und Gerber (1986) war zumindest für den europäischen Bereich eine Entwicklung nicht mehr zu übersehen, die sich bereits seit der "Yale Conference on Behavioral Medicine" 1977 (Schwartz u. Weiss 1978) abzeichnete: Die zunehmende Verdichtung eines Forschungs- und Anwendungsfeldes, in dem bei Integration des Fachwissens einer Reihe unterschiedlicher Fachdisziplinen versucht wird, die Bedeutung physiologischer, behavioraler und subjektiver Faktoren bei der Ätiologie und Behandlung psychologischer und medizinischer Problemstellungen aufzuzeigen und zusammenzufassen.

Verhaltensmedizin ist bislang weniger eine eindeutige Eingrenzung eines neuen Fachgebietes als vielmehr eine Arbeitsplattform zur Sammlung und Integration des klinischen Grundlagen- und Anwendungswissens aus den Bereichen der experimentellen Psychologie, der biologischen Verhaltenswissenschaften und der traditionellen naturwissenschaftlich begründeten Medizin. Die angewandte Verhaltensmedizin beschäftigt sich mit der Anwendung dieser Erkenntnisse im Hinblick auf Prävention, Diagnose, Behandlung und Rehabilitation von Krankheiten. Die Gemeinsamkeiten im Selbstverständnis der beteiligten angewandten Disziplinen sind in zwei Aspekten zu sehen:

1) einem *hypothesengeleiteten*, immer an *überprüfbaren Veränderungsprozessen* orientierten *Vorgehen* und

2) im *funktionellen Ansatz*, der das klinische Handeln sowohl in der Diagnostik als auch in der Therapie kennzeichnet (Schwarz 1986).

Diese Arbeitsbasis hat eine kaum übersehbare Fülle von Grundlagenarbeiten stimuliert, deren Anwendungsbezug jedoch weitgehend begrenzt ist. Die wenigen anwendungsbezogenen Arbeiten blieben auf klinische Labors oder auf kurzfristige Einzelprojekte beschränkt. Dies lag v. a. daran, daß ein Hineintragen des klinischen Wissens in die Patientenversorgung für die überwiegend universitären Forschungsbemühungen nicht von besonderem Interesse war und daß eine solche Praxisintegration mit einer Fülle von mühsamen und häufig den Ansatz modifizierenden Anpassungsprozessen verbunden ist, denen man sich als Forscher nicht gerne unterzieht.

Seit Gründung der ersten verhaltensmedizinischen Klinik 1977 wurde mit inzwischen sechs Kliniken mit insgesamt 1.050 stationären Behandlungsplätzen und etwa 6.000 stationären Krankenbehandlungen im Jahr ein klinisches Anwendungsterrain geschaffen, um die verhaltensmedizinischen Basisbausteine auf deren Wirkungsgrad innerhalb einer Routineversorgung zu untersuchen und dabei gleichzeitig die klinischen Anpassungen und Weiterentwicklungen zu leisten.

Während wir über eine längere Zeit gehofft hatten, daß die notwendige weitere Differenzierung unserer klinischen Handlungsgrundlagen von den Universitäten (d. h. von den klinisch-psychologischen Instituten, den medizinisch-psychologischen Lehrstühlen oder gar von den Universitätskliniken) geleistet und geliefert würde, waren wir regelmäßig bis auf wenige Ausnahmen enttäuscht, daß anwendungsbezogene Fragestellungen, therapeutische und rehabilitative Konzepte bei den Veröffentlichungen kaum umfangreicher als das Sachwortverzeichnis waren.

Begründet vom therapeutisch-klinischen, konzeptionellen und forscherischen Engagement zahlreicher Mitarbeiter aus verhaltensmedizinischen Einrichtungen der Rehabilitation und Regelversorgung hat sich eine breite Palette fundierter klinischer Erfahrungen angesammelt, die wir mit der vorliegenden Reihe **Fortschritte der angewandten Verhaltensmedizin** klinisch tätigen Kolleginnen und Kollegen zugänglich machen wollen.

Nach unseren Erfahrungen sehen wir 3 Voraussetzungen für die Entwicklung einer angewandten verhaltensmedizinischen Praxisgestaltung:

1) eine weitgefächerte Interdisziplinarität,
2) eine gleichberechtigte Kooperation zwischen den verschiedenen Berufsgruppen,
3) eine uneingeschränkte Teilnahme an der Krankenversorgung in einem breit gefächerten Indikationsbereich.

Wir hoffen natürlich, der sich noch recht unscharf präsentierenden Verhaltensmedizin dadurch schärfere Konturen zu verleihen, daß wir die auf diesem Gebiet tätigen Kliniker besonders bitten, darzustellen und zu beschreiben, was sie *tatsächlich* tun.

Die Gestaltung des einzelnen Bandes erfolgt in 4 Teilen:

**Konzeptionelle Aspekte,**

**Klinische Grundlagen und Problembereiche,**

**Therapiebausteine und therapeutische Programme,**

**Evaluation und methodische Aspekte.**

Im Teil **Konzeptionelle Aspekte** werden Grundsatzpositionen in der angewandten Verhaltensmedizin vorgestellt und gesamtkonzeptionelle Planungen einzelner Arbeitsbereiche referiert. Daneben wird die praktische Handhabung oder die strukturelle Gestaltung einzelner Aufgabenfelder behandelt.

Im Teil **Klinische Grundlagen und Problembereiche** sollen empirische Grundlagenarbeiten berichtet werden, die im jeweiligen klinischen Anwendungsfeld durchgeführt wurden. Sie bilden die Erfahrungsgrundlagen zur Entwicklung und Begründung der therapeutischen Programme. Durch ihren Felduntersuchungscharakter beschreiben und klassifizieren sie das jeweils spezifische Klientel und die spezifischen klinischen Problembereiche.

Im Teil **Therapiebausteine und therapeutische Programme** werden die an die klinische Praxis angepaßten Basisbausteine der Behandlung und Rehabilitation beschrieben und deren Durchführung erläutert. Besonders solche Programme sollen bevorzugt aufgenommen werden, die im klinischen Anwendungsbereich selbst entwickelt und dort ausreichend erprobt wurden.

Im Teil **Evaluation und methodische Aspekte** werden kontrollierte evaluative Studien vorgestellt, die die Wirksamkeit der klinisch entwickelten Therapiebausteine in Klinik und Praxis untersuchen. Hierbei werden Arbeiten berücksichtigt, die es dem Kliniker ermöglichen, die Zielerreichung seiner Bemühungen zu kontrollieren, aber auch deren Begrenztheit zu dokumentieren.

Der vorliegende Band 1 1989 umfaßt 26 Beiträge.

Im Teil **Konzeptionelle Aspekte** beschäftigen sich zunächst **Zielke** und **Mark** mit den Besonderheiten klinischer Versorgung und Forschung in der angewandten Verhaltensmedizin. Dabei diskutieren sie den Zwiespalt klinischer Forschung zwischen Grundlagenstudien und Anwendungswissenschaft und nehmen zu speziellen Fragen der Forschungsmethodik und den Forschungskriterien Stellung. Sie unterstreichen die Notwendigkeit zur Entwicklung einer eigenen Konzeption der Psychosomatik und Psychotherapie in der Rehabilitation und streifen dabei in einem eigenen Abschnitt das "heiße Eisen" der wirtschaftlichen und gesundheitspolitischen Auswertung angewandter Forschung. Abschließend skizzieren sie die Entwicklungslinien zu einer angewandten Verhaltensmedizin und erörtern fördernde Rahmenbedingungen für eine weitere Stabilisierung und Ausbreitung dieser Entwicklung.

**Vesenbeckh** unternimmt den erfolgreichen Versuch, die verschiedenen Möglichkeiten ergotherapeutischen Vorgehens bei der stationären psychosomatischen Rehabilitation theoretisch zu durchleuchten und daraus eine lerntheoretisch begründete Struktur abzuleiten. Es gelingt ihm in diesem Beitrag aufzuzeigen, wie durch einen gezielten Einsatz ergotherapeutischer Möglichkeiten und durch die Abstimmung auf Problembereiche psychosomatischer und neurotischer Patienten ein Angebotskanon entwickelt werden kann, der als vorwiegend handlungsorientierte Praxis die Psychotherapie im engeren Sinne begleiten und ein Experimentier- und Übungsfeld für neues Verhalten bieten kann.

**Ehrhardt** entwickelt auf dem Hintergrund der sporttherapeutischen Abteilung einer psychosomatischen Klinik die Beziehungen zwischen Sport und Verhaltenstherapie. Die Konzeptualisierung ihrer Abteilung wurde zum einen von sporttherapeutischer Seite her beeinflußt, zum anderen von der Weiterentwicklung des Behindertensports, der sonderpädagogischen Ausrichtung des Sports mit Sondergruppen. Sie entwickelt für eine Reihe klinischer Störungsbereiche sporttherapeutische Ansatzpunkte und beschreibt deren praktische Durchführung im Rahmen eines Gesamtbehandlungsplans.

**Olivet** und **Limbacher** unterstreichen die besonderen Erfordernisse der medizinischen Versorgung in einer psychosomatischen Klinik und diskutieren die Vorteile verhaltensmedizinischer Ansatzpunkte. Berechtigt durch ihre langjährigen klinischen Erfahrungen beenden sie die Mär vom "durchuntersuchten" Patienten. Welche differentialdiagnostischen Prozesse und Abwägungen während Behandlungsverläufen erforderlich sind, wird von ihnen anschaulich an einer Reihe internistischer, neurologischer und psychiatrischer Behandlungsfälle diskutiert.

Der Teil **Klinische Grundlagen und Problembereiche** umfaßt 7 Beiträge.

**Lutz** befaßt sich in einem detaillierten Beitrag mit den theoretischen Grundlagen genußvollen Erlebens und Handelns sowie anderen Verhaltenspositiva. Er sieht diesen Beitrag als Plädoyer, Genuß, Freude, Wohlsein sowohl in der klinischen Theorienbildung als auch in der diagnostisch-therapeutischen Praxis stärker zu thematisieren. Seine Theorieentwicklung umspannt den gesamten notwendigen Bogen von der Therapiezieldiskussion bis zur Induktion positiver Erlebnisweisen.

**Gottfried, Olivet** und **Zielke** arbeiten in ihrem Beitrag die klinisch-medizinischen Aspekte bei der Behandlung extrem übergewichtiger Patienten heraus. Wie in nur wenigen anderen Erkrankungsbereichen findet man bei der Adipositastherapie einen ungehinderten Dualismus klassisch-medizinischer Behandlungen und psychologisch ausgerichteter Therapieansätze. Die Autoren tragen eine Reihe interessanter medizinischer Sachverhalte zusammen, die dazu beitragen werden, Behandlungsansätze und Behandlungsverläufe noch stärker als bisher zu differenzieren und gleichzeitig die verschiedenen "Lager" einander näher zu bringen.

**Lohmeier, Fertsch** und **Zielke** wollen mit ihrer Arbeit einen Beitrag zu einem differentiellen Therapieansatz bei der Behandlung angstbesetzter Herz-Kreislauf-Störungen leisten. Bei diesen Patienten scheint die körperliche Leistungsfähigkeit - hier besonders die aerobe Ausdauerleistung - in unterschiedlicher Weise eine vermittelnde Rolle bei der Bewältigung der Krankheit zu spielen, in deren Zentrum verschiedene Ängste stehen. Mittels einer Clusteranalyse unterscheiden sie sechs Gruppen von Patienten, die sich in therapierelevanten Merkmalen wesentlich unterscheiden. Auf dem Hintergrund dieser Ergebnisse diskutieren sie die Notwendigkeit differentieller therapeutischer Herangehensweisen bei den einzelnen Gruppen.

**Kommer, Lambert, Möhr, Trierweiler** und **Zielke** berichten über eine umfangreiche Studie zur Untersuchung der Häufigkeit sexueller Funktionsstörungen bei einem psychosomatischen und neurotischen Klientel. Sie ermitteln dabei eine überraschend hohe Prävalenzrate sexueller Störungen und Beeinträchtigungen. Nahezu zwei Drittel aller untersuchten männlichen und weiblichen Patienten waren durch mindestens eine klinisch relevante sexuelle Problematik beeinträchtigt. Sie schätzen die gefundenen Prävalenzraten als mindestens so hoch ein, wie man sie bei vergleichbaren Patienten findet, die in sexualtherapeutischen Spezialeinrichtungen behandelt werden.

**Munz** und **Kessler** kommen in ihrer Studie zum Leistungsverhalten und zur Leistungsattribution depressiver Patienten zu dem Ergebnis, daß Depressive in Situationen mit einer Leistungsanforderung, die für sie zu bewältigen ist, nicht mit verminderter Leistung reagieren. In Situationen hingegen, in denen die Anforderung zu gering ist, wird deren Leistung schlechter, da dann nach ihrer Auffassung genügend freie Kapazität zur Verfügung steht, um negative Kognitionen aufzubauen. Die Ergebnisse werden wesentliche Veränderungen in der Depressionsbehandlung und hier speziell beim Aufbau eines adäquaten Leistungsverhaltens Depressiver nach sich ziehen.

In dem Beitrag von **Lang, Schilling** und **Faller** wird eine der wenigen empirischen Arbeiten aus dem psychoanalytisch orientierten Handlungsverständnis zur Krankheitsbewältigung vorgestellt. Die Autoren betreuen seit Jahren pankreatektomierte Patienten in Einzel-, Paar- und Gruppengesprächen. Bei dieser Patientengruppe waren meist Pankreaskarzinome oder chronische Prostatitiden mit konservativ nicht beherrschbaren Schmerzen Indikationen zur operativen Entfernung der Bauchspeicheldrüse. Pankreatektomierte stehen unter der ständigen Bedrohung einer Verschlechterung ihres körperlichen Zustandes. Neben vielen interessanten Einzelergebnissen zur Art der Bewältigung dieser konstanten Bedrohung kommen die Autoren zu dem Schluß, daß objektiv bedrohlichere Krankheitsbilder häufig als subjektiv weniger beängstigend erlebt werden, was letztlich als Beleg für die Wirksamkeit von Abwehrprozessen spricht.

Im letzten Beitrag dieses Buchteils untersucht **Broda** mittels der von der Lazarus-Gruppe entwickelten "Ways of coping checklist" die Veränderung der Bewältigung von Belastungen in einem psychosomatischen Klientel als Folge einer stationären Behandlung. Broda, der in anderen Arbeiten eine deutsche Adaption dieser Checklist vorgenommen hat, diskutiert die Besonderheiten der von ihm in dieser Studie vorgefundenen Faktorenanalyse. Im 2. Teil seines Beitrags untersucht er, inwieweit während eines stationären verhaltensmedizinisch orientierten Aufenthaltes das Copingrepertoire der Patienten erweitert werden kann und wie sich dies abbilden läßt.

Der Teil **Therapiebausteine und therapeutische Programme** umfaßt insgesamt 9 Beiträge, von denen sich 3 mit motivationalen und präventiven Aspekten befassen. Die anderen 6 Beiträge beinhalten die Darstellung einzelner Programmbausteine, die von erfahrenen klinisch tätigen Praktikern in jahrelangen klinischen Erprobungen herausgearbeitet wurden.

**Lieb** und **Fischer** stellen ihr Aufklärungsprogramm für funktionelle Störungen vor. Es ist dies eine strukturierte und aufeinander aufbauende Vortragsreihe zu neun Themen, die den Patienten die Grundlagen einzelner Störungen und deren Behandlung in Form von Dia- und Filmvorträgen vermitteln soll. Daß es sich hierbei um die verhaltensmedizinischen Grundlagen funktioneller Störungen handelt, versteht sich von selbst. Sie berichten über die fundierten Erfahrungen mit diesem Vorgehen in einer psychosomatischen Klinik.

**Klein** und **Zielke** haben nach längeren Entwicklungen und Erprobungen ein Einführungstraining für Patienten einer verhaltensmedizinischen Klinik zusammengestellt, das inzwischen in 4 Kliniken regelmäßig in der Aufnahmewoche mit einem Umfang von insgesamt 5 Stunden durchgeführt wird. Mit Hilfe von Arbeitspapieren, Videomaterialien und Gruppenarbeiten werden die Patienten in das Behandlungskonzept der Klinik eingeführt. Die klinischen Erfahrungen und Kontrollgruppenstudien unterstreichen die Bedeutung dieser Einführung für die gezielte Inanspruchnahme des therapeutischen Angebots einer Klinik durch die Patienten.

**Meye** und **Brühne-Scharlau** berichten über das inhaltliche Konzept des vom Zentralinstitut für die kassenärztliche Versorgung in der BRD in Köln initiierten Modellversuchs zur präventiven Gesundheitsberatung durch Ärzte, der in 2 Versuchsregionen - Rheinland-Pfalz und Hamburg - durchgeführt wurde. Nur selten gibt es derart intensive und fundierte Anstrengungen, verhaltensmedizinische Beratungskonzepte auf breiter Basis in die ärztliche Versorgung zu integrieren. Die von den Autorinnen vorgenommenen Überlegungen zur Übertragbarkeit des Modellversuchs in die Regelversorgung unterstreichen sowohl die Chancen als auch die Risiken der Übertragbarkeit solcher Modellannahmen. Das Manual zu diesem Arbeitsansatz ist soeben im Band 32 des Zentralinstituts erschienen.

**Koppenhöfer** erweitert mit ihrem Therapiebaustein zur Förderung genußvollen Erlebens und Handelns die häufig auf klinisch auffällige negative Emotionen und Verhaltensweisen ausgerichtete Wahrnehmungseinschränkung von Klinikern. Mit der Ablauf- und Strukturbeschreibung ihrer "kleinen Schule des Genießens" begründet sie therapeutische Ansatzmöglichkeiten für eine Reihe schwerer klinischer Störungen (insbesondere bei Depressionen und Eßstörungen). Zusammen mit dem theoriebegründenden Artikel von **Lutz** in diesem Band sind die theoretischen und wissenschaftlichen Voraussetzungen zur Förderung von positiven Erlebens- und Verhaltensweisen nunmehr ausreichend abgesichert. In absehbarer Zeit wird Koppenhöfer ihre klinischen Erfahrungen mit diesem Programm in einem Manual zusammengefaßt vorlegen.

**Stadler**, **Zielke**, **Gottfried** und **Olivet** entwickeln in ihrem Beitrag das stationär durchgeführte Selbstkontrollprogramm für extrem übergewichtige Patienten. Sie stellen die einzelnen Elemente dieses Programms vor, diskutieren ihre klinischen Erfahrungen und geben Durchführungshinweise für einzelne Problemkonstellationen. Das auf diesen Erfahrungen aufbauende Praxismanual für die klinische Versorgung, das in Kürze ebenfalls fertiggestellt sein wird, ist als orientierende Hilfe zur stationären Therapie dieser schwierigen Patientengruppe gedacht.

Nur selten hat die klinische Beurteilung und Entwicklung von Behandlungskonzepten einen derartigen Aufschwung genommen wie bei der Freß-Kotz-Sucht (Bulimia nervosa). **Schmitz** stellt in seinem Beitrag die Schwerpunkte der stationären verhaltensmedizinischen Behandlung vor. Bei der Entwicklung seines Behandlungsansatzes wird offensichtlich, daß die Behandlung dieser Erkrankung alle problematischen Verhaltens- und Problemkonstellationen (Modifikation des gestörten Eßverhaltens, Aufklärung und Information, Aufbau eines geregelten Eßverhaltens und Entwicklung von Selbstkontrolle, Lockerung der selbstauferlegten Nahrungsrestriktion, Entwicklung eines positiven Selbstkonzeptes und die Einbeziehung von relevanten Sozialpartnern in die Behandlung berücksichtigen muß, wenn sie langfristig wirksam werden will.

Bei der Darstellung und Entwicklung des Angstbewältigungstrainings für Herzphobiker ist es in exemplarischer Weise möglich, die Besonderheiten verhaltensmedizinischer Behandlung herauszuarbeiten. **Ehrhardt** und **Sturm** stellen in ihrem Beitrag dieses inzwischen klinisch bewährte Konzept vor. Hierbei wird besonders deutlich, in welch enger Verzahnung physiologische, verhaltensmäßige, emotionale, kognitive und soziale Komponenten in der Behandlung entwickelt und berücksichtigt werden müssen. In Kürze wird auch hierzu ein entsprechendes Manual für die klinische Versorgung vorliegen.

**Trierweiler** berichtet in einer Gesamtübersicht über die klinischen Erfahrungen mit ihrem Programm zur Behandlung sexueller Funktionstörungen bei Frauen. In den seltensten Fällen wird bei der stationären Einweisung eine sexuelle Funktionsstörung als Diagnose angegeben. Offensichtlich sind solche Störungen immer noch mit geheimhaltenden Tabus belegt oder sie werden nicht als Krankheit anerkannt, so daß sich in der Regel erst im Verlauf des stationären Aufenthaltes nach detaillierten Explorationen zur sexuellen Anamnese eine sexuelle Problematik abzeichnet. Das Programm stellt durch seine Strukturiertheit und seine klinische Ausrichtung eine wesentliche Hilfe bei der Behandlung dieses immer noch recht schwierig anzugehenden Problembereichs dar. Zusammen mit ihrer langjährigen Mitarbeiterin **Platz** bereitet die Autorin ein entsprechendes klinisches Manual vor.

Die Thematisierung sexueller Fragestellungen erfolgt häufig während und nach gynäkologischen Untersuchungen. **Scheidt** berichtet in ihrem praktisch ausgerichteten Beitrag über ihre diesbezüglichen Erfahrungen.

Der Teil **Evaluation und methodische Aspekte** umfaßt 6 Beiträge. Alle Arbeiten beschäftigen sich mit der Evaluation von Therapiebausteinen und therapeutischen Programmen, die in klinischen Anwendungsfeldern entwickelt und auch dort durchgeführt wurden. Sie stellen gewissermaßen die Ergebnisse klinischer Feldstudien dar.

**Bengel** und **Koch** haben in einer vom Zentralinstitut für die kassenärztliche Versorgung in Köln angeregten Studie die Feldevaluation des Modellversuchs durchgeführt und stellen in ihrem Beitrag erstmals ausführlich ihre Ergebnisse dar. Diese Ergebnisse beziehen sich auf die Bewertung des Fortbildungsprogramms aus Sicht der ärztlichen Teilnehmer, die Organisation und den Ablauf der Beratungen, Inanspruchnahme und Akzeptanz der Angebote, Veränderung der Risikofaktoren und risikounabhängige Effekte. Einen ausführlichen Teil ihres Beitrages widmen sie der Frage der Übertragbarkeit der Modellbedingungen. Gerade im klinischen Anwendungsbereich ist es notwendig, daß die Forscher zur gesundheits- und standespolitischen Auswertung ihrer Forschungsergebnisse Stellung nehmen.

**Zielke, Köpfle, Stadler, Olivet** und **Gottfried**, die sich in einer Arbeitsgruppe mit den verschiedenen Aspekten der Adipositasbehandlung beschäftigt haben, bringen in ihrem Beitrag eine kritische Synopsis evaluativer Studien zu dieser Erkrankung und stellen die Ergebnisse ihrer eigenen Katamnese vor. Sie unterstreichen dabei die klinische Notwendigkeit der die Selbskontrolle fördernden Programmelemente, diskutieren jedoch deren Begrenztheit in einem stationären Behandlungsrahmen. Die empirischen Ergebnisse liefern eine Reihe von Hinweisen über Zusammenhänge zwischen der poststationären Gewichtsentwicklung und einer Reihe threapierelevanter Verhaltensbereiche.

**Dehmlow** und **Schmitz** referieren die Ergebnisse ihrer Studie zur Überprüfung der Wirksamkeit des vorab beschriebenen Behandlungskonzepts für Patientinnen mit Bulimia nervosa. Die Effekte wurden an Hand einer breiten Kriteriumsmessung überprüft. Sie berichten über Veränderungen sowohl für die Basissymptomatik als auch für die meisten eßstörungsspezifischen und -unspezifischen Skalen. Eine Analyse der Veränderungen über die Zeit identifiziert früh- und spätverändernde Verhaltensbereiche. Die Ergebnisse liefern Hinweise auf mögliche Schwerpunktsetzungen des Gruppenprogramms.

**Franke** hat in einer umfangreichen Studie ehemals betroffene Frauen befragt, welche Faktoren sie als hilfreich bei der Bewältigung ihrer Magersucht erfahren haben. Die von ihr in ihrem Beitrag berichteten Ergebnisse sind für viele Therapeuten sicher ebenso ernüchternd wie interessant. Es scheint so zu sein, daß die betroffenen Frauen stark abweichende Vorstellungen über hilfreiche und schädliche Faktoren der Krankheitsbewältigung haben als viele ihrer Therapeutinnen und Therapeuten. Wir sind sicher, daß die Ergebnisse dieser Untersuchung die ohnehin vorhandenen Zweifel über richtige therapeutische Ansätze bei der Behandlung der Magersucht verstärken wird. Das muß ja nicht schlecht sein.

**Platz, Zielke** und **Trierweiler** tragen in ihrem Beitrag die evaluativen Ergebnisse von insgesamt 10 Therapiegruppen für Frauen mit primären und sekundären sexuellen Funktionsstörungen aus 4 Jahren klinischer Tätigkeit zusammen. Sie untersuchen dabei Veränderungen in einer Reihe relevanter Verhaltens- und Erlebnisbereiche: Häufigkeit sexueller Aktivitäten sowie der Zufriedenheit damit, Veränderungen der Orgasmusfähigkeit, Beziehung zum eigenen Körper allgemein und zu sexuellen Teilen speziell, Selbstwertgefühl und Selbstsicherheit im Sozial- und Sexualbereich. Die dargestellten Veränderungen begründen die Notwendigkeit zur Verbreitung sexualtherapeutischer Maßnahmen in psychosomatischen Kliniken.

Zum Abschluß des Buchteils berichtet **Zielke** als Leiter einer Arbeitsgruppe aus 4 verhaltenstherapeutischen Kliniken und 3 Landesverbänden der Betriebskrankenkassen über ein Projekt, das sich mit den Kosten-Nutzen-Analysen stationärer verhaltensmedizinischer Rehabilitationsmaßnahmen beschäftigt. Es ist dies der bislang einzig bekanntgewordene Versuch, unter Beteiligung verschiedener Projektpartner aus dem Gesundheitsbereich (Patienten, Behandler und als Sozialpartner die Krankenkassen) Veränderungen des Krankheitsverhaltens von Patienten (Arztbesuche, Untersuchungen, Medikamenteneinnahme, Krankheitszeiten) aufgrund von objektiven Daten zu untersuchen. Es wird erwartet, daß die nach einem Katamnesezeitraum von 2 Jahren zu erhebenden Daten objektive Beurteilungen von Kosten-Nutzen-Relationen ermöglichen. Die in diesem Beitrag vorgestellten Erhebungsinstrumente unterstreichen jedoch die Schwierigkeit und Komplexität dieses Untersuchungsbereichs. Mehr als andere Arbeiten enthalten solche Studien eine gesundheitspolitische Brisanz, weswegen es wohl auch kaum derartige Arbeiten gibt.

Bad Dürkheim, im Herbst 1988 — Manfred Zielke, Norbert Mark

## Literatur

Miltner W, Birbaumer N, Gerber WD (1986)
Verhaltensmedizin. Springer, Berlin Heidelberg New York

Schwarz D (1986) Verhaltenstherapie. In: Uexküll T von (Hrsg.)
Lehrbuch der psychosomatischen Medizin. Urban & Schwarzenberg, München, S 268 - 287

# Konzeptionelle Aspekte

# Besondere Aspekte von Klinik und Forschung in der angewandten Verhaltensmedizin

Manfred Zielke, Norbert Mark

## Klinische Forschung im Zwiespalt zwischen Grundlagenstudien und Anwendungswissenschaft

Trotz langjähriger Proklamationen von Vertretern der klinischen Hochschulforschung zur Zusammenarbeit mit Einrichtungen aus der klinischen Regelversorgung scheint es nach wie vor so zu sein, daß insbesondere die klinisch-psychologischen Hochschuleinrichtungen praktische Anwendungsfelder für ihre Grundlagenwissenschaft nicht zwingend zur Weiterentwicklung ihres Fachs benötigen; gleiches gilt jedoch auch für die Einrichtungen der ambulanten und stationären klinisch-psychologischen Routineversorgung (z. B. in Beratungsstellen, psychotherapeutischen Kliniken und psychiatrischen Einrichtungen), die wiederum die Ergebnisse grundlagenwissenschaftlicher Forschung für die Praxisgestaltung - außer in gelegentlichen Zitaten mit "Alibifunktion" - kaum benötigen. Beide Gruppen treffen sich demzufolge denn auch in getrennten Veranstaltungen von sog. "Praxisfortbildungen" oder "Workshoptagungen" der medizinisch-psychologischen Kliniker. Beide Gruppen nehmen bei sich zeitweise ein gewisses Unwohlsein wahr, das sich gelegentlich bis zu einem schlechten Gewissen steigern kann, wenn sie sich mit den Bewertungskriterien des jeweils anderen Lagers konfrontiert sehen: der Hochschulforscher bei der Frage der Praxisrelevanz seiner Forschungsbemühungen, der Kliniker bei der Frage zur theoretischen Rechtfertigung seiner Handlungen und Strategien. Diese Irritation hat jedoch in der Regel keine nachhaltige Verhaltensänderung zur Folge, weil es offensichtlich spezifische Verhaltenskontingenzen gibt, die das jeweils "lagerspezifische" Handlungsverständnis ausreichend verstärken.

Bei Forschungsbemühungen im wissenschaftlichen Bereich ist mit der Verifizierung bzw. Falsifizierung einer theoretischen Annahme und der diesbezüglichen wissenschaftlichen Publikationen der eigentliche Forschungszweck bereits erfüllt. Die Veröffentlichung des entsprechenden Erkenntnisgewinns unter Wahrung der forschungsmethodischen Aspekte dient - natürlich neben der Theorieentwicklung oder -weiterentwicklung - der rollenspezifischen Qualifikation im Rahmen der Hochschulkarriere.

Klinische Pflicht- und Routineversorgung muß sich jedoch zuerst an dem Kriterium der persönlichen Verantwortlichkeit von Handlungen einem konkreten Patienten gegenüber messen lassen. Was nützt es einem Patienten, wenn zufällig er mit seinem Verhaltensrepertoire zwar praktisch erfolglos aber theoretisch hochsignifikant erfolgreich der Fehlervarianz zuzurechnen ist; und welcher Forscher nimmt den Kliniker hierbei aus seiner Verantwortung?

Ziel jeglicher klinischer Erfahrungsbildung ist die Erweiterung und Sicherung des Handlungswissens, das Einüben von Handlungsfertigkeiten und die Sicherstellung der Integration beider Aspekte in den Prozeß der Standardversorgung.

Selbst wenn man einmal optimistischerweise von einer stärkeren Anwendungsorientierung von wissenschaftlichen Fragestellungen ausginge, ist der klinisch-wissenschaftliche Auftrag mit der Vorlage eines entsprechenden Forschungsberichts nicht beendet; der "eigentliche" Auftrag, das neu gewonnene und so gesicherte Handlungswissen in die Praxisversorgung zu integrieren, beginnt für den Kliniker dann erst und erfordert spezielle institutionelle Strategien. An der Entwicklung des in diesem Band vorgestellten "Einführungstrainings" (s. hierzu den Beitrag von Klein und Zielke in diesem Band) ist dieser Prozeß anschaulich beschreibbar: Nach der Entwicklung der Programmbausteine und der Durchführung der entsprechenden wissenschaftlichen Studie mittels eines Kontrollgruppendesigns zum Wirksamkeitsnachweis dieses einführenden therapeutischen Elements ist der theoretische und wissenschaftliche Erkenntnisgewinn eigentlich abgeschlossen. Die Verantwortung für den Kliniker beginnt jetzt jedoch erst. Fragen, wie dieser Programmbaustein in jeder Woche angeboten werden kann, wie eine gleichbleibende Qualität sichergestellt werden kann, wie konstante Personal- und Sachmittel vorgehalten werden können, müssen umgesetzt und durchgesetzt werden. Daß dies ein eigenständiger und umfangreicher Aspekt klinisch-angewandter Forschung ist, dürfte offensichtlich geworden sein. Der Hochschulforscher kann sich mit der Vorlage eines entsprechenden Studienberichts begnügen. Wenn er dabei die notwendigen forschungsmethodischen Standards berücksichtigt hat, kann er noch eine Publikation daraus entwickeln und sich dann dem nächsten Thema zuwenden.

Wir sehen diese Interessenverteilung, die sich im übrigen in den letzten 15 Jahren kaum verändert hat, auf dem Hintergrund der mißlichen Situation, daß die klinisch-psychologischen und auch die medizinisch-psychologischen Hochschuleinrichtungen selbst keinen verbindlichen Versorgungsauftrag wahrnehmen müssen, können und dürfen. Die Hochschullehrer sind denn auch nicht genötigt,

a) sich mit handlungsbezogenen Fragestellungen zu beschäftigen und

b) den Umsetzungsprozeß des Handlungswissens selbst zum Gegenstand ihrer Bemühungen zu machen.

Wie immer man die Ausbildungs- und Forschungssachlage im medizinisch-universitären Bereich auch bewerten mag: Die Tatsache, daß Hochschullehrer in der Medizin neben ihrem Ausbildungs- und Forschungsauftrag in den angeschlossenen Universitätskliniken auch einen verbindlichen Versorgungsauftrag wahrnehmen müssen, fördert ein verständnis für praxisorientierte Fragestellungen und zwingt die Forschung zu einem konstanten Anwendungsbezug ihrer Projekte, weil jeder Hochschullehrer nachmittags die Konzepte täglich umsetzen muß, die er vormittags in Vorlesungen referiert. Sicher kann diese Einseitigkeit auf die Dauer zu einer Verarmung der theoretischen Entwürfe führen. Der durch die Routineversorgung erzwungene Handlungspragmatismus vermittelt den Studenten jedoch gleichzeitig die Begrenztheit theoretischer Vorgaben und Notwendigkeiten der täglichen Praxisaufgaben.

Wenn einmal im psychologischen Studium eine Praxisvermittlung versucht wird - was leider insgesamt stark rückläufig ist -, "stürzen" sich bis zu 5 Studenten auf einen Patienten und explorieren ihn zu allen Facetten klinisch-psychologischer Konzepte, arbeiten die Erfahrungen dann wie in einer Klausur theoretisch aus und erstellen ausgefeilte Fallberichte, bei denen der Patient eigentlich nur das Arbeitsmaterial für die Exegese darstellt. Nahezu alle Therapieausbildungsverbände fühlen sich ähnlichen theoretisch ausgefeilten Standards verpflichtet. Man trifft dann immer wieder Ausbildungskandidaten, die lange Zeit nach abgeschlossenen Behandlungen ihre Strategien theoretisch aufarbeiten und methodisch-wissenschaftlich "durchstylen", um mit ihren Behandlungsfällen vor Ausbildungskommissionen durch theoretische Stringenz bestehen zu können. Ob und wie einem konkreten Patienten geholfen wurde, ist dabei häufig von geringerer Bedeutung als das theoretische Gerüst der Datenaufbereitung.

In die klinische Praxis geworfen scheitern psychologische Therapeuten häufig an den aus der isolierten universitären Praxis übertragenen Vorstellungen, daß man z. B. "zum Erstellen einer ausgefeilten Bedingungsanalyse mindestens 25 h bräuchte", und sind im stationären Bereich entsetzt, daß die Patienten nach 25 Einzelkontakten bereits wieder entlassen sind. Sie erleben und bewerten diese Erfahrung jedoch als eine theoretische Verarmung der klinischen Praxis und konservieren lange das Gefühl, den an der Universität geforderten Ansprüchen nicht genügen zu können. Nicht zuletzt deswegen scheuen sich viele Psychologen so vehement, klinische Fallberichte zu veröffentlichen. Die praktischen Handlungsstrategien sind häufig theoretisch kürzer und weniger ausgefeilt, manchmal theoretisch gar nicht ableitbar und bisweilen theoretisch kaum zu rechtfertigen, aber in der Regel trotzdem effektiv.

Gerade im stationären Bereich ist es notwendig, auf rasche Handlungsorientierung ausgerichtete Interventionen durchzuführen, weil man schlecht einem Patienten gegenüber verantworten kann, daß "man in 4 Wochen mit der Behandlung beginnen werde, wenn man alle diagnostischen Grundlagen zusammengetragen habe, die bestimmte therapeutische Interventionen rechtfertigen".

Es muß kein Nachteil sein - wie häufig dargestellt -, auf einer häufig noch schmalen Informationsbasis Problemlösungsstrategien zu entwickeln und diese im therapeutischen Prozeß fortwährend anzupassen und zu erweitern. Es zwingt den Therapeuten nämlich, praktisch effiziente Vorgehensweisen zu entwickeln und ineffiziente Nebenschleifen der Informationsgewinnung rascher zu erkennen und aufzugeben.

Hierfür ist jedoch ein eigenes pragmatisch-klinisches Handlungsverständnis erforderlich, das die Elaboriertheit theoretischer Vorgaben auf das notwendige Maß beschränkt. Damit sind jedoch in der Regel die Beziehungen zu den universitären Vorstellungen über die theoretischen Notwendigkeiten klinischer Praxis beendet.

Die an wenigen psychologischen Instituten versuchte Verbundforschung - in Anlehnung an die Empfehlungen des Wissenschaftsrats zur Forschung in der Psychologie von 1983 - oder die Durchführung einzelner isolierter Praxisprojekte sind zwar grundsätzlich zu begrüßen, führen jedoch in der Regel zu einer Überschätzung der Übertragbarkeit der Erfahrungen auf die Routinepraxis.

Es ist eben von der Erfahrungsbildung her ein grundsätzlicher Unterschied, ob man über einen Zeitraum von vielleicht 10 Wochen z. B. eine "Depressionsgruppe" oder eine "Kopfschmerzgruppe" u. ä. durchführt und evaluiert mit in der Regel hochselegierten Patientenpopulationen und danach eine klinische Versorgungspause einlegt und sich dann einem anderen Thema widmet oder ob man eine Routineversorgung über das Semester hinaus auch in den Ferien für ein häufig heterogenes Mischklientel organisieren und sicherstellen muß.

Selbstverständlich ist es in der Anfangsphase der Entwicklung klinisch-therapeutischer Konzepte insbesondere aus forschungsmethodischem Gesichtspunkt her notwendig, die oben skizzierten homogenen Studien durchzuführen. Die Entwicklung., Begründung und Verarbeitung klinisch-psychologischer Therapieansätze wäre ohne solche Bemühungen, wie sie insbesondere um Brengelmann vom Max-Planck-Institut für Psychiatrie in München stimuliert wurden, gar nicht denkbar. Es wäre jedoch ein Irrtum, davon auszugehen, die klinische Praxis könne und müsse den dabei entwickelten und propagierten klinisch-methodischen Standards genügen. Die Übertragung von so entwickelten therapeutischen Programmen in die Praxis erfordert denn auch eine häufig weitreichende Flexibilisierung der Therapiemethodik, daß die Originalautoren ihre Programme in der Praxis häufig kaum wiedererkennen. Daß diese Anpassung nicht immer zu Lasten einer unzureichend gestalteten Praxis geht, sondern auch ein Vorteil sein kann, wird wenig gesehen: Die wirklich wichtigen Programmteile können herausgefiltert werden, die Arbeitsabläufe an die wechselnden Bedürfnisse der Patienten angepaßt werden und die Programme um solche Aspekte erweitert werden, die die Behandlung nicht derart hochselegierter Patientengruppen erfordert.

Hin und wieder trifft man auf recht selbstbewußt auftretende klinische Hochschuldozenten, die auch auf therapeutischen Kongressen auftreten, die ihren methodisch und theoretisch hoch elaborierten Behandlungsfall mittels langjährig konservierter Erfahrung überall vortragen.

Der Respekt des Klinikers verfliegt jedoch, sobald sich jemand traut, nach der regelmäßigen Versorgungspraxis des Referenten zu fragen, was leider viel zu selten vorkommt. Daß eine derartige Praxis ungehindert möglich ist, ist leider nur ein Abbild des beschriebenen Zwiespalts zwischen Grundlagenstudien und Anwendungswissenschaft.

Es ist leider noch oder immer noch kein universitäres Qualitätskriterium, statt 2 Fällen mit einer speziellen Symptomatik derer 50 behandelt zu haben; Wichtiger ist es immer noch, über die 2 Fälle eine wissenschaftliche Abhandlung verfaßt zu haben. Würden die medizinischen Universitätslehrstühle nach solchen Kriterien besetzt, ließe sich wohl niemand mehr in einer Universitätsklinik behandeln.

Konsequenterweise wird von einer Reihe von Hochschulvertretern aus den Reihen der Deutschen Gesellschaft für Psychologie gefordert, diese Praxisvermittlung und die Umsetzung einer psychologischen Anwendungswissenschaft in entsprechende Fachhochschulen zu verlagern, nicht zuletzt um den Grundlagencharakter des Psychologiestudiums zu bewahren; damit entfiele jedoch gleichzeitig der Anspruch auf die Kontrolle dieses Vermittlungsprozesses durch die Hochschulen - und das schmerzt.

## Forschungsmethodik und Forschungskriterien

Neben den vielfältigen inhaltlichen Problemen, die wir im vorangehenden Abschnitt behandelt haben, stellt sich die Auseinandersetzung zwischen der angewandten klinischen Psychologie und Verhaltensmedizin und den Anforderungen wissenschaftlich-experimenteller Forschung noch heftiger dar, weil es letztlich dabei um die Vergabe und Kontrolle von Forschungsmitteln und Forschungsressourcen geht. Ein besonderer Diskussionspunkt hierbei ist die Notwendigkeit, Angemessenheit und klinische Zulässigkeit klassischer experimenteller Designs mit zufallszugewiesenen Untersuchungsgruppen.

Selbst wenn dies einmal unter Wahrung ethischer Gesichtspunkte möglich ist, können besonders im stationären Bereich beide Experimentalgruppen kaum zeitparallel durchgeführt werden, weil die Kontakte der Patienten untereinander über die unterschiedlichen therapeutischen Vorgehensweisen die experimentellen Bedingungen diffundieren und nicht selten zu großen Irritationen führen.

Bei der Evaluation des in diesem Band vorgestellten Einführungstrainings konnten wir zwar bei der Evaluation mit einem Kontrollgruppenplan arbeiten, mußten das alternative Gruppendesign jedoch solange hinauszögern, bis die letzten Patienten aus der ersten Experimentalbedingung entlassen wurden. Saisonale Effekte oder jahreszeitliche Schwankungen konnten dabei überhaupt nicht kontrolliert werden; oder: Patienten mit homogenen Störungen (z. B. Bulimia nervosa) identifizieren sich in der stationären Behandlung gegenseitig relativ rasch. Würde man eine Zufallsaufteilung für die Evaluation einer spezifischen Gruppe durchführen, entstände schnell eine heftige Diskussion unter den Patienten über diese Vorgehensweise.

Zudem gibt es häufig ethische Hinderungsgründe für experimentelle Designs, gerade wenn es um das Vorenthalten von indizierten therapeutischen Maßnahmen geht. Häufig haben wir es mit derart schweren Krankheitsverläufen zu tun, bei denen solche Forschungsstrategien nicht verantwortbar sind.

Zur Umgehung dieses Problembereichs konzentriert man sich auf homogenisierbare Störungsbereiche oder man unterzieht die experimentelle Gruppenbildung einem Reinigungsprozeß zur Elemination schlecht behandelbarer oder schwieriger Patienten. Die Zusammenstellung zur "Problemlage und Stand der Behandlungs- und Forschungssituation in der Bundesrepublik Deutschland" von Heimann u. Zimmer (1987) über chronisch psychisch Kranke gibt hierfür beredte Beispiele. Die Gutachterkommission schlägt nach der Beratung eines Projektzwischenberichts der Studie "Interaktion behavioraler und kognitiver Komponenten bei der Therapie von neurotisch-depressiven Entwicklungen mit Leistungsstörungen bei Patienten mit cerebralen Noxen" vor, Patienten, bei denen ein Verfahren über Rentenansprüche oder Entschädigung läuft, aus der Studie auszuschließen (Heimann u. Zimmer, 1987 S. 47), nachdem der Projektleiter bereits selbst erklärt hat, Patienten aus der Studie auszuschließen, deren emotionale (depressive) Störung eine direkte Folge der organischen Beeinträchtigung sei (S. 46), und nur Patienten angenommen werden, deren organische Beeinträchtigung von neurologischer Seite als gering eingestuft wurde. Der Projektleiter selbst sieht besonders Probleme bei Patienten mit sekundärer Motivation, die berentet oder entschädigt werden möchten; und das bei einer Studie, die ihre Rechtfertigung aus einer hohen Frühberentungsquote des avisierten Klientels und häufigem Versagen im beruflichen Leistungs- und Anforderungsbereich herleitet! Die eingeschränkte Praxisrelevanz der Studie für Arbeitsbereiche, in denen es gerade um solche Patienten geht, die das Design stören, liegt auf der Hand.

Methodenkritik hat einen hohen Stellenwert in der wissenschaftlichen Psychologie und ist eine wichtige Antriebsfeder, Forschungsansätze zu verbessern und Studien auf einem hohen Meßstandard zu replizieren. Jedoch ist derzeit ein makelloses experimentelles Design in der Feldforschung nicht durchführbar, es sei denn, man reinigt es von klinisch-praktischen Störeffekten, was jedoch in der Regel eine Minderung an klinisch-pragmatischer Relevanz bedeutet.

Allein aus methodischen Problemen jedoch generell inhaltliche Unglaubwürdigkeit abzuleiten, zeugt von der Abwesenheit klinischer Erfahrungen. Dieser Sachverhalt wäre im Prinzip nicht so tragisch, wenn es andere Finanzierungsmöglichkeiten für den angewandten klinisch-wissenschaftlichen Bereich gäbe. Gerade die Einrichtungen, die im Bereich der medizinischen Rehabilitation tätig sind und Patienten mit chronischen Krankheitsverläufen und Mehrfachstörungen behandeln, werden von den Kostenträgern ausschließlich für die Durchführung der Behandlung bezahlt und haben wegen der vorgenannten methodischen Einschränkungen ihrer Untersuchungsansätze kaum Möglichkeiten der Projektfinanzierung; dies um so mehr, als es immer wieder Gutachterzusammensetzungen gibt, deren klinischer Praxis- und Erfahrungshintergrund auf universitäre Bereiche beschränkt ist.

## Psychosomatik und Psychotherapie in der Rehabilitation

Je mehr psychotherapeutische und psychosomatische Konzepte in der Rehabilitation Eingang finden, desto intensiver müssen sie sich mit den Zielvorgaben rehabilitativer Bemühungen auseinandersetzen.

Diese Zielvorhaben liegen eindeutig in der Wiederherstellung der Erwerbsfähigkeit oder der Verhinderung des Eintretens der Erwerbsunfähigkeit oder der Abwehr der Gefährdung der Erwerbsfähigkeit. Man kann natürlich bedauern, daß wir ein dualistisches System der Sozialversicherung haben, bei dem die Krankenkassen für die Behandlung von Krankheiten und die Rentenversicherungsträger für den Erhalt der Erwerbsfähigkeit zuständig sind. Wenn auch im Einzelfall im Sinne des vorgenannten Dualismus keine Differenzierung möglich ist, ob eine Krankheit vorliegt oder eine Gefährdung der Erwerbsfähigkeit, hat die Differenzierung doch erhebliche Folgen.

Im Rehabilitationsbereich müssen die Behandler mit den damit verbundenen unterschiedlichen Behandlungsaufträgen leben, wenn uns dies als sozial engagierte Kliniker und Wissenschaftler auch häufig Unbehagen bereitet.

Obwohl es bislang bereits eine recht lange Tradition von Erfahrungen in der stationären Therapie (überwiegend psychoanalytischer Provenienz) gibt, steht eine Konzeptentwicklung über die Besonderheiten und Notwendigkeiten der Psychosomatik und Psychotherapie in der Rehabilitation noch aus. Ausnahmslos werden Konzepte der Individualtherapie auf den psychotherapeutischen Rehabilitationssektor übertragen, ohne daß geprüft würde, ob die rehabilitativen Zielsetzungen mit der individuumzentrierten Therapiekonzeption überhaupt vereinbar - geschweige denn erreichbar - sind.

Dieser Sachverhalt wurde bislang kaum thematisiert oder systematisch entwikkelt. Die Psychosomatiklehrstühle in Deutschland sind den Universitätskliniken angeschlossen, die wenigen ihnen zur Verfügung stehenden Krankenhausbetten werden über den Bettenbedarfsplan durch die Krankenkassen finanziert, die per gesetzlichem Auftrag Krankenbehandlungen finanzieren und keinen Rehabilitationsauftrag erteilen und dies auch nicht dürfen. Es bestand somit keine Notwendigkeit, das implizite Krankheitskonzept, die Behandlungsvorstellungen und Prognosekriterien, die man ja aus der psychotherapeutischen Krankenbehandlung kannte, zu verändern. Auch eine Reihe von psychoanalytischen, im Rehabilitationsbereich angesiedelten Kliniken tun sich mit der Entwicklung einer rehabilitationsspezifischen Psychotherapie recht schwer, obwohl sie sich dem Konflikt, neben dem Patienten noch einen externen Auftraggeber mit recht klaren Zielvorstellungen zu haben, bewußt sind. Die manchmal gelungene Abspaltung holt sie spätestens bei der Abfassung der sozialmedizinischen Beurteilung und Prognose wieder ein.

Die Rehabilitation psychosomatisch Erkrankter setzt die Reflexion sozialer Bedingungen und Veränderungsprozesse voraus. Die anamnestische Differenzierung nach medizinischen, psychologischen und sozialen Gesichtspunkten ist danach Voraussetzung für die Erstellung eines individuellen Therapieplanes und für die Bewertung des Behandlungsverlaufes. Die Lebensgestaltung und das soziale Ansehen sind in der Erwerbsgesellschaft weitgehend davon abhängig, ob der einzelne aufgrund körperlicher, geistiger und psychischer Befähigung einerseits und aufgrund von Ausbildung und beruflicher Qualifizierung andererseits die Chance hat, einen Arbeitsplatz zu besetzen oder nicht.

Die Krankheitsentwicklung und der Genesungsverlauf wird bei psychosomatisch Erkrankten häufig durch Unsicherheiten hinsichtlich beruflicher Interessen, durch unangemessene Bewertungen sozialer und beruflicher Bedingungen und Erwartungen und durch Kommunikations- und Kontaktprobleme mitbestimmt. Der Patient "flüchtet" in die Krankheit, um z. B. als Jugendlicher keine Verantwortung für die Planung und Gestaltung seines Erwachsenenlebens übernehmen zu müssen. Der Berufstätige erkrankt, um sich der Auseinandersetzung mit den Möglichkeiten und Grenzen seiner erworbenen beruflichen Kompetenz unter veränderten wirtschaftlichen und sozialen Bedingungen zu entziehen.

Es wird eine wesentliche Entwicklungsaufgabe der nächsten Jahre sein, die speziellen Erfordernisse der Psychosomatik und Psychotherapie in der Rehabilitation herauszuarbeiten und entsprechende therapeutische Konzeptionen umzusetzen.

Insbesondere wird es notwendig, zu untersuchen,

a) welche Fertigkeiten und Kompetenzen, welche emotionalen und sozialen Qualifikationen und Problemlösungsstrategien für eine reguläre Erwerbstätigkeit erforderlich sind,

b) wie und wodurch einzelne neurotische und psychosomatische Krankheitsbilder diese Fertigkeiten und Bewältigungskompetenzen einschränken und

c) welche therapeutischen Rahmenstrategien hierbei rehabilitierend eingreifen müssen.

Das Ergebnis wird ein differenzierter Katalog spezifischer therapeutischer Angebote sein, der sich wesentlich von den therapeutischen Strategien zur psychotherapeutischen Kranken- bzw. Akutbehandlung unterscheiden wird.

Bereits jetzt bereiten klinisch versierte Kliniken wie z. B. Tiefenbrunn ihre praktische Konzeption auf solche Erfordernisse vor, indem sie der Wiederherstellung der Arbeits- und Leistungsfähigkeit als eigenständigem Bestandteil der stationären Rehabilitation einen recht breiten Stellenwert einräumen (ausführlich hierzu s. Neun et al. 1988).

Noch immer muß man jedoch davon ausgehen, daß gerade in analytischen, aber auch in einer Reihe psychologischer Therapiekonzepte die Wiederherstellung von Leistungs- und Erwerbsfähigkeit eine ideologisch aversiv besetzte Zielvorgabe bedeutet und man sich therapeutisch lieber mit der Veränderung interner emotionaler Regulationsmodi beschäftigt. Wir erinnern uns noch heftig an die Erfahrungen einer therapeutischen ärztlichen Mitarbeiterin, die sich aus formalen Gründen mit ihren ambulanten Fällen in analytische Supervision begab. Als sie nach einer 4monatigen Therapie darauf drängte, die Behandlung nur dann fortsetzen zu wollen, wenn der an sich arbeitsfähige Patient seinen Krankenstatus aufgeben und wieder arbeiten gehen würde, wurde ihr dieses Ansinnen als überfürsorgliche Abnahme von Verantwortung ausgelegt und ihr nahegelegt, ihre eigene Beziehung zur Arbeits- und Leistungsfähigkeit zu klären. Wie oft verändern sich während Behandlungen die realen Lebensbezüge von Patienten (v. a. im Bereich der Einkommenssicherung und des sozialmedizinischen Status), ohne daß Therapeuten Notiz davon nehmen.

Die vorgenannten Entwicklungsaufgaben werden wohl von den klinischen Einrichtungen in der medizinischen Rehabilitation selbst geleistet werden müssen, wenngleich ihnen hierzu wegen des vordringlichen Versorgungsauftrags die erforderlichen Personal- und Sachmittel fehlen.

## Wirtschaftliche und gesundheitspolitische Auswertung angewandter Forschung

Die wirtschaftlich orientierte Auswertung klinisch angewandter Forschung und Praxis und deren gesundheitspolitische Verwertung ist in der öffentlichen Diskussion weitgehend tabuisiert.

Der Zweck wissenschaftlicher Forschung im Hochschulbereich ist mit der Vorlage eines Forschungsberichts in Form einer Diplomarbeit, einer wisenschaftlichen Publikation in den gängigen Organen, in Form einer Dissertation oder einer Habilitation bereits erfüllt. Die einzige wirtschaftliche Auswertung bestünde allenfalls in der Abhaltung von honorierten Vorträgen oder Fortbildungsveranstaltungen oder Publikationen mit größeren Auflagen sowie der Verwertung im Rahmen der eigenen beruflichen Karriere. In den technischen Wirtschaftsbereichen oder in der Kunstbranche kontrolliert ein entsprechender Patentschutz die mißbräuchliche Auswertung oder Verwendung des Produkts. Im Psychotherapiebereich - genauer in einem Anwendungsbereich, in dem einzelne handelnde Personen und ihre Konzepte das eigentliche Produkt darstellen - treffen wir auf eine völlig andere Situation: Weder gibt es einen irgendwie gearteten Patentschutz neu entwickelter therapeutischer Methoden, noch kümmern sich die therapeutischen Forscher um eine Begrenzung der wirtschaftlichen Auswertung ihres möglicherweise auch begrenzt wirksamen Produkts; zudem haben sie kaum Möglichkeiten, einer mißbräuchlichen Auswertung vorzubeugen.

Man kann bislang davon ausgehen, daß dieser Sachverhalt mit der relativ freien Verfügbarkeit therapeutischer Konzepte zu einer raschen Verbreitung wirksamer Methoden geführt hat und dies auch noch weitgehend kostengünstig; und das ist gut so.

Es deuten sich jedoch gerade im Bereich der berufspolitischen Verwertung - und somit natürlich auch der wirtschaftlichen Auswertung - Tendenzen an, daß die einzige Produktkontrolle therapeutischen Handelns, nämlich die Festlegung und Umsetzung von Ausbildungskurrikula zu einem willfährigen Instrument der berufspolitischen Vorteilsnahme wird.

In diesem 1. Band der "Fortschritte der angewandten Verhaltensmedizin" haben wir in 2 Beiträgen die Projektdarstellung und Evaluation der "Gesundheitsberatung durch Ärzte" aufgenommen, an deren inhaltlicher Entwicklung wir selbst maßgeblich mitgewirkt haben. Wir möchten dadurch anregen, die Problematik der gesundheitspolitischen und berufspolitischen Nutzung angewandter Forschung öffentlich zu diskutieren und dies nicht nur den Interessenvertretungen zu überlassen.

Bengel und Koch äußern sich sehr vornehm zu dieser Thematik. "Ob es 'sich lohnt', ob die ärztliche Gesundheitsberatung als abrechnungsfähige Leistung eingeführt werden sollte, läßt sich in dieser Form (von den Forschern; Anm. des Verfassers) nicht beantworten. Die Evaluation kann nur Informationen für eine gesundheitspolitische (sprich: berufspolitische; Anm. des Verfassers) Entscheidung bereitstellen." Sie führen dann eine Reihe von Aspekten an, deren Beantwortung die gesundheitspolitische Verwertung beeinflußt. Unter anderem führen sie die Aspekte an, welche Rollenzuweisungen für die in der Prävention tätigen Berufsgruppen erfolgen und ab wann ein Erfolg einer präventiven Maßnahme unterstellt wird.

Es wäre zu wünschen, daß klinische Forscher stärker als bisher zur Auswertbarkeit und gesundheitspolitischen Verwertbarkeit ihrer Arbeit Stellung nähmen und dies nicht einzelnen wirtschaftlichen oder gesundheitspolitischen Interessengruppen überließen.

Sicher sind wir als Kliniker häufig zu sehr an inhaltlichen Problemen und Problemlösungen interessiert und überlassen die wirtschaftliche Verwertbarkeit anderen, ohne uns weiterhin gegen die mißbräuchliche oder zu weitreichende Verwertung der eigenen Arbeit zu schützen.

Es wäre jedoch ebenso leichtfertig und vorurteilsbehaftet, wenn man allen Forschungsbemühungen und Forschungsergebnissen aus privatwirtschaftlich organisierten Einrichtungen stärkeres Mißtrauen entgegenbringen würde als wissenschaftlichen Studien überhaupt, nur weil sie marktwirtschaftlicher zu denken und zu handeln scheinen, als Hochschulforschungs- und Versorgungseinrichtungen.

## Die Entwicklung der angewandten Verhaltensmedizin

Spätestens mit Erscheinen des lange angekündigten Grundlagenwerks zur "Verhaltensmedizin" von Miltner et al. (1986) war zumindets für den europäischen Bereich eine Entwicklung nicht mehr zu übersehen (und zu überlesen), die sich bereits seit längerem, seit der Arbeit von Schwartz u. Weiss (1978) abzeichnete: Die zunehmende Verdichtung eines Forschungs- und Anwendungsfeldes, in dem über viele unterschiedliche Fachdisziplinen hinweg versucht wird, die Bedeutung physiologischer, behavioraler und subjektiver Faktoren bei der Ätiologie und Behandlung psychologischer und medizinischer Problemstellungen aufzuzeigen und zusammenzufassen.

### *Zum Problem der Anwendungsorientierung*

Diese "Arbeitsbasis" hat eine kaum übersehbare Fülle von Grundlagenarbeiten stimuliert, deren Anwendungsbezug jedoch noch weitgehend bescheiden und begrenzt anmutet. Die wenigen anwendungsbezogenen Vorhaben blieben auf klinische Labors beschränkt. Dies lag sicher zum einen Teil daran, daß ein Diffundieren des klinischen Wissens in die Patientenversorgung für die Forscher nicht von vorrangigem Interesse war und daß zum anderen eine solche Praxisintegration mit einer Fülle von Anpassungsprozessen des klinischen Ansatzes verbunden ist. Selbst beim "Biofeedback" - einer Paradedisziplin verhaltensmedizinischer Grundlagenforschung - beginnt sich erst jetzt ein eigenständiges klinisches Anwendungsverständnis zu entwickeln (s. hierzu die von Weidhaas 1988 zusammengetragenen Arbeiten in der **Praxis der klinischen Verhaltensmedizin und Rehabilitation**).

Zum Bedauern vieler Praktiker enthielt **Verhaltensmedizin** von Miltner et al. (1986) in einem nur verschwindend geringen Anteil (bis maximal 5 %) Überlegungen zur klinischen Anwendung der dargestellten Konzepte im Rahmen von Krankenbehandlungen.

Einen weiteren Schritt einer stärkeren Anwendungsorientierung verhaltensmedizinischer Bemühungen stellen Arbeiten dar, deren Zusammenstellung von Gerber et al. (1987) veröffentlicht wurde. Hierbei werden Therapieansätze bei sehr unterschiedlichen Störungsbildern auf einem ausgefeilten forschungsmethodischen Hintergrund vorgestellt, die die Reichweite aber auch die Spezifität verhaltensmedizinischer Strategien unterstreichen.

Wie überleben jedoch solche Handlungskonzepte in der klinischen Routineversorgung?

Bis auf ganz wenige Ausnahmen (z. B. im Zentrum für Selbsthilfe und Therapie in Stuttgart) und in Einzelprojekten (überwiegend ausgehend von medizinisch-psychologischen Lehrstühlen) sind im ambulanten Bereich die Voraussetzungen für eine angewandte verhaltensmedizinische Praxisgestaltung kaum langfristig realisierbar: weitgefächerte Interdisziplinarität, gleichberechtigte Kooperation zwischen verschiedenen Berufsgruppen und uneingeschränkte Teilnahme an der Krankenversorgung in einem breit gefächerten Indikationsbereich.

## *Erweiterung der klinischen Anwendungsbereiche*

Seit Eröffnung der 1. verhaltenstherapeutisch arbeitenden Klinik 1977 in Windach/Ammersee war ein klinisches Anwendungsterrain geschaffen, um die verhaltensmedizinischen Basisbausteine auf deren Wirkungsgrad innerhalb einer Routineversorgung zu untersuchen und dabei gleichzeitig die notwendigen klinischen Anpassungen dieser Bausteine zu leisten. Durch die Sicherstellung einer weitgefächerten Interdisziplinarität, der konstanten Zusammenarbeit zwischen den verschiedenen Fachdisziplinen und der Behandlung eines breitgefächerten Krankenguts - was in toto eigentlich nur in einem stationären Bereich zu leisten ist - war eine qualifizierte Weiterentwicklung verhaltensmedizinischer Behandlungsansätze möglich. Gleichzeitig konnte man sich mit immer schwereren und häufig multimorbiden Störungsbildern oder chronisch verlaufenden organischen Erkrankungen befassen und hierzu systematische Erfahrungen sammeln. Das Interesse des dafür erforderlichen qualifizierten Personals besonders im psychologischen und medizinischen Bereich zur Mitarbeit wurde sicher durch Fort- und Weiterbildungsanerkennung der klinischen Tätigkeit in diesen Kliniken durch die entsprechenden Gremien gefördert. Diese Qualifiierungszeiten müssen sich auch auf die Bereiche der inneren Medizin, der Psychiatrie und möglichst auch der Neurologie beziehen. Ist dies nicht der Fall, wechseln gerade die ärztlichen Mitarbeiter so häufig, daß es kaum aussichtsreich erscheint, ihnen Einblicke in verhaltensmedizinische Denk- und Handlungsabläufe zu vermitteln.

Seit der Klinikgründung 1981 in Bad Dürkheim mit einem erweiterten kooperativen Leitungs- und Supervisionskonzept schließen sich eine kontinuierliche Reihe von Klinikumstrukturierungen auf verhaltensmedizinische Therapiekonzepte, wie 1983 in der Internistisch-Psychosomatischen Fachklinik Hochsauerland in Fredeburg, oder Neugründungen an, wie 1985 die Psychosomatische Klinik Roseneck in Prien/Chiemsee, 1986 die Klinik Berus als Zentrum für Psychosomatik und Verhaltensmedizin im Saarland und 1987 die Psychosomatische Klinik in Bad Pyrmont. Die Leitungen, die Konzeptverantwortung, die Fachaufsicht und Supervision werden von Ärzten und Psychologen wahrgenommen, die sich sowohl in der klinischen Patientenversorgung als auch im wissenschaftlichen Bereich qualifiziert haben.

Sieht man diese Entwicklung auf dem Hintergrund der von Neun (1987) und Schepank (1987) vorgelegten Daten zur stationären Therapie in der Bundesrepublik (Neun kommt bei seiner Zusammenstellung auf insgesamt 3519 Therapieplätze, Schepank schätzt die psychotherapeutische stationäre Bettenzahl auf 4500 - 5000), werden von den vorgenannten verhaltensmedizinisch arbeitenden Kliniken von Windach bis Bad Pyrmont mit insgesamt 1050 stationären Behandlungsplätzen nahezu 20 bis 30 % der gesamten Psychosomatikbetten versorgt. Betrachtet man den Rehabilitationssektor genauer, erhöht sich dieser Anteil, weil bei beiden Aufzählungen von Neun und Schepank alle 387 Betten an insgesamt 18 Abteilungen der Psychosomatiklehrstühle enthalten sind, die bekanntermaßen von der belegungsrechtlichen Konstruktion her keinen rehabilitationsbezogenen Auftrag haben.

Zudem liegt die letzte Neugründung einer renommierten psychoanalytischen Klinik im Rehabilitationsbereich mit Schömberg 1975 schon einige Zeit zurück.

Berücksichtigen müßte man ebenfalls die verhaltenstherapeutischen Abteilungen in einzelnen Kliniken (z. B. in der Klinik am Hainberg in Bad Hersfeld) sowie die verhaltensmedizinisch arbeitenden Suchtkliniken (zur Übersicht s. Schneider 1982).

Sowohl hinsichtlich des Umfangs der verhaltensmedizinisch versorgten Therapieplätze unterliegen der Arbeit von Schepank (1987) Fehleinschätzungen als auch von der Bedeutung unterscheidlicher Entwicklungsströme der Verhaltensmedizin. Zwar stammen die ersten Definitionsversuche aus dem Bereich der medizinisch interessierten Universitätspsychologie - welcher Kliniker beschäftigt sich schon so intensiv mit Definitionen. Seit der Klinikgründung in Windach hat sich jedoch, zwar leise, da ohne große Öffentlichkeit, aber kontinuierlich, in den genannten Kliniken der Regelversorgung und Rehabilitation eine breit angelegte Arbeitsplattform zur klinischen Entwicklung einer angewandten Verhaltensmedizin herausgebildet. Diese Entwicklung wurde nicht oder nur recht wenig behindert durch definitorische Ausklammerungsversuche oder wissenschaftliche Grundsatzdiskussionen, weil diese häufig nur die Vorlage strukturieren, auf der sie geschrieben sind.

## *Kontraproduktivität unseres medizinischen Versorgungssystems*

Neben den von Schepank (1987) diskutierten soziokulturellen Determinanten der Asuweitung stationärer Behandlungsmöglichkeiten ist es v. a. der Kontraproduktivität unseres medizinischen Versorgungssystems zuzurechnen, daß wir es mit einer ständig steigenden Zahl behandlungsbedürftiger funktioneller und psychosomatischer Erkrankungen zu tun haben. Dieser durch Illich (1984) bekanntgewordene Begriff der Kontraproduktivität meint, daß unser Versorgungssystem zu einem großen Teil die Beschwerden und Erkrankungen produziert, die es zu behandeln meint (oder vorgibt). Die technisch-apparative Dichte verstärkt die Aufmerksamkeitsausrichtung auf die somatischen Anteile von Beschwerden, die selbst bei "befundlosen" Befunden durchgeführten medikamentösen Behandlungen vermitteln dem Patienten das Gefühl, begründet krank zu sein (von den abhängigkeitsinduzierenden Wirkungen einmal ganz abgesehen), der Patient bleibt "Patient" - und verhält sich auch so. Wir haben an anderer Stelle die Entwicklung dieses Problembereichs ausführlich dargelegt (Sturm, Zielke, 1988) und möchten uns hier nur mit dem Ergebnis dieser Verhaltenskette befassen: dem chronischen Krankheitsverhalten. D. H.: Patienten verhalten sich nach Würdigung aktueller medizinischer Befunde kränker als sie sich normalerweise verhalten "dürften".

Der Herzneurotiker lebt in der ständigen Erwartung eines Herzinfarktes und wird zum 5. Mal mit dem Notarztwagen auf die Intensivstation gebracht, wo er zum 5. Mal nach gründlicher Untersuchung einen Tranquilizer gespritzt bekommt.

Die Folgen, die Patienten nach Würdigung der an ihnen vollzogenen Handlungen in ihrem Denken, Fühlen und Handeln in Zusammenhang mit ihren resistenten Beschwerden für sich ziehen - *sich nämlich auch so krank zu verhalten, wie sie behandelt werden* -, verselbständigen sich gewissermaßen als eigene spezifische Auffälligkeit, die sich zu der ohnehin fortbesetehenden körperlichen Symptomatik gesellt.

Wir werden trotz aller Sparbemühungen in der Bundesrepublik ein Land mit der größten medizinischen und auch medizinisch-technischen Untersuchungsdichte bleiben und sicher auch ungehindert den Medikamentenkonsum der führenden Industrienationen anführen.

Dies wird uns einen ungehinderten Boom an funktionellen und psychosomatischen Erkrankungen bescheren, die wegen der Chronifizierung der Verläufe häufig nur noch stationär abgefangen werden können.

## *Weitgefächerte Interdisziplinarität*

Das verhaltensmedizinische Handlungsverständnis ist per definitionem nicht derart eingeschränkt, wie es Schepank (1987) für die stationäre (psychoanalytische) Psychotherapie vorsieht. "Auch die begleitenden psychotherapeutisch orientierten Gespräche, VT-Trainings oder beschäftigungstherapeutischen Maßnahmen mit einem Psychosekranken, die die dominierende Pharmakotherapie innerhalb eines üblichen psychiatrischen Landeskrankenhauses flankieren, sind durch diese Definition ausgeschlossen" (Schepank 1987, S. 365). Und wenig später: "... bei weitgehendem Ausschluß anderer somatischer, medikamentöser oder kustodialer Maßnahmen."

Das verhaltensmedizinische Handlungsverständnis begründet sich aus einer engen Interaktion zwischen experimenteller Psychologie, den Bioverhaltenswissenschaften und naturwissenschaftlicher Medizin. Im Rahmen eines hypothesengeleiteten, an empirisch überprüfbaren Veränderungsprozessen orientierten funktionellen Ansatzes und verhaltensmedizinischen Behandlungsplans hat die Krankengymnastin einen ebenso geplanten wie berechtigten Platz wie der Psychologe, der Internist oder der Sporttherapeut. Ob diese Fachspezifitäten jeweils auch Psychotherapie machen, ist zunächst einmal eine ausschließlich akademische Frage. Wesentlicher ist, welche Funktionsaufgaben sie aufgrund ihrer spezifischen beruflichen Fertigkeiten im Rahmen des Behandlungsplans übernehmen können und wie dies koordiniert wird. Hier bietet sich die praktische Verhaltensmedizin als Ansatz zur Integration einer weit gefächerten Interdisziplinarität, der theoretisch von den Entwicklungsmöglichkeiten her nicht begrenzt ist. Es ist jedoch auch ein ständiger Anreiz unterschiedlicher Fachdisziplinen zur Diffundierung spezieller fachlicher Kompetenzen in diesen Forschungs- und Anwendungsprozeß.

Die häufig hochgradige Spezifität und Individualisierung bei gleichzeitig breit angelegter fachlicher Kompetenz erfordert im stationären Bereich bestimmte Mindestgrößen der klinischen Versorgungseinrichtungen, wenn sie diesen hohen Standard routinemäßig verfügbar halten wollen.

Um regelmäßig individualisierte Ernährungsberatungen bei Eß- und Stoffwechselstörungen durchführen zu können, um ein differenziertes Sportangebot oder entsprechende themenzentrierte Gruppen, Ergotherapie, Soziotherapie usw. (im Einzelnen s. Zielke et al. 1988) vorhalten zu können, kann man nicht nur einen Sozialarbeiter oder Ergotherapeuten oder . . . beschäftigen, dessen Aufgaben während seines Urlaubs brachliegen.

Wir halten es demzufolge für eine fatale Entwicklung, kleine psychosomatische Stationen von 5 - 30 Betten an Krankenhäuser der Regelversorgung anzuhängen oder die Restbetten des Belegungsdefizits mit Psychosomatikindikationen zu füllen. Die Folge ist immer eine fachliche Simplifizierung des therapeutischen Angebots, die Erhöhung der Aufnahmeschwelle für auch medizinisch komplizierte Patienten, für deren Behandlung ein breites Fachspektrum verfügbar sein muß. Daß solchen "Füllstationen" auch noch der ortsübliche Krankenhauspflegesatz (etwa DM 250,-- - 400,-- je nach Krankenhaus) berechnet, dieser jedoch zur Kostendekkung in anderen Krankenhausbereichen verwendet wird, ist ein gelegentlich zu beobachtendes Spezifikum, das wohl nur unter bundesdeutschen bedingungen blühen kann.

Daß solche Fehlentwicklungen der psychosomatischen Versorgung überhaupt möglich sind, liegt überwiegend daran, daß die Finanziers der Krankenversorgung, die Krankenkassen, die Qualität der von ihnen bezahlten "Ware" nicht beurteilen können; Ansätze zu einem empirisch begründeten Kosten-Nutzen-Denken sind kaum erkennbar. Die Sicherstellung und Finanzierung einer solchen weit gefächerten Interdisziplinarität ist erst ab 80 - 100 Behandlungsplätzen möglich.

Die weit gefächerte, nicht durch formale Abgrenzungen beschnittene Interdisziplinarität dürfte auch in absehbarer Zeit eine wesentliche Triebfeder zur Entwicklung und Differenzierung angewandter Verhaltensmedizin sein.

## *Gleichberechtigte Kooperation zwischen verschiedenen Berufsgruppen*

Alle verhaltensmedizinisch orientierten Studien und klinischen Entwicklungen leben in ihrer Breite, in ihrer Spezifität und fachlichen Fundierung von dem uneingeschränkten Zur-Verfügung-Stellen der fachlichen Kompetenz der beteiligten Berufsgruppen. Von dem skizierten Forschungs- und Handlungsverständnis her gibt es keinen "besseren" oder "schlechteren" Part im Rahmen des verhaltensmedizinischen Behandlungskanons. Die medikamentöse Einstellung eines essentiellen Bluthochdrucks mit einem Antihypertensivum ist in Bezug zum Compliancetraining mit dem Patienten zur regelmäßigen Medikamenteneinnahme, dem Erlernen eines gezielten Entspannungstrainings, einer Anleitung zur Gewichtsreduktion oder einer differenzierten Arbeitsplatzanalyse keine "bessere" oder "schlechtere" Maßnahme. Alle genannten Maßnahmen sind Teile eines verhaltensmedizinischen Behandlungsplans, die ihren gleichberechtigten Platz bei der Entwicklung und Umsetzung der Behandlungsstrategie haben. Es gibt aber auch keinen "abgehobenen" Psychotherapeuten, der die Zimmerkontrollen bei einer Anorexia nervosa auf der Suche nach versteckten Nahrungs- oder Abführmitteln an therapeutisches Hilfspersonal delegiert, weil eine solche Handlung seine psychotherapeutischen Kreise stört (s. ergänzend hierzu die Fallbeschreibungen bei Zielke et al. 1988).

Diese kooperative Gleichberechtigung muß in der klinischen Behandlung täglich neu praktiziert werden und darf nicht nur in einem Konzeptpapier stehen. Dadurch ist es möglich, die fachliche Kompetenz aller beteiligten Berufsgruppen maximal auszuschöpfen und an den Patienten heranzutragen.

Dies gilt sicher genauso bei der klinischen Krankenbehandlung wie bei der Entwicklung und Umsetzung verhaltensmedizinischer Studien.

Sobald jedoch einzelne Berufs- oder Fachgruppen diese gleichberechtigte Kooperation zugunsten eigener fachspezifischer Interessen (seien es berufsständige oder Forschungsinteressen) einseitig - vielleicht sogar gegen die anderen - auszunutzen versuchen, wird das Füllhorn verhaltensmedizinischer Forschungs- und Behandlungskapazitäten versiegen und die jeweils beteiligten Fachgruppen werden die Erfolge für sich beanspruchen und die Mißerfolge "fremdifizieren". Die Folge wäre eine neue Welle therapeutischer Einzelkämpfer, die aus jedem eigenen fachspezifischen Ansatz eine "eigene" Therapie erfinden.

## Fazit

Diese Überlegungen sind die konsequenten Ableitungen aus einer - wie wir meinen - harten, kritischen und nüchternen "Bedingungsanalyse" zur gegenwärtigen Lage und mittelfristigen Entwicklung von Klinik und Forschung in der angewandten Verhaltensmedizin. Sie geben berechtigte Hoffnung zur Annahme, daß die Prinzipien, Handlungs- und Forschungsstrategien der Verhaltensmedizin der konzeptionellen Kritik, wie sie kürzlich von Hoffmann (1987) begonnen wurde, sachlich und wirksam begegnen können.

## Literatur

Gerber WD, Miltner W, Mayer K (Hrsg.) (1987)
Verhaltensmedizin: Ergebnisse und Perspektiven interdisziplinärer Forschung.
edition medizin, Weinheim:

Heimann H, Zimmer FT (1987)
Chronisch psychische Kranke. Problemlage und Stand der Behandlungs- und Forschungssituation in der Bundesrepublik Deutschland Fischer, Stuttgart

Hoffmann SO (1987) Zweifelhafter Fortschritt. Die Neue Ärztliche 72

Illich I (1984) Die Nemesis der Medizin. Rowohlt,Reinbeck

Miltner W, Birbaumer N, Gerber, WD (1986)
Verhaltensmedizin. Springer, Berlin Heidelberg New York Tokyo

Neun H (1987)
Psychosomatische Einrichtungen. Vandenhoeck & Ruprecht, Göttingen

Neun H, Hanke H, Rosenthal R, Wensel I (1988)
Die soziale Realität der Patienten im therapeutischen Prozeß.
In Zielke M, Sturm J, Mark N (Hrsg.) Die Entzauberung des Zauberbergs: Therapeutische Strategie und soziale Wirklichkeit. Modernes lernen, Dortmund

Schepank H (1987) Die stationäre Psychotherapie in der Bundesrepublik Deutschland. Psychosomt Med 33: 263 - 387

Schneider R (1982) Stationäre Behandlung von Alkoholabhängigen. Röttger, München (IFT-Texte, Nr 8)

Schwartz GE, Weiss SM (1978) Yale conferenceon behavioral medicine: A proposed definition and statement of goals. Behav Med 1: 3 - 12

Sturm J, Zielke M (1988) "Chronisches Krankheitsverhalten": Die klinische Entwicklung eines neuen Krankheitsparadigmas. Prax klin Verhaltensmed Rehabai 1: 17 - 27

Weidhaas HJ (1988) Zur klinischen Praxis psycho-physiologisch orientierter Interventionsverfahren. Prax klin Verhaltensmed Rehabai 2: 3 - 4

Wissenschaftsrat (1983) Empfehlungen zur Forschung in der Psychologie. Köln

Zielke M, Sturm J, Mark N (Hrsg.) (1988)
Die Entzauberung des Zauberbergs: Therapeutische Strategie und soziale Wirklichkeit - Rahmenbedingungen der therapeutischen Arbeit und deren Bedeutung für die klinische Praxis. Modernes lernen, Dortmund

# Ergotherapie in der psychosomatischen Rehabilitation

Walter Vesenbeckh

In dieser Arbeit soll der Versuch unternommen werden, verschiedene Möglichkeiten ergotherapeutischen Vorgehens bei der stationären Rehabilitation psychosomatischer und neurotischer Patienten theoretisch zu durchleuchten und anhand eigener Erfahrungen, die sich auf eine lerntheoretisch orientierte psychosomatische Fachklinik beziehen, darzustellen.

## Zum Selbstverständnis der Ergotherapie

Ergotherapie leitet sich vom griechischen to ergon = *tätig sein* ab und es werden methodische Ansätze und Vorgehensweisen damit bezeichnet, die von Ergotherapeuten (früher Beschäftigungs- und Arbeitstherapeuten) in verschiedenen medizinischen Bereichen angeboten werden.

Ähnlich wie bei anderen sozialen Berufen wird auch hier der *Professionalisierungsprozeß* vorangetrieben. Der Berufsstand ist gesellschaftlich und medizinisch anerkannt, ein aktiver Berufsverband vertritt die Interessen der Mitglieder, es bestehen Fachtheorien für verschiedene Bereiche mit unterschiedlich weit entwickelter Methodik. Einschränkend ist jedoch für den psychiatrisch-psychotherapeutischen Bereich festzustellen: Es fehlt an einer durchgängigen Praxistheorie und Methodik. Einzelne Bereiche wie Gestaltungstherapie und Arbeitstherapie sind weiterentwickelt; sie können jedoch die ganze Breite des ergotherapeutischen Vorgehens nicht abdecken, sind zusätzlich ideologisch inkohärent. Aufgrund dieses Mangels neigen Ergotherapeuten dazu, sich auf Teilbereiche zu spezialisieren und ihre Fortbildungsbedürfnisse - und damit auch ihre Identität - eher von den großen Therapiegesellschaften (z. B. Kreativitätstherapie beim Fritz Perls Institut, Gestaltungstherapie analytischer Provenienz) zu beziehen. Hinzu kommt, daß in letzter Zeit neue Berufe kreiert wurden, z. B. Kunst- und Kreativitätstherapeuten verschiedener Ideologien, die zusammen mit anderen Professionen (Sozialpädagogen, Pädagogen, Sozialarbeitern) in die medizinische Versorgung vorstoßen und für Überschneidungen und Rollenkonfusion sorgen. Wie beschrieben, mangelt es an einer durchgehenden kohärenten Praxistheorie und Methodik; erst langsam bilden sich allgemein anerkannte Standardangebote heraus.

Das Gemeinsame an ergotherapeutischen Verfahren ist eine Handlungs- und Materialorientierung; sie setzen körperlich manuelle Aktivität des Patienten in Form von Arbeit, Leistung, spielerisch-künstlerisch-kreativem Tun zur Erreichung therapeutischer Ziele ein. Dabei können sie sehr unterschiedliche Formen annehmen. Sie unterscheiden sich:

1) in der Einbettung in die Gesamtstruktur der Einrichtung (Milieutherapie oder Therapiebaustein);
2) in der Ansiedlung im therapeutischen Prozeß (vorwiegend zur diagnostischen Abklärung, vorwiegend im Sinn einer Ziel- und Wertanalyse, als übendes Verfahren);
3) in der Ausrichtung auf verschiedene Modalitäten (der Schwerpunkt kann bei instrumentellen Fertigkeiten, bei sozioemotionalen Prozessen oder im kognitiven Bereich liegen);
4) in der Komplexität des Gegenstandes (von der Einübung konkreten Verhaltens bis zur Erlebnisaktivierung und Selbstreflexion);
5) in der Gewichtung von Aktion und Verbalteil (die Aktivität kann ganz im Vordergrund stehen, Reflexion und Aktivität halten sich das Gleichgewicht, die Aktivität dient als Mittel zur Selbstreflexion).
6) in der Sozialform (als Einzeltherapie, als offenes oder geschlossenes Gruppenangebot, als Anregung in der Milieugruppe);
7) in der Zugangsmöglichkeit zu einer Aktivität (therapeutische Verordnung, freier Zugang zu einem offenen Angebot, Anregung von Eigenaktivität im Sinne von Animation).

## Therapeutisches Milieu

Wie angedeutet fällt der Ergotherapie als *strukturellem Element im therapeutischen Milieu* eine wichtige Aufgabe zu. Trotz vielfältiger Bemühungen der Medien und der Gesundheitspolitik um eine psychosomatische Sichtweise von Beschwerden und Erkrankungen findet man bei vielen psychosomatischen und neurotischen Patienten und ihrer Umgebung ein Denken, das dem traditionellen medizinischen Krankheitsmodell verhaftet ist. Dieses versteht die Störung als Okkupation des Körpers durch eine Erkrankung, ein Virus oder anderes, das den Patienten - ihm unerklärlich - befällt und ihn leidend und hilflos macht. Diagnose und Therapie der Störung liegen allein beim Arzt, der die Verantwortung für den Kranken übernimmt, während dieser in die Patientenrolle schlüpft und sich "behandeln läßt" (Clark 1977). So kommen viele neurotische und psychosomatische Patienten mit einer passiven Erwartungshaltung oder resigniert, nach mehreren körpermedizinischen, wenig erfolgreichen Anläufen, erwarten allenfalls Aufschlüsse durch neue körpermedizinische Untersuchungen, Linderung durch "aufbauende" physiotherapeutische Verfahren und Erholung durch die Abwesenheit des Alltagsstreß.

Das medizinische Krankheitsmodell versagt jedoch in aller Regel bei funktionellen Beschwerden, bei psychosomatischen und neurotischen Störungen, da diese durch andere als biologische Modalitäten mitverursacht sind oder aufrechterhalten werden. Ein multimodaler Problemlöseprozeß, der Verhalten, Gefühle, Empfindungen, Vorstellungen und Kognitionen sowie interpersonelle Prozesse ebenso berücksichtigt wie biologische Faktoren, greift weiter und ist erfolgsversprechend. Ein solcher Prozeß ist jedoch ohne die aktive Mitarbeit des Patienten nicht denkbar; er ist aufgefordert, eine Suchhaltung bezüglich der Problemzusammenhänge zu entwickeln, sich neue Ziele zu stecken und mit alternativem Verhalten zu experimentieren.

Neben der Problem- und Verhaltensanalyse, die sich auf die Symptomatik oder die Problematik des Patienten im alltäglichen Kontext bezieht, kommt der Selbstbeobachtung des Patienten im Klinikalltag zur genaueren Erfassung von Problemzusammenhängen, von Symptomabläufen und begleitenden Emotionen oder Kognitionen, aber auch dem Experiment mit alternativen Problemlöseansätzen, eine bedeutende Rolle zu. So kann ein Patient feststellen, in welchen Situationen Kopfschmerzen entstehen, welche Gedanken und Gefühle unter Umständen symptomverstärkend wirken, er kann Kränkungserlebnisse genauer wahrnehmen und die interne Verarbeitung dokumentieren. Das therapeutische Milieu einer psychosomatischen Klinik sollte deshalb Raum zur aktiven und selbstverantwortlichen Auseinandersetzung mit der Problematik bieten, es sollte Möglichkeiten und Fähigkeiten zur Problembewältigung fördern und dazu Hilfestellung leisten. Ein Grundsatz der Therapie lautet: Verhaltensänderungen werden in den therapeutischen Sitzungen vorbereitet; erprobt und realisiert werden sie "zwischen den Sitzungen". Das heißt, daß in der Einzeltherapie dysfunktionales Verhalten, Verhaltensdefizite und -exzesse deutlich werden, daß mit dem Patienten diagnostische oder therapeutische Schritte vereinbart werden, welche dieser selbständig im Klinikalltag oder extramural durchführt.

## Offenes ergotherapeutisches Angebot

Ergotherapeutische Aktivitäten können in Form von offenen Angeboten Anreiz zu Aktivitäten geben, bei einer sinnvollen Strukturierung zwischen Ruhe und Aktivität Hilfestellung leisten, sie können Experimentier- und Übungsfeld für Leistungs- und Arbeitsprobleme, Defizite im Freizeit- und Genußbereich sein und zu informellen Kontakten einladen.

Das offene Angebot kann von Patienten nach Belieben oder nach therapeutischer Absprache mit dem Bezugstherapeuten genutzt werden. Es sollte inhaltlich so gestaltet sein, daß durch das Angebot verschiedener Materialien und Techniken Auswahlmöglichkeiten bestehen und verschiedene Neigungen berücksichtigt werden können. Neben offenen Werkstätten, die von Patienten frei benutzt werden können und in denen soviel Anleitung wie nötig geboten wird, können Einführungskurse in bestimmte Techniken oder thematische Angebote gemacht werden. Daneben können Patiententreffs zur Planung gemeinsamer Freizeitaktivitäten an freien Nachmittagen oder an Wochenenden durchgeführt werden. Ergänzend können die Werkstätten am Wochenende oder abends in Eigenregie der Patienten geöffnet werden.

Grundsatz bei den offenen Veranstaltungen ist, die Eigenaktivität des Patienten zu fördern, ihm bei der Entwicklung seiner Ziele zu helfen. Die Anleitung in den Werkstätten sollte immer wieder auf die eigenen Potentiale verweisen oder gegenseitige Unterstützung und Gruppenbildung anregen.

Das offene Angebot in unserer Klinik umfaßt *Werkstätten* mit den Medien Keramik/Ton, Holztechnik/Bildhauerei und graphische sowie textile Techniken, die zeitlich und teilweise räumlich getrennt sind. Die Werkstätten sind jeweils 2mal wöchentlich am Nachmittag für 2 h geöffnet. Wir haben diese zeitliche Begrenzung vorgenommen, da wir glauben, daß 4 h wöchentlich für Übungszwecke ausreichend sind, und wir verhindern wollen, daß sich Patienten zu lange in Werkstätten aufhalten und so beispielsweise andere Aktivitäten vermeiden. Innerhalb der offenen Werkstätten finden bei Bedarf vertiefte Einführungskurse in bestimmte Techniken statt, so daß sich Patienten mit größerem Orientierungsbedürfnis oder besonders interessierte Patienten intensiver mit einer Technik auseinandersetzen können. Hinzu kommen thematische Angebote, die nach 4 - 6 Wochen wechseln und aktuelle Bedürfnisse aufgreifen können.: Jahreszeitliche Themen, andere als die oben genannten Techniken (Papier, Gips, Maskenbau usw.). Im Sinn der Eigenverantwortlichkeit und Selbstorganisation können Patienten eine Werkstatt (Keramik, graphische Techniken, Batiken) am Wochenende für 6h nutzen. Für den geregelten Ablauf sind sie selbst verantwortlich.

Darüber hinaus werden *Aktivitäten, die Patienten gemeinsam planen*, durch die Ergotherapie unterstützt. So steht eine Küche bereit, wenn Patienten innerhalb eines Behandlungsteams eine Kaffeestunde planen und hierzu Kuchen backen wollen, eine umfangreiche Spielesammlung steht für Spielbedürfnisse zur Verfügung und kann ausgeliehen werden. Selbstorganisierte Feste und Aufführungen können in der Ergotherapie vorbereitet werden. Letztlich wurde eine Reihe von Liederbüchern angeschafft, da Patienten hin und wieder gemeinsam singen wollen und eine Singgruppe oder einen Chor organisieren. Die genannten Aktivitäten werden bewußt nicht von Mitarbeitern ins Leben gerufen, sondern entwickeln sich z. B. auf Teamebene, wenn Patienten das Bedürfnis zu gemeinsamen Aktivitäten verspüren. Wir haben von eigenen Aktivitäten in dieser Richtung (Folkloretanz, organisierte Spielabende, Kreativabende) Abstand genommen, da sie sehr unterschiedlich besucht wurden und der therapeutische Nutzen eher gering erschien. Wichtig erscheint uns die Anregung von gemeinsamen Freizeitaktivitäten, die teilweise bei Teambesprechungen oder in speziell dazu ins Leben gerufenen Veranstaltungen vereinbart werden. So haben wir eine *Freizeitplanungsgruppe* eingerichtet, die regelmäßig vor Feiertagen oder Wochenenden stattfindet. Die Teilnehmer, häufig neu angekommene Patienten, können ihre Freizeitinteressen einbringen und gemeinsame Aktivitäten innerhalb und außerhalb des Hauses planen. Häufig entwickeln sich hieraus Gruppen, die über längere Zeit einem gemeinsamen Interesse nachgehen und auch offen sind für neue Mitglieder (Wanderungen, Stadtfahrten, Werkstattarbeit und anderes). Zusätzlich bietet das altbewährte "Schwarze Brett" Möglichkeiten, Partner für gemeinsame Interessen zu finden.

*Räumlich* verfügt unsere ergotherapeutische Abteilung über eine Küche, eine Holzwerkstatt und einen Glasur- und Brennraum in den Kellerräumen, weiter über zwei unterschiedlich große Gruppenräume, die hauptsächlich für geschlossene Gruppen genutzt werden. Ein großer "transparenter Werkraum" bildet zusammen mit dem angegliederten Büro das Zentrum der Abteilung. Dieser Raum liegt im Eingangsbereich der Klinik und ist durch Glaswände von drei Seiten einsehbar. Zweck dieser Transparenz ist es, die Schwellenängste zu reduzieren und Einblick in das Werkstattgeschehen anzubieten. Genutzt wird dieser Raum hauptsächlich für offene Angebote, Wochenendwerken und einzelne Materialgruppen. inzwischen wurde die Transparenz durch Schaukästen und Regale reduziert, da die Patienten sich häufig "auf dem Präsentierteller" fühlten und Gruppen durch Neugierige teilweise gestört wurden. Dennoch scheint die Transparenz zusammen mit der zentralen Lage des Raumes die Patienten neugierig zu machen und Ängste abzubauen, so daß die Vorteile überwiegen. Für geschlossene Gruppen - insbesondere für Gestaltungs- oder Mediengruppen - sind jedoch abgeschlossene Räume vorteilhaft, die äußere Einflüsse abschirmen.

## Ergotherapeutische Gruppen

### *Indikationen*

Neben den offenen Angeboten haben *zielgerichtete indikative Gruppen*, die als Bausteine in die Gesamttherapie eingefügt werden können, einen herausragenden Stellenwert. Hier ergibt sich die Frage nach den Indikationen für ergotherapeutische Angebote. Auf der Hand liegt dies bei grundlegenden Störungen des Tätigseins oder im Arbeitsbereich, wie z. B. bei geringer Ausdauer und Konzentrationsfähigkeit, inadäquatem Arbeitstempo, einem Mangel an manuellem Geschick oder psychomotorischen Fähigkeiten, sowie bei Defiziten im Vorstellungsbereich und anderen kognitiven Funktionen. Der Grund für solche Störungen liegt häufig in einer inadäquaten Sozialisation mit mangelnden Übungsmöglichkeiten, zu geringen oder zu hohen Erwartungen sowie inadäquaten Reaktionen von Bezugspersonen sowie späteren ungünstigen interpersonellen Einflüssen. Neurologische, orthopädische oder andere organische Funktionseinschränkungen spielen bei unseren Patienten eine untergeordnete Rolle. Eine weitere Gruppe bilden vorwiegend emotionale Störungen, die das Tätigsein erschweren. Hier sind depressive Passivität mit erhöhten oder fehlenden Ansprüchen, ängstlicher Rückzug, zwanghaftes Verhalten und insgesamt eine unangemessene Schonhaltung zu nennen, die sich aus falsch verstandenem Krankheitsverständnis ergeben kann.

Insbesondere bei Patienten mit psychosomatischen Beschwerden lassen sich häufig sozioemotionale Einseitigkeiten feststellen, die im Arbeits- und Leistungsbereich zu erheblichen interpersonellen Problemen führen können. Da sind überkontrollierte Patienten mit perfektionistischen Tendenzen: übergenau, stets pünktlich, mit hohen Ansprüchen an sich und andere. Im Kontaktverhalten sind sie häufig ungeduldig, autoritär, kontrollierend und bemüht, ihre Meinung und ihre Vorhaben durchzusetzen. Weiter sind überangepaßte Patienten zu nennen, die mit ihrer Meinung hinter dem Berg halten, Jasager, die jeden Konflikt scheuen, ihren Ärger schlucken, sich an die Meinung anderer anlehnen oder einfach schweigen, aus Angst, etwas falsch zu machen, in einen Konflikt verwickelt zu werden (Juli u. Engelbrecht-Greve 1978). Weiter gehören hierzu Patienten mit einer Helferhaltung, die ohne Ratschläge, ohne sich irgendwie für andere nützlich zu machen, nicht auskommen.

## OFFENES ANGEBOT

| WERKSTÄTTEN | | FREIZEITPLANUNG |
|---|---|---|
| Keramik<br>Holztechniken<br>Graphische Techniken,<br>Malen | KURSE | |

ZIELE:
- Zeitstrukturierung/ Tagesplan
- Selbstaktivierung
- individuelle Verhaltensübung
- Freizeitgestaltung

## GESCHLOSSENE GRUPPEN

| SACHORIENTIERTE GRUPPEN | | INTERAKTIONS-GRUPPEN |
|---|---|---|
| Symptomorientierung<br>Sachinteraktion | Gegenstandsbereich<br>vorwiegend | - Persönlichkeitsorientierung<br>- Selbstkonzept<br>- interpersonelles Verhalten |
| durch konkrete Wahrnehmung und konkretes Handeln | Veränderung<br>vorwiegend | - durch Erlebnisaktivierung und Selbstreflexion |

Gruppentypen

| | | |
|---|---|---|
| Materialgruppen<br>Kochgruppen | Projektgruppen | Mediengruppen<br>Gestaltungsgruppen<br>Ausdrucksgruppen |

**Abb. 1.** Gesamtstruktur der Ergotherapie

Wenn man kunsttherapeutische, kreativitätstherapeutische Ansätze der Ergotherapie ins Auge faßt, rücken andere Problembereiche und Indikationen in den Mittelpunkt: überkontrollierte Patienten, Patienten mit stereotypen, eingeengten Bewältigungsstrategien, introvertierte und rationalisierende Patienten, Patienten mit Defiziten im emotionalen Erleben und im Ausdruck von Gefühlen, Patienten mit deutlicher Diskrepanz zwischen Selbstbild und Fremdeinschätzung oder zwischen Selbstbild und konkretem Verhalten. Weiter gibt es Patienten, die über Methoden der Erlebnisaktivierung mit kreativen Mitteln ihre Problematik besser erfassen und bearbeiten können.

Eine Indikation für lebenspraktische Gruppen stellen Patienten mit entsprechenden Defiziten dar, denen zu befriedigender und erfolgreicher Lebensführung bestimmte Techniken fehlen, z. B. Haushaltsführung, Kochen und Backen, Auftreten in der Öffentlichkeit aber auch Probleme in der Körperpflege und in der äußeren Erscheinung. Eine Sonderstellung nehmen dysthyme Syndrome, besonders Schreib- und Intensionskrämpfe, psychogene oder psychogen überlagerte Paresen ein, für die eine Übungsbehandlung angeboten werden kann.

Ausdehnung oder Beschränkung des Indikationskataloges ist von strukturellen und personellen Faktoren abhängig und muß im geamtklinischen Setting abgesprochen werden. So kann das Training lebenspraktischer Fertigkeiten (öffentliches Auftreten, Behördengänge usw.) durch den kotherapeutischen oder sporttherapeutischen Bereich abgedeckt werden. Fragen der Kleidung, der äußeren Erscheinung und der Körperpflege können ebenfalls im kotherapeutischen Bereich angegliedert sein (z. B. Körpererfahrung, "Schönheitspflege"). In unserer Klinik haben wir uns auf einige Problemfelder beschränkt, da Belastungserprobungen und Arbeitstrainings durch die soziotherapeutische Abteilung, Selbstsicherheitstrainings in Form von Anleitung zum selbstsicheren Auftreten sowie durch Rollenspiele durch die Kotherapie in den jeweiligen Behandlungsteams angeboten werden. Wir erproben jedoch immer wieder neue Inhalte, neue Zielsetzungen und Verfahren, die wir gegebenenfalls in das Programm aufnehmen oder in schon bestehende Gruppen integrieren. Bislang bieten wir hauptsächlich für folgende Problemfelder Gruppen an:

| | | |
|---|---|---|
| instrumentelle und emotionale Störungen im Tätigkeitsbereich | ⟶ | **Materialgruppen** |
| sozioemotionale Probleme im Bereich kooperativen Tätigseins | ⟶ | **Projektgruppen** |
| Probleme bei der Wahrnehmung und im Ausdruck von Emotionen sowie in der Selbstwahrnehmung | ⟶ | **Gestaltung, Ausdrucksgruppe, Mediengruppe** |
| Probleme im lebenspraktischen Bereich | ⟶ | **z. B. Kochen und Backen, Körperpflege und Bekleidung** |

## *Wirkfaktoren*

Als Organisationsform für ergotherapeutische Bausteine geben wir der Gruppentherapie den Vorrang vor der Einzeltherapie. Dies hat nicht vorrangig ökonomische Gründe, sondern therapeutische Vorzüge, da psychosomatische und neurotische Störungen in fast allen Fällen auch Störungen des interpersonellen Verhaltens umfassen. Diese können mit Hilfe der Wirkfaktoren in der Gruppentherapie beeinflußt werden. Die wichtigsten Kategorien der Wirkfaktoren werden von Yalom (1974) als Heilfaktoren beschrieben, wobei seine Untersuchung sich auf ambulante Psychotherapiegruppen bezieht. Die Erfahrung zeigt, daß diese Heilfaktoren auch bei stationären kurzfristigen Gruppen wirksam werden, wenn die Gruppe entsprechend aufgebaut ist und der Gruppenleiter durch seine Interventionen entsprechend steuert. *In allen Gruppen* besteht Gelegenheit, den eigenen Standort im Vergleich mit anderen genauer wahrzunehmen, durch Rückmeldungsprozesse die Wirkung des eigenen Verhaltens auf andere kennenzulernen und andere Umgangsformen zu erproben. Durch ein gemeinsames Thema, eine gemeinsame Aufgabe werden exemplarisch ähnliche Probleme bei Mitpatienten deutlich, was Isolationsgefühle und Fehleinschätzungen der eigenen Problematik beeinflussen kann. Durch den unterschiedlichen Entwicklungsstand der Gruppenmitglieder ist Modellernen oder Identifikation möglich, und so kann Hoffnung auf eigene Problembewältigung entstehen.

Entsprechend den spezifischen Inhalten und Arbeitsmethoden in den Gruppen werden unterschiedliche Wirkfaktoren in den Mittelpunkt gerückt: Bei mehr auf konkretes Verhalten und Symptome abgestellten **Materialgruppen** oder **lebenspraktischen Gruppen** werden kathartische Prozesse, auf zentrale Lebensbereiche bezogene Einsichten eine geringere Rolle spielen, die kohäsiven Kräfte der Gruppe werden geringer und damit auch interpersonelles Lernen begrenzter ausfallen, während konkrete Informationen über adäquate Sachinteraktion, Verbesserung des sachlichen und emotionalen Zugangs, Modellernen, altruistische Erfahrungen (etwas wert zu sein, in der Gruppe helfen zu können) eine größere Bedeutung haben. Bei **Medien-**, **Gestaltungs-** und **Ausdrucksgruppen** werden kathartische Prozesse, Einsicht in Lebenszusammenhänge, u. U. das Wiedererleben der eigenen Kindheitsfamilie sowie existentielle Erfahrungen eine größere Bedeutung haben. Aufgrund der intensiveren Beziehungen - angeregt durch die Thematik - aber auch durch die längere Gruppendauer (6 - 8 Wochen gegenüber 4 - 5 Wochen bei Materialgruppen) kann die Kohäsion stärker werden, und interpersonelle Prozesse werden begünstigt.

## *Gruppenbildung, Gruppenverlauf*

Wenn von der Funktion ergotherapeutischer Angebote als therapeutische Bausteine die Rede ist, muß auch die Frage nach der *Koordination der therapeutischen Prozesse*, der Kommunikation zwischen Ergo- und Bezugstherapie gesprochen werden. Wir wollen diese Probleme im Rahmen der Gruppenbildung und des Gruppenverlaufs ausgiebiger erörtern. Dabei orientieren wir uns u. a. an Phasen und Kriterien der Gruppenbildung nach Vinter (1973) und anderen, da dort sehr ausgiebig die

Phasen der Gruppenbildung, die Interventionen des Gruppenleiters sowie Programmaspekte abgehandelt werden. Zwar beziehen sich Vinter und andere auf soziale Gruppenarbeit mit umfassenden Behandlungszielen und einem anderen institutionellen Setting, dennoch sind diese Kriterien hier wie dort anwendbar, auch wenn eine Differenzierung verschiedener Phasen in zeitlich begrenzten stationären Gruppen schwerer fällt. Grob gliedern Vinter und andere die Behandlungsfolge in eine Phase der Vorbereitung, eine der Gruppenbildung, welcher nach einer Zwischenphase eine Revisionsphase folgt. Nach einer weiteren stabilisierenden Zwischenphase erfolgen dann eine Phase stabilen reifen Verhaltens und eine Abschlußphase. Dabei ist dieses Modell nicht als sukzessives Aufbaumodell zu verstehen; die Gruppenphasen sind nicht immer klar voneinander abgrenzbar, nicht alle Gruppen durchlaufen alle Phasen, Rekurs auf frühere Phasen kann eintreten oder nötig werden.

In der Phase der *Vorbereitung* ist eine Zuordnung von therapeutischen Bedürfnissen einzelner Patienten und ergotherapeutischem Angebot erforderlich. Hierzu sind unterschiedliche Wege denkbar; alle setzen eine gründliche Kenntnis von Krankheitsbildern und Therapie seitens des Ergotherapeuten, seitens des Bezugstherapeuten, ebensolche bezüglich ergotherapeutischer Arbeitsweisen und therapeutischer Auswirkungen ergotherapeutischer Arbeit voraus. Wir haben uns für ein pragmatisches Vorgehen entschieden, welches zwar nicht bezüglich der therapeutischen Zielsetzung und des Zeitpunktes des Angebots zu individualisieren imstande ist, sich jedoch als gut handhabbar, ökonomisch und erfolgreich erwiesen hat.

Die ergotherapeutische Abteilung bietet in regelmäßigen Abständen (ca. wöchentlich) Gruppen mit wechselnden Zielsetzungen an. Die Behandlungsteams diskutieren, welche Patienten am meisten von dem jeweiligen Angebot profitieren können, und wählen entsprechend Patienten aus. Dem Bezugstherapeuten kommt die Aufgabe zu, mit dem Patienten über das Gruppenangebot zu sprechen, ihn über die Möglichkeiten der Problembewältigung durch die spezielle Gruppe zu informieren und die Motivation des Patienten zu prüfen. Ist eine gemeinsame Sichtweise erreicht, so wird die Gruppenteilnahme vereinbart und der Patient für die Gruppe angemeldet. Die Auswahl der Gruppenmitglieder und ihre Vorbereitung liegt also zunächst beim Bezugstherapeuten.

Hier können die ersten Probleme der Zuweisung entstehen, durch unzureichende Kenntnis des Angebots seitens des Bezugstherapeuten, durch voreilige Entscheidung z. B. aufgrund der Ansprüchlichkeit, des Drucks des Patienten, weiter durch "überreden", wenn er die Problematik selbst noch nicht ausreichend erkannt hat. Bisweilen wird der Patient aus Zeitmangel, in Vertretungsfällen oder aus mangelnder Einsicht des Therapeuten unzureichend vorbereitet, so daß er sich überrumpelt fühlt und im positiven Fall eine mäßige Motivation, im negativen unterschwelligen Widerstand oder offenen Protest zeigt.

Dem Ergotherapeuten liegen vor Beginn der Gruppe Verordnugsbögen vor, und er kann bei Vermutung einer Fehlzuweisung oder bei Diskrepanz zwischen Problembeschreibung und Zielsetzung der Gruppe Rücksprache mit dem Bezugstherapeuten nehmen oder ein Vorgespräch mit dem Patienten anregen. Unter Umständen ändert sich schon hier im Vorfeld die Gruppenzusammensetzung.

Die *Phase der Gruppenbildung* umfaßt die ersten Gruppensitzungen, in denen der Patient mit den konkreten Gruppenbedingungen, mit dem Medium, dem Material, mit den anderen Gruppenmitgliedern konfrontiert ist. in dieser Phase ist eine Information über Gruppenziele, Vorgehensweise in der Gruppe, über den äußeren Rahmen und einige Gruppenregeln erforderlich. in einer - unterschiedlich ausführlichen - Problem- und Zielanalyse können sich Patienten über ihre eigenen Ziele, Vorstellungen, Bedürfnisse äußern, eventuelle Mißverständnisse können ausgeräumt werden. Zur Bildung von Vertrauen und Offenheit sollte Raum zum gegenseitigen Kennenlernen gegeben werden. In dieser Zeit gewinnt der Ergotherapeut ein Bild vom Patienten, seiner Problematik, seinen ausgesprochenen und unausgesprochenen Zielen, seinem Verhalten, was diagnostisches Material für weitere Interventionen oder für Gespräche mit dem Bezugstherapeuten bietet. Unter Umständen verläßt der eine oder andere Patient in dieser Phase die Gruppe, da er seine Erwartungen nicht erfüllt sieht, wenn eine Überforderung durch die Gruppe deutlich wird oder eine Fehlzuweisung vorliegt. Ein Blick auf die Gruppenzusammensetzung (Homogenität vs. Heterogenität bezüglich Problematik, Motivation und individuellem Lernstil) läßt Schlüsse auf mögliche Krisen, Schwerpunkte der Behandlung, mögliches Vermeidungsverhalten und ähnliches zu, so daß bezüglich des verbalen gruppendynamischen Vorgehens und bezüglich des Programmaufbaus, der Wahl der Techniken usw. rechtzeitig Konsequenzen eingeleitet werden können.

Für den *weiteren Gruppenverlauf* ist es wichtig, die Gruppenerfahrung durch verbale oder nonverbale Mittel, durch Beeinflussung einzelner oder durch Erfahrungsangebote für die ganze Gruppe so zu steuern, daß die Gruppenmitglieder sich ihren Zielen annähern können. Bei günstigem Verlauf ist zu erwarten, daß die Gruppenmitglieder nach einer Phase der Anpassung an vorläufige Strukturen und das Programm zunehmend selbständig werden, sich entsprechend ihren jeweiligen Möglichkeiten einbringen und so wichtige Rollen in der Gruppe übernehmen. Führungsrollen, die manchmal zu Beginn der Gruppe von aggressiven oder destruktiven Patienten eingenommen werden, gehen häufig an besser in die Gruppe integrierte Patienten über. Der Ergotherapeut hat die Möglichkeit, durch seine Interventionen positive Prozesse zu fördern, negative zu löschen oder aktiv abzubauen. Zunehmende Verantwortungsübernahme und Mitsprache der Gruppenmitglieder bei der Programmgestaltung, hinsichtlich der Rückmeldung sowie zunehmende Selbststeuerung ist zu begrüßen, soweit die Übernahme der therapeutischen Ziele durch die Patienten gelungen ist.

Auch hier kann, insbesondere bei problematischen Verläufen oder wichtigen Ereignissen, bei Einsichten und Lernschritten einzelner Patienten, Rückmeldung an den Bezugstherapeuten sinnvoll sein.

Die *Beendigung der Gruppe* ist durch die in der Regel festgelegte Gruppendauer vorgegeben. Aus der begrenzten Behandlungsdauer (zwischen 8 und 15 Sitzungen) und dem in der Regel unterschiedlichen Entwicklungsstand der Gruppenmitglieder läßt sich schließen, daß die ideale Erwartung, Patienten würden mit Problemeinsicht, reifen und stabilisierten Verhaltensstrategien aus der Gruppe entlassen, nur in wenigen Fällen zutrifft. Am Ende der Gruppe differiert der Entwicklungsstand der Gruppenmitglieder in der Regel beträchtlich. Für manche Patienten ist es ein Erfolg, die Problemzusammenhänge deutlicher zu sehen oder überhaupt ein Problembewußtsein entwickelt zu haben. Andere haben begonnen, Teilbereiche ihres Verhaltens zu ändern, sie haben Methoden der Selbstveränderung kennengelernt, bei manchen Patienten lasen sich keine positiven Veränderungen in ihren Einstellungen oder in ihrem Verhalten erkennen.

In dieser Phase werden die Patienten auf das Ende der Therapie angesprochen, wird nochmal Gelegenheit zur Bearbeitung von "Resten" gegeben. Durch Rückblick auf den persönlichen Verlauf und Veränderungsprozesse können die Ergebnisse aktualisiert und verglichen werden; jeder Patient kann seinen eigenen Standort ausloten, und Transferfragen können besprochen werden. Hierzu gehört die Frage nach der Anwendung des Erlernten innerhalb der Klinik und im häuslichen Bereich sowie Hinweise auf weiterführende Angebote im Rahmen der Behandlung hier und für die nachstationäre Zeit.

Eine - schriftliche oder mündliche - Rückmeldung an den Bezugstherapeuten sollte die Hauptproblematik des Patienten aus Sicht des Ergotherapeuten, seine Lernerfahrungen innerhalb der Gruppe sowie weitere Empfehlungen enthalten.

## *Äußerer Rahmen*

Vor einer detaillierteren Beschreibung einiger Gruppen soll der äußere Rahmen ergotherapeutischer Gruppenarbeit zusammenfassend dargestellt werden. Die zeitliche Begrenzung einer stationären Psychotherapie sowie die einer spezifischen Gruppentherapie vorausgehenden Phasen im Therapieprozeß (nach Kanfer u. Grimm 1981: Bildung einer therapeutischen Allianz, Aufbau von Veränderungsbereitschaft, Verhaltensanalyse, Verhandlungen über Behandlungsziel und einzelne Behandlungsschritte) sprechen für geschlossene, zeitlich begrenzte Therapiegruppen. Bezüglich der *Gesamtdauer* und der Sitzungsdauer unterscheiden wir sachorientierte und Interaktionsgruppen. Sachorientierte Gruppen laufen über 8 - 10 Sitzungen von etwa 90 min Dauer, Interaktionsgruppen über 10 - 15 Sitzungen mit 120minütiger Dauer. Projektgruppen sind entsprechend ihrer Dynamik in ihrer Gesamtdauer nicht streng begrenzt (10 - 14 Sitzungen), die Sitzungsdauer ist etwa 90 min (s. Abb. 1).

Die Unterschiede in der Sitzungsdauer ergeben sich aus der unterschiedlichen Belastbarkeit der Gruppenmitglieder. In sachorientierten Gruppen sind die Patienten in der Regel weniger belastbar, zeigen weniger Durchhaltevermögen, sind häufig auch älter als in Interaktionsgruppen. Die divergierende Gesamtdauer der Gruppen ergibt sich aus der Thematik und den eingegrenzteren, konkreteren Problembereichen in den sachorientierten Gruppen. Bei der *Größe der Gruppen* orientieren wir uns an den Ergebnissen der Psychotherapie- und Kleingruppenforschung, welche für interaktionelle Gruppen 7 - 8 Gruppenmitglieder als Optimum ansieht. Diese Richtzahl legen wir auch den sachorientierten Gruppen zugrunde. Auch hier werden emotionale und soziale Prozesse gefördert und - wie angedeutet - sind die Patienten in sachorientierten Gruppen in der Regel chronifizierter, was gegen größere Gruppen spricht. Wir bemühen uns, diese Zahl nicht wesentlich zu unterschreiten, da bisweilen - durch Therapieabbrüche oder ähnliches - im Verlauf einer Gruppe ein Mitgliederschwund eintritt. Die Erfahrung zeigt, daß für eine gute Dynamik in der Gruppe mindestens 5 - 6 Gruppenmitglieder anwesend sein sollten. Bezüglich *Alter und Geschlecht* der Gruppenmitglieder sind die Gruppen in der Regel recht heterogen zusammengestellt. Eine Einengung der Heterogenität sollte lediglich in bezug auf die Problemstellung und die therapeutische Zielsetzung bestehen. Wir beeinflussen die Gruppenzusammensetzung bezüglich Alter und Geschlecht nur, wenn Gefahr besteht, daß ein Gruppenmitglied in der Gruppe isoliert wird (beispielsweise eine Frau in einer Männergruppe, ein relativ alter Patient in einer jungen Patientengruppe). Wie oben beschrieben, nehmen wir jedoch sonst wenig Einfluß auf die Gruppenzusammenstellung.

## Typen ergotherapeutischer Gruppen

Das Gruppenangebot richtet sich an den Bezugstherapeuten, der mit seinem Patienten nach Verhaltens- und Zielanalyse einen Gesamttherapieplan entwickelt hat. Der Bezugstherapeut kennt das ergotherapeutische Angebot und bespricht mit dem Patienten die Möglichkeit der Problembewältigung in dieser Gruppe. Er beschreibt dem Ergotherapeuten die Problematik des Patienten und seine Zielsetzungen. So kommt der Patient im Idealfall informiert und motiviert in die Gruppe. Bezugs- und Ergotherapeut bleiben über den jeweiligen Patienten während der gesamten Gruppendauer im Gespräch; insbesondere gilt dies bei therapeutischen Krisen, bei Diskrepanz zwischen der Problemsicht des Bezugs- und des Ergotherapeuten, bei Fragen des Transfers neuerlernten Verhaltens in den jeweiligen anderen Therapiebereich. in einer Therapiegruppe werden 8 Patienten aufgenommen. Da wir unsere Gruppen generativ und asymptomatisch verstehen, entsteht eine heterogene Gruppe: geschlechts-, alters- und diagnosengemischt. Dies ist aus gruppentherapeutischen Gründen erwünscht (Yalom, 1974). Die Gruppen finden 2mal wöchentlich statt, eine Gruppe trifft sich insgesamt für etwa 8 - 15 Sitzungen.

### *Materialgruppen*

Im Mittelpunkt dieser Gruppen steht das konkrete Handeln mit einem Material. Patienten lernen unter Anleitung verschiedene Bearbeitungstechniken kennen und üben sich durch zunehmend schwierige Aufgaben im Umgang mit diesem Material. Je nach Gruppenzusammensetzung, Indikation und Gruppenprozeß streben wir am Ende der Gruppe Paar- oder Gruppenarbeiten an. Bei diesem Gruppentyp ergeben sich Therapieziele und Veränderungsmöglichkeiten für folgende Bereiche: Überprüfen und Einüben grundlegender instrumenteller Fähigkeiten, Sensibilisierung der Sinneswahrnehmung (je nach Medium und Technik taktil, visuell, kinestetisch, sozial), Überprüfung und gegebenenfalls Modifikation der Einstellung zum Tätigsein: Genußaspekte, reale oder irreale Erwartungen, Gelassenheit und emotionaler Zugang. Zusätzlich können Patienten lernen, eine Gruppensituation über längere Zeit zu ertragen, zuzuhören, über sich selbst und den Tätigkeitsprozeß zu reden, Rückmeldung zu geben und zu empfangen.

Während der Gruppenstunden werden aktuell auftretende Probleme des konkreten Arbeitsverhaltens, der Selbst- und Fremdbewertung, der emotionalen Einstellung zur Tätigkeit sowie soziale Vorbehalte und Ängste aufgegriffen und thematisiert. Dabei helfen Übungen zur Sinneswahrnehmung, vertiefte Körperwahrnehmung während der Tätigkeit, Entspannungsanweisungen, Vergleiche mit anderen Patienten usw. Im Sinne einer Einzeltherapie in der Gruppe werden individuelle Veränderungsziele und Veränderungsmöglichkeiten erarbeitet, die bei regelmäßigen Auswertungsgesprächen am Ende der Gruppenstunde überprüft werden.

Dieser Gruppentyp wird von Therapeuten gern als "Einstieg in die Gruppentherapie" genutzt, da bei relativ unverbindlicher Thematik erste Gruppenkonventionen gelernt werden. Darüber hinaus gibt es jedoch viele spezifische Indikationen: Ängstlich vermeidende oder depressive Patienten können hier erste Schritte zur Überwindung ihrer Ängste leisten, positive Aspekte des Tätigseins wiederentdekken, irrationale Erwartungen abbauen; Patienten mit perfektionistischen Zügen und zwanghaftem Verhalten können übersteigerte Ansprüche und konkretes zwanghaftes Verhalten abbauen. Weitere Adressaten sind Patienten mit Defiziten im Leistungsbereich (Patienten mit minimaler zerebraler Dysfunktion, Borderline, ungeübte, selbstunsichere Patienten), Schmerzpatienten und Patienten mit Rentenbegehren.

Bei der Auswahl des Materials haben wir uns auf handwerklich-kreative Medien und Bearbeitungstechniken besonnen. Wir wollen zu neuen Erfahrungen anregen, Phantasie und Vorstellung fördern und einer "instrumentellen Orientierung" (Neidenbach u. Ahrens 1980) entgegenwirken. Wir benutzen dabei in einer Gruppe jeweils nur 1 Material, nutzen jedoch verschiedene Bearbeitungstechniken und Aufgabenstellungen entsprechend der Feinzielsetzung und dem jeweiligen Gruppenprozeß aus.

Wir bieten **Keramikgruppen** an, in denen Patienten verschiedene Aufbautechniken erlernen und von Gefäßen über Platten bis zu Skulpturen (u. U. bis zur Gruppenskulptur) langsam freier und selbständiger arbeiten und zunehmend mehr Phantasie einsetzen können. Das gleiche Material, jedoch eine andere Methode, wird beim Pastizieren angewandt. Hier gestalten Patienten unter zunehmend komplexeren Themen und Aufgabenstellungen freie Formen (z. B. Gegensätze gestalten, tierische Formen, Eigenschaften, menschliche Formen, Gruppengestaltung). Dabei werden in stärkerem Maß Körperempfindung, Vorstellung, Phantasie angesprochen. Emotionale Zustände, persönliche Angehungsweisen und Lebensthemen werden hier angerissen.

In **Batikgruppen** entwerfen und gestalten Patienten eine oder mehrere Batiken. Am Ende steht häufig eine Paararbeit, bei der sehr viel Absprache und Arbeitsteilung erforderlich ist. Diese Technik fordert neben psychomotorischen Fähigkeiten insbesondere Planung und konstruktive Fähigkeiten.

Im Bereich des bildnerischen Gestaltens bieten wir eine **Aquarellgruppe** an, die von einfachen Farbexperimenten bis zu komplexen Themen fortschreitet und zunehmend psychomotorische Fähigkeiten, visuelle Wahrnehmung und den Phantasieeinsatz herausfordert. Die hauptsächlich angewandte Naß-in-naß-Technik fordert ein hohes Maß an Geduld und Offenheit, da die Farben fließen und sich einer klaren Festlegung "widersetzen".

Die Beschreibung der unterschiedlichen Techniken macht deutlich, daß verschiedene Gruppen für verschiedene Problemschwerpunkte und Symptome besonders geeignet sind. Wir versuchen, durch interne Fortbildung und Information unser Angebot transparent zu machen und auf eine sinnvolle Zuweisung hin zu arbeiten.

## *Projektgruppen*

Ziel unserer Projektgruppen ist die Anregung sozioemotionaler Lernprozesse im Rahmen sachbezogener Kooperation. Nach einer Phase gegenseitigen Kennenlernens, nach Abklärung individueller Erwartungen und Ziele entwickelt die Gruppe selbständig und kooperativ eine Gemeinschaftsarbeit, die sie in Angriff nimmt. Meist entstehen Arbeiten im handwerklich-kreativen Bereich (Kachelarbeiten, Reliefs, Holzarbeiten), aber auch soziale Aktivitäten (wie Umfragen, Theaterspiel usw.). In dieser Gruppe müssen 3 parallel laufende "Problemlösungsprozesse" beachtet und je nach Erfordernis thematisiert werden.

1) Der jeweils *individuelle Therapieprozeß*:

   Patienten kommen mit unterschiedlichen Erwartungen, die sich aus ihrer persönlichen Problemsicht und ihren Therapiezielen ergeben, in die Gruppe. In der Anfangsphase wird durch eine Meditation über Gruppenerfahrungen des einzelnen zu Hause oder durch Antizipation eines möglichen Gruppenverlaufs der Projektgruppe versucht, die jeweiligen Verhaltensprobleme des Patienten in kooperativen Situationen bewußt zu machen und darüber vorläufige Hypothesen und Veränderungsziele zu entwickeln. Diese individuellen Konzepte werden von Zeit zu Zeit überprüft, variiert und ergänzt. Unterstützend wird Feedback bezüglich des tatsächlich gezeigten Verhaltens angeregt. Gegen Ende der Gruppe werden Fragen des Transfers der neuen Erfahrungen und Verhaltenstendenzen bearbeitet.

2) Neben dem individuellen Prozeß wird durch Förderung eines offenen, vertrauensvollen Gruppenklimas und durch die Aufgabenstellung ein *kooperativer Prozeß* angeregt.

   Die Patienten sollen sich persönlich, in ihren Erwartungen, Problemen und Zielvorstellungen kennenlernen. Dazu dienen gesteuerte oder freie Interviews, Anregungen von Gruppengesprächen über entsprechende Themen, Paararbeit oder Übungen, bei denen sich Patienten in strukturierten Situationen besser kennenlernen können. In der 2. oder 3. Sitzung wird eine Bedürfnissammlung bezüglich der gemeinsamen Arbeit angeregt (Brainstorming, Untergruppenarbeit zur gegenseitigen Anregung usw.). Dabei sollte jedes Gruppenmitglied eigene Ideen und Wünsche einbringen. Anschließend folgt ein oft sehr langwieriger Entscheidungsprozeß, bei dem sowohl sachliche Aspekte (Machbarkeit, Zeitfaktor, sachliche Voraussetzungen) als auch persönliche Zufriedenheit, Bedürfnislage, Motivation und nicht zuletzt die Mitwirkungsmöglichkeiten jedes einzelnen bedacht werden (Vopel u. Kirsten 1974). Hier können Wandzeitungen, Besichtigung der Werkstatt, Antizipation von Arbeitsabläufen hilfreich sein. Vorschnelle Entscheidungen, die durch "Führungscliquen" oder "Managertypen" forciert werden, müssen hinterfragt werden. Wichtig ist, daß Minoritäten Stellung nehmen und auf das Objekt Einfluß nehmen können, um nicht die erzwungene Aktivität mit stummem Widerstand boykottieren zu müssen. Eine weitere kritische Situation ist die konkrete Planung des Objekts, die Aufteilung von Teilarbeiten, Organisation der Zusammenarbeit. Hier ist die Besinnung auf die individuellen Veränderungsziele, die Reflexion des bislang gezeigten Verhaltens wichtig. Eine Prozeßanalyse (verbal oder mittels kreativer Medien) kann wichtige Hinweise auf notwendige Kurskorrekturen oder störende Verhaltensweisen einzelner Gruppenmitglieder geben.

3) Als letztes ist der *Sachprozeß* zu beachten,

den die Patienten durch ihre Entscheidung zu einer konkreten Aktivität in gang setzen und der Fragen der Materialbeschaffung, der Aufgabenteilung aber auch der Beratung bei Problemen der konkreten Bearbeitung beinhalten kann. Dieser Prozeß sollte vorwiegend durch die Patienten gestaltet und in Gang gehalten werden.

Während der Gruppenleiter bei den ersten Prozessen anregt, initiiert, durch Aufgabenstellung und Einsatz von Übungen konkret eingreift, hält er sich beim Sachprozeß weitgehend zurück. Insbesondere in der ersten Gruppenphase sind Fragen der individuellen Problematik und der Therapieziele anzureißen, ist die Gruppe u. U. vor übereilten Aktivitäten zurückzuhalten. Gruppen neigen häufig aus Angst vor Konflikten zu sturem reibungslosem Anpassen an die "Notwendigkeit des Sachprozesses" und beachten eigene Gefühle, Wünsche, Störungen im Gruppenprozeß wenig. Es ist Aufgabe des Therapeuten, durch die schon oben genannten Hilfsmittel die Aufmerksamkeit der Gruppenmitglieder auf interpersonelle Probleme zu richten und diese zu bearbeiten.

Wie bereits angedeutet, sehen wir in diesem Gruppentyp ein Experimentierfeld für sozioemotionale Probleme. Da das Vorgehen in dieser Gruppe weniger direktiv ist, Patienten ein höheres Maß an Selbststeuerung aufbringen müssen, geht es uns weniger um die Veränderung ganz konkreter, umrissener Verhaltensweisen. Wir sehen hier eine gute Möglichkeit, komplexere sozioemotionale Probleme, wie sie sich bei vielen Neurosen und Persönlichkeitsstörungen zeigen oder auch als Risikoverhalten bei psychosomatischen Erkrankungen beschrieben werden (Juli u. Engelbrecht-Greve 1978), anzugehen und zu bearbeiten. Insbesondere überkontrollierte Patienten mit hohen Leistungserwartungen und Perfektionismus, überangepaßt-ängstliche Patienten, Patienten mit Dominanzstreben und übermäßiger Ich-Bezogenheit oder Patienten mit ausgeprägter Helferhaltung profitieren in diesen Gruppen.

## *Gestaltungs-, Medien-, und Ausdrucksgruppen*

Diese Gruppen können als multimodale Problemlösegruppen angesehen werden, bei denen die Aufmerksamkeit insbesondere auf interne Prozesse, wie emotionale, szenisch-kognitive Erfahrung, und auf nonverbale Verhaltensanteile gerichtet ist. Patienten haben hier die Möglichkeit, diese Modalitäten genauer wahrzunehmen, auszudrücken und die Bedeutung für ihr Handeln zu erfahren (Esser 1978; Revenstorf 1985; Schuster 1986; von Werder 1986).

Durch Meditation, geleitete Phantasie, Körperwahrnehmungs- oder Bewegungsübungen oder durch die passive Rezeption gezielt eingesetzter Medien werden interne Prozesse aktiviert und im Anschluß nonverbal mittels eines Mediums ausgedrückt. Die Erfahrungen sind so im Bild, in einer Skulptur, gestalteter Sprache oder in instrumentellen oder szenischen Aktionen enthalten und reflektierbar (zum Medieneinsatz siehe: Knill 1979; Vopel 1974, 1975, 1976, 1979; Stevens 1978; Oaklander 1981; von Werder, 1986). Neben der Sensibilisierung für oben genannte Prozesse kommt dem Transfer der neuen Erfahrungen eine große Bedeutung zu. Dabei wird das konkrete Verhalten des Patienten in der Gruppe berücksichtigt, die Bedeutung der verschiedenen Verhaltensaspekte im Kontext des Alltags durch Thematisierung, durch Rollenspiel oder anders aufgegriffen oder Zusammenhänge mit dem "Alltagshandeln" als Thema einer Gruppensitzung aktualisiert. Übungen in der Gruppe oder Hausaufgaben können eingesetzt werden, um neue Erfahrungen zu erweitern, erste Schritte eines neu angestrebten Verhaltens zu üben.

Gestaltungs-, Medien- und Ausdrucksgruppen haben die gleichen Zielsetzungen; in den Gruppen werden kreative Medien zur Erlebnisaktivierung und Selbstreflexion eingesetzt. Die Gruppen unterscheiden sich - nicht zuletzt auch abhängig von der Ausbildung des Therapeuten - im Medieneinsatz und der sich anschließenden psychotherapeutischen Aufarbeitung. In der **Gestaltungsgruppe** werden vorwiegend bildnerische Techniken, Ton- und Körperübungen unter Zugrundelegung eines Themas (Teilbereiche des Selbstbildes, gegenwärtige Problematik, Ziele, Zukunftsbewältigung, soziale Angehungsweisen, Körperbild) eingesetzt. Dies legt neben der individuellen Aufarbeitung (z. B. Oaklander 1981, S. 73 ff.) Gegenüberstellung und Vergleich in der Gruppe sowie Gruppengespräch nahe. In der **Mediengruppe** werden neben Bild und Skulptur gestaltete Sprache, Musik und Theaterstrukturen zur passiven Rezeption wie auch zur aktiven Gestaltung eingesetzt; ein gemeinsames Thema in obengenanntem Sinn fehlt meist. Beim Patienten werden so interne Prozesse angeregt, deren Erfahrungsgrundlage aus den unterschiedlichsten Lebens- und Problembereichen stammen können. Es bieten sich zur Aufarbeitung Einzelarbeit in der Gruppe sowie psychodramatisches Rollenspiel an. Unter **Ausdrucksgruppen** verstehen wir Gruppen, in deren Mittelpunkt der aktive Gefühlsausdruck und die Wahrnehmung von Gefühlen stehen. Durch Aufgabenstellung aus den Bereichen Körperwahrnehmung und soziale Interaktion, mit Hilfe von malendem, formendem, tönendem und szenischem Ausdruck, durch den Wechsel der Sozialform (individuelle Arbeit, Paararbeit, Gruppenarbeit) ist es dem Patienten möglich, seine eigene Ausdrucksform und Angehensweise, aber auch die Defizite wahrzunehmen und - durch neue Aufgabenstellung - neues Verhalten zu erproben.

Aus der Sicht dieser Gruppen als multimodale Problemlösegruppen ergibt sich eine breitgestreute Indikation. Wir glauben, daß hier insbesondere stark kontrollierende, rationalisierende Patienten, Patienten mit stereotypen Bewältigungsstrategien, Patienten mit Defiziten in der Wahrnehmung und im Ausdruck von Emotionen sowie stark somatisierende Patienten eine gute Therapiemöglichkeit finden.

In diesem Beitrag wollten wir zeigen, wie durch einen gezielten, differenzierten Einsatz ergotherapeutischer Möglichkeiten und durch Abstimmung auf Problembereiche psychosomatischer und neurotischer Patienten ein Angebotskanon entwikkelt werden kann, der als vorwiegend handlungsorientierte Therapie die Psychotherapie im engeren Sinne begleiten und ein Experimentier- und Übungsfeld für neues Verhalten bieten kann. Wir sind uns dabei bewußt, daß wir von den vielfältigen ergotherapeutischen Mitteln nur einen Teil nutzen und daß auch gänzlich andere Arbeitsmodelle denkbar sind.

Unser Arbeitsmodell orientiert sich - wie das der Gesamteinrichtung - vorwiegend an lerntheoretischen Therapiekonzepten (Bartling 1980; Kanfer u. Grimm 1981; Lazarus 1978; Revenstorf 1985) , die erweitert sind durch soziotherapeutisches Gedankengut (Clark 1977; Mävers 1980) sowie durch gruppendynamische und gruppentherapeutische Ansätze (Kirsten u. Müller-Schwarz 1976; Petersen 1980; Vinter 1973; Yalom 1974). Ein hervorragendes Arbeitsmodell zur Integration von Medien in lerntheoretisch orientierte Therapien sehen wir in dem von Revenstorf (1985) vermittelten Modell nonverbaler und verbaler Informationsverarbeitung.

Die Ausbildung von Ergotherapeuten geschieht auf Fachschulebene, d. h. innerhalb von 3 Jahren absolvieren Ergotherapeuten einen umfangreichen Fächerkanon, in welchem Psychiatrie und Psychotherapie nur einen kleinen Teilbereich darstellen. Es liegt auf der Hand, daß für eine qualifizierte ergotherapeutische Arbeit in der psychosomatischen Rehabilitation laufende Fortbildung erforderlich ist. Neben externen Fortbildungen im Bereich Medientherapie, Verhaltenstherapie und Gruppendynamik sollten fortlaufende Supervision und kollegiale Beratung stattfinden. Darüber hinaus sollte die ergotherapeutische Arbeit immer wieder einer Revision unterworfen werden, in der einzelne Angebote oder die gesamte Angebotspalette fortentwickelt werden, in der die Arbeit auf die Fortentwicklung des Gesamtkonzepts der Einrichtung sowie auf aktuelle Bedürfnisse abgestimmt werden kann.

## Literatur

Bartling G, Echelmeyer L, Engberting M (1980) Problemanalyse im therapeutischen Prozeß. Kohlhammer, Stuttgart

Clark, DM (1977) Soziotherapie in der Psychiatrie. Lambertus, Freiburg

ESSER P (1978) Erlebnisaktivierung in der Psychotherapie. In: Bommert H, Dahlhoff HD (Hrsg) Das Selbsterleben in der Psychotherapie. Urban & Schwarzenberg, München, S 129 - 187

Fritz J (1977) Methoden des sozialen Lernens. Juventa, München

Juli D, Engelbrecht-Greve M (1978, $^{2}$1983) Streßverhalten ändern lernen. Rohwolt Taschenbuch, Reinbeck

Kanfer FH, Grimm LG (1981) Bewerkstelligung klinischer Veränderungen: Ein Prozeßmodell der Therapie. Verhaltensmodifikation 2. Jg, Heft 3, S 125 - 132

Kirsten RE, Müller-Schwarz J (1976) Gruppentraining. Rohwolt, Reinbeck

Knill P (1979) Ausdruckstherapie. Ohlsen, Halle/Westphalen

Lazarus AA (1978a) Verhaltenstherapie im Übergang. Reinhardt, München

Lazarus AA (1978b) Multimodale Verhaltenstherapie. Fachbuchhandlung für Psychologie, Frankfurt am Main

Mävers W (1980) Soziotherapeutische Gruppenaktivitäten. In: Kayser H (Hrsg) Gruppenarbeit in der Psychiatrie. Thieme, Stuttgart

Neidenbach N, Ahrens S (1980) Die instrumentelle Orientierung psychosomatisch Kranker - Krankheitskonzept und Krankheitsverhalten. Klin Psychol Psychother 3: 237 - 252

Oaklander V (1981) Gestalttherapie mit Kindern und Jugendlichen. Klett-Cotta, Stuttgart

Petersen P (1980) Überblick über die Gruppenarbeit in der Psychiatrie. In: Kayser H, Krüger H, Damaschke K (Hrsg) Gruppenarbeit in der Psychiatrie. Thieme, Stuttgart, S 33 - 67

Revenstorf D (1985) Nonverbale und verbale Informationsverarbeitung als Grundlage psychotherapeutischer Intervention. Hypn Kogn 2 / 2

Schuster M (1986) Kunsttherapie. Dumont Taschenbuch, Köln

Stevens J (1978) Die Kunst der Wahrnehmung. Kaiser, München

Vesenbeckh W (1980) Improvisieren mit Alkoholkranken. Versuch einer Mischung kreativer und therapeutischer Verfahren. Psychiatr Prax 7 / 1

Vesenbeckh W (1984) Konzept der ergotherapeutischen Abteilung in einer verhaltenstherapeutisch orientierten Psychosomatischen Fachklinik. Beschäftigungsther Rehab 1

Vinter RD (1973) Beiträge zur Praxis der sozialen Gruppenarbeit. Lambertus, Freiburg

Vopel K (1974-1976) Interaktionspiele 1 - 7. ISKO-Press, Hamburg

Vopel K, Kirsten E (1974) Kommunikation und Kooperation. Pfeiffer, München

Vopel K, Vopel R (1979) Selbstakzeptierung und Selbstverantwortung. ISKO-Press, Hamburg

Werder L von (1986) Tiffst du nur das Zauberwort. Eine Einführung in die Schreib- und Poesietherapie. Urban & Schwarzenberg, München

Yalom ID (1974) Gruppenpsychotherapie. Kindler, München

# Sport und Verhaltenstherapie in der Psychosomatik: Möglichkeiten der Sporttherapie in der psychosomatischen Rehabilitation

Margit Ehrhardt

## Einleitung

Dem Sport als einem Erlebnis- und Handlungsfeld kommt nicht nur für den Normalbürger, der sich in seiner Freizeit sportlich betätigt, eine wichtige gesundheitsfördernde und gesellige Funktion zu, ihm können darüber hinaus therapeutische Eigenschaften zugeschrieben werden. So ist Therapie mittels Bewegung, z. B. durch die Krankengymnastik, seit langem ein wichtiger Bestandteil medizinischer Behandlung. Mittlerweile haben Bewegungs- und Sportangebote ihren festen Platz in allen Rehabilitationseinrichtungen. Man hofft, durch ein gezieltes sportliches Training den in unserer Zeit so häufig gewordenen Zivilisationskrankheiten bzw. den Schäden von Bewegungsmangel entgegenwirken zu können. Über die rein körperlichen Auswirkungen sportlichen Trainings hinaus liegen die therapeutischen Potentiale des Sports jedoch ebenso auf der psychischen und sozialen Ebene der Einflußnahme. Bekannt geworden sind hier beispielsweise pädagogische Beeinflussungsmöglichkeiten sportlicher Programme, z. B. die psychomotorische Übungsbehandlung (Kiphard 1979) bei Kindern mit motorischen und psychologischen Auffälligkeiten.

Die eher psychotherapeutisch ausgerichteten Interventionen im Bereich des Sports sind, im Gegensatz zu den obengenannten Maßnahmen, weniger bekannt und verbreitet sowie bislang wissenschaftlich noch nicht umfassend erforscht und abgesichert. Bei der Auseinandersetzung mit dem Thema "Bewegung und Sport in der Psychotherapie" bzw. "psychotherapeutische Beeinflussungsmöglichkeiten durch Bewegung und Sport" fallen verschiedenartige theoretische und praktische Zugangsweisen ins Auge. Kennzeichnend hierfür ist eine immense Begriffs- und Handlungsvielfalt, angefangen bei der Definition dessen, was man unter Sport- und Bewegungstherapie versteht, über theoretische Annahmen und entsprechende Ableitungen für das praktische Handeln, bis hin zum Alltag von Sport- und Bewegungstherapeuten. Da sind zum einen bewegungstherapeutische Verfahren, die vorwiegend von psychotherapeutisch arbeitenden Berufsgruppen entwickelt wurden: die konzentrative Bewegungstherapie von Stolze (z.B. 1976), die bioenergetische Therapie (Lowen 1976) sowie Ansätze aus der humanistischen Psychologie (Petzold 1979) und andere. Diese Verfahren decken einen breiten Indikationsbereich ab und können für sich allein angewandt werden. Leider vermißt man häufig eine empirische Absicherung der therapeutischen Erfolge, die über Einzelfallschilderungen hinausgehen. Abgesehen davon, daß die Formulierung theoretischer Grundannahmen oftmals eine konkrete Darlegung der zugrundeliegenden Begriffe vermissen läßt, werden entsprechend dem vorherrschenden Wissenschaftsverständnis zumeist Angaben im Sinne überprüfbarer Hypothesen vermieden.

Eine andere Zugangsmöglichkeit zum Thema wurde erst in neuerer Zeit von sportwissenschaftlicher Seite her geschaffen. So kennzeichnet der Begriff "Sport mit Sondergruppen" den Endpunkt einer Entwicklung, die von der Gründung von Versehrtensportvereinen durch Kriegsverletzte bis hin zu einem breiten Sportangebot für diejenigen reicht, die aufgrund bestimmter Merkmale vom traditionellen Schul- und Vereinssport nicht profitieren können. Hier hat in letzter Zeit eine rasche Entwicklung eingesetzt; Sportunterricht wird zielgruppenorientiert durchgeführt, und es wird ihm neben seinen gesundheitsförderlichen Wirkungen, aufgrund seines sozialen Charakters und der Vermittlung von erlebnisintensiven Erfahrungen, therapeutische Wirkung zugesprochen. Kennzeichnend für die Veröffentlichungen von sportwissenschaftlicher Seite ist die Ausrichtung auf bestimmte Störungsbereiche und die empirische Überprüfung von entsprechenden Maßnahmen. Es liegen bisher jedoch nur einzelne Erkenntnisse für bestimmte Patientengruppen (z. B. verhaltensgestörte Kinder, Rieder 1971), Alkoholabhängige (Weber 1984), psychiatrische Patienten (Deimel 1980, 1983; Huber 1980) vor.

Der fehlende wissenschaftliche Nachweis therapeutischer Erfolge macht es den in der Praxis arbeitenden Sport- und Bewegungstherapeuten nicht leicht, ihre Existenzberechtigung zu begründen. Tatsächlich sind viele bewegungstherapeutische Abteilungen, beispielsweise in psychosomatischen Kliniken und Rehabilitationseinrichtungen, noch weit davon entfernt, als eigenständige therapeutische Abteilungen anerkannt zu werden. Ein weiteres Handicap für die Anerkennung von Sporttherapie besteht darin, daß es bislang kein einheitliches Berufsbild und keine inhaltlichen Ausbildungsrichtlinien für sport- und bewegungstherapeutisch Tätige gibt. Ein Großteil der im Therapiebereich arbeitenden Sportlehrer hat keine Zusatzausbildung, die sie für die Arbeit an der jeweiligen Zielgruppe qualifiziert. Hier haben sich in der letzten Zeit durch die Gründung des Deutschen Sporttherapeutenbundes und dessen Fortbildungen sowie verschiedene Arbeitsgruppen, beispielsweise zu Ausbildungsfragen, berechtigte Hoffnungen ergeben, den Sporttherapeuten als eigenständiges Berufsbild mit klar definierten Aufgabenfeldern zu begründen.

In den folgenden Ausführungen soll der lerntheoretische Ansatz als Rahmen für die Erstellung und Entwicklung einer sporttherapeutischen Konzeption dienen, die in der Praxis der psychosomatischen Rehabilitation Anwendung findet. Damit sollen zum einen die bislang vorwiegend theorielosen Ansätze aus dem Bereich der Sportwissenschaft einen theoretischen Bezugsrahmen erhalten, aus dem sich praktisches Handeln ableiten läßt. Die Verbindung von Sport und Verhaltenstherapie erscheint darüber hinaus aus folgenden Gründen naheliegend und sinnvoll: Die Lerntheorie schafft den Hintergrund für ein umfassendes Therapiekonzept, das empirisch fundierte therapeutische Maßnahmen hervorgebracht hat. Dieses Konzept beinhaltet die Möglichkeit der Hypothesengenerierung, der wissenschaftlichen Überprüfung der therapeutischen Praxis und damit des Nachweises ihrer Effizienz. Folglich bietet sich auch für den Nachweis der Wirksamkeit sporttherapeutischen

Handelns der Zugriff auf die wissenschaftlichen Möglichkeiten der Lerntheorie an. Zudem bietet die Lerntheorie - wenn man einmal von den wichtigen Ansätzen zur Genese psychischer Störungen und den nachweislich effektiven psychotherapeutischen Methoden absieht - für den Bereich der Sporttherapie wertvolle theoretische Hinweise zur Erklärung und Vorhersage von Patientenverhaltensweisen sowie zur Gestaltung des Sportunterrichts. Zuletzt implizieren die Methoden einer multimodalen Verhaltenstherapie eine mehrdimensionale Zugangsweise, in die sich sporttherapeutische Maßnahmen gut integrieren lassen. So kann ein verhaltenstherapeutisches Sportkonzept sinnvoll in die Praxis umgesetzt werden in Verbindung mit einem psychotherapeutischen Vorgehen, das sich auf die gleichen theoretischen Überlegungen stützt. Im Rahmen einer verhaltenstherapeutischen Klinikkonzeption kann somit Sporttherapie ein wichtiger integraler Baustein für eine multimodale psychotherapeutische Behandlung sein, wie unten noch weiter ausgeführt werden wird.

## Zum Begriff Sporttherapie

Während sich in der Literatur äußerst uneinheitliche Definitionen und Begriffsbestimmungen finden, trifft man in der Praxis einen oft unreflektierten Gebrauch des Wortes Sporttherapie an: So wird von "Schwimmtherapie" dann gesprochen, wenn mit Patienten ins Schwimmbad gegangen wird, oder man bemüht den Begriff "Tanztherapie", wenn im Freizeitprogramm Volkstänze durchgeführt werden. Ohne den hohen Freizeitwert derartiger Veranstaltungen schmälern zu wollen, halte ich es für unangemessen, hier von Therapie im Sinne der Beeinflussung beispielsweise gestörten Verhaltens und Erlebens zu sprechen. Therapie soll als geplanter und gezielter Prozeß zur Verhaltensänderung verstanden werden. Im Falle der hier zu erarbeitenden Sporttherapiekonzeption soll Sport und Bewegung psychotherapeutisch, d. h. ebenfalls im Sinne einer gezielten Verhaltensänderung wirken. Ich möchte im folgenden deshalb nur dann von Sporttherapie sprechen, wenn mit sportlichen Mitteln gezielt auf die psychische Symptomatik, z. B. depressives Verhalten, Ängste und ähnliches eingegangen wird. Eine solche eher eingeengte Definition bietet die Chance einer empirischen Überprüfung der praktischen Arbeit und beinhaltet das Bestreben, Sporttherapie als wissenschaftliche und praktische Disziplin zu etablieren. Für die Praxis heißt dies, daß spezifische therapeutische Interventionen mit bestimmten Zielsetzungen durchgeführt und überprüft werden können. Daneben soll es im Rahmen der psychosomatischen Rehabilitation selbstverständlich noch weitere Sportangebote geben, die die obengenannten Kriterien nicht erfüllen und eher unspezifische therapeutische Maßnahmen beinhalten. Der Begriff Sporttherapie jedoch bleibt der gezielten psychotherapeutischen Einflußnahme in eigens dafür eingerichteten Sportstunden vorbehalten.

## Therapeutische Prinzipien

Im folgenden sollen einige therapeutische Prinzipien, die für die effektive Durchführung von Verhaltenstherapie als unerläßlich angesehen werden und die in einer ebenso ausgerichteten Sporttherapie Anwendung finden können, dargestellt werden. Sie weisen Ähnlichkeiten zu methodischen Grundsätzen eines schülerzentrierten und prozeßorientierten Sportunterrichts auf und können zu allgemeinen methodischen Grundsätzen der Lerntheorie des Unterrichts in Beziehung gesetzt werden.

### *Idiographische Methode*

Ein wesentliches Kennzeichen verhaltenstherapeutischer Praxis ist die individuelle Verhaltensanalyse, die die für jeden Patienten einzigartigen auslösenden und aufrechterhaltenden Bedingungen seiner Symptomatik zum Inhalt hat und aus der sich die Ziel- und Therapieplanung logisch ergibt. Dabei wird den Umwelt- und Verhaltenseigenarten des Patienten mit einem auf seine Problematik zugeschnittenen Vorgehen Rechnung getragen (Schulte 1976).

Übertragen auf den Sport bedeutet dies, daß es nicht von vorneherein ein universales Vorgehen geben kann, das für alle Patienten gleichermaßen von Nutzen ist. Auch in der Literatur zum Sport mit Sondergruppen wird immer wieder eine Individualisierung des Unterrichts, d. h. eine Anpassung des Vorgehens an die individuellen Möglichkeiten des Patienten gefordert (z. B. Rieder 1975). Diesen Grundsatz gilt es auch dann zu verfolgen, wenn Patienten in Gruppen zum Sport kommen.

So kann ein und dasselbe sportliche Verhalten für 2 Patienten völlig unterschiedliche Funktionen haben und sollte sporttherapeutisch entsprechend bewertet und beantwortet werden.

**Beispiel:** Hoher körperlicher Einsatz zweier Patienten bei einem Mannschaftsspiel.

**Patient A:** Diagnose: Herzphobie.
Der körperlich völlig gesunde Patient hatte vor Beginn der Behandlung große Ängste, sich körperlich zu belasten, da er fürchtete, daß sein Herz bei einer bestimmten Pulsfrequenz Schaden erleide. Er konnte nach der medizinischen Erklärung der Notwendigkeit erhöhter Herzschlagzahl bei körperlicher Belastung durch ein sukzessiv aufgebautes Übungsprogramm mit Steigerung der Herz-Kreislauf-Belastung an höhere Pulsfrequenzen angstfrei herangeführt werden.

**Sportlehrerverhalten:** Lobend, unterstützend; Ansprechen von individuellen Fortschritten, in diesem Fall: Steigerung der körperlichen Belastung im vollen Einsatz beim Spiel.

**Patient B:** Diagnose: Überforderungsreaktion.

Der Patient neigte, auch in außersportlichen Situationen, z. B. im Beruf, dazu, sich sehr stark zu engagieren, mit anderen zu konkurrieren und sich dabei zu überfordern. Einweisungsgrund war eine akute Erschöpfungsreaktion. Auch im Mannschaftsspiel neigt der sportlich völlig Untrainierte dazu, sich körperlich zu überfordern und erlebt eine psychische Streßsituation aufgrund des Wettbewerbscharakters.

**Sportlehrer-verhalten:** Das übermäßig konkurrierende Verhalten ansprechen und zu einer Verhaltensänderung motivieren. Ziel: Die Spielsituation als Stressor zu erkennen und mehr "miteinander" als "gegeneinander" zu spielen, sich weniger körperlich zu verausgaben und die Spielsituation entspannter zu erleben.

Am obengenannten Beispiel zeigt sich, daß therapeutisches Sportlehrerverhalten - im Unterschied zum sonst üblichen Verhalten von Sportlehrer in Schule und Verein - nicht in jeder Situation aktivieren und ermuntern heißt, sondern beispielsweise auch "bremsen". Es kann, je nach Funktionalität des Verhaltens, auch einmal darum gehen, sonst in Sportlehrerkreisen eher unerwünschtes Verhalten, wie häufiges Pausieren, mit besonderer Aufmerksamkeit zu belohnen.

## *Therapie der kleinen Schritte*

Eng im Zusammenhang mit dem verhaltenstherapeutischen Vorgehen, das auf den Einzelfall zugeschnitten wird, ist die Forderung zu sehen, entsprechend der jeweiligen Störung und den individuellen Möglichkeiten des Patienten die Therapie sukzessive aufzubauen. Viele verhaltenstherapeutische Methoden, wie z. B. die systematische Desensibilisierung oder Selbstbehauptungstrainings, arbeiten ebenfalls nach dem Prinzip der sukzessiven Annäherung. Auch im Sport geht es um das richtige Vorgeben von Schwierigkeiten, die richtige Reizdosierung, das Vermeiden einer Überforderung und das Schaffen von Erfolgserlebnissen.

Viele Patienten, die zu einer stationären Psychotherapie kommen, haben jahrelang keinen Sport mehr getrieben und fallen durch ungeschicktes Bewegungsverhalten, Bewegungsverarmung, sowie durch körperliche Verspannungen auf. Das bedeutet, daß das methodische Vorgehen, d. h. das Heranführen des Patienten an körperliche Aktivität, ganz diesem Bewegungsvermögen angepaßt sein sollte. Für das Verhalten des Sportlehrers, bzw. des Bezugstherapeuten einem neu in der Klinik angekommenen Patienten gegenüber bedeutet dies, daß er beim ersten Zusammentreffen kurz eine Sportanamnese erhebt und dann dem Patienten entsprechende Vorschläge zur Gestaltung seines individuellen Sportprogramms unterbreitet, das Steigerungsmöglichkeiten nach einer gewissen Adaptionsphase vorsieht. Damit werden Mißerfolgserlebnisse von "Anfängern" in Gruppen, die sie motorisch überfordern, vermieden.

## *Transparenz*

Ein wichtiges Kriterium, das die Verhaltenstherapie von anderen Therapieformen unterscheidet, ist die Forderung nach Transparenz im diagnostisch-therapeutischen Prozeß. Der Patient soll sich aktiv an der Therapie beteiligen. Dies setzt Erklärungen von diagnostischen und therapeutischen Vorgehensweisen sowie von physiologischen Abläufen bei psychosomatischen Krankheiten voraus. Durch ein umfassendes Informieren über das, was im therapeutischen Prozeß vor sich geht, soll die Bedingung dafür geschaffen werden, daß der Patient Lösungsstrategien erwirbt, die er in Problemsituationen anwenden kann.

Auch im sportlichen Bereich ist eine Offenlegung des eigenen Vorgehens möglich und sinnvoll. Dies kann im einfachsten Fall bedeuten, daß man bei gymnastischen Übungen erklärt, welche Übungen was bewirken, (z. B. Kräftigung der Bauchmuskulatur, Beweglichmachen des Schultergürtels usw.), und es den Patienten nicht selbst überläßt, dies anhand ihres Muskelkaters am nächsten Tag festzustellen. Gerade Patienten mit psychosomatischen Störungen beschäftigen sich ausführlich mit körperlichen Vorgängen und haben z. T. falsche Vorstellungen von den physiologischen Auswirkungen sportlicher Aktivität (vgl. Patient A, der sich vor Beginn seines Aufenthaltes kaum noch traute, eine Treppe schnell hinauf zu laufen). Hier sind z. B. bei exzessivem Schonverhalten Erklärungen über das Pulsverhalten bei Ausdauerbelastung im Hinblick auf die Korrektur fehlerhafter Überzeugungen bedeutsam. Hinweise für einzelne Patienten, die die Wirksamkeit spezifischer Übungen betreffen, erhöhen die Wahrscheinlichkeit, daß die Patienten diese auch selbständig nach einer gewissen Zeit durchführen. So ist es gerade für Patienten mit starken körperlichen Verspannungen wichtig zu wissen, mit welchen gymnastischen Übungen sie nach der Entlassung aus der Klinik Verspannungen vorbeugen oder gezielt angehen können.

Am Beispiel des Patienten B kann man davon ausgehen, daß dieser bereits mit seinem Bezugstherapeuten Streßbewältigungsmethoden besprochen hat. Hier kann man in der erwähnten Sportsituation auf die Einsichten, die der Patient bereits erworben hat, zurückgreifen und ihm die Sportsituation als eine Übungsmöglichkeit für verändertes Verhalten anbieten.

## *Verstärkung*

Zentraler Begriff der Lerntheorie ist der von Skinner hervorgehobene Begriff der Verstärkung, mit dem häufig die Änderungsresistenz bestimmter Symptome erklärt wird. So spielen therapeutische Verfahren, die mit dem Prinzip der Verstärkung arbeiten, eine wesentliche Rolle in der therapeutischen Praxis. Die positiven Verstärker (z. B. soziale: Lob und Anerkennung), auf die hier ausschließlich eingegangen werden soll, werden vom Therapeuten eingesetzt, wenn erwünschtes Verhalten gezeigt wurde.

Für den therapeutischen Sport bietet sich folgende Unterscheidung an:

### Verstärkung im Sport

Im traditionellen Sportunterricht stellt die Motivierung von Schülern über Lob und Tadel nichts Neues dar. Dabei ist vielfach nachgewiesen worden, daß ein lobendes und anerkennendes Lehrverhalten günstigere Auswirkungen zeigt als ein strafendes. Beim Sport mit Sondergruppen und insbesondere bei Erwachsenen, die oftmals seit ihrer Schulzeit kaum Sport getrieben haben, ist es zunächst notwendig, die Patienten zum Sporttreiben zu motivieren. Dies geschieht am besten mittels dem Leistungsvermögen angepaßten sportlichen Übungen und Spielen, in denen Spaß und Freude groß geschrieben werden, und die allein dadurch verstärkende Wirkung erhalten. Das "Programmieren" von Erfolgserlebnissen durch entsprechende Übungsanordnung stellt eine wesentliche Variable im therapeutischen Prozeß dar. Mit sozialen Verstärkern sollte auch bei kleinen Fortschritten sehr großzügig umgegangen werden. Oftmals ist es auch das Gemeinschaftsleben in der Gruppe, das die sportliche Aktivität positiv verstärkt. Last not least sollte im Rahmen einer stationären Therapie gesundheitsbewußtes Verhalten generell - und dazu ist zweifelsohne das Sporttreiben zu zählen - systematisch verstärkt werden, weil hier zu erwarten ist, daß nach Stabilisierung dieses Verhaltens eine selbstverstärkende Wirkung durch subjektives Wohlbefinden erreicht werden kann.

### Sport als Verstärker

Voraussetzung für die Wirksamkeit eines Verstärkers ist, daß dieser für die jeweilige Person belohnenden Charakter hat. Verschiedene Personen unterscheiden sich jeweils darin, welche Aktivitäten und sozialen Verstärker für sie belohnend sind. Im Laufe der individuellen Verhaltensanalyse werden deshalb die möglichen Verstärker gemeinsam mit dem Patienten exploriert. Eine Reihe von Patienten geht von vorneherein gerne sportlichen Aktivitäten nach. Diese können im Rahmen der Therapie gezielt als Verstärker für alternatives Verhalten, das im Gegensatz zum bisherigen Problemverhalten steht, eingesetzt werden. Besonders bei der verhaltenstherapeutischen Behandlung von Patientinnen mit Anorexia nervosa erscheint ein solches Vorgehen angezeigt: Die jungen Patientinnen, bei denen häufig ein ausgeprägtes sportliches Engagement zu beobachten ist, können erst dann an einer begehrten Sportstunde teilnehmen, wenn sie die vereinbarte Gewichtszunahme erreicht haben.

## *Modellernen*

Insbesondere von Bandura (1969) wurde die Möglichkeit der Übernahme von Verhalten durch Beobachtung hervorgehoben und förderliche Bedingungen hierfür formuliert. In der Sporttherapie handelt es sich zumeist um Gruppensituationen, in denen sowohl der Sportlehrer als auch übrige Gruppenmitglieder Modellfunktionen übernehmen können, indem sie insbesondere bei schwierigen Aufgaben in sportlicher als auch psychotherapeutischer Hinsicht "Vorbilder" sind und somit dem einzelnen die Übernahme von komplexen Verhaltensmustern erleichtern. So kann dieses Lernprinzip nicht nur beim Erwerb motorischer Fertigkeiten, sondern beispielsweise auch bei Angstbewältigungsübungen (hier bezüglich höhenphobischer Ängste) bewußt genutzt werden: Ein Mitpatient, der bis vor kurzem eine Höhe z. B. an der großen Sprossenwand noch nicht angstfrei bewältigen konnte, kann diese Übung nun vor der Gruppe demonstrieren und so im Sinne eines "Gleitmodells" wirken.

## Zielsetzungen einer verhaltenstherapeutisch ausgerichteten Sporttherapie in der Psychosomatik

Das Gebiet der Psychosomatik, das sich mit den wechselseitigen Einflüssen von Erleben und Befinden eines Menschen auf sein körperliches Geschehen, bzw. den Auswirkungen von körperlichen Befindlichkeiten und Krankheiten auf psychisches Wohl- bzw. Unwohlsein befaßt, bietet sich für sporttherapeutische Zugangsweisen geradezu an: Sind es doch gerade die über das rein körperliche Tun hinausgehenden psychischen Effekte und Veränderungen, die mit sporttherapeutischer Arbeit hervorgerufen bzw. unterstützt werden sollen. Waren in den 60er Jahren, d. h. der Anfangszeit sporttherapeutischer Bemühungen, beispielsweise bei der Betreuung von Patienten nach Herzinfarkt, die medizinisch-physiologischen Zielsetzungen die allein ausschlaggebenden bei der Begründung der koronaren Sportgruppen, so sieht man auch in diesem Gebiet heute die "psychologischen" Wirkparameter als wesentlich an: So zielt die sportliche Betreuung von Herzinfarktpatienten mittlerweile explizit auf eine Verbesserung der Lebensqualität der Patienten ab: Kontakt und Austausch mit Menschen, die unter der gleichen Krankheit leiden, lustbetontes Sporttreiben, Erhöhung des Selbstwertgefühls nach einschneidender Erkrankung, intensiveres Erleben der verbleibenden Bewegungsmöglichkeiten und Zuwachs von Entspannungs- und Genußfähigkeit.

Im Rahmen einer verhaltenstherapeutischen Zugangsweise wird der zentrale Begriff des Verhaltens ausdifferenziert und in verschiedene Ebenen körperlich-psychischen Befindens unterteilt (s. Übersicht auf der folgenden Seite). Im diagnostisch-therapeutischen Prozeß werden Symptome eines Patienten anhand dieser Unterscheidungskriterien analysiert und daraus therapeutische Vorgehensweisen in den verschiedensten Bereichen abgeleitet. Eine multimodale Verhaltenstherapie greift somit an mehreren Verhaltensebenen an, wobei von einer engen Verknüpfung und wechselseitigen Beeinflussung der verschiedenen Ebenen ausgegangen wird. Für den Bereich der Sporttherapie bietet diese Topographie die Möglichkeit, sich über die sporttherapeutischen Einflußgrößen, die über das rein Motorische hinausgehen, Klarheit zu verschaffen und mit bestimmten Inhalten gezielt anzugehen. Der Sporttherapeut ist im Rahmen dieser multimodalen Verhaltenstherapie nicht nur der Spezialist für den Bereich der Bewegung und Animateur im Freizeitbereich. Er nutzt darüber hinaus das Medium der Bewegung, um Veränderungen im Erleben und Verhalten eines Patienten auch im Sinne der allgemeinen Therapieziele zu erreichen, beispielsweise bezüglich sozialen Lernens.

**Ziele der Sporttherapie bei psychosomatischen und neurotischen Störungen**

| | |
|---|---|
| motorisch | Veränderungen des symptomatischen Verhaltens.<br>Verbesserung der motorischen Grundfertigkeiten:<br>Ausdauer, Kraft, Schnelligkeit, Geschicklichkeit usw.<br>Vermittlung elementarer sportlicher Fertigkeiten,<br>Steigerung des motorischen Fertigkeitsniveaus. |
| physiologisch | Wiederherstellung körperlicher Leistungsfähigkeit.<br>Stabilisierung physiologischer Parameter.<br>Körperliche Fitness. |
| kognitiv | Wissen über Sport / Bewegung und deren Möglichkeiten<br>(z. B. Zusammenhänge zwischen Symptom und<br>sportlicher Aktivität)<br>Physiologische Kenntnisse über körperliche Abläufe bei<br>sportlicher Betätigung, Stress, Angst u. a.<br>Wissen um körperliche Trainingseffekte.<br>Beeinflussung destruktiver Selbstgespräche<br>(z. B. bzgl. Anspruchsniveau, Leistungsfähigkeit,<br>eigener Grenzen usw.) |
| affektiv | Freude an der Bewegung.<br>Positives Körpererleben.<br>Erfolgserlebnisse und adäquater Umgang mit Mißerfolgen.<br>Bewußtmachung von Gefühlszuständen<br>(Ärger, Freude usw.) in Abhängigkeit von bestimmten<br>Auslösesituationen (Konflikte, Erfolg / Mißerfolg).<br>Förderung von Gefühlsausdruck. |
| sozial | Kontaktaufnahme und gegenseitiger Austausch<br>- nonverbal und verbal - Gruppenfähigkeit,<br>Integration in die Gruppe.<br>Selbstbestimmtes Handeln in sozialen Situationen.<br>Kooperation und fairer Wettbewerb. |

Diese Sichtweise von Therapie impliziert ein "Bausteinsystem" therapeutischer Maßnahmen; die stationäre Behandlung bietet im Gegensatz zu ambulanter Therapie die Möglichkeit einer umfassenden, mehrdimensionalen Zugangsweise.

## Integration und interdisziplinäre Zusammenarbeit

Die Konzeptionen für klinische Einrichtungen, die nach verhaltensmedizinischen Grundsätzen arbeiten, sehen eine Integration von mehreren Therapiebausteinen in ein umfassendes Behandlungskonzept vor. Das bedeutet, daß neben der psychosomatischen Grundversorgung die Funktionsbereiche Sport-, Ergo- und Soziotherapie einen wichtigen Bestandteil der klinischen Versorgung ausmachen (Abb. 1). Somit ist die Sportabteilung der Klinik nicht isoliert und von anderen therapeutischen Maßnahmen getrennt zu sehen, sondern macht mit ihnen gemeinsam eine mehrdimensionale Therapie aus.

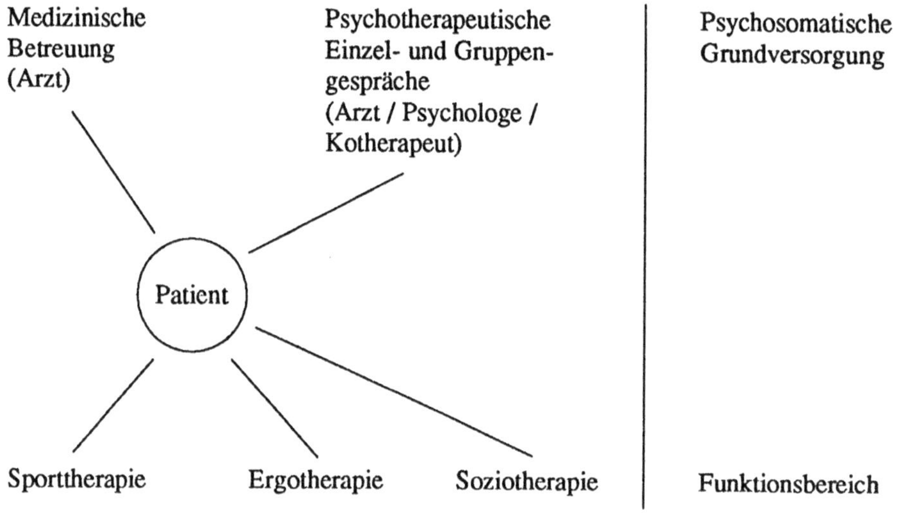


**Abb. 1.** Therapiebausteine im Rahmen einer stationären psychosomatischen Behandlung

Eine Projektgruppe um Kanfer (Kanfer et al. 1978), die die therapeutische Konzeption der Fachklinik Bad Dürkheim entwarf, geht davon aus, daß alle Mitarbeiter einer therapeutischen Einrichtung, die mit dem Patienten arbeiten, am therapeutischen Prozeß teilnehmen. Das bedeutet, daß die Therapeuten der verschiedenen Bereiche (Arzt, Psychologe, Sport-, Ergo- und Soziotherapeut) ein einheitliches Therapiekonzept verfolgen und dies auch dem Patienten transparent machen sollten.

Es kann in unserem Fall nicht darum gehen, Sporttherapie als alleinige Therapiemethode anzubieten, wie das von manch anderen Autoren befürwortet wird. Dies hieße m. E., die Möglichkeiten von Sport und Bewegung zu überschätzen. Wenngleich sportliche Betätigung im Alltag sehr oft "therapeutische Funktion" hat, z. B. im Sinne des Auslebens von Spannungen, und sich die Sporttreibenden nach einem Waldlauf körperlich angeregt und ausgeglichen fühlen, so reicht dies für den in seinem Handlungsspielraum z. T. stark eingeschränkten neurotischen und psychosomatischen Patienten meist nicht aus, um eine langfristige Befindensverbesserung zu erreichen. Wenngleich sich manchmal herausstellen wird, daß die sporttherapeutische Behandlung die wirksame Therapievariable war, die den Erfolg im

Einzelfall ausmachte, so ist doch generell davon auszugehen, daß eine Therapie mittels Bewegung und Sport in Ergänzung zu übrigen Therapiebausteinen, d. h. Einzel- und Gruppengesprächen, sowie weiteren handlungsorientierten Maßnahmen zu sehen ist.

Für die Sport-, Ergo- und Soziotherapeuten heißt dies, daß sie sehr eng mit den Mitarbeitern der übrigen Therapiebereiche, insbesondere Arzt, Psychologe und Kotherapeut, zusammenarbeiten und sich im therapeutischen Vorgehen unterstützen. Alle Therapeuten stehen somit vor der Aufgabe, verschiedene Therapiebausteine und Interventionen zu integrieren.

Damit Sport zur Therapie und der Sportlehrer ein gleichberechtigtes Mitglied in einem interdisziplinären Behandlungsteam werden kann, ist es wichtig, daß er über die Grundlagen verhaltenstherapeutischer Arbeitsweise unterrichtet ist und sich einen Einblick in die Vorgehensweise seiner Kollegen verschaffen kann.

Für einen ausgebildeten Sportlehrer, der in diesem Bereich tätig ist, bedeutet dies neben einer berufsbegleitenden Fortbildung im sportlichen Sektor die Teilnahme an Weiterbildungsveranstaltungen zur Psychotherapie: Er sollte über Krankheitsbilder und Interventionstechniken Bescheid wissen und über eigene Erfahrungen bezüglich der Patientenrolle verfügen, z. B. durch Teilnahme an Selbsterfahrungsgruppen. Daneben sollte er die Bereitschaft mitbringen, sein eigenes Verhalten gegenüber Patienten und Mitarbeitern im Rahmen der Teamarbeit hinterfragen zu lassen und sich und seine Reaktionsweisen aktiv, beispielsweise in den Supervisionen, einzubringen und zur Diskussion zu stellen.

Die konkrete Zusammenarbeit in einem Klinikteam sieht so aus, daß Sportlehrer und Mitarbeiter der übrigen Funktionsbereiche je einem Team fest zugeordnet sind, d. h. an den Besprechungen dieses Teams sowie an den Supervisionen teilnehmen können. Um eine durchgehende Betreuung der Patienten zu gewährleisten, ist es jeweils nötig, daß alle Mitarbeiter ihr Vorgehen gegenseitig abstimmen können. Ein intensiver ständiger Informationsaustausch im Behandlungsteam ist daher unabdingbar. In unserer Klinik veranschlagen wir für Teambesprechungen und Supervisionen sowie für gemeinsame Fortbildungen ca. 10 h unser 40stündigen Wochenarbeitszeit. Abbildung 2 zeigt idealtypisch den Ablauf der interdisziplinären Zusammenarbeit in einem Behandlungsteam für einen Patienten über die gesamte Therapiedauer.

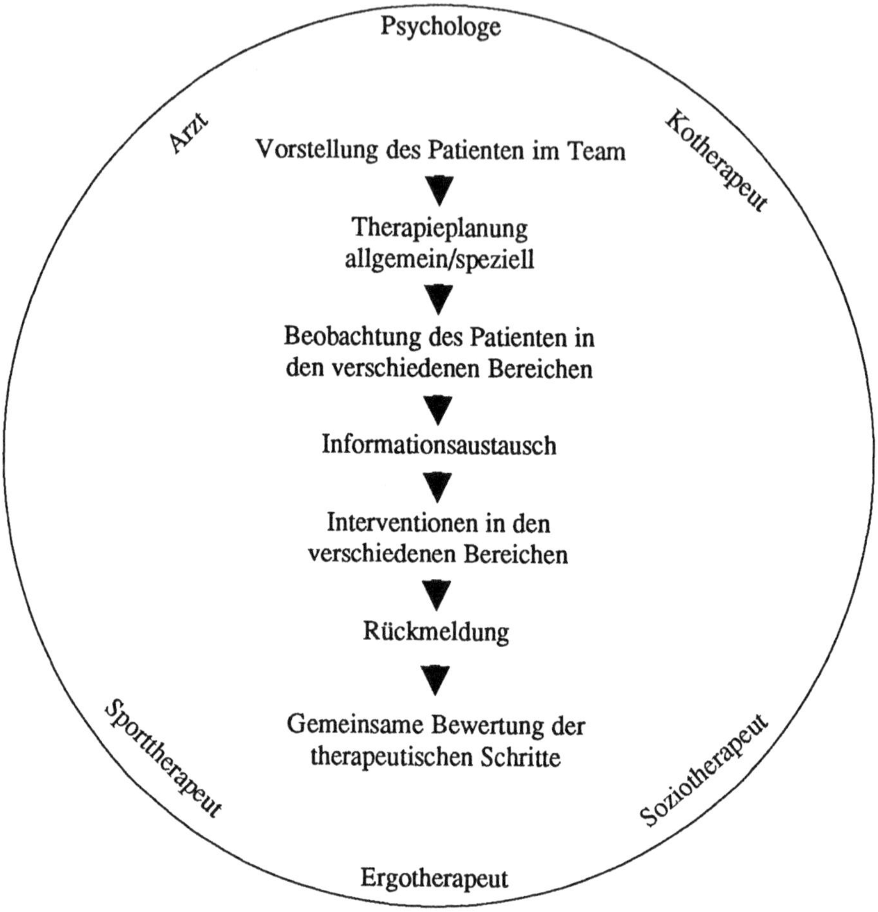


**Abb. 2.** Interdisziplinäre Zusammenarbeit in einem Behandlungsteam

## Vorzüge sporttherapeutischer Interventionen im klinischen Setting

Nach Aufnahme eines Patienten in unserer Klinik sowie verschiedenen medizinischen Eingangsuntersuchungen wird dieser Patient im Behandlungsteam vorgestellt, und es werden allgemeine Therapieziele und Strategien formuliert. Aus diesen übergeordneten Therapiezielen lassen sich Unterziele für die einzelnen Funktionsbereiche stringent ableiten.

**Beispiel:** Bei einem extrem selbstunsicheren und kontaktgestörten Patienten, der bislang weitgehend isoliert und zurückgezogen gelebt hat, geht es darum, soziale Kompetenzen zu fördern, ihn zu befähigen, Kontakt zu Mitmenschen aufzunehmen, und ihm Fertigkeiten zur Beziehungsgestaltung zu vermitteln. Gleichzeitig werden in der Therapie dem Aufbau eines positiven Selbstwertes, gekoppelt mit dem Abbau selbstabwertender, bestrafender Kognitionen eine große Bedeutung zukommen. Daneben wird es um die Einbettung der Symptomatik in die familiäre Situation und die Abschätzung der Bedeutung des sekundären Krankheitsgewinns der Störung sowie deren Bearbeitung gehen.

Für den sporttherapeutischen Umgang mit diesem Patienten lassen sich folgende Teilziele ableiten: So ist m. E. bereits in der "Verordnung" des Sports für diesen Patienten eine therapeutische Maßnahme zu sehen; da unsere Sportveranstaltungen nahezu ausschließlich Gruppenveranstaltungen sind, bietet sich hierdurch implizit die Möglichkeit des sozialen Kontaktes an. Für einen zurückgezogenen und eher isolierten Patienten, der sich sportliche Betätigung eher nicht zutraut und Versagensängste hat, ist es wichtig, daß er zunächst eine vertrauensvolle Beziehung zum Sporttherapeuten entwickeln kann: Die Kontaktaufnahme sollte durch den Sporttherapeuten erfolgen, indem er ihn z. B. vor Beginn der 1. Sportstunde begrüßt und ihm kurz einige Informationen gibt; diese können sich auf den Inhalt der Sportstunde beziehen oder Hinweise enthalten, daß keine sportlichen Vorerfahrungen und besondere motorischen Fertigkeiten zum Mitmachen erforderlich sind. Entängstigend wirkt erfahrungsgemäß bei sportlich Untrainierten und eher übervorsichtigen Patienten die Aussage, daß es insbesondere in den ersten Stunden möglich ist, bei Überforderung eine kurze Pause einzulegen. Gewinnbringend werden für einen solchen Patienten diejenigen Stunden sein, in denen er die Möglichkeit hat, Kontakt aufzunehmen und den sozialen Umgang mit anderen zu üben. Dies kann durch Partner- und Gruppenaufgaben im motorischen Bereich sowie durch kleine und große Spiele geschehen. Daneben ist es wichtig, Erfolgserlebnisse im motorischen Bereich zu fördern über Übungen und Aufgaben, die keine hohen Anforderungen an das motorische Fertigkeitsniveau stellen. Wichtig erscheint es, bei dem genannten Patienten auch kleine Veränderungen und Fortschritte anzusprechen. Dabei sollte man nach individuellen Maßstäben vorgehen und auch dann, wenn der Patient noch relativ ungeschickt im Verhältnis zu den übrigen Gruppenteilnehmern ist, ihm seine Erfolge (in motorischer und sozialer Hinsicht) zurückmelden. Mit den genannten Maßnahmen kann so der Sporttherapeut die allgemeinen Therapieziele des Patienten unterstützen. Er sollte seine Beobachtungen sowie die durchgeführten Maßnahmen in die Teambesprechungen einbringen und sein Vorgehen dem aktuellen Stand der Therapie anpassen. Der Bezugstherapeut wiederum kann in seinen Einzel- und Gruppengesprächen sporttherapeutische Inhalte aufgreifen, d. h. Erlebnisse aus Sportstunden in seinen Sitzungen weiter bearbeiten.

Am ebengenannten Beispiel wird deutlich, daß das sporttherapeutische Setting als Handlungsfeld, im Gegensatz zur eher künstlichen Gesprächssituation bei psychotherapeutischen Kontakten, einen wichtigen Beitrag im Rahmen der Psychotherapie liefern kann. So zeichnen sich die Sportstunden zum einen durch ihre Realitätsnähe aus, zum anderen handelt es sich um repräsentative soziale Situationen, in denen insbesondere Verhaltensweisen im Umgang mit anderen gut beobachtet werden können.

Meines Erachtens ist das Verhalten des Patienten im Sport nicht isoliert von seinen übrigen Verhaltensweisen in sozialen Situationen zu sehen. Umgekehrt formuliert: Wir können erwarten, daß problematische soziale Verhaltensweisen sich auch in der Sportsituation zeigen. Oftmals treten diese dort, z. B. bei starker emotionaler Beteiligung im Spiel, sogar noch deutlicher zutage. Das Hervortreten bestimmter Verhaltenszüge und übergreifender Reaktionsweisen (übermäßige Leistungsorientiertheit, Schonverhalten, schnelles Aufgeben und Resignieren usw.) kann durch spezifische Aufgabenstellungen, z. B. die Anordnung und Reihenfolge bestimmter Übungen, die Spielauswahl, sowie durch den emotionalen Gehalt der spezifischen Aufgaben beeinflußt werden.

Im Zusammenhang damit bietet sich im sporttherapeutischen Setting die Bearbeitung wichtiger Themen der Psychotherapie an:

- Kontakt, Umgang mit anderen Personen;
- Konkurrenz, Kooperation;
- Anspruchsniveau, Leistung;
- Durchsetzen;
- Erfolg und Mißerfolg;
- Vertrauen vs. Mißtrauen;
- Umgang mit Energie;
- Selbstbewertungen und Selbstkommentare;
- Spannung und Entspannung, Körpererfahrung.

Zu den einzelnen Themenbereichen können jeweils spezielle Sportstunden geplant und durchgeführt werden. Wichtig erscheint es hier, die Patienten im Einzelgespräch vor der jeweiligen Sportstunde auf die Themen vorzubereiten, sie zur Selbstbeobachtung anzuleiten bzw. ihre Motivation zu einer Verhaltensänderung zu stärken. Bestandteil solcher Sportstunden sollte dann eine intensive Nachbesprechung mit Aufarbeitung des Erlebten sein. Wenn nötig, kann das Aufgreifen wichtiger Erlebnisse wiederum im Einzelkontakt mit dem Bezugstherapeuten erfolgen.

So bietet die Sporttherapie die Möglichkeit der Verhaltensbeobachtung sowie der Verhaltenserprobung: Der Patient selbst kann probehandeln in einer Situation, die zwar real ist, die aber für ihn nicht von vorneherein negativ besetzt ist, wie beispielsweise die konkrete Problemsituation im Alltag, am Arbeitsplatz usw. Ihm wird die Möglichkeit gegeben, mittels sportlicher Aufgaben sein Verhalten zu beobachten, zu verändern, angemessene Verhaltensweisen zu zeigen, bzw. mit diesen zu experimentieren, wobei über das Medium der Bewegung erleichternde Bedingungen geschaffen werden. Sporttherapie nimmt in diesem Zusammenhang eine Mittlerrolle zwischen kognitiver Verhaltenstherapie und der Umsetzung neuer Problemlösungsstrategien in schwierigen Situationen ein; sie schafft mittels der ihr eigenen Möglichkeiten Übungsanreize, die schließlich in Verbindung mit der Besprechung solcher Übungen in der Einzeltherapie transfererleichternde Bedingungen bezüglich der Anwendung in der aktuellen Problemsituation beinhalten.

Daneben können im Rahmen einer verhaltenstherapeutischen Sporttherapie sportliche Alternativreaktionen mit Patienten eingeübt werden, die auch nach der Entlassung aus dem stationären Bereich noch wirkungsvoll Anwendung finden können. So ist beispielsweise das Jogging als "Antidepressivum" in die Literatur eingegangen (z. B. Greist 1979) und hat als Möglichkeit der Selbsttherapie, nicht nur bei depressiven Zuständen, sondern auch beispielsweise bei Migränepatienten (Hildenbrand 1983) Verbreitung als bewältigendes Alternativverhalten gefunden. Es erscheint in der Psychotherapie als auch in der Sporttherapie angezeigt, individuelle Bewältigungsstrategien, z. B. gezielte muskuläre Anspannungs- und Entspannungsübungen, während der stationären Therapie auszuarbeiten und mit dem Patienten einzuüben, damit diese später gezielt gegen Schmerz und Verspannungszustände eingesetzt werden können. Dabei ist es für den Patienten wichtig, "seine" sporttherapeutischen Bewältigungsstrategien (z. B. gezielte muskuläre Lockerungsübungen für bestimmte sitzende Berufe) genau zu kennen und diese bei Beginn der ersten Anzeichen von Verspannungen ohne fremde Hilfe anwenden zu können. Auch hier, und das sei nochmals betont, geht es darum, individuelle Strategien mit dem Patienten zu entwickeln, die für den Einzelfall praktikabel sind.

Schließlich kann mit Methoden, die über Bewegung arbeiten, ein therapeutischer Ansatzpunkt für Störungen geschaffen werden, die mit herkömmlichen verbalen Therapiemethoden nur schwer angehbar sind. Als Beispiel seien depressive Patienten genannt, die erfahrungsgemäß schwer zu aktivieren sind. Hier könnte sich für einige Patienten sportliche Aktivität als ein relativ unproblematisches Gebiet mit verstärkendem Charakter in der Vergangenheit oder der Gegenwart erweisen; man kann in der praktischen Vorgehensweise hierauf aufbauen, um dann das Verhaltensrepertoire langsam auszuweiten. Hier hat sich in unserer Klinik sowohl das Jogging in einer Anfängergruppe mit systematischem Trainingsaufbau, als auch das Sporttreiben in einer homogenen Gruppe, beispielsweise älterer Patienten, bewährt.

## Die Umsetzung einer verhaltenstherapeutischen Sportkonzeption in die psychosomatische Praxis

Die Umsetzung der soeben geschilderten Konzeption in die klinische Praxis bringt vielfältige Änderungen des traditionellen Sportunterrichts mit sich. Soll Sport therapeutisch wirken, so liegt es nahe, die Aufteilung beispielsweise in traditionelle Sportarten aufzugeben - vielmehr wird der Inhalt einer Sportstunde dem jeweiligen Therapieziel untergeordnet und dementsprechend gestaltet. Dieses Therapieziel kann im einfachsten Fall lauten, völlig untrainierte und unsportliche Patienten an Bewegung heranzuführen und ihnen Freude am Sporttreiben zu vermitteln. Bei vielen erwachsenen Patienten findet man eine negative Einstellung zum Sport vor, die bis in die Schulsportzeit zurückreicht. So wurden viele, insbesondere die motorisch wenig Geschickten, von den normierten und leistungsbetonten Schulsportstunden abgehalten, sich später weiter sportlich zu betätigen. Für diese dem Sport eher abgeneigten Patienten gilt es, in der Klinik ein Angebot bereitzustellen, das kein hohes motorisches Fertigkeitsniveau voraussetzt, leicht zu Erfolgserlebnissen führt und lustbetont ausgerichtet ist. Auf der anderen Seite kommen auch solche Patienten zur Aufnahme, die regelmäßig sportlicher Betätigung nachgegangen sind und sich in gutem Trainingszustand befinden. Diese Patientengruppe stellt wiederum andere Anforderungen an ein Sportprogramm. Zuletzt sei noch eine Gruppe von Patienten genannt, die mit festen Vorstellungen bezüglich sportlicher Betätigung an uns herantritt: So findet man häufig bei Männern die Auffassung, daß Sport Fußball sei und alles andere keinen Spaß mache. Umgekehrt stehen die weiblichen Patienten sportlichen Spielen eher skeptisch gegenüber und wünschen sich hauptsächlich gymnastische Übungen.

Aufgrund dieser unterschiedlichen Interessen- und Anforderungsstrukturen leitet sich m. E. die Notwendigkeit eines differenzierten Sportangebotes für eine klinische Einrichtung ab. Daneben bietet sich eine Unterteilung des sportlichen Angebotes noch aus einem weiteren, mir sehr gewichtig erscheinenden Grund, an: So kann es nicht darum gehen, das sportliche Angebot einer Klinik ***ausschließlich*** unter dem Blickwinkel symptomspezifischer psychotherapeutischer Einflußnahme zu sehen. Dies hieße, die übrigen dem Sport inhärenten, z. T. unspezifischen gesundheitsförderlichen Möglichkeiten zu unterschätzen. Sport und Bewegung bieten sowohl psychotherapeutische Potentiale als auch allgemeine psychohygienische Effekte, die jeder Sporttreibende zu schätzen weiß und die es im Rahmen des Veranstaltungskataloges einer Klinik in richtigem Maße einzubeziehen gilt.

## Die 3 Säulen der Sporttherapie

Im folgenden sollen die 3 "Säulen" des Sportprogrammes der Fachklinik Bad Dürkheim näher erläutert werden. Die hier dargestellte Konzeption wurde für diese Klinik entwickelt und wird in der Praxis seit der Eröffnung der Klinik vor 9 Jahren erprobt. Es handelt sich um eine verhaltenstherapeutische Modelleinrichtung für die stationäre Behandlung von neurotischen und psychosomatischen Störungen mit 230 Betten.

Die 3 Elemente des Sportprogrammes unterscheiden sich inhaltlich und in der Art der therapeutischen Einflußnahme deutlich voneinander (Abb. 3).

| TEAMSPORT / "FIT AB 45" | SPORTTHERAPIE | FREIZEIT-SPORT |
|---|---|---|
| Affektive und soziale Lernziele stehen im Vordergrund<br><br>Heranführen an sportliche Aktivitäten<br><br>Gruppenangebot für alle Patienten: Teamsport für voll belastbare jüngere Patienten; Fit ab 45 für sportlich eingeschränkt belastbare Patienten sowie Senioren.<br><br>Inhalte:<br>Bewegungsspiele (kleine und große Spiele),<br>Gymnastik,<br>Trampolinspringen,<br>gruppendynamische Übungen,<br>Körperwahrnehmungsübungen,<br>Verwendung von Musik, traditionellen und sportunüblichen Geräten mit hohem Aufforderungscharakter | Mit sportlichen Mitteln und verhaltenstherapeutischen Techniken wird gezielt auf die Symptomatik der Patienten eingegangen.<br><br><u>Indikationsgruppen</u>:<br>Angstbewältigungsgruppe,<br>Adipositasgruppe,<br>Herzinfarktgruppe<br><br><u>Themenzentrierte Gruppen:</u><br>Körpererfahrungsgruppe,<br>Jogginggruppe,<br>Ausdrucksgruppe,<br>Atmungsgruppe<br><br><u>Einzelbetreuung</u> | entspricht Vereinssportangebot / Volkshochschulkursen:<br><br>Schwimmen,<br>Volleyball,<br>Fußball,<br>Jazzgymnastik/Aerobic,<br>Freizeitspiele |

Abb. 3. Die 3 Säulen des Sportprogrammes der Psychosomatischen Fachklinik Bad Dürkheim

## *Sporttherapie*

In den sporttherapeutischen Veranstaltungen der Klinik wird Bewegung und Sport im Sinne psychotherapeutischer Einflußnahme eingesetzt, mit dem Ziel einer Verhaltensänderung beim Patienten. Dies setzt spezifische Interventionen mit bestimmten Zielsetzungen voraus. Hierfür werden indikations- und themenzentrierte Patientengruppen (geschlossene und halboffene Gruppen) zusammengestellt, die häufig von Sportlehrern und Psychologen bzw. Ärzten gemeinsam geleitet werden. Es handelt sich hierbei um psychotherapeutische Maßnahmen in der "Verpackung" Sport. Die Grenzen zwischen den therapeutischen Maßnahmen im engeren Sinne und bewegungsmäßigen Elementen des Sportunterrichtes verschwinden hier, d. h. es ist nicht möglich (und auch nicht nötig) zu sagen, wo Sport aufhört und Psychotherapie anfängt, wobei gerade diese Komponente des Zusammenwirkens die spezifische Wirksamkeit sporttherapeutischer Maßnahmen ausmacht.

Beispiele für **Indikationsgruppen** sind das Angstbewältigungstraining für herzphobische Patienten und die Adipositasgruppe.

In der **"Angstgruppe"**, einem Gruppentraining für körperlich gesunde Patienten mit funktionellen kardiovaskulären Beschwerden, wird den Patienten ein physiologisches Modell ihrer Beschwerden erläutert und anhand sportlicher Übungen verdeutlicht. Es wird ein spezielles Übungsprogramm für angstauslösende Situationen mit entsprechenden Bewältigungsstrategien zusammengestellt und in der "Laborsituation Sporthalle" sowie in der Realsituation mit dem Patienten eingeübt. So kann für einen höhenphobischen Patienten das Besteigen einer Leiter, die mit Weichbodenmatten unterlegt ist, in der Sporthalle einen ersten Übungsschritt darstellen, dem nach erfolgreicher Bewältigung die Umsetzung in der Realität (Besteigen von Leitern, Aufsuchen von Brücken und Hochhäusern) folgt. Es handelt sich hier, entsprechend dem multimodalen verhaltenstherapeutischen Ansatz, um eine Gruppe, die sich aus Gruppensitzungen, speziellen Sporttherapiestunden nur für die Gruppenteilnehmer und Übungseinheiten zusammensetzt, wobei die einzelnen Elemente aufeinander bezogen sind und begleitende Veranstaltungen (Zirkeltraining, Entspannungstraining) mit einbezogen werden. (Für eine detaillierte Darstellung dieser Gruppenkonzeption sei auf den entsprechenden Beitrag in diesem Band verwiesen; s. auch Sturm et al. 1987).

Die **Adipositasgruppe** besteht ebenfalls aus einem Gesprächsteil, in dem gesundheitsbezogene Aspekte und Verhaltensalternativen, insbesondere bezüglich Eß- und Bewegungsverhalten, mit dem Patienten erarbeitet werden, sowie einem speziellen Bewegungs- und Trainingsteil (intensive Dauergymnastik, Ergometertraining), der auf die organischen Parameter, wie Bluthochdruck und Gelenkbelastung, abgestimmt ist und Aspekte der Körpererfahrung in spezifischen Übungseinheiten mit einbezieht (Ehrhardt 1988).

**Themenzentrierte Gruppen**, wie Körpererfahrungs- und Jogginggruppen, werden von Patienten mit unterschiedlichen Störungsbildern besucht, für die sich die Bearbeitung spezieller Aspekte im Rahmen ihrer Einzeltherapie als wichtig herausgestellt hat.

So finden sich in unserer **Körpererfahrungsgruppe** Patientinnen mit Eßstörungen, sexuellen Funktionsstörungen, Schmerzpatienten und andere, für die es darum geht, ihren Körper, entgegen den sonst vorhandenen - krankheitsbedingt -

meist negativen Mißempfindungen, neu zu erleben und positiver zu bewerten. Mit Hilfe gezielter Körperwahrnehmungs- und Ausdrucksübungen sowie Gesprächseinheiten zur Aufarbeitung bzw. zu lerngeschichtlichen Aspekten des Körpererlebens werden die zumeist weiblichen Patienten zum sensiblen Umgang mit sich selbst und ihrem Körper angeleitet (Ehrhardt 1988).

An der **Jogginggruppe** nehmen vorwiegend depressive sowie Migränepatienten und Patienten mit starker körperlicher Schonhaltung teil, für die beispielsweise das Thema "Aktivität" sowohl in den Sitzungen beim Bezugstherapeuten als auch in den sporttherapeutischen Gruppensitzungen eine wesentliche Rolle spielt. Neben einer theoretischen Einführung zum Thema sowie der Vermittlung von Trainingsgrundlagen werden Möglichkeiten der Eigenaktivität des Patienten zur Bewältigung depressiver Zustände am Beispiel des Sporttreibens als Möglichkeit zur "Eigentherapie" besprochen. Neben dem Gruppentraining und dem gemeinsamen Joggen mit dem Sporttherapeuten werden die Patienten angeleitet, auch in ihrer Freizeit während des Klinikaufenthaltes (und später zu Hause) alleine oder in Gruppen zu laufen.

## *Teamsport*

Einen zeitmäßig großen Anteil unserer praktischen Arbeit nehmen die Teamsportstunden ein. Diese werden 2mal wöchentlich je 1stündig für sportlich belastbare Patienten jedes Behandlungsteams angeboten. Für ältere Patienten und solche mit körperlichen Funktionseinschränkungen bieten wir die Veranstaltung "Fit ab 45" an, die inhaltlich dem Teamsport gleichzustellen ist, wobei auf eine geringere Herz-Kreislauf- sowie Gelenkbelastung geachtet wird.

Teamsportstunden können, je nach den Erfordernissen der Gruppe oder einzelner Patienten, symptom- bzw. themenzentriert im Sinne der oben erläuterten sporttherapeutischen Einflußnahme durchgeführt werden. Daneben rangieren soziale und affektive Lernziele, d. h. die Absicht, den Patienten Freude und Spaß am gemeinsamen Sporttreiben zu vermitteln an erster Stelle. Diese Ziele finden in unterschiedlich gestalteten Sportstunden mit verschiedenen Inhalten ihren Ausdruck.

Vorwiegend geht es uns darum, gerade die unsportlichen Patienten, die jahrelang keinen Sport mehr betrieben haben, an sportliches Tun heranzuführen und ihnen die positiven körperlichen und psychischen Effekte einer Sportstunde in den jeweiligen Nachbesprechungen zu verdeutlichen. Daher legen wir sehr viel Wert auf ein inhaltliches Übungsangebot mit hohem motorischem und sozialem Anforderungscharakter, in dem Spaß und Freude großgeschrieben wird.

Das Angebot des Teamsports bzw. "Fit ab 45" nimmt eine Mittlerposition zwischen Sporttherapie und Freizeitsport ein; es fließen hier sowohl therapeutische Elemente mit der gezielten Beeinflussung pathologischer Verhaltensweisen, die z. T. "harte Arbeit" für Patienten und Therapeut bedeuten, ein, daneben gibt es spannungs- und konfliktfreie lustbetone, witzige Stunden.

### *Freizeitsport*

Das Freizeitsportangebot ist sportartspezifisch ausgerichtet (Volleyball, Fußball, Freizeitspiele usw.), findet außerhalb der üblichen Therapiezeiten, zumeist in den Abendstunden statt und unterscheidet sich kaum von Vereinssport oder Volkshochschulveranstaltungen. Patienten können sowohl in den vorgegebenen Freizeitsportveranstaltungen als auch in Arbeitsgemeinschaften oder Turnieren, die sie nach ihrer Wahl eigenständig organisieren (z. B. Selbstverteidigung, Volkstanz, Organisation eines Tischtennisturniers), ihren sportlichen Neigungen im speziellen nachgehen. Sie erhalten die Möglichkeit, eine für sie neue Sportart, z. B. Volleyball, zu erlernen oder eine früher ausgeübte aufzufrischen. Damit sollen die Voraussetzungen und Motivationsgrundlagen für einen Übertritt in eine Freizeitsportgruppe am Heimatort nach der Entlassung geschaffen werden.

## Integration und Abfolge der Bausteine

Abbildung 4 verdeutlicht die optimale zeitliche Zusammensetzung der einzelnen Elemente unseres Sportprogramms im Verlauf einer stationären Behandlung. Der einzelne Patient nimmt während der Gesamtdauer seines Aufenthaltes am Teamsport oder an "Fit ab 45" teil. Nach der Bedingungsanalyse wird er, wenn nötig, einer Sporttherapiegruppe (Dauer je nach Gruppe 3 - 5 Wochen) zugewiesen. Das Freizeitsportangebot steht dem Patienten ebenfalls während seiner gesamten Aufenthaltsdauer zur Verfügung. Erfahrungsgemäß wird es insbesondere für psychosomatische Patienten, die vor der Behandlung sportlich wenig aktiv waren, erst dann "interessant", wenn im Beschwerdebild eine Veränderung eingetreten ist und sich der Patient gemeinsam mit seinem Therapeuten Perspektiven für die Zeit nach der Entlassung, z. B. sportliche Aktivitäten zu Hause, erarbeitet hat.

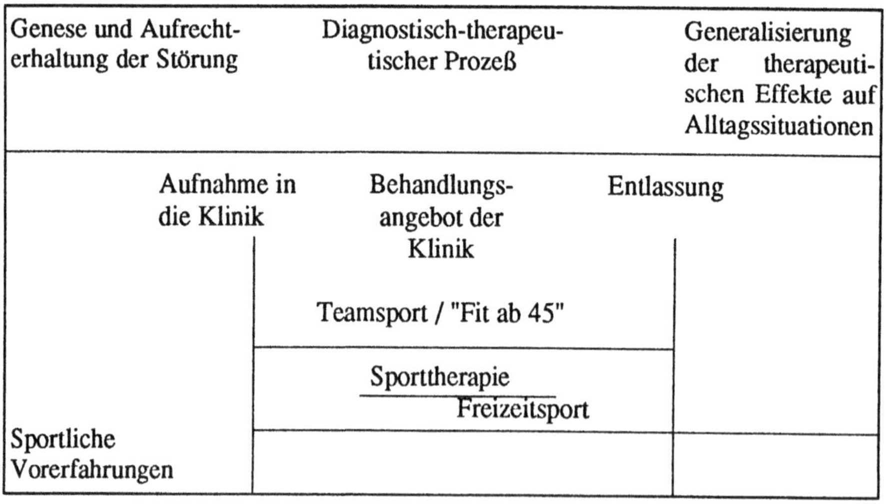


**Abb. 4.** Ideale Abfolge der sporttherapeutischen Bausteine im zeitlichen Verlauf einer stationären psychotherapeutischen Behandlung

# Literatur

Bandura A (1969) Principles of behavior modification. Holt, Rinehart and Winston, New York

Deimel H (1980) Sporttherapie bei psychisch Kranken. Psychiatr Prax 7: 97 - 103

Deimel H (1983) Sporttherapie bei psychotischen Erkrankungen. Marhold, Berlin

Ehrhardt M (1985) Zum Umgang mit schwierigen Patienten in der Sporttherapie. In: Begleitheft zu den 4. Further Fortbildungstagen: Sport in der Suchtbehandlung. Eigendruck, Furth im Wald

Ehrhardt M (in Vorbereitung) Möglichkeiten der Sporttherapie bei der Behandlung von Patientinnen mit Eßstörungen. Sporttherapie in Theorie und Praxis

Greist JH (1979) Running as treatment for depression. Psychiatry 20 / 1: 41 - 54

Hildenbrand E (1983) Bewegungs- und Sporttherapie bei Migränepatienten. Diplomarbeit im Fach Psychologie, Universität Tübingen

Huber G (1980) Zu den Möglichkeiten einer Sporttherapie mit depressiven Patienten. Examensarbeit, Universität Heidelberg

Kanfer FH, Mai N, Brengelmann JC (1978) Planing an institution for behavior therapy. A project report. Behav Anal Modif 22: 146 - 162

Kiphard EJ (1979) Motopädagogik. Modernes lernen, Dortmund

Lowen A (1976) Bioenergetik. Rowohlt, Bern

Petzold H (1979) Integrative Bewegungstherapie. In: Petzold H (Hrsg) Psychotherapie und Körperdynamik. Jungfermann, Paderborn, S 289 - 406

Rieder H (1971) Sport als Therapie. Bartels & Wernitz, Berlin

Rieder H (1975) Therapeutische Möglichkeiten im Sportunterricht. In: Günzel W (Hrsg) Taschenbuch des Sportunterrichts. Schneider, Battmannsweiler, S 202 - 218

Schulte D (Hrsg) (1976) Diagnostik in der Verhaltenstherapie. Kohlhammer, München

Spies M (1981) Sporttherapie bei psychischen Störungen - Konzeption für die Sportabteilung der Psychosomatischen Fachklinik Bad Dürkheim. Magisterarbeit, Universität Heidelberg

Stolze H (1976) Bewegungserlebnis als Selbsterfahrung. In: Die menschliche Bewegung. Bericht von der 6. Gymnaestrada. Hofmann, Schorndorf, S 105 - 113

Sturm J, Zielke M (Hrsg) (1984) Klinische Verhaltenstherapie in der Psychosomatik. Schriftenreihe GPT, Düsseldorf, Bd VIII

Sturm J, Ehrhardt M, Müller C (1987) Ein multimodales verhaltensmedizinisches Gruppenkonzept für die Behandlung von Herzphobikern. In: Nutzinger D, Pfresmann TW, Zapotoczky HG (Hrsg) Herzphobie. Enke, Stuttgart, S 136 - 144

Weber A (1984) Laufen als Behandlungsmethode - eine experimentelle Untersuchung an Alkoholabhängigen in der Klinik. Suchtgefahren 30: 160 - 162

# Die medizinische Versorgung im therapeutischen Prozeß

Hans-Peter Olivet, Klaus Limbacher

## Organmedizin und Verhaltenstherapie = Verhaltensmedizin

Vielfach stellt eine psychosomatische Klinik nur die Umkehrung der Verhältnisse, wie sie an einem normalen organmedizinisch orientierten Krankenhaus anzutreffen sind dar, d. h. das dort herrschende Übergewicht an Organmedizin wird hier durch Psychologie ersetzt, ohne daß organmedizinische Belange ausreichend berücksichtigt werden. Beide Klinikformen reichen daher nicht aus, sind allenfalls als jeweilige notgedrungene Ergänzung zu sehen. Diese Dichotomie in der Patientenversorgung hat ihre Ursache in der zunehmenden Spezialisierung der Heilberufe und ihrer einzelnen Disziplinen. Sie ist Ausdruck auch des Mangels an Verständnis für die jeweils andere Sichtweise der Probleme, somit nicht nur ein Ausbildungs- sondern auch ein Verständigungsproblem.

Dem Kliniker stellt sich Psychotherapie sehr häufig als eine Angelegenheit esoterischer, eine fremde Sprache sprechender, mehr der Philosophie zuneigender Menschen dar, die sich auf psychische Abnormalitäten spezialisieren, sich aber weniger mit den psychischen Alltagsproblemen befassen.

In der Verhaltenstherapie begegnet uns nun ein methodisches Vorgehen, das sich nicht nur als Ergänzung der üblichen schulmedizinischen Vorgehensweise verstehen läßt sondern ein wesentlich umfassenderes Diagnose- und Therapiekonzept darstellt. - Dies allerdings nur dann, wenn man Verhaltenstherapie nicht als ein reines Therapieverfahren begreift! Zudem kommt die empirisch begründete Verhaltensmedizin der Denkweise in der Organmedizin mit ihrem logischen, transparenten und wissenschaftlich überprüfbaren Prozedere sehr entgegen. Anamnese und Befund werden unter Berücksichtigung psychischer Faktoren zu einer umfassenden Bedingungsanalyse erhoben. Differentialdiagnosen und -therapie tragen eben allen Dimensionen des Krankseins Rechnung. Die Patienten unserer Klinik werden - sicher mit unterschiedlicher Gewichtung - im Rahmen dieses Diagnose- und Therapiemodells untersucht und behandelt.

Um diesem Anspruch gerecht zu werden, haben wir im Rahmen unseres Konzeptes eine multiprofessionelle interdisziplinäre Kooperation etabliert, die vorsieht, daß Psychologen mit Ärzten der verschiedenen Fachrichtungen zusammenarbeiten. Diese Zusammenarbeit erfolgt in einer Atmosphäre gegenseitiger Akzeptanz ohne das Primat einer einzelnen Disziplin. Sachentscheidungen erfolgen nach Abwägung sämtlicher fachbereichsbezogener Problemsichtweisen. Den Ärzten obliegt dabei neben ihrer psychotherapeutischen Tätigkeit und der rein medizinischen Versorgung der ihnen anvertrauten Patienten die fachliche Beratung. Sie tragen dafür Sorge, daß medizinische Gesichtspunkte bei der Behandlung ausreichend Berücksichtigung finden. Zudem wird durch Supervisionen oder konsiliarärztliche Tätigkeit der in der Klinik vertretenen Fachärzte hausintern auf den Gebieten Psychiatrie, Neurologie, innere Medizin und Gynäkologie die Differentialdiagnostik und -therapie sichergestellt. Eine weitere konsiliarärztliche Tätigkeit erfolgt durch niedergelassene Kollegen und Krankenhäuser der Umgebung.

## Der Irrtum vom "durchuntersuchten" Patienten

Da wir bei der Konzeptualisierung davon ausgingen, daß die Mehrzahl unserer Patienten bereits vor der stationären Aufnahme ausreichend diagnostiziert, differentialdiagnostisch abgeklärt und medikamentös entsprechend eingestellt ist, wurde anfangs nur ein verhältnismäßig geringer Diagnostikapparat vorgesehen.

Wir gingen weiter davon aus, daß bei den Patienten, die wir aufnehmen, die medizinische Abklärung und Versorgung weitgehend "ausgereizt" sei, d. h. daß die bisherigen ärztlichen Bemühungen an ihre Grenzen gestoßen seien. Letzteres stimmt insofern oft, als sich die ärztlichen Bemühungen in den Grenzen eines orthodox-medizinischen Krankheitsmodells bewegten, d. h. die Beschwerden und Befunde des Patienten wurden jeweils nur aus der fachbezogenen Sichtweise interpretiert und therapiert. Ersteres stimmt oft nicht, weil sehr viel mehr Patienten als ursprünglich erwartet, sowohl im Hinblick auf die Erkrankung, die zur Aufnahme führte, als auch im Hinblick auf weitere oder mittlerweile neu aufgetretene Krankheiten keineswegs ausreichend diagnostiziert waren. Wir bemühen uns zwar auch

**Tab. 1.** Psychosomatische Fachklinik Bad Dürkheim: häufigste Entlassungsdiagnosen (%)

| Diagnose | ICD-Nr. | 1981 - 1983 | 1983 - 1986 |
|---|---|---|---|
| **Medizinischer Bereich** | | | |
| Funktionelle Störungen psychischen Ursprungs | 306 | 25,6 | 24,7 |
| Krankheiten des Skeletts, der Muskeln und des BGW | 710-739 | 20,6 | 12,8 |
| Endokrinopathien, Ernährungs- und Stoffwechselkrankheiten | 240-279 | 7,8 | 16,4 |
| Bösartige Neubildungen | 140-234 | 4,2 | 1,6 |
| Krankheiten der Verdauungsorgane | 520-579 | 4,2 | 5,7 |
| Krankheiten des Kreislaufsystems | 390-459 | 4,0 | 13,9 |
| **Psychiatrischer Bereich** | | | |
| Neurosen | 300 | 60,1 | 56,3 |
| Psychosen | 290-299 | 12,2 | 3,9 |
| Alkohol- und Medikamentenabhängigkeit | 303-305 | 10,4 | 11,7 |
| Spezielle Syndrome (z. B. Anorexia nervosa, Ticks, Stottern etc.) | 307 | 10,4 | 9,6 |
| Psychogene Reaktionen | 308-309 | 9,8 | 13,4 |
| Persönlichkeitsstörungen | 301 | 7,7 | 19,8 |

weiterhin, keine unnütze und das Gesundheitswesen kostenmäßig belastende Doppeldiagnostik zu betreiben, sind aber doch relativ häufig dazu gezwungen, eine zusätzliche organmedizinische Abklärung einzuleiten, die sich aus differentialdiagnostischen Gründen ergibt.

Die Häufigkeit der somatischen Diagnosen insgesamt - und dies mit stetig steigender Tendenz - zeigt, daß an die medizinische Diagnostik und Therapie in unserer Klinik erhebliche Anforderungen gestellt werden.

Die internistische und neurologische Untersuchung sowie die technischen Parameter sind ein wesentlicher Teil in der Bedingungsanalyse eines jeglichen Krankheitsbildes. Die Vorinformationen aus den Akten sind häufig dürftig, manchmal auch fehlleitend, sie erlauben uns nur eine grobe Orientierung.

Auch dies hat dazu geführt, daß der Anteil der medizinischen Versorgung im therapeutischen Prozeß in der Regel einen größeren Stellenwert einnimmt, als ursprünglich erwartet worden war. In den zurückliegenden Jahren, in denen wir nun praktische Erfahrungen sammeln konnten, hat sich dennoch erwiesen, daß die personelle Ausstattung und unser verhaltensmedizinisches Therapie- und Diagnoseverständnis in der Lage waren, den realen Anforderungen gerecht zu werden.

## Praktische Gestaltung der medizinischen Versorgung

Neben 10 Assistenzärzten, die auch den ärztlichen Bereitschaftsdienst abdecken, sind derzeit 3 Fachärzte für Neurologie und Psychiatrie sowie 2 Fachärzte für innere Medizin als leitende Ärzte an der Klinik tätig, außerdem noch eine Gynäkologin als Halbtagsärztin. In bezug auf die Diagnostik ist die Klinik mit einem umfangreichen Labor, EKG, Langzeit-EKG, Ergometrie, Spirometrie, Rektoskopie und EEG sowie mit gynäkologischen Untersuchungsmöglichkeiten ausgestattet.

Ausgangspunkt der medizinischen Versorgung ist die gründliche körperliche Aufnahmeuntersuchung [(inkl. Erhebung der Familienanamnese (F.A.), Eigenanamnese (E.A.) und vegetativen Anamnese (V.A.)] durch den Teamarzt in enger Zusammenarbeit mit dem Bezugstherapeuten (falls er dies nicht selbst ist). Hier werden die evtl. notwendigen Schritte zur Abklärung differentialdiagnostischer Fragen eingeleitet, Vorschläge zum Anfordern relevanter Vorbefunde gemacht sowie die notwendigen medikamentösen, diätetischen oder physikalischen Maßnahmen festgelegt. Der Teamarzt betreut in der Regel 25 Patienten seines Teams während des gesamten Aufenthaltes weiterhin allgemeinärztlich. Im Rahmen der wöchentlich stattfindenden Supervision durch jeweils ein Supervisionstandem aus Facharzt und klinisch erfahrenem leitendem Psychologen unter Hinzuziehung der Funktionstherapeuten und der immens wichtigen Daten, die die Kotherapeuten zur Verhaltensbeobachtung beitragen, wird eine umfassende Sichtweise der komplexen psychosomatischen Problematik gewährleistet. In enger Absprache mit dem zuständigen medizinischen Supervisor werden die Ergebnisse der Routinediagnostik ausgewertet, es werden intern oder extern durchzuführende Zusatzuntersuchungen veranlaßt, es wird die notwendige medikamentöse Therapie besprochen. Schwerpunkte liegen gemäß der an der Klinik vertretenen fachärztlichen Kompetenz in der differentialdiagnostischen Sicherung funktioneller gegenüber organischer Störungen im Bereich der inneren Medizin sowie psychiatrisch-neurologischer Erkrankungen gegenüber neurotischen und funktionellen Störungen im Gebiet der Nervenheilkunde. Hinzu kommen gesundheitserzieherische Maßnahmen, d. h. der Arzt muß dem Patienten die medizinische Seite seiner Problematik soweit plausibel machen, daß er lernen kann, damit angemessen umzugehen. Durch die Erfahrung, die jeder Arzt auch als Psychotherapeut seiner "eigenen" (i. allg. 7 - 8) Patienten macht, ist er imstande, seine ärztlichen Interventionen im Sinne des psychotherapeutischen Konzepts der Klinik zu vermitteln. Auf eine Formel verkürzt heißt das: *Soviel ärztliche Hilfe und Information wie nötig, soviel Förderung der Selbsthilfe wie möglich.*

Die orthodoxe Verhaltenstherapie hatte zunächst ein eher eindimensionales Krankheitsverständnis und beschränkte sich auf die Analyse des beobachtbaren Verhaltens. Neuere Entwicklungen der Verhaltensmedizin versuchen neben dem kognitiven Bereich auch die somatischen und sozialen Faktoren zu würdigen und somit zu einer Betrachtungsweise zu kommen, die der Komplexität neurotischer und psychosomatischer Störungen gerecht wird, beispielsweise durch das von Schwarz (1980) vorgeschlagene MULP-Schema.

Gemäß dem in nachfolgender Übersicht dargestellten Schema gilt, daß die jeweils unterschiedlichen Bedeutungen und Wechselwirkungen des somatischen, des sozialen und des Lernbereichs sowie des Bereichs der übergeordneten Einstellungen zu erfassen sind.

Bedingungsanalyse bei neurotischen und psychosomatischen Beschwerden

( M - U - L - P - Schema nach Schwarz 1980)

Sammlung und Ordnung der Faktoren, die das symptomatische Verhalten auslösen und aufrechterhalten.

Kontinuierlicher Prozeß, der die Grundlage für Handlungsanweisungen bezüglich weiterer Diagnostik und für die Hypothesenbildung vor der Anwendung therapeutischer Strategien (Verhaltensmodifikation) bildet.

| | |
|---|---|
| **M** | Medizinisch-physiologischer Bereich (Krankheitsvorgeschichte, Medikamente, Vorbefunde, bisherige Diagnostik und Differentialdiagnostik); |
| **U** | Umweltbereich (Arbeitsplatz, familiäre Bindungen, Wohnsituation, soziokultureller Hintergrund); |
| **L** | Lernbereich (klassische Verhaltensanalyse der Stimulus-Reaktion-Konsequenz-Muster kognitiver, motorischer und physiologischer Variablen); |
| **P** | Programmbereich (übergeordnete Kognitionen, Regeln, Einstellungen, "Pläne", "Lebensskript"). |

Eine so verstandene Diagnostik ist ein kontinuierlicher interaktioneller Prozeß zwischen Patienten und Therapeuten, der der Sammlung und Ordnung der Faktoren dient, die die Krankheit auslösen oder aufrecht erhalten. Dieser Prozeß dient als Grundlage für Handlungsanweisungen bezüglich weiterer Diagnostik und für die Hypothesenbildung vor der Anwendung therapeutischer Strategien. Somit kann es auch einmal vorkommen, daß eine ganz überwiegend "somatische" Behandlung, z. B. beim Asthma oder einem entgleisten Diabetes mellitus am Anfang einer psychosomatischen Behandlung steht. Natürlich muß der Bezugstherapeut (z. B. der Psychologe) nicht alle möglichen organmedizinischen Differentialdiagnosen selbst kennen. Er muß aber offen und in der Lage sein, die Überlegungen der anderen Berufsgruppen mit in sein Kalkül zu ziehen.

In diesem Zusammenhang legen wir großen Wert auf eine kontinuierliche praktische und theoretische Fortbildung aller Therapeuten, die regelmäßig hausintern 3 - 4 h pro Woche in Anspruch nimmt.

## Fallberichte

Wir möchten nun anhand einiger ausgewählter Fälle aus dem internistischen und neurologisch-psychiatrischen Bereich die Schwierigkeiten, aber auch den Reiz verhaltensmedizinischer Arbeit darstellen. Angeregt von dem Übersichtsreferat "Verhaltenstherapie" von Schwarz (1986) im neuen Psychosomatiklehrbuch von Uexküll möchten wir dem dort vorgetragenen exemplarischen Fall für funktionelle Herzstörungen zunächst 2 weitere Fälle, die mit der Diagnose Herzphobie oder Herzneurose zu uns kamen, gegenüberstellen.

### *Bereich: Innere Medizin*

#### 1. Fall

49jährige Frau, die vor 10 Jahren ihren Mann verloren hat, die selber 2 Unterleibsoperationen sowie eine Melanom-Operation, eine Pankreatitis und Ulcera ventriculi in der Anamnese angibt, bei der als Nebenbefund noch ein Nierenstein vorliegt, wird uns mit der Diagnose "Herzneurose" zugewiesen. Die Patientin klagt seit 25 Jahren über gelegentliches Auftreten von Herzrasen, das mit Angstgefühlen bis hin zu panikartigen Reaktionen verbunden sei. Aus lauter Angst gehe sie nun schon seit 2 Jahren fast gar nicht mehr aus dem Haus. Bei der weiteren Exploration erfährt man, daß das Herzjagen plötzlich und ohne Vorankündigung aufträte, ca. 10 bis 20 Minuten andaure und gelegentlich durch eine Spritze (Isoptin) beendet werden könne. Die Patientin ist deshalb z. Z. nach langjähriger Psychopharmakamedikation auf 3 mal 1 Isoptin 80 eingestellt. Im EKG findet sich hier eine verkürzte AV-Überleitungszeit auf 0,10 s bei einem überwiegend bradykarden Sinusrhythmus.

*Unsere Verdachtsdiagnosen: Paroxysmale supraventrikuläre Tachykardie bei Verdacht auf LGL-Syndrom, reaktive herzphobische Entwicklung.*

*Therapeutisches Prozedere:* Medikamentös: Isoptin zur Prophylaxe der paroxysmalen Tachykardien. Psychotherapeutische Aufklärung über die Art der Erkrankung. Allmählicher Wiederaufbau eines größeren Aktionsradius.

**2. Fall**

Die 51jährige Frau wird uns aus der psychosomatischen Abteilung einer Universitätsklinik mit der Diagnose: "reaktive Depression", herzphobische Entwicklung nach Herzinfarkt, zugewiesen.

Die Patientin hat vor 7 Jahren einen Herzinfarkt erlitten, der vollkommen überraschend nach einem Fahrradunfall aufgetreten war. Die Patientin war von einem Auto angefahren worden und erlitt bei der Routineröntgenuntersuchung im Krankenhaus, in das man sie gebracht hatte, einen Herzinfarkt. Sie hatte vorher noch nie Herzbeschwerden gehabt. Auch nach der Krankenhausentlassung lebte die Patientin nun in ständiger Angst vor einem Herzinfarktrezidiv, klagte in der Folgezeit zunehmend über heftiger auftretende Beschwerden mit Schwindelgefühlen, Schmerzen in der Herzgegend mit Ausstrahlung in den linken Arm, die sie mit Nitrosprays zu kupieren versuchte. Daneben vermied die Patientin aus ihrer Angst heraus jegliche Art von körperlicher Belastung, insbesondere fuhr sie seit diesem Zeitpunkt nicht mehr Fahrrad. 1979 wurde eine Stenose der linken Koronararterie dilatiert, insgesamt fuhr sie 3mal zu einer Kur in ein Heilbad, ohne daß sich die Beschwerden gebessert hätten. An Festmedikation nahm sie Corvaton, Adalat und Isoket retard, zusätzlich, wie bereits erwähnt, Nitrospray bei Bedarf.

Im EKG waren hier noch Narben des Vorderwandinfarktes festzustellen, im Belastungs-EKG fiel eine eingeschränkte kardiokorporale Leistungsbreite auf, ansonsten waren die medizinischen Befunde weitgehend unauffällig. Die Verhaltensanalyse zeigte, daß die Patientin ihren Nitrospray beim Auftreten körperlicher Mißempfindungen einsetzte, die sehr viel mit Angst zu tun hatten. Da die Mißempfindungen aber auch unter körperlicher Belastung auftraten, konnte dies als Ausbruch einer echten Angina pectoris gewertet werden.

Die Patientin lernte im Rahmen des therapeutischen Prozesses zwischen organischen Beschwerden und psychogen ausgelösten funktionellen Beschwerden zu unterscheiden, gewann zunächst im Rahmen der hier stattfindenden koronaren Sportgruppe, dann aber auch allein wieder mehr Vertrauen zu sich und ihrer körperlichen Belastbarkeit und konnte gegen Ende der Behandlung ohne Nitrospray auskommen und auch wieder Fahrrad fahren. Der Anteil der medizinischen Versorgung in diesem Fall beschränkte sich auf die genaue Einschätzung der vorliegenden organischen Befunde und der Erklärung physiologischer Zusammenhänge. In beiden Fällen liegen herzphobische Entwicklungen vor, die jedoch hier als Reaktion bei organischen Grunderkrankungen auftraten. Eine genaue Kenntnis der auslösenden organischen Störungen und ihre Differenzierung erlaubt eine adäquate Therapie.

Es folgt die Behandlungsvorstellung von 2 onkologischen Patienten, jeweils mit einem Morbus Hodgkin.

**1. Fall**

Ein 24jähriger junger Mann kam auf eigenen Wunsch in unsere Behandlung, weil er vor der dringend notwendigen Chemotherapie seines Morbus Hodgkin Angst hatte und sich bereits mehrfach der Behandlung entzogen hatte. Herr G. hatte eine unauffällige Jugend und Schulzeit verlebt, er galt als immer etwas zurückgezogen und sowohl in der Familie als auch im Beruf als gut angepaßt. Nach Beendigung der Schulzeit begann er eine dreijährige Lehre als Bankkaufmann. Kurz vor Beendigung der Lehrzeit kam es wegen akuter Bauchbeschwerden zur Krankenhauseinweisung und zur Operation.

Herr G. ließ alles mit sich unternehmen. Die Frage nach der Erkrankung wurde nicht gestellt. Die Ärzte haben dies sicherlich dankbar angenommen. Eine anschließende Röntgenbestrahlung seines Bauchraums brachte ihm dann die volle Wiederherstellung seiner Gesundheit und den Glauben an die Widerstandskraft seines Körpers. Die weiter angesetzten Kontrollen wurden von ihm dann nicht mehr wahrgenommen; 2 Jahre später kam es zu einem Rezidiv des Morbus Hodgkin, eine erneute Operation wurde notwendig. Auch diesmal wurde über die Art der Erkrankung und die Prognose nicht gesprochen. Die Nebenwirkungen der Chemotherapie und der Strahlentherapie wurden immer unerträglicher, immer häufiger wurden Termine für die geplante Fortsetzung der Therapie abgesagt. Parallel zu dieser Krankheitsentwicklung machte Herr G. auch eine soziale Kehrtwendung. Aus dem angepaßten jungen Mann wurde ein Aussteiger ohne Lebensperspektive und mit zunehmend depressiver Entwicklung.

Die Therapie in unserer Klinik bestand in einer vorsichtigen Aufklärung über die Art der Erkrankung, darüber, daß auch in seinem Stadium noch Heilungschancen bestünden. Dabei stellte sich heraus, daß der Patient selbst, obwohl nie mit ihm darüber gesprochen wurde, sich ein eigenes Bild von der Erkrankung mit einer wesentlich schlechteren Prognose gemacht hatte. In einer angstfreien Atmosphäre konnte daraufhin die noch notwendige und ausstehende restliche Chemotherapie jetzt ohne Verzögerung und ohne weitere Komplikation durchgeführt werden.

**2.Fall**

Eine 34jährige Frau mit einem Morbus Hodgkin IV B wurde uns aus der onkologischen Abteilung einer Universitätsklinik zugewiesen, nachdem sie sich geweigert hatte, eine weitere aggressive Chemotherapie nach dem ABVD-Schema zu akzeptieren. Die Erstdiagnose war 9 Jahre zuvor gestellt worden. Die Patientin kam zunächst unter der Vorstellung, über eine Bearbeitung bzw. Veränderung psychischer Bedingungen oder Auslösefaktoren Einfluß auf ihren Tumor nehmen zu können und war hier auch zunächst relativ beschwerdefrei, wahrscheinlich als Folge der zuvor noch durchgeführten Radiotherapie und dem einmaligen Chemotherapiekurs. Sie habe bis zu ihrem 5. Rezidiv immer kämpfen können und wollen, jetzt schaffe sie es einfach nicht mehr und habe mehr Angst vor der Chemotherapie als vor den Folgen der nicht durchgeführten Chemotherapie, außerdem glaube sie nicht mehr an eine nochmalige Remission.

Die Therapie hier beschränkte sich darauf, der Patientin die Möglichkeiten und Grenzen der Psychotherapie zu erläutern, mit ihr die onkologischen Möglichkeiten zu besprechen und ihre Entscheidung mit allen möglichen Konsequenzen und auf eventuelle Informationsdefizite hin zu besprechen. Als dann feststand, daß die Patientin zu ihrer Entscheidung auch weiterhin stehen wollte, konnte die Aufgabe des behandelnden Arztes nur noch in einer verständnisvollen Begleitung bestehen. Die Patientin wurde wenige Monate nach der stationären Entlassung zunehmend bettlägerig und pflegebedürftig. Es fanden im letzten Vierteljahr fast tägliche Telefonate nach Vereinbarung statt, in denen die Patientin über ihre Situation berichtete und die auch nur diesen Sinn hatten. Die Patientin ist inzwischen verstorben.

In beiden onkologischen Fällen handelte es sich um Therapieabbrecher, wobei im 1. Fall der Therapieabbruch durch irrationale Vorstellungen über die Art der Erkrankung und eine damit verbundene Angst- und Fluchtreaktion zu verstehen war, im 2. Fall als wohlüberlegter Entschluß bei ausreichender Information und entsprechenden ungünstigen eigenen Erfahrungen.

## *Bereich: Neurologie, Psychiatrie*

**1. Fall**

Die 44jährige Frau kam auf Veranlassung des Rentenversicherungsträgers in unsere Klinik wegen eines "psychovegetativen Erschöpfungszustandes". Die nervenärztliche Vordiagnose lautete "larvierte, phasenhaft verlaufende Depression mit psychovegetativer Begleitsymptomatik".

Bei der Anamneseerhebung fanden wir den Hinweis, daß einer der Brüder über Gefühlsstörungen in den Beinen so wie sie klage. Die Patientin selbst litt seit ca. 5 Jahren und Übelkeit, Kribbeln in Händen und Füßen sowie aufsteigenden Angstgefühlen mit Herzklopfen, Hautrötung und Engegefühl. Durch Ruhigstellung habe sie die Beschwerden nach 15 - 30 min eindämmen können. In den Herbstmonaten hätten sich die Zustände gehäuft, sie sei dann hin und wieder so erschöpft gewesen, daß sie habe weinen müssen.

Die Patientin führte ihre Beschwerden auf klimatische Einflüsse zurück, denen sie nach einem Wohnortwechsel wegen des Berufs des Ehemannes ausgesetzt sei.

Ein Ehekonflikt und ein operant aufrechterhaltenes Schonverhalten drängten sich auf. Zuletzt waren die angstbesetzten kardiovaskulären Symptome allerdings in den Hintergrund getreten, mehr Leidensdruck bestand wegen einer Unsicherheit beim Gehen. Besonders bei Dunkelheit konnte die Patientin nicht allein laufen, ihre Beine seien oft müde und taub und sie habe keine Kraft in ihnen.

Bei der *körperlichen Untersuchung* fielen hier einige Befunde auf (z. B. Areflexie, organisch wirkende Gangstörung), die bei einer hausinternen fachneurologischen Überprüfung bestätigt wurden als Gangataxie mit deutlichen motorischen und sensiblen Ausfällen an den Beinen.

Eine *Elektroneurographie*, die wir auswärts anfertigen ließen, erbrachte den Befund einer neuropathischen Störung vom gemischten, vorwiegend axonalen Typ.

Dies zusammen mit der Klinik, dem Verlauf und den familienanamnestischen Informationen verdichtete sich zur *Diagnose* einer *hereditären motorischen und sensiblen Neuropathie vom Typ II*, die mit langsam progredienten Paresen einhergeht.

Wir arbeiteten mit der Patientin heraus, daß die angstvolle Verarbeitung dieser für die Patientin schwer verständlichen, seit etwa 5 Jahren sich entwickelnden Störung dem Auftreten der weiteren, psychovegetativen Symptome Vorschub geleistet hatte. Sicherlich waren in die phobische Entwicklung auch psychogene Faktoren mit eingeflossen, die vorwiegend im familiären Bereich lagen. Schonung und Rückzug führten im Verein mit der Persönlichkeitsstruktur der Patientin zeitweise auch zu einer depressiven Verarbeitungslinie. Im somatischen Bereich war darüber hinaus ein labiler Hypertonus zu beachten.

Im therapeutischen Prozeß wurde die Patientin über die Untersuchungsergebnisse, über die Art der Erkrankung und über ihre Prognose ausführlich aufgeklärt. *Therapieziele* waren *Hilfe bei der Akzeptanz und im Umgang mit der Erkrankung* (auch die Auswirkung auf ihre Position in der Familie). Depressive oder angstbesetzte psychovegetative Symptome traten hier nicht mehr auf. Die Patientin profitierte sehr von den krankengymnastischen und balneophysikalischen Therapiebausteinen sowie vom Muskelentspannungstraining und darauf aufbauenden speziellen Körperwahrnehmungsübungen.

**2. Fall**

Ein 56jähriger Mann, der ebenfalls auf Veranlassung der Rentenversicherung zu uns kam, hatte in der Anamnese häufiger Magenulzera sowie 2 Suizidversuche. Wegen rezidivierender Schmerzen und Schwäche in den Beinen erfolgte 1982 eine ambulante Abklärung in einer Universitätsklinik mit der Verdachtsdiagnose "vertebrobasiläre Insuffizienz, hypotone Kreislaufstörung". Weitere Diagnosen waren "reaktive Depression, neurotische Fehlentwicklung, degenerative Wirbelsäulenerkrankung". Eine internistische Voruntersuchung hatte Parästhesien im Bereich beider Ober- und Unterschenkel sowie Gangataxien unklarer Genese erbracht. Bei der Aufnahme klagte der Patient über intermittierende Verkrampfungen und Schmerzen in beiden Beinen, zeitweise mit leichtem Fieber einhergehend. Das Laufen sei morgens schlechter als am Mittag, Wärme habe zunächst lindernd, später verschlechternd auf das Krankheitsbild gewirkt.

Bei der klinischen Untersuchung fanden sich eine Muskeltonuserhöhung der unteren Extremitäten, ein linksseitig positiver Babinski, fehlende Bauchhautreflexe, ein spastisch-ataktisches Gangbild sowie wechselnd ausgeprägte Sensibilitätsstörungen an den Beinen. Die Koordination war unauffällig, der Patient berichtete von Erektionsstörungen.

Da der Patient bereits vor der Aufnahme bei uns einer eingehenden somatischen Diagnostik unterzogen worden war, richtete sich unser Augenmerk zuerst auf die in der Anamnese geschilderte depressive Symptomatik. Es gab deutliche Hinweise auf eine Überlastungssituation am Arbeitsplatz mit depressiven Verstimmungen und multiplen Organbeschwerden, u. a. den oben beschriebenen Gangstörungen, die sich unter der entlastenden Situation in unserer Klinik zunächst gut besserten.

Da objektiv jedoch weiterhin neurologische Ausfallserscheinungen bestanden, überwiesen wir den Patienten zu einer ambulanten konsiliarischen Untersuchung in die neurologische Abteilung der Landesnervenklinik Alzey. Hier konnte eine vertebrobasiläre Insuffizienz weitgehend ausgeschlossen werden. Anhand der dort durchgeführten zusätzlichen technischen Untersuchungen mußte jedoch ein spinaler Prozeß oberhalb von TH 10 angenommen werden. Der Patient wurde zur weiterführenden neurologischen Diagnostik dann bei uns entlassen und wieder zurück an die neurochirurgische Universitätsklinik überwiesen. Wie wir später erfuhren, handelte es sich um eine *cervikale Myolopathie bei Bandscheibenvorfall* C 5 / C 6 weniger ausgeprägt auch bei C 4 / C 5.

Auch diese beiden Fälle zeigen, wie sich zunächst unter der eingängigen Diagnose einer larvierten oder reaktiven Depression bzw. einer psychogenen Gangstörung ein organisches Krankheitsbild verbergen kann, das erst im Rahmen eines interdisziplinären multimodalen Vorgehens im Laufe eines stationären Behandlungsprozesses erkannt werden kann.

## Literatur

Badura B, Kaufhold G, Lehmann H, Pfaff H, Schott T, Walter M (1987) Leben mit dem Herzinfarkt. Springer, Berlin Heidelberg New York Tokyo

Limbacher K, Schmitz B, Zielke M (1985) Vier Jahre Psychosomatische Fachklinik Bad Dürkheim - Ausgewählte Daten der Basisdokumentation. In: 15. Jahrestagung der Europäischen Gesellschaft für Verhaltenstherapie, München

Miltner W, Birbaumer N, Gerber WD (1986) Verhaltensmedizin.
Springer, Berlin Heidelberg New York Tokyo

Olivet HP (1988) Verhaltensmedizinische Behandlung komplexer internistischer Krankheitsbilder. In: Zielke M, Sturm J, Mark N (Hrsg) Die Entzauberung des Zauberbergs: Therapeutische Strategie und soziale Wirklichkeit. modernes lernen, Dortmund

Prokopp CK, Bradley LA (eds) (1981) Medical psychology. Academic Press, New York

Schwarz D (1980) Verhaltenstherapie und Psychosomatik. In: Brengelmann JC (Hrsg) Entwicklung der Verhaltenstherapie in der Praxis. Röttger, München

Schwarz D (1986) Verhaltenstherapie.In: Uexküll T von (Hrsg) Lehrbuch der Psychosomatischen Medizin. Urban & Schwarzenberg, München, S 269 - 291

Tackmann W (1984) Hereditäre Polyneuropathien. Internist (Berlin) 25: 642 - 647

# Klinische Grundlagen und Problembereiche

# Therapietheorie zur Förderung genußvollen Erlebens und Handelns

Rainer Lutz

Die "Kleine Schule des Genießens", ein Therapieprogramm zur Förderung positiven Erlebens und Handelns (Koppenhöferr u. Lutz 1983; Lutz u. Koppenhöfer 1983) wird seit einigen Jahren als ergänzender Baustein zur Behandlung von Depressiven und auch von Alkoholikern eingesetzt. Dies geschieht durchaus zur Freude der Beteiligten und mit einigem Erfolg. Die Auseinandersetzung mit solchen therapeutischen Vorgehensweisen hat zu Beiträgen einer spezifischen Therapietheorie zur Förderung positiven Erlebens und Handelns geführt, die vorgestellt werden. Zudem sollte dieser Aufsatz als ein Plädoyer verstanden werden, Genuß, Freude, Wohlsein stärker zu thematisieren, und zwar sowohl in der klinischen Theoriebildung als auch in der diagnostisch-therapeutischen Praxis.

## Therapieziele

Solche Verhaltensbereiche nämlich - Positiva im weitesten Sinne - können als Operationalisierungen eines der üblicherweise genannten Metaziele von Therapie gelten.

Die Angabe von Metazielen ist mit der Vorstellung darüber, was einen gesunden Menschen kennzeichnet, eng verbunden. Nach Freud (1940, S. 476) zeichnet sich ein gesunder Mensch sowohl durch Genußfähigkeit, gemeint ist die Fähigkeit zur Triebbefriedigung, als auch durch die Orientierung an der Realität als Arbeits- und Leistungsfähigkeit aus.

Diese beiden von Freud genannten Metaziele von Therapie haben auch heute noch Gültigkeit. Sie sollen daher erläutert werden, zumal sie offensichtlich - und nicht nur zu Freuds Zeiten ungleich gewichtet sind.

Freud stellte nämlich das Realitätsprinzip eindeutig über das Lustprinzip: Zwar strebe der Mensch Glück und das Erleben starker Lustgefühle an, er wolle aber gleichzeitig Unlust vermeiden. Die Welt aber sei nicht so eingerichtet, daß der Mensch glücklich sein könne (Freud 1948, S. 434). Nach Freud sind die Quellen von Leid allgegenwärtig: "Kein Wunder, wenn unter dem Druck dieser Leidensmöglichkeiten die Menschen ihren Glücksanspruch zu ermäßigen pflegen, wie ja auch das Lustprinzip selbst sich unter dem Einfluß der Außenwelt zum bescheideneren Realitätsprinzip umbildete, wenn man sich bereits glücklich preist, dem Unglück entgangen zu sein, das Leiden überstanden zu haben, wenn ganz allgemein die Aufgabe der Leidvermeidung die der Lustgewinnung in den Hintergrund drängt" (Freud 1948, S. 335).

Auch Becker (1982) reduziert viele mögliche Therapieziele auf den Dualismus von

1) *Produktivität, Kreativität, Tätigsein* oder *Werksinn* einerseits und

2) *Liebesfähigkeit* oder *Intimität* andererseits.

Andere Autoren (z. B. Elrod 1974; Perrez 1982; Vogt 1987) streben mit etwas anderen Benennungen immer wieder vergleichbare Metaziele an, und wir glauben keine allzu großen Fehler hinsichtlich der Gründlichkeit der Belege zu begehen, wenn wir es mit diesem Exkurs bewenden lassen und davon ausgehen, daß üblicherweise als Metatherapieziele Merkmale der Arbeits- und Leistungsfähigkeit und Genuß- und Erlebnisfähigkeit gelten.

## Diagnostik positiver Merkmale

Akzeptiert man solche Vorgaben als Sollzustände, dann liegt es nahe zu fragen, welche Abweichung von ihnen ein Klient aufweist. Um dies tun zu können, müßte ein diagnostisches Inventar zur Verfügung stehen, das positive Merkmale diagnostiziert, oder, um es weiter zu fassen, das den Grad der Gesundheit festzustellen erlaubt.

Die Suche nach Diagnostika dieser Art bleibt allerdings weitgehend erfolglos. In einer 1982 erschienenen Zusammenstellung internationaler Skalen für die Psychiatrie (CIPS, Collegium Internationale Psychiatriae Scalarum, 1982) ist keine einzige positiv formulierte Skala enthalten. Vielmehr sind die vielfältigsten Varianten seelischer Erkrankungen und deren Diagnostik aufgeführt. Der Sachverhalt deckt sich mit der Gepflogenheit, Therapieverläufe durch symptomorientierte Skalen abzubilden. Als Beleg dafür mag das Annual Review of Behaviour Therapy (Franks u. Wilson 1973) dienen: Der übliche Weg, mittels Tests den Therapieerfolg bzw. die Gesundung zu dokumentieren, erfolgt mit Hilfe von Neurose- bzw. Psychoseskalen.

Auch in den großen amerikanischen Studien zur seelischen Gesundheit wird häufig der sogenannte Langner-Test verwandt, eine Liste von 22 Items, die die Ausprägung unterschiedlicher Symptome erfaßt (vgl. Seibel u. Lühring 1984, S. 41).

Gesundung bzw. Gesundheit wird gleichgesetzt mit einer geringen Anzahl von Symptomen bzw. der niedrigen Ausprägung auf Neurose- bzw. Psychoseskalen.

Eine Ausnahme stellt die Befindlichkeitsdiagnostik dar:

Einschlägige Inventare erfassen das Befinden sowohl negativer als auch positiver Art (vgl. z.B. Janke u. Debus 1978; Hampel 1977; Rösler et al. 1980; Abele-Brehm u. Brehm 1986).

In jüngerer Zeit wurden einige Testverfahren entwickelt, die positive Merkmale messen (Becker 1982, 1986; Belschner 1979; Deusinger 1986; Janke et al. 1984; Tönnies 1982; Sorembe u. Westhoff 1985; Fydrich et al. 1987).

Angesichts der Bedeutung von therapeutischen Metazielen, nämlich der Förderung gesunder Merkmale, und angesichts der Elaboriertheit psychologischer Diagnostik allgemein sind die vorhandenen psychologischen Testverfahren zur Erfassung positiver Merkmale zahlenmäßig verschwindend gering.

Zudem sind einige grundlegende Fragen der Diagnostik positiver Merkmale nicht geklärt. Wie sinnvoll ist es z. B., negative Items durch Invertierung einer Skala zuzurechnen, die ein positives Merkmal messen soll; ist es angemessen, durch Änderung des Vorzeichens eine Neuroseskala zu einer Skala seelischer Gesundheit zu erklären (aus "Ängstlichkeit" wird durch Invertierung "geringe Ängstlichkeit").

Solche Probleme sind vor dem Hintergrund zu klären, ob positive und negative Merkmale als Gegensätze auf einer bipolaren Dimension anzuordnen sind oder als 2 unabhängige Dimensionen verstanden werden müssen. Tatsächlich werden bei unterschiedlichen Meßverfahren entweder hoch negative Korrelationen zwischen positiven und negativen Merkmalen festgestellt - was einem bipolaren Konzept entspricht - oder auch Nullkorrelationen - was die Unabhängigkeit beider Merkmalsgruppen nahelegt. Wie solche widersprüchlichen Befunde erklärbar werden, ist nur ansatzweise thematisiert (Warr et al. 1983; Diener et al. 1985; Lutz 1988). Neben der Ausarbeitung von Merkmalen psychischer Gesundheit sind darüber hinaus also methodische Fragen zu klären.

## Förderung von Positiva, Bezug zur Verhaltenstherapietheorie

Verhaltenstherapeuten formulieren üblicherweise Therapieziele, die anschließend in einem Therapieplan zu realisieren versucht werden (z. B. Kanfer u. Schefft 1988). Die Vermutung liegt also nahe, daß gerade Verhaltenstherapeuten versucht haben, sich mit der Verwirklichung von Metazielen zu beschäftigen. So haben große Theoretiker der Verhaltenstherapie durchaus angenehme Ereignisse in ihre theoretischen Konzepte einbezogen.

Von Autoren, die der Verhaltenstherapie nahestehen, war bereits 1969 ein Kompetenzansatz in der Diagnostik vorgetragen worden (Goldfried u. D'Zurilla 1969). Sie betonen die Bedeutung der Fähigkeit eines Individuums, Lebenssituationen kompetent zu meistern.

Kanfer u. Saslow (1974) fordern für die Individualdiagnostik, nicht nur die auffälligen Verhaltensweisen einer Person zu erfassen, sondern auch Verhaltensbereiche, die gut bzw. gesund ausgeprägt sind.

Cautela u. Kastenbaum entwickelten schon 1967 eine Verstärkerliste, mit der Ereignisse erfaßt werden, die individuell als angenehm empfunden werden.

Auch die Theorie hierzu ist potentiell Positivem nicht verschlossen. Für die verhaltenstherapeutische Theoriebildung ist der Verstärkerbegriff von zentraler Bedeutung. Ein Verstärker ist für ein Individuum etwas Positives. "Skinners Modell des operanten Konditionierens beruht auf der etwas hedonistischen Annahme, daß unser Verhalten auf Steigerung der Lust und Verminderung von Schmerz ausgerichtet ist" (Lefrancoise 1976, S. 61; s. auch Pöppel 1982).

Schon in den allerersten Ansätzen zur Verhaltenstherapie wurden überaus angenehme Tätigkeiten in Therapiekonzepte einbezogen. (Jones 1924, 1973) fütterte ein in seinem Stühlchen sitzendes Kleinkind mit dessen Lieblingsspeisen und approximierte schrittweise ein phobisches Objekt.Die Angst konnte reduziert werden, der Theorieansatz von Watson war bestätigt.

Wolpe setzt bei seinen Angstbehandlungen als antagonistische Reaktionen neben Entspannung auch sexuelle Stimulation ein und empfiehlt, überaus poetische Bilder dann einzuführen, wenn die übliche Entspannungstechnik für bestimmte Patienten nicht geeignet erscheint (Wolpe 1972, S. 134/135).

Die angenehmen Qualitäten der in einer Therapie eingesetzten Ereignisse selbst und ihre Auswirkungen auf die Befindlichkeit waren zweitrangig, wenn nicht sogar uninteressant. Entscheidend war lediglich, daß solche Ereignisse von Patienten als angenehm benannt wurden, damit sie für eine Zweck-Mittel-Relation zur Erreichung eines anderen Zieles eingesetzt werden konnten.

Angenehme Ereignisse (z. B. Verstärker) wurden zwar immer in die Therapie einbezogen, aber stets funktionalisiert. Daher haben solche Ansätze in der Verhaltenstherapie nie dazu geführt, angenehme Ereignisse selber zu thematisieren und ihre Bedeutung (und Funktion) für Patienten zu untersuchen.

Dies gilt selbst dort,wo man es noch am ehesten erwarten würde. Die Gruppe um Lewinsohn (zuerst Lewinsohn et al. 1972; ausführlich dokumentiert bei Lewinsohn et al. 1984) geht im Rückgriff auf Ferster (1965, 1973) davon aus, daß depressives Verhalten durch den Wegfall von Verstärkern verursacht ist. Folglich wird versucht, depressiven Patienten "pleasant events" nahezubringen. Sie sind also gehalten, wieder angenehme Dinge zu tun. Dieser Grundgedanke wurde aber nicht in dem Sinne weiterverfolgt, depressive Patienten zu lehren, wie positive Emotionen erlebt werden können und wie mit potentiellen Möglichkeiten von Freude und Genuß verfahren werden soll (vgl. Koppenhöfer u. Lutz 1983).

## Förderung von Positiva in der Verhaltenstherapie, Therapieprogramme

Angesichts dieses Mißverhältnisses zwischen Metazielen, theoretischen Voraussetzungen und dem tatsächlichen therapeutischen Vorgehen wurden Anfang der 80er Jahre einige Programme zum Aspekt positiven Erlebens im deutschsprachigen Raum vorgestellt.

In ihrer Dissertation untersuchte Niebel (1981) die Auswirkungen verhaltenstherapeutischer Techniken, die mit dem Ziel angewendet wurden, Wohlbefinden zu steigern. Die Patienten wurden angehalten, umschriebene verhaltenstherapeutische Interventionsverfahren nicht zur Verminderung von Beschwerden einzusetzen, sondern allein mit dem Ziel, Wohlbefinden zu erleben. Die Therapieerfolge waren im Vergleich zu einem symptomzentrierten Ansatz entweder gleich gut oder besser.

1982 stellte Figge seine verhaltenstherapeutisch orientierte Dramatherapie bei Kontaktstörungen vor. Kern seines Behandlungsprogramms ist es nicht so sehr, Patienten direkt die Grundfertigkeiten sozialen Verhaltens zu vermitteln, sondern ihnen zunächst und vorrangig Spaß am Umgang mit anderen nahezubringen. Diese Form der Therapie wurde für Studenten entwickelt, die sich wegen Kontaktstörungen in einer studentischen Beratungsstelle vorstellten. Auch hierzu liegen Evaluationsergebnisse vor, die überzeugend sind.

1983 erschien die sog. "Kleine Schule des Genießens" von Koppenhöfer u. Lutz. Diese war ursprünglich für depressive Patienten entwickelt worden und wurde 1981 erstmals anläßlich eines sogenannten Genußworkshops vorgestellt.

Im folgenden geht es darum, den theoretischen Rahmen für diesen Therapieansatz zu entwickeln.

## Das Balancemodell

In den klassischen Modellen zur Ätiologie abweichenden Verhaltens wird die Genese und Aufrechterhaltung von Störungen in der Regel auf eine gescheiterte Auseinandersetzung mit schädigenden Einflüssen zurückgeführt (z. B. Davison u. Neale 1986). Dementsprechend wird in klinisch-psychologisch orientierten Therapien versucht, entweder abweichendes Verhalten direkt zu modifizieren oder die belastenden Bedingungen (Noxen) aufzuheben, von denen es verursacht oder unterhalten wird. In diesem Sinne wird Therapie als heilendes Verfahren definiert, das zur Behandlung psychischer Störungen angewandt wird (z. B. Pongratz 1982). Implizit wird dabei von dem Gedanken ausgegangen, daß eine Reduktion eines problematischen Verhaltens dazu führt, daß sich "Normalität" bzw. "seelische Gesundheit" oder "Wohlbefinden" (wieder) einstellt.

Hinter dieser Annahme steht ein Theoriekonzept, das Gesundheit und Krankheit als eindimensionales, bipolares Konstrukt begreift. Ein solches Konstrukt besticht zunächst durch seine unmittelbare Einsichtigkeit. Wir erleben Gesundheit und Krankheit als eine Einheit und können unseren körperlichen oder seelischen Zustand spontan auf einem Kontinuum zwischen diesen Polen angeben; philosophiegeschichtlich wurden Gesundheit und Krankheit immer wechselseitig definiert (Vonessen 1974); Therapieschulen unterschiedlicher Provenienz gehen von einem Kontinuum zwischen gesund und krank aus (Hambrecht 1986).

Demgegenüber stehen Modellvorstellungen, die die Pathogenese einer Störung nicht auf Noxen allein zurückführen, sondern auf ein gestörtes Gleichgewicht zwischen "Gesundheit" und "Krankheit".

Bekannte Vertreter von Balancemodellen sind z. B. Menninger (1968) oder Antonowsky (1979). Gesundheit und Krankheit werden als Gegenpole eines Kontinuums verstanden; ein bedeutsamer Faktor bei der Entstehung einer behandlungsbedürftigen Störung ist, ob z. B. die Widerstandskraft (= Gesundheit) gegen eine Erkrankung nachläßt, ob ein gesunder Ausgleich fehlt etc.

Ein weiteres Balancemodell, das Gesundheit und Krankheit als unabhängige Größen konzeptionalisiert und auf dem die hier vorgetragenen Überlegungen basieren, gründet auf Untersuchungen von Bradburn u. Caplowitz (1965) und Bradburn (1969). Bradburn geht davon aus, daß Lebenszufriedenheit, Glück, seelische Gesundheit etc. von 2 Größen bedingt werden, nämlich der Relation zwischen positiven und negativen Emotionen bzw. Erfahrungen. Ob jemand seelisch erkrankt, hängt nach dieser Vorstellung nicht nur davon ab, ob er/sie viele negative Erfahrungen macht, sondern auch davon, inwieweit dem genügend positive Erfahrungen gegenüberstehen. Ein solches Modell erklärt nach Bradburn u. Caplowitz (1965, S. 21), warum einige Menschen trotz zahlreicher negativer Einflüsse nicht erkranken, während andere bereits nach einer relativ geringen Belastung auffälliges Verhalten zeigen.

Bei Costa u. McCrae (1980) werden gesunderhaltende Verhaltensweisen dem Persönlichkeitsfaktor Extraversion zugeordnet, orthogonal dazu Neurotizismus. Beide Persönlichkeitsdimensionen korrelieren jeweils positiv mit positiven bzw. negativen Emotionen, nicht aber umgekehrt. Zwischen Extraversion und negativen Emotionen besteht eine Nullkorrelation - ebenso zwischen Neurotizismus und positiven Emotionen.

Solche Daten führen zu einem Modell, in dem Gesundheit und Krankheit als 2 unabhängige Dimensionen konzipiert werden (Lutz, 1985). Auch ein solches Modell kann sich auf Plausibilitäten stützen: Man kann einen Schnupfen haben und sich unabhängig davon gesund fühlen; jeder wird ein mehr oder weniger großes Repertoire an mehr oder weniger neurotischen Verhaltensweisen, Absonderlichkeiten etc. sein eigen nennen und völlig unabhängig davon über einen Fundus gesunder Verhaltensweisen verfügen.

Nach einem solchen Balancemodell würden verschiedene Therapieansätze Unterschiedliches bewirken:

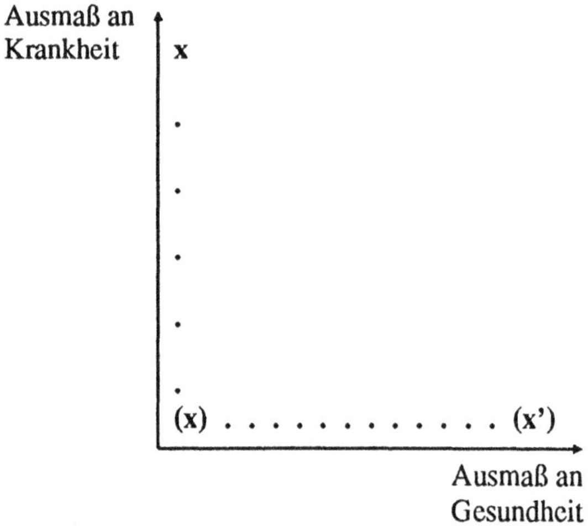


Ein Patient x würde nach einer rein symptomorientierten Therapie lediglich weniger krank sein (x). Er wäre noch nicht gesund.

Ein höheres Ausmaß an Gesundheit ist erst dann zu erwarten, wenn auch gesunde Verhaltensweisen vom Patienten häufiger gezeigt werden (x'). Sicherlich werden in jeder Therapie auch zwangsläufig gesunde Verhaltensweisen aufgebaut. Auf einen solchen spontanen (Neben-)effekt sollte man sich allerdings nicht verlassen. Zu einer umfassenden Therapieplanung muß nach diesem Balancemodell auch ein mögliches Defizit an gesunden Verhaltensweisen und deren Förderung Eingang finden.

## Gesunderhaltende Verhaltensweisen

Um zu umreißen, was gesunderhaltende Verhaltensweisen sind, liegt es nahe, zu untersuchen, wie "seelische" bzw. "psychische" Gesundheit verstanden wird. Nun ist es nicht weiter verwunderlich, wenn je nach unterschiedlicher theoretischer und weltanschaulicher Position eines Autors verschiedene Merkmale zur Definition von psychischer Gesundheit herangezogen werden (z. B. Becker 1982; Stephan 1980). Solche Merkmale beziehen sich auf z. T. verschiedene Geltungsbereiche (z. B. Sinngebung vs. Selbstaktualisierung) oder werden auf unterschiedlichem Abstraktionsniveau formuliert (z. B. Sinngebung vs. konkrete Verhaltensweisen zur Problembewältigung).

Unter therapiepragmatischen Gesichtspunkten liegt es m. E. nahe, Merkmale psychischer Gesundheit unter Angabe spezifischer Verhaltensbereiche zu unterscheiden, nämlich:

- *auf psychische Gesundheit bezogene Regeln und Oberpläne,*
- *Coping, Bewältigungsstrategien, Problembewältigungskompetenz*
- *euthymes Erleben und Verhalten als die Fähigkeit Wohlbefinden herzustellen und zu erleben.*

Eine solche Unterscheidung spricht unterschiedliche Funktionen an. Auf psychische Gesundheit bezogene Oberpläne steuern und bewerten konkrete Verhaltensweisen etwa im Sinne von Kanfers Regulationsmodellen (zuerst Kanfer 1971). Bewältigungsstrategien haben die Funktion, Probleme zu meistern, wohingegen euthymes Verhalten Wohlbefinden schafft.

### *Gesundheitsbezogene Oberpläne*

Unter gesundheitsbezogenen Oberplänen werden unter einem formalen Aspekt relativ stabile und situationsinvariante Kognitionen angesprochen, die andere spezifischere Verhaltensweisen, seien es beobachtbare oder auch (situations-)spezifischere Kognitionen kontrollieren, indem diese motiviert, gesteuert, bewertet und verstärkt werden. Verhalten, konkordant mit einem Oberplan, wird verstärkt; Verhaltensweisen werden in der Antizipation dieser Verstärkung in Gang gesetzt.

Diese verstärkende Funktion wird dann besonders deutlich, wenn inhaltliche Gesichtspunkte hinzukommen. In der Literatur werden z. B. die folgenden Merkmale seelischer Gesundheit genannt, die als gesundheitsbezogene Oberpläne verstanden werden können (teilweise zitiert nach Becker 1982):

*Sinngebung* (Wille zu Sinn, Frankl 1973; Bindung an Werte, Parsons 1967; Bedürfnis nach Orientierung und Hingabe, Fromm 1980);

*Soziale Einbettung* (Bedürfnis nach Verbundenheit, Fromm 1976; Bindung an ein Kollektiv, Parsons 1976; Gemeinschaftsgefühl, Adler 1933; Bedürfnis nach sozialer Zugehörigkeit und Liebe, Maslow 1973)

*Kompetenz und Entfaltung* (Selbstverwirklichung, Maslow 1973; Selbstbejahung, Allport 1970; Kontrollüberzeugung, Seligman 1979; "Self-efficacy", Bandura 1977; Selbstaktualisierung, Rogers 1976)

Diese Auflistung von zentralen Werten soll beispielhaft verstanden sein; sicherlich gibt es weitere und ergänzende Gesichtspunkte. Stephan (1983, S. 104) spricht von "biosozialen Teilaspekten" des Menschen. Gemeint ist damit, daß es unter einem sowohl biologischen als auch sozialen Gesichtspunkt notwendige Bedingungen gibt, die erfüllt sein müssen, um das Überleben der Menschheit zu sichern. Man muß solche anthropologischen Letztaussagen nicht unbedingt teilen; zentral für die Argumentation ist, daß man von Oberplänen ausgehen muß, die selbst- und lebensbejahend sind. Diese treten in ihrer Bedeutung dann besonders prägnant hervor, wenn sie mit ihrem Gegenteil kontrastiert werden, z. B. dem "Aufgeben-Syndrom" (Schmale 1972) oder der (gelernten) Hilflosigkeit (Seligman 1979).

Deneke et al. (1987) entdecken bei Gesunden im Gegensatz zu Patienten ein höheres Ausmaß an einem sog. "archaischen Hoffnungspotential", das durch folgende Items operationalisiert ist: "Manchmal weiß ich gar nicht weiter, aber irgendetwas in mir flößt mir Mut ein", "Ich spüre immer noch eine letzte Kraft in mir, auf die ich vertrauen kann, wenn es mir schlecht geht." Antonowsky formulierte 1979 die Bedeutung eines "Kohärenzsinnes". Er versteht hierunter eine globale Orientierung hinsichtlich eines generalisierten, überdauernden und dynamischen Gefühls, das von Vertrauen in die eigene innere und äußere Welt geprägt ist. Dieses wird, vermittelt durch den Kohärenzsinn, als vorhersagbar erlebt: Mit großer Wahrscheinlichkeit werden die Dinge sich in einer solchen Weise entwikkeln, wie man es vernünftigerweise erwarten kann (Antonovsky 1979, S. 120).

Ein solcher Kohärenzsinn dürfte sich in einem therapeutischen Setting dann entwickeln, wenn Patienten als Fazit konkreter Lernerfahrung die Überzeugung der Kontrollierbarkeit ihrer inneren und äußeren Welt selber ziehen und durch ihr eigenes Handeln Anlässe zur Selbstverstärkung entdecken können; besonders wichtig ist es, daß subjektiv angenehme Lebenserfahrungen wieder zugelassen werden und positive Emotionen auch angenommen werden können.

Es wird von der therapeutischen Strategie abhängen, ob versucht wird, konkrete Lernerfahrungen zu vermitteln, die den Schluß auf einen gesundheitsbezogenen Oberplan zulassen, oder ob versucht wird, direkt Oberpläne mit der Erwartung zu modifizieren, daß dann gesundes Verhalten tatsächlich gezeigt wird. Therapiepragmatisch hat sich aus meiner Sicht bewährt, an konkreten erfahrbaren Verhaltensweisen zu arbeiten, aber gleichwohl ein kognitives Raster im Sinne von Regeln anzubieten, um die neugemachten Erfahrungen auch einordnen zu können.

## *Copingstrategien*

Copingstrategien sind Verhaltensweisen, die z. Z. in der klinischen Psychologie intensiv untersucht und diskutiert werden (vgl. *Praxis der klinischen Verhaltensmedizin und Rehabilitation* 1988 Heft 1; *Psychotherapie, Psychosomatik, Medizinische Psychologie* 1988, Heft 1). Ganz allgemein kann man unter Bewältigungsstrategien solche Verhaltensweisen zusammenfassen, die vom Individuum dann gezeigt werden, wenn es vor eine schwierige oder bedrohliche Situation gestellt wird, die es zu lösen gilt. Aus diesem Verständnis heraus sind Copingstrategien dann und nur dann sinnvolle Verhaltensweisen, wenn es zu bewältigende Probleme gibt.

Bewältigungsstrategien sind vielfältig und individuell recht unterschiedlich (z. B. Rim 1987), verbindliche Klassifikationen liegen nicht vor (z. B. Kessler et al. 1985, S. 551; Moos u. Billings 1982). Drei Dimensionen werden allerdings immer wieder genannt:

- direkte Veränderung des Problems,
- Veränderung der Problemsicht,
- Umgang mit dem durch das Problem hervorgerufenen "emotionalen Distreß" (Pearlin u. Schooler 1978).

Der instrumentelle Aspekt von Coping ist offensichtlich. Solche Strategien haben die Funktion, bestehende oder zukünftige Problemsituationen zu meistern und bestehendes oder befürchtetes Leid zu reduzieren.

Deutliche Unterschiede gibt es zwischen "Gesunden" und "Erkrankten" hinsichtlich dieses Verhaltensbereiches. So zeigen Coyne et al. (1981) oder Doerfler u. Richards (1981), daß Depressive ungeeignete Copingstrategien einsetzen. Heim (1988) unterscheidet zwischen angemessenem und unangemessenem Coping. Dagegen verfügen Gesunde über verschiedene, situationsangepaßte Bewältigungsstrategien (z. B. Pearlin u. Schooler 1978). Es liegt nahe, Patienten Bewältigungsstrategien zu vermitteln (z.B. Meichenbaum u. Jarenko 1983).

Die Copingforschung ist (fast ausschließlich) kognitiv orientiert (z. B. Forschungsgruppe um Lazarus); Erfolgskontrollen orientieren sich daran, ob ein bestimmtes Problem effektiv gemeistert wurde (z. B. Beutel u. Muthny 1988). Kessler et al. (1985) kommen nach einer Durchsicht der Literatur zu dem Schluß, daß die Copingforschung sich an einem Idealbild eines aktiven und intentionalen Individuums orientiert, das seine psychologische Welt selbst konstruiert und die ihm zur Verfügung stehenden Ressourcen zur Streßbwältigung einsetzt.

Emotionen werden vornehmlich unter dem Gesichtspunkt einbezogen, wie negative emotionale Begleiterscheinungen von Streß begrenzt werden können (z. B. Pearlin u. Schooler 1978; Lazarus u. Launier 1978). Nur in Nebensätzen werden positive Emotionen angesprochen (Lazarus u. Launier 1978) oder als Effektivitätsvariablen angemessenen Copings ohne weitere theoretische Begründung eingeführt (z. B. Filipp et al. 1988; Janke et al. 1984).

Eine grundsätzliche Kritik sei angemerkt: Kognitive Copingkonzepte sind zu kognitiv. In der neueren Emotionspsychologie wird hervorgehoben, daß Emotionen von Kognitionen und Handlungen nicht abzutrennen und in eine zeitliche Reihenfolge zu bringen sind, sondern daß sie gleichzeitig auftreten und auch verarbeitet werden. (Izard 1981; Scherer 1981). "Emotionen wie Freude und Interesse begleiten und fördern Handlungen" (Kruse 1985, S. 22). Mir ist kein rationales Argument bekannt, warum Bewältigungsprozesse eine Ausnahme darstellen oder nur auf eine palliative Funktion beschränkt bleiben sollen. Nach diesem Exkurs lautet unter einem euthymen Gesichtspunkt die Gegenthese:

Positive Emotionen stimulieren einen Problembewältigungsprozeß (z. B. Hoffnung auf Erfolg, Optimismus bzw. Zuversicht). Positive Emotionen sind als Konsequenzen überstandener Schwierigkeiten (z. B. Erleichterung, Stolz) (mit)verantwortlich für deren Wiederholung. (Angst ist sicher auch ein Regulativ für Coping, aber eben kein euthymes.) Dieser Aspekt wird unter dem Gesichtspunkt des euthymen Erlebens und Verhaltens besonders betont und wird nach dem kommenden Abschnitt erneut aufgegriffen.

## *Euthymes Verhalten und Erleben*

Unter euthymem Verhalten und Erleben soll dem Wortsinn entsprechend das Verhalten und Erleben zusammengefaßt und benannt werden, das "gut für das Gemüt bzw. für die Seele" ist. Unter euthymem Verhalten sind also jene Aktivitäten zu verstehen, die mit Freude, Vergnügen und Lust verbunden sind und die mit positiven Gefühlen des Wohlbefindens einhergehen. Entsprechend sind euthyme Behandlungsstrategien therapeutische Vorgehensweisen, die gezielt und vorrangig positives Erleben fördern. Werden in einer Therapie Positiva - im weitesten Sinne - betont, dann bedeutet dies, daß gesunde Verhaltensanteile bei einem Klienten gestärkt werden.

So sinnvoll es ist, Copingstrategien von euthymem Verhalten zu unterscheiden, soll dies jedoch nicht zu dem Mißverständnis führen, es handle sich jeweils um diskrete, sich ausschließende Verhaltensklassen in dem Sinne, daß sie in einer umschriebenen Situation nicht gleichzeitig auftreten könnten. Bewältigt ein Individuum z. B. eine kritische Situation, so kann sein Verhalten einmal unter dem Gesichtspunkt des Copings danach untersucht werden, wie effizient seine Bewältigungsstrategien sind. Darüber hinaus ist zu fragen, in welchem Ausmaß gleichzeitig bzw. später euthyme Verhaltensaspekte realisiert wurden. Ist z. B. jemand in der Lage, eine begleitende Emotion wie etwa Freude oder Stolz in sich aufkommen zu lassen, oder muß er solche positiven Emotionen in irgendeiner Form abwehren?

Umgekehrt kann euthymes Erleben und Verhalten durchaus im Sinne einer Copingstrategie eingesetzt werden. Genüßliches wurde schon immer "nach des Tages Müh' und Last" als Ausgleich angestrebt. In Köln oder in Mainz gibt es die Tradition des Dämmerschoppens (allerdings mit jeweils spezifisch anderen Getränken); Saunabesuche oder Schwimmen gelten als ein beliebter Ausgleich gegen Streß.

Ein Teil des antidepressiven Verhaltensrepertoires sind nach dem hier vertretenen Konzept euthyme Strategien (vgl. Rippere 1967; Hautzinger 1979; de Jong 1985).

Euthymes Verhalten kann also als eine Bewältigungsstrategie - d. h. mit der primären Intention der Problembewältigung und erst sekundär der Wiederherstellung oder gar Steigerung des Wohlbefindens - eingesetzt werden. Umgekehrt können beim Coping spezifische positive Emotionen ausgemacht werden. Hierzu gibt es meines Wissens keine spezielle Forschung.

Trotzdem: Raphael (1986) beobachtet bei Witwen, die ihren Verlust überwinden und zu einem erfüllten Leben zurückfinden konnten, Hoffnung als motivierende Kraft, Leid durchzustehen.

Bei einer Clusteranalyse von Copingverhaltensweisen identifizierte Westbrook (1979) Optimismus. Der Streßverarbeitungsfragebogen von Janke et al. (1984) enthält eine Subskala "Positive Selbstinstruktion"; die Items dieser Skalen können auch unter dem Oberbegriff "Hoffnung" zusammengefaßt werden.

Solche Emotionen können zunächst motivational wirken (vgl. Kohärenzsinn); unter einem euthymen Gesichtspunkt können trotz Streß und Belastung auch positive Emotionen während einer konkreten Copingaktivität erlebt werden. Als Konsequenz glücklich gemeisterter Schwierigkeiten können Emotionen wie Befriedigung, Stolz etc. erwartet werden. Tatsächlich nennen Witwen rückblickend nach überstandener und angemessener Trauerarbeit Stolz als Emotion, nicht aber die Witwen, die nach einem Jahr ihren Verlust nicht überwunden hatten (Gerhards 1987). In ihrer Studie zu emotionalen Verläufen dokumentiert Friedrich (1982), daß nach überstandenen Strapazen Stolz auftritt.

Wir glauben, daß die zentrale Bedeutung euthymen Erlebens und Verhaltens nicht so sehr im kurzfristigen oder instrumentellen Umsetzen gegen Streß liegt. Durch euthyme Erlebens- und Verhaltensweisen wird ein "Polster" aufgebaut, das eher indirekt gesunderhaltend wirkt. In diesem Sinne ist die "hedonistische Nische" (Lutz 1985) zu verstehen. Aus Umfrageergebnissen (Glatzer u. Zapf 1984) wird deutlich, daß zunehmend der individuelle Lebensraum genußbetont ausgestattet wird und gegenüber der Arbeitswelt zunehmend an Bedeutung gewinnt.

Unter dem Gesichtspunkt seelischer Gesundheit hat euthymes Erleben und Verhalten eine protektive Funktion. Es schützt vor Belastungen, indem ein meist unspezifischer Ausgleich erzielt wird. In unserem Zusammenhang interessiert eine weitere Funktion mehr, nämlich eine kurative. Ganz offensichtlich wird durch euthymes Erleben und Verhalten eine Besserung der Patienten herbeigeführt bzw. die Bereitschaft geweckt, sich auf einen therapeutischen Prozeß intensiver einzulassen.

Unabhängig von allen instrumentellen Verwertbarkeiten von Wohlbefinden sollte nicht vergessen werden, daß das "Eigentliche" am Wohlbefinden das Wohl-Befinden selber ist.

Im folgenden soll näher erläutert werden, durch welche psychologischen Mechanismen solche gesundheitsförderlichen Verhaltensweisen aufgebaut werden können. Ganz allgemein ist euthymes Erleben mit positiven Befindlichkeiten eng verbunden, es soll daher zunächst allgemein gefragt werden, wie positives Erleben induziert werden kann.

## Induktion positiven Erlebens

Im folgenden wird davon ausgegangen, daß für die Induktion positiver Emotionen im wesentlichen 2 psychologische Prozesse wirksam sind, nämlich die Aufmerksamkeitsfokussierung und spezifische handlungsleitende (sog. hedonistische) Kognitionen bzw. Regeln (Lutz 1985).

### *Aufmerksamkeitsfokussierung auf angenehme Ereignisse*

Wollen wir etwas Gutes genießen, dann müssen wir uns darauf einlassen können. Das ist gleichbedeutend damit, daß wir unsere ganze Aufmerksamkeit darauf zu konzentrieren vermögen. Angenehmes Erleben wird dann entstehen, wenn uns diese Ausrichtung der Aufmerksamkeit auf positive Reize gelingt. Gleichzeitig wird bei diesem Prozeß der Aufmerksamkeitsfokussierung Störendes wie z. B. unangenehme Gedanken, Mißempfindungen etc. unterdrückt.

Stören wir diesen Prozeß, indem wir gleichzeitig anderes mittun oder mitdenken, dann ist nicht mit einer vollen Entfaltung positiven emotionalen Erlebens zu rechnen.

Dieser Gesichtspunkt korrespondiert mit der Tatsache, daß die menschliche Informationsverarbeitungskapazität begrenzt ist, ein Sachverhalt, der schon Wundt (1911, S. 316; 1922, S. 252) und James (1890, S. 409) bekannt war. Diese Aussage wird auch in neueren Arbeiten bestätigt (z. B. Johnston u. Dark 1986).

Für die Umsetzung einer Information bis zum Entstehen einer Emotion ist eine gewisse Zeit notwendig. Dieser Sachverhalt wird durch die neurophysiologische Gedächtnisforschung betont (z. B. Bock 1980): Jede wahrgenommene Information wird im Zentralen Nervensystem zu einem spezifischen Erregungsmuster umgesetzt. Dieses ist zunächst äußerst störanfällig gegenüber Afferenzen, die z. B. aus einer nachfolgenden Informationsverarbeitung resultieren können. Mit anderen Worten: Soll ein stabiles und später abrufbares Erregungsmuster, das in einer neuro-anatomischen Veränderung abgebildet wird, entstehen, dann muß in einem bestimmten Zeitintervall die Aufmerksamkeit auf einen umschriebenen Sachverhalt fokussiert sein.

Soll also eine angenehme Emotion entstehen können, dann müssen wir ausreichend lange und uneingeschränkt unsere Aufmerksamkeit auf eine angenehme Stimulation richten.

Der Aspekt der Aufmerksamkeitsfokussierung bei der Entstehung von positiven Emotionen ist ohne den Bezug auf unsere Sinne unvollständig. Wenn Aufmerksamkeit auf externe Gegebenheiten, Reize etc. gelenkt wird, dann ist dies gleichbedeutend damit, daß eine Sinnesleistung angesprochen wird. Gleichzeitig gilt, daß emotionale Prozesse eng mit sinnlichen Verarbeitungen gesehen werden können und unter bestimmten Aspekten auch gesehen werden müssen.

Am Beispiel von Genuß, einer prototypisch positiven Emotion, soll dies illustriert werden. Zwar ist es individuell sehr verschieden, was der Einzelne genießt. "Das Gemeinsame am Vorgang des Genießens ist, daß es ein sinnliches Verhalten ist, bei dem ich mich auf ein *lust-volles Erleben* einlasse und mir dessen *bewußt* bin" (Lutz 1983, S. 12). Nach diesem Verständnis ist Genuß also an unsere Sinne gebunden, an Sehen, Hören, Schmecken, Riechen und Tasten. Zum Genießenlernen gehört also auch die Ausbildung der oben genannten Sinne. Diesem Gesichtspunkt wird im Therapieprogramm "Kleine Schule des Genießens" Rechnung getragen: In aufeinanderfolgenden Sitzungen werden für die verschiedenen Sinne Übungen zur Differenzierung und zur Aufmerksamkeitsfokussierung durchgeführt.

Neben diesem Aspekt des Sinnlichen, bezogen auf die Verarbeitung externer Reize, gibt es eine zweite Bedeutung von "sinnlich", die ebenfalls wichtig für genußvolles Verhalten ist. Es ist das Nacherleben in angenehmen Vorstellungen, Phantasien oder Tagträumen oder die Vorwegnahme oder das Ausmalen angenehmer Situationen. Immer müssen solche inneren sinnlichen Prozesse so anschaulich und plastisch sein, als würden wir sie im Augenblick erleben, um auch positive Emotionen auslösen zu können (vgl. Schwarz u. Clore 1983).

## *Verhaltenssteuerung durch hedonistische Regeln*

Wenden wir uns nun dem zweiten Aspekt zu, nämlich kognitiven Regeln, die es uns erlauben und damit ermöglichen, Angenehmes zu erfahren. Ganz allgemein gilt, daß unser Verhalten durch handlungssteuernde Regeln geleitet bzw. kontrolliert wird (vgl. von Quekelberghe u. Eickels 1982). Diesem allgemeinen Grundgedanken folgend, müssen also Regeln ausfindig zu machen sein, die ein genußvolles Erleben und Handeln begleiten bzw. ermöglichen. Solche Regeln können als Operationalisierung spezifischer gesundheitsbezogener Oberpläne gelten.

Der Stellenwert solcher Regeln wird durch deren Gegenteil - *irrationale genußfeindliche Regeln* - hervorgehoben. In der Therapie mit Hilfe euthymer Behandlungsstrategien gilt es, irrationale genußfeindliche Regeln durch genußfördernde Regeln zu ersetzen.

Bekannt sind Lebensregeln bzw. Lebensmaximen wie "Erst die Arbeit, dann das Vergnügen", "Müßiggang ist aller Laster Anfang", "Wer nicht lernt, kommt nicht ans Ziel". Auf einem Haus im Marburger Raum steht der Spruch: "Arbeit ist des Bürgers Zier". So aktuell solche Maximen auch sein mögen, sie sind ein altes Kulturerbe, wenn man an z. B. "Ora et labora" denkt. In diesen Sätzen steckt zwar immer auch ein Funke Richtigkeit. Die Irrationalität solcher Regeln ergibt sich jedoch aus der Übergeneralisierung; eine genußfeindliche Lebensführung ist kaum noch zu vermeiden. Einer solchen folgend ist alles erlaubt, was keinen Spaß macht. Oder: Wir müssen unser Handeln und auch das Erleben positiver Emotionen einem höherwertig eingestuften Prinzip oder einer Wertordnung unterwerfen (Fromm 1980; Weber 1965).

Vielleicht sollen solche Regeln (sinnvollerweise) nur deren Gegenteil verhindern, z. B. *nur* noch zu spielen oder *nur* noch dem Müßiggang zu frönen. Um dieses Extrem zu vermeiden, werden durch solche Regeln allerdings alle angenehmen Tätigkeiten auf einen eng umgrenzten bzw. ausgegrenzten Bereich reduziert.

Vorgaben, Regeln etc. darüber, was man im einzelnen tun soll, um ein glückliches und erfülltes Leben zu führen, haben den allgemeinen Hintergrund, Situationen zu schaffen, in denen der Mensch glücklich, zufrieden etc. sein kann. Damit wird - so die Erwartung - die Auftretenswahrscheinlichkeit positiver Emotionen erhöht. Insofern können Regeln Voraussetzungen für positive Emotionen sein.

Solche Lebensregeln haben eine gewisse Tradition. Schopenhauer rät in seinen "Aphorismen zur Lebensweisheit" zu folgenden Maximen (übernommen von Tatarkewicz 1984):

1. Denk daran, daß nur die Gegenwart real ist und der heutige Tag nicht ein zweitesmal kommt.
2. Die Einsamkeit ist besser als die Gesellschaft von Menschen.
3. Man soll der Vorstellungskraft nicht freien Lauf lassen.
4. Gewöhne dich an den Gedanken, daß du alles verloren hast, und denke niemals von fremden Dingen, daß sie dein sein könnten.
5. Bilde in dir die Flexibilität des Denkens aus.
6. Beherrsche deine Begierden.
7. Man muß ständig aktiv sein, dies ist für das Glück notwendig, denn unsere Kräfte sind dazu da, um gebraucht zu werden.
8. Dadurch, daß man die Individualität anderer Menschen achtet, soll man in sich selbst Geduld und Höflichkeit ausbilden, jene Kardinaltugend der Chinesen, man soll auch die Fehler anderer nicht bemerken und andere niemals belehren.
9. Man soll andere nicht nachahmen.
10. Weder lieben noch hassen, dies ist die halbe Wahrheit über das Glück, die andere Hälfte ist, nichts zu sagen und an nichts zu glauben.
11. Um fröhlich und dadurch auch glücklich zu sein, ist die Gesundheit die wichtigste Sache, es ist deshalb Unsinn, seine Gesundheit für irgendetwas hinzugeben.

Auch heute werden vor dem Hintergrund unterschiedlicher Lebensphilosophien die unterschiedlichsten Anweisungen für ein glückliches Leben gegeben. Ein psychologisches Glücksprogramm von Fordyce (1983) empfiehlt Amerikanern, 14 Grundlagen zu beachten:

1. keep busy and be more active (Bleibe rege und sei aktiver!);
2. spend more time socialising (Nimm Dir mehr Zeit für soziale Kontakte!);
3. be productive at meaningful work (Sei produktiv bei sinnvoller Arbeit!);
4. get better organized and plan things out (Organisiere und plane Deine Angelegenheiten!);
5. Stop worrying (Beende das Grübeln!);
6. lower your expectations and aspirants (Setze Ansprüche und Erwartungen herab!);

7. develop positiv, optimistic thinking (Entwickle ein positives und optimistisches Denken!);
8. become present oriented (Lebe im Hier und Jetzt!);
9. work on a healthy personality (Bemühe Dich um eine gesunde Persönlichkeit!);
10. develop an outgoing, social personality (Gehe aus Dir heraus und werde eine soziale Persönlichkeit!);
11. be yourself (Sei Du Selbst!);
12. eliminate negative feelings and problems (Beseitige negative Gefühle und Probleme!);
13. close relationship is the number one source of happiness (Eine gute Partnerschaft ist die wichtigste Quelle für Glück!);
14. put happiness as your most important priority (Setze Glück als Dein höchstes Ziel!).

Unschwer ist zu erkennen, daß ganz unterschiedliche Präskriptionen für ein glückliches Leben gemacht werden. Ein moderner Kompromißvorschlag könnte darauf abzielen, die Forderungen etwa von Schopenhauer oder die von Fordyce ergänzend aufzulisten, jeweils eine Gegenposition zu formulieren und jedem anheim zu stellen, was gut und erstrebenswert für ihn ist. Tatsächlich mag dies gar nicht so verkehrt sein, sind doch Glücksgüter höchst individuell.

Wir meinen dagegen, daß der Zugang, nämlich konkrete Regeln - im Sinne von Zielen - vorzuschreiben, selber problematisch ist. Abgesehen davon, daß es wohl sehr unterschiedliche Ziele von Subkulturen, Altersgruppen etc. gibt, scheint es uns wichtiger, nicht vorzuschreiben, was man tun soll, sondern Anregungen zu geben, wie man etwas tun soll. Damit sollen stärker basale psychologische Mechanismen benannt werden, die als Voraussetzungen für das Entstehen positiver Emotionen aufgefaßt werden können. So lauten die sog. Genußregeln oder auch Genußaspekte (Lutz u. Koppenhöfer 1983):

1. Genuß braucht Zeit;
2. Genuß muß erlaubt sein;
3. Genuß geht nicht nebenbei;
4. Genuß: Aussuchen, was dir gut tut;
5. Genuß: Weniger ist mehr;
6. Ohne Erfahrung kein Genuß;
7. Genuß ist alltäglich.

## Beobachtungen

Koppenhöfer (1988) berichtet die Ergebnisse empirischer Studien zur Effektivität des Genußprogrammes. So ermutigend diese Studien sind, sie geben m. E. nicht das volle Wirkungsspektrum des Programms "Kleine Schule des Genießens" wieder. Dies liegt u.a. daran, daß die Auswahl unter positiven Skalen, die in Frage kommen, zu gering ist und zu wenig Erfahrung vorliegt, welche Skalen im einzelnen angezeigt sind. Zudem habe ich den Eindruck, daß durch das Therapieprogramm die Patienten sensibilisiert werden und bei dem zweiten Ausfüllen der Erfolgslisten kritischer sind als zu Anfang und auch kritischer sind als eine Kontrollgruppe. Die Beobachtungen der Patienten und auch die Schilderungen der Bezugstherapeuten sind sehr viel eindeutiger. Aus diesem Grunde sollen an dieser Stelle einige Beobachtungen wiedergegeben werden, die die mit dem Programm verbundenen erwünschten Nebeneffekte wiedergeben.

Entscheidend für einen Therapieerfolg ist sicher nicht, daß Patienten nach einer solchen Behandlung besser riechen oder schmecken können. Vielmehr werden durch ein solches Programm therapeutische Prozesse in Gang gesetzt, auf die ein Therapieerfolg zurückgeführt werden kann.

Durch das Therapieprogramm wird bei Patienten einerseits bereits im Verlauf der ersten Stunde eine normale Rede induziert. Wehleidiges Verhalten, wie dies z. B. bei depressiven Patienten in Einzelsitzungen häufig zu beobachten ist, tritt selten auf. Vielmehr beginnen Patienten spontan, sich direkt mitzuteilen: Sie berichten ihre Eindrücke, Erlebnisse usw., und zwar in der Regel ohne einen Bezug zu einer Störung.

Sie lernen darüber hinaus - ohne daß es ihnen selber bewußt wird - im Mittelpunkt der Gruppe zu stehen, wenn sie z. B. ihr selbstentdecktes Material den Mitpatienten vorstellen.

Das Programm regt Patienten an, sich zusammenzuschließen und gemeinsam ihre soziale und dingliche Umwelt zu erkunden. Dadurch werden sie indirekt aktiviert, ohne daß der Therapeut eine bestimmte Aktivität direkt anregt. Die Aufgabenstellung, für sich Angenehmes zu entdecken, führt ganz offensichtlich dazu, daß Patienten Tabus überwinden und sich auch "ängstigenden" Situationen stellen. Sie erlauben sich z. B. Parfümerien oder Bekleidungsgeschäfte zu besuchen, das Angebot zu erkunden, aber nichts zu kaufen (ein typisches Item eines assertiven Trainingsprogramms). Sie erwerben und üben damit soziale Fertigkeiten ein und sind gegenseitig Modell für neues Verhalten. Durch das Programm wird sowohl während der Therapiestunden als auch in der frühen Erkundungsphase positive Befindlichkeit induziert, und es tauchen sehr häufig positive Erinnerungen wieder auf, die sehr lange nicht präsent waren.

Offensichtlich bedeutet eine gewisse Kontrollierbarkeit bzw. Verfügbarkeit über positive Ereignisse Patienten ein Wiedererlangen vergessen geglaubter Kompetenzen.

Im Verlauf der Therapie kann immer wieder beobachtet werden, daß Patienten die Möglichkeit, selber positive Erinnerungen zu induzieren, als Copingstrategien nutzen, wenn es ihnen weniger gut geht.

Zusätzlich konnte die Beobachtung gemacht werden, daß während des Genußtrainings bei vielen Patienten früher (vor der depressiven Erkrankung) schon vorhandene Gewohnheiten im Zusammenhang mit Genießen wiederentdeckt oder geweckt wurden. Es gelang den Patienten dann meist entsprechend gut, auf diesen schlummernden Ressourcen wieder aufzubauen. Vor allem aber bei schwer depressiven Patienten, die in den ersten Sitzungen apathisch und teilnahmslos wirkten, hatte die Genußtherapie einen sensibilisierenden Effekt. Diesen Patienten, die einen nur eingeschränkten Zugang zu ihren Gefühlen hatten, wurde im Verlauf der Therapie durch die Konfrontation mit persönlich bedeutungsvollen Materialien ein intensives Erleben ihrer eigenen Emotionen und ihrer Umwelt wieder ermöglicht.

So entwickelten die Gruppenmitglieder ganz spezifische Verhaltensweisen, um genußvolles Erleben zu erhalten. Die Genußgruppe hat den Patienten wichtige Erfahrungen vermittelt. Sie lernen hier, daß es in ihrem Leben trotz Traurigkeit und Tragik auch schöne Dinge geben kann. Die oft bei depressiven Menschen vorhandene verzerrte Vorstellung, daß nur in einer heilen Welt Genießen überhaupt erst möglich sei, wird durch die Genußtherapie revidiert. Die Patienten erkennen, daß sie sich durch solche Kognitionen ein Erleben positiver Erfahrungen selbst unmöglich gemacht haben.

Weiterhin geht aus informellen Berichten von Bezugstherapeuten und teilweise auch von Patienten hervor, daß dieses Programm geeignet ist, das Risiko eines Rückfalls zu verringern. Offensichtlich haben Patienten gelernt, ihren Alltag neu zu strukturieren. Sie achten stärker auf Pausen, die sie sich selber verschaffen. Vermehrt richten sie ihr Augenmerk darauf, daß angenehme Ereignisse möglich werden und daß sie diese auch genießen können.

Solche Berichte sowie die bisherigen Beobachtungen zu den therapiewirksamen Parametern führen zu der Annahme, daß die Bedeutung eines solchen euthymen Programms weniger in einer kurzfristigen Besserung als in der Prophylaxe liegt.

Nach bisherigen Erfahrungen hat das Programm nicht dazu geführt, daß frühere Patienten sich mit einem Schonraum umgeben. Vielmehr gibt es Anzeichen dafür, daß exploratives und z. T. auch konfrontatives Verhalten zugenommen haben.

## "Happy go lucky", oder was ?

Für einige Kollegen vermittelt das Programm wenig Ernsthaftigkeit. Das ist z. T. auch richtig, da in den Therapiesitzungen durchaus schallend gelacht wird. Wenn Patienten - "Depressive!" frohgemut durch das Treppenhaus eines psychiatrischen Krankenhauses pilgern, dann wissen Bezugstherapeuten, daß sie aus der Genußgruppe kommen.

Nun sollten nach Möglichkeit 2 Sachverhalte nicht vermischt werden. Zunächst soll daran erinnert werden, daß die etymologische Wurzel von "positiv" das lateinische Wort "positivum" ist, was soviel bedeutet wie "das Vorfindbare". Durch die "Kleine Schule des Genießens" soll Patienten ein Teil des tatsächlich real Vorhandenen wieder näher gebracht werden. In der Regel sehen sie Leid und Belastungen und haben wenig Zugang zu den angenehmen Seiten des Lebens. Insofern wird hier zunächst eine Balance hergestellt zwischen angenehmen und unangenehmen Realitäten.

Genuß, Angenehmes etc. werden gern in die Nähe eines oberflächlichen Lebensstils gebracht, es sich gut gehen lassen. Die Gleichsetzung von Oberflächlichkeit und Sich-gut-gehen-lassen ist inhaltlich nicht zwingend. Dagegen zu setzen ist, daß das Akzeptieren und Durchleben negativer Emotionen, Belastungen etc. genauso zur seelischen Gesundheit gehört wie die Fähigkeit, angenehme Dinge nicht nur zu ertragen, sondern in vollen Zügen genießen zu können.

Wenn einem solchen Therapieprogramm wenig Ernsthaftigkeit zugesprochen wird und wenn es mit einem oberflächlichen Lebensstil nach dem Motto "Happy go lucky" gleichgesetzt wird, dann liegt dem m. E. folgender Denkfehler zugrunde: Entsprechend einem bipolaren Konzept von Positivem und Negativem kann jemand, der das Positive akzeptiert, sich nicht auch Negativem stellen. Wir meinen aber, daß diese beiden Sachverhalte als unabhängig zu betrachten sind. Jemand, der in einer Situation in der Lage ist, Trauer anzunehmen und durchzuleben, oder der sich Bedrohungen und Belastungen stellt, kann in einer anderen Situation durchaus fröhlich, gelassen und glücklich sein.

Abschließend wollen wir auf einen speziellen Effekt hinweisen, der sich insbesondere in Fachkliniken für Suchtbehandlungen (Alkoholiker) abzeichnet. Unübersehbar gibt es in einigen dieser Kliniken so etwas wie eine strenge therapeutische Moral. Nicht nur die Klienten haben ein ausgeprägtes Strafbedürfnis, sie werden darin durch einige Therapeuten unterstützt. Wir haben den Eindruck, daß durch das Einführen der "Kleinen Schule des Genießens" die Therapeuten selber auf alternative Sichtweisen gestoßen sind und insgesamt das Klima in Therapiegruppen sehr viel aufgelockerter wurde. Dies hat beileibe nichts damit zu tun, daß durch ein solches Therapieprogramm bestehende Regeln einer Alkoholikerbehandlung über Bord geworfen würden, Abstinenz bleibt Abstinenz, nur sollte Alkoholikern, denen eine ubiquitär anerkannte positive Stimulanz genommen wurde, ein potenter Ersatz geschaffen werden. Dies zu ermöglichen und auch von seiten der Therapeuten zu erlauben, ist eine zentrale Wirkungsweise der "Kleinen Schule des Genießens" in solchen therapeutischen Einrichtungen.

## Literatur

Abele-Brehm A, Brehm W (1986) Zur Konzeptualisierung und Messung von Befindlichkeit. Diagnostica 32: 209 - 228

Adler A (1933) Sinn des Lebens. Passer, Wien Leipzig

Allport GW (1970) Gestalt und Wachstum in der Persönlichkeit. Hain, Meisenheim

Antonowsky A (1979) Health, stress and coping. Jossey-Bass, San Francisco

Bandura A (1977) Self-efficacy: toward a unifying theory of behavior change. Psychol Rev 84, 191 - 215

Becker P (1982) Psychologie der seelischen Gesundheit, 1: Theorien, Modelle, Diagnostik. Hogrefe, Göttingen

Becker P (1986) Vorform eines TPF-Manuals. Manuskript, aus dem Fachbereich Psychologie Universität Trier

Belschner W (1979) Inventar zur Selbstkommunikation. Manuskript, Universität Oldenburg

Beutel M, Muthny FA (1988) Konzeptualisierung und klinische Erfassung von Krankheitsverarbeitung - Hintergrundstheorien, Methodenproblem und künftige Möglichkeiten. Psychother med Psychol 38: 19 - 27

Bock M (1980) Angenehme und unangenehme Erfahrungen aus gedächtnispsychologischer Sicht - Bilanz einer 80jährigen Forschung. Psychol Beitr 22: 280 - 292

Bradburn NM, Caplovitz D (1965) Reports on happiness. A pilot study of behavior related to mental health. Aldine, Chicago

Bradburn NM (1969) The structure of psychological wellbeing. Aldine, Chicago

Cautela JR, Kastenbaum R (1967) A reinforcement survey schedule for use in therapy, training and research. Psychol Rep 20: 1115 - 1130

CIPS, Collegium Internationale Psychiatriae Scalarum (Hrsg) (1981) Internationale Skalen für Psychiatrie. Beltz, Weinheim

Costa PT, McCrae RR (1980) Influence of extraversion and neuroticism on subjective wellbeing: happy and unhappy people. J pers soc Psychol 38: 668 - 678

Coyne JC, Aldwin C, Lazarus RS (1981) Depression and coping in stressful episodes. J Abnorm Psychol 90: 439 - 447

Davison GC, Neale JM (1986) Abnormal Psychology. Wiley & Sons, New York

Deneke FW, Ahrens S, Bühring B, Haag A, Lamparter U, Richter R, Stuhr U (1987) Wie erleben sich Gesunde? Psychother med Psychol 37: 156 - 160

Deusinger IM (1986) Die Frankfurter Selbstkonzeptskalen (FSKN). Hogrefe, Göttingen

Diener E, Larsen RJ, Levine S, Emmons RA (1985) Intensity and frequency: dimensions underlying positive and negative affects. J Pers soc Psychol 48/5: 1253 - 1265

Doerfler LA, Richards DS (1981) Self initiated attempts to cope with depression. Cogn Ther Res 5/4: 367 - 371

Elrod N (1974) Kriterien der Besserung in der Psychotherapie. Geist und Psyche. Kindler, München

Ferster CB (1965) Classification of behavioral pathology. In: Krasner L, Ullmann LP (eds) Research in behavior modification. Holt, New York

Ferster CB (1973) A functional analysis of depression. Psychol 28: 857 - 870

Figge P (1982) Dramatherapie bei Kontaktstörungen. Kösel, München

Filipp SH, Ferring D, Freudenberg E, Klauer T (1988) Affektiv-motivationale Korrelate von Formen der Krankheitsbewältigung - Erste Ergebnisse einer Längsschnittstudie mit Krebspatienten. Psychother med Psychol 38: 37 - 42

Fordyce MW (1983) Development of a program to increase personal happiness. J Counsel Psychol 22: 511 - 520

Frankl VE (1973) Der Mensch auf der Suche nach dem Sinn. Zur Rehumanisierung der Psychotherapie. Herder, Freiburg

Franks CM, Wilson GT (1973) Behavior of therapy. Brunner/Mazel, New York

Freud S (1940) Vorlesungen zur Einführung in die Psychoanalyse. Gesammelte Werke Bd 11; Fischer, Frankfurt am Main, 1966 ff.

Freud S (1948) Das Unbehagen in der Kultur. GW Bd 14

Friedrich B (1982) Emotionen im Alltag. Versuch einer deskriptiven und funktionalen Analyse. Minerva, München

Fromm E (1976) Haben oder Sein. Die seelischen Grundlagen einer neuen Gesellschaft. Deutsche Verlagsanstalt, Stuttgart

Fromm E (1980) Gesamtausgabe: Analytische Sozialpsychologie, Bd 1. Deutsche Verlagsanstalt, Stuttgart

Fydrich T, Sommer G, Menzel U, Höll B (1987) Fragebogen zur sozialen Unterstützung. Klin Psychol 16/4: 434 - 436

Gerhards B (1987) Coping und soziale Unterstützung- Belastung bei Witwen. Diplomarbeit, Universität Marburg

Glatzer W, Zapf W (1984) (Hrsg) Lebensqualität in der Bundesrepublik. Campus, Frankfurt am Main New York

Goldfried MR, D'Zurilla TJ (1969) A behavorial-analytic model for assessing competence. In: Spielberger CD (ed) Current topics in clinical and community psychology. Academic Press, New York

Hambrecht M (1986) Krankheitskonzepte als Paradigmata in der Psychotherapie. Psychother med Psychol 36: 58 - 63

Hampel R (1977) Adjektiv-Skalen zur Einschätzung der Stimmung (SES). Diagnostica 23: 43 - 60

Hautzinger M (1979) Antidepressives Verhalten - Erste Ergebnisse einer Replikationsstudie. In: Deutsche Gesellschaft für Verhaltenstherapie (Hrsg) Klinische Psychologie. Fortschritte in Diagnostik und Therapie. DGVT, Tübingen

Heim E (1988) Coping und Adaptivität: Gibt es geeignetes oder ungeeignetes Coping? Psychother med Psychol 38: 8 - 18

Izard CE (1981) Die Emotionen des Menschen. Beltz, Weinheim Basel

James W (1980) The principle of psychology. MacMillan, London

Janke W, Debus G (1978) Die Eigenschaftswörterliste (EWL). Hogrefe, Göttingen

Janke W, Erdmann G, Kallus W (1984) Streßverarbeitungsfragebogen (SVF). Hogrefe, Göttingen

Johnston WA, Dark VJ (1986) Selective attention. Ann Rev Psychol 37: 43 - 75

Jones MC (1973) A laboratory study of fear: the case of Peter. In: Hofer H, Weinert FH (Hrsg) Pädagogische Psychologie. Fischer, Frankfurt am Main

Jong R de, Henrich G, Noppeney G (1985) Die Erfassung "antidepressiver" Gedanken sowie der subjektiven Bewertung dieser Bewältigungsstrategien bei depressiven Patienten und nicht-depressiven Kontrollpersonen. Klin Psychol 14/1: 39 - 52

Kanfer FH (1971) The maintenance of behavior by self-generated stimuli and reinforcement. In: Jacobs A, Sachs LB (eds) The psychology of private events. Academic Press, New York

Kanfer FH, Karoly P (1982) The psychology of self-management: abiding issues and tentative directions. In: Karoly P, Kanfer FH (eds) Selfmanagement and behavior change: from theory to practice. Pargamon, New York

Kanfer FH, Saslow G (1974) Verhaltenstherapeutische Diagnostik. In: Schulte D (Hrsg) Diagnostik in der Verhaltenstherapie. Urban & Schwarzenberg, München

Kanfer FH, Schefft BK (1988) Guiding the process of therapeutic change. Research Press, Champaign

Kessler RC, Price RH, Wortmann CB (1985) Social factors in psychopathology: stress, social support, and coping processes. Ann Rev Psychol 36: 531 - 572

Koppenhöfer E (1989) Therapie und Förderung genußvollen Erlebens und Handelns. In: Zielke M, Mark N (Hrsg) Fortschritte der angewandten Verhaltensmedizin (in diesem Band)

Koppenhöfer E, Lutz R (1983) Depression und Genuß. In: Lutz R (Hrsg) Genuß und Genießen. Zur Psychologie des genußvollen Erlebens und Handelns. Beltz, Weinheim

Koppenhöfer E, Lutz R (1984) Therapieprogramm zum Aufbau positiven Erlebens und Handelns bei depressiven Patienten. Weissenhof, Weinsberg

Kruse O (1985) Emotionsdynamik und Psychotherapie. Beltz, Weinheim

Lazarus RS, Launier R (1978) Stressrelated transaction between person and environment. In: Pervin LA, Lewis M (eds) Perspectives in international psychology. Plenum, New York

Lefrancoise G (1976) Psychologie des Lernens. Springer, Berlin Heidelberg New York

Lewinsohn PM (1972) The use of activity schedules in the treatment of depressed individuales. University of Oregon, Minnesota

Lewinsohn PM, Antonuccio DO, Steinmetz JL, Teri L (1984) The coping with depression course. Castalia, Turin

Lutz R (1983) Betonen des Positiven im Erleben und Handeln. In: Lutz R (Hrsg) Genuß und Genießen. Zur Psychologie des genußvollen Erlebens und Handelns. Beltz, Weinheim

Lutz R (1985) Zum Konzept euthymer Behandlungsstrategien. Vortrag, Freie Universität Berlin

Lutz R (1988) Zur Interkorrelation positiver und negativer Merkmale - Theorie, Empirie I. Berichte aus dem Fachbereich Psychologie, Universität Marburg

Lutz R, Koppenhöfer E (1983) Kleine Schule des Genießens. In: Lutz R (Hrsg) Genuß und Genießen. Zur Psychologie des genußvollen Erlebens und Handelns. Beltz, Weinheim

Maslow, AH (1973) Psychologie des Seins. Kindler, München

Meichenbaum D, Jarenko ME (eds) (1983) Stress reduction and prevention. Plenum, New York

Menninger K (1968) Das Leben als Balance, seelische Gesundheit und Krankheit im Lernprozeß. Kindler, München

Moos RH, Billings AG (1982) Conceptualizing and measuring coping resources and processes. In: Goldberger L, Beznitz S (eds) Handbook of stress, theoretical and clinical aspects. Free Press, New York

Niebel G (1981) Asymptomatische Verhaltenstherapie bei ängstlichen Kurpatienten. Lang, Frankfurt am Main

Parsons T (1967) Definition von Gesundheit und Krankheit im Licht der Wertbegriffe und der sozialen Struktur Amerikas. In: Mitscherlich A, Brocker T, Mering O von, Horn K (Hrsg) Der Kranke in der modernen Gesellschaft. Kiepenhauer & Witsch, Köln, S 57 - 87

Pearling LI, Schooler C (1978) The structure of coping. J Health Soc Behav 19: 2 - 21

Perrez M (1982) Ziele der Psychotherapie. In: Bastine R et al. (Hrsg) Grundbegriffe der Psychotherapie. Edition Psychologie, Weinheim

Pongratz L (1982) Geschichte der Psychotherapie. In: Bastine R, Fiedler R, Grawe K, Schmidtchen S, Sommer G (Hrsg) Grundbegriffe der Psychotherapie. Edition Psychologie, Weinheim

Pöppel E (1982) Lust und Schmerz: Grundlagen menschlichen Erlebens und Verhaltens. Severin & Siedler, Berlin

Quekelberghe R von, Eickels N von (1982) Handlungstheorien, Tätigkeitstheorie und Psychotherapie. DGVT, Tübingen

Raphael B (1986) When disasters strikes: how individuals and communities core with catastrophe. Basic, New York

Rim Y (1987) A comparative study of two taxonnomies of coping styles, personality and sex. Indiv Diff 8/4: 521 - 526

Rippere V (1967) Antidepressive behavior. Behav Res Ther 14: 289 - 299

Rogers CR (1976) Entwicklung der Persönlichkeit. Psychotherapie aus der Sicht des Therapeuten. Klett, Stuttgart

Rösler F, Baumann U, Marake H (1980) Zum Vergleich zwischen globaler und additiver Befindlichkeitserfassung. Diagnostica 26/2: 151 - 164

Scherer K (1981) Wider die Vernachlässigung der Emotion in der Psychologie. In: Michaelis W (Hrsg) Bericht über den 32. Kongreß der Deutschen Gesellschaft für Psychologie in Zürich 1980, Bd 1. Hogrefe, Göttingen

Schmale AH (1972) Giving up as a final common pathway to changes in health. In: Lipwoski ZJ (ed) Advances in psychosomatic medicine, vol 8. Karger, Basel

Schwarz N, Clore GL (1983) Mood, misattribution, and judgments of well-being: informative and directive functions of affective states. J Pers Soc Psychol 45/3: 513 - 523

Seibel HD, Lühring H (1984) Arbeit und psychische Gesundheit. Hogrefe, Göttingen

Seligman MEP (1979) Erlernte Hilflosigkeit. Urban & Schwarzenberg, München

Sorembe V, Westhoff K (1985) Skala zur Erfassung der Selbstakzeptierung (SESA). Hogrefe, Göttingen

Stephan E (1980) Versuch einer theoretisch und normativ fundierten Definition "psychischer Gesundheit". In: Seelische Gesundheit möglich machen - mehr als Krankheit verhindern. (Berichte über Tagungen der Bundesvereinigung für seelische Gesundheit)

Tatarkewicz W (1984) Glücksregeln. Psychol heute 12: 28 - 29

Tönnies S (1982) Inventar zur Selbstkommunikation für Erwachsene. Beltz, Weinheim

Vogt R (1987) Therapieziele in der Psychoanalyse. In: Kaiser P (Hrsg) Glück und Gesundheit durch Psychologie? Psychologie, Weinheim München

Vonessen F (1974) Gesundheit. In: Ritter J (Hrsg) Historisches Wörterbuch der Psychologie, Bd 3. Schwabe, Basel

Warr P, Barter I, Brownbridge G (1983) On the independence of positive and negative affect. J Pers Soc Psychol 44: 644 - 651

Weber M (1965) Die protestantische Ethik - Eine Aufsatzsammlung. Siebenstern Taschenbuchverlag, München Hamburg

Westbrook MT (1979) Socioeconomic differences in coping with childbearing. Am J Commun Psychol 7/4: 397 - 411

Wolpe J (1972) Praxis in der Verhaltenstherapie. Huber, Stuttgart

Wundt W (1911) Grundzüge der physiologischen Psychologie. Körner, Leipzig

Wundt W (1922) Grundriß der Psychologie. Körner, Leipzig

# "Äpfel und Birnen": Klinisch - medizinische Aspekte der Adipositastherapie

Wolfgang Gottfried, Hans-Peter Olivet, Manfred Zielke

## Präventivmedizinische Bedeutung der Adipositastherapie

Bei einer Adipositasprävalenz von 31 % in einer großstädtischen Durchschnittsbevölkerung (nach Angaben der Deutschen Gesellschaft für Ernährung), wobei Adipositas definiert ist als ein Körpergewicht größer als 130 % des Broca-Indexes, wird allein schon unter quantitativen Gesichtspunkten das Ausmaß des Problemes erkennbar. Die hohen Behandlungskosten der mit der Adipositas häufig verbundenen Begleit- und Folgekrankheiten tragen dazu bei, daß neben den individuellen Beeinträchtigungen durch die Adipositas und ihre Begleitkrankheiten die Solidargemeinschaft der Sozialversicherten in der Renten- bzw. Krankenversicherung mit hohen Kosten belastet wird, ähnlich wie das auch z. B. durch die Folgekrankheiten des Genußmittelabusus der Fall ist.

Von seiten des *internistischen Fachgebietes* sei in diesem Zusammenhang auf die hohe Prävalenz von Bluthochdruckerkrankungen, koronarer Herzkrankheit, Diabetes mellitus und Schlaganfällen, um nur einige Beispiele zu nennen, bei Adipösen hingewiesen (Eggstein 1987).

Von Seiten des *chirurgischen Fachgebietes* sind für adipöse Patienten selbst bei Routineeingriffen eine erhöhte Rate von Abszeßbildungen, Infekten, Wundheilungsstörungen sowie ein allgemein erhöhtes intraoperatives Risiko durch Blutungen und Fistelbildungen beschrieben (Husemann 1987).

Von seiten der *Anästhesisten* wird ein erhöhtes Narkoserisiko und insbesondere ein erhöhtes postoperatives pulmonales Risiko aufgrund der obstruktiven Ventilationsstörung genannt. Hernienbildungen und Probleme bei der Venenpunktion sind weitere Risikofaktoren (Husemann 1987).

Von Seiten der *Gynäkologen* wird, wie Schindler (1987) ausführte, auf Zusammenhänge zwischen einem erhöhten Korpuskarzinomrisiko und Adipositas bei Frauen hingewiesen. Durch das erhöhte freie Östrogen als Folge einer Verminderung der Bindungsproteine und einer Vermehrung des Gesamtöstrogens aufgrund vermehrter Umwandlung von Östrogenvorstufen im Fettgewebe zu wirksamem Östrogen komme es bei adipösen Frauen zu einer ähnlichen Situation, wie sie häufig bei Patientinnen mit Korpuskarzinom anzutreffen ist: nämlich zu einer Verminderung der Steroidhormonbindungsproteine mit konsekutivem Östrogenspiegelanstieg. Diese auch bei adipösen Frauen angetroffene Situation führe zu einer ständigen inadäquaten Überstimulation des Endometriums mit Östrogenen und bewirke ein erhöhtes Korpuskarzinomrisiko. Damit stelle die Gruppe der adipösen Frauen noch vor Diabetikerinnen und an Bluthochdruck Erkrankten die Gruppe mit dem höchsten Korpuskarzinomrisiko dar.

Ähnliches wird von Schindler (1987) auch für das Risiko, an einem Mammakarzinom zu erkranken, angeführt. Gewichtszunahme bedeute ein erhöhtes Risiko, an einem Mammakarzinom zu erkranken. Dieses Risiko sei höher anzusetzen, als das mit zunehmendem Alter ohnehin ansteigende Mammakarzinomrisiko bzw. das mit dem Fettgehalt der Nahrung in Zusammenhang gebrachte Risiko, an einem Mammakarzinom zu erkranken.

Hintergrund dafür ist nach Angaben Schindlers (1987), daß mit dem Alter und mit der Vermehrung des Fettgewebes die extraglanduläre Östrogenbiosynthese zunehme.

Das Mammakarzinomrisiko sei damit proportional dem Kehrwert der Steriodhormonbindungsproteine (besonders bei Frauen nach der Menopause).

Das Risiko bei adipösen Frauen dagegen, an einer Osteoporose zu erkranken, ist umgekehrt proportional zum Körpergewicht. Die Konsequenz daraus ist, daß man dicken Patientinnen zur Osteoporoseprophylaxe keine Sexualhormone verordnen muß (Schindler 1987).

Von Seiten des *orthopädischen Fachgebietes* (Wirth 1987) sind an besonderen Risikoerkrankungen für Adipöse vorzeitige Gelenkverschleißerkrankungen, Bandscheibenvorfälle und Lumbalgien und verwandte Beschwerden erwähnenswert. Bei übergewichtigen Kindern werden, wie Wirth (1987) weiter ausführte, überdurchschnittlich häufig akute oder subakute Epiphysenlösungen vorgefunden. Weiterhin treffe man bei Übergewichtigen besonders häufig Schenkelhalsermüdungsfrakturen an. Außerdem komme es zu Problemen bei der Prothesenversorgung z. B. bei Hüftendoprothesenoperationen und zu besonderen Problemen bei der Endoprothesenreoperation. Es komme gehäuft zu Instabilitäten z. B. am Kniegelenk und statischen Überlastungserscheinungen am Fuß und den Zehen mit der Folge von Spreizfuß- und Hallux-valgus- bzw. Hallux-rigidus-Bildungen.

Aus den genannten Beispielen, die keinen Anspruch auf Vollständigkeit erheben, wird die Bedeutung einer effektiven Adipositastherapie unter präventivmedizinischen Gesichtspunkten hinreichend deutlich.

## Untergliederung der Adipositas in Subgruppen

Die Unterscheidung zwischen 2 Großgruppen der extrem Übergewichtigen und der mäßig Übergewichtigen ist für das therapeutische Vorgehen bedeutsam, während innerhalb dieser Großgruppen die Unterscheidung zwischen 2 Untergruppen für eine realistische Abschätzung der Therapieaussichten sinnvoll und wünschenswert ist, wie eigene klinisch-empirische Erfahrung uns gelehrt hat.

Die 1. Gruppe ist die der extrem Übergewichtigen (Broca-Index größer als 140 % bzw. Körpermassenindex größer als 30 kg/m$^2$).

Die 2. Gruppe ist die der mäßig Übergewichtigen (Broca-Index 120 - 140 % bzw. Körpermassenindex bis 30 kg/m$^2$).

Bei beiden Großgruppen kann man nach unserer Erfahrung 2 Untergruppen grob voneinander unterscheiden:

Eine Untergruppe mit massivem Leidensdruck und ernsthaftem Behandlungswunsch bezüglich des Übergewichtes.

Eine 2. Gruppe ohne wesentlichen Leidensdruck mit jedoch vordergründig bekundetem Behandlungswunsch bezüglich des Übergewichtes.

Die letztere Gruppe wird in der Literatur auch als "Falstaff-Typus" der Adipositas in Anlehnung an die schillernde Männergestalt bezeichnet, der Verdi musikalisch und Shakespeare literarisch ein hörens- und lesenswertes Denkmal gesetzt haben.

Es hat sich bewährt, bei der Gruppe der extrem Übergewichtigen aus medizinischen und aus psychotherapeutischen Gründen in der Anfangsphase der Therapie besonderen Wert auf eine möglichst drastische Gewichtsreduktion zu legen, während bei der Gruppe der mäßig Übergewichtigen von vorneherein der Schwerpunkt der Therapie eher auf der Vermittlung von Selbstkontroll- und Selbstverstärkungsstrategien liegen sollte. Wegen der in der Regel wesentlich kürzeren Therapiedauer müssen Verhaltensänderungen im Hinblick auf den Transfer auf die ambulante Situation zu Hause hier vorrangig angestrebt werden. Bei den extrem Übergewichtigen hat sich eine Umkehr der Therapieschwerpunkte für eine Initialphase von mehreren Wochen bewährt (Gottfried 1988).

Über die oben dargestellte Einteilung hinaus wird in der Literatur heute eine weitere Unterteilung der Adipositas unter biophysiologischen Gesichtspunkten in eine "Birnenform" und "Apfelform" (gynoider bzw. androider Typus der Adipositas) vorgenommen, die Vague bereits 1956 vorschlug.

Vor einer näheren Behandlung dieser Unterteilung zunächst zur Erinnerung einige begriffliche Definitionen:

1) Adipositas wird definiert als ein Körpergewicht mit Broca-Index größer als 130 %, wobei man von Normalgewicht sprechen kann, wenn dieses um den Broca-Index + 10 % bzw. bis - 5 % schwankt. Verwertbar ist dieser Index nur bei einer mittleren Körpergröße von 160 - 180 cm. Probleme bereitet seine Anwendung bei sehr großen bzw. sehr kleinen bzw. bei alten Menschen.

2) Unter dem Körpermassenindex ("Body Mass Index" BMI) versteht man das Körpergewicht in Kilogramm geteilt durch die Körperlänge zum Quadrat ($kg/m^2$).
   Bei Verwendung des Körpermassenindexes umgeht man die Problematik der Ideal- bzw. Normalgewichtsermittlung mit ihrer zu hohen bzw. zu niedrigen Gewichtsnorm bei sehr großen und sehr kleinen Menschen. Darüber hinaus korreliert der Körpermassenindex am besten mit der direkten Fettgewebsmessung. Ihm kommt größte Bedeutung bei der Messung des Körpergewichtes zu.

Der Körpermassenindex wird in 3 Bereiche eingeteilt:

1) Der wünschenswerte Bereich liegt zwischen 20 und 25 $kg/m^2$.

2) Im Bereich 25 - 30 liegt Übergewicht vor, welches bei Vorhandensein eines oder mehrerer Risikofaktoren weiterer medizinischer Kontrolle bedarf.

3) Im Bereich über 30 handelt es sich um starkes Übergewicht, welches unabhängig von weiteren Risikofaktoren einer medizinischen Kontrolle und Behandlung bedarf (s. ausführlich hierzu Actim Gesellschaft für Pharmakommunikation 1987).

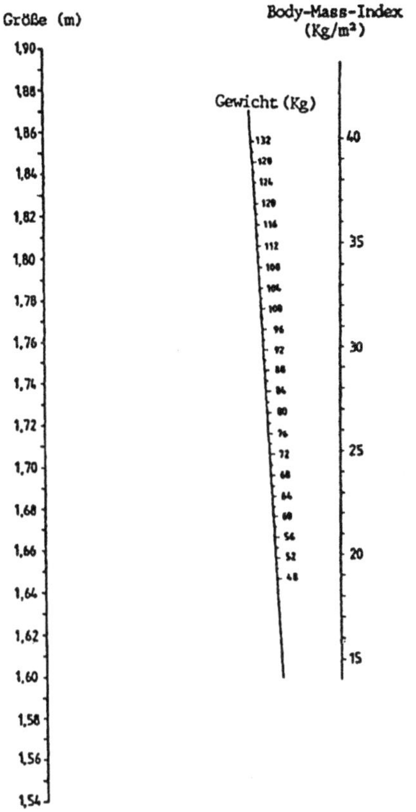


**Abb. 1.** Nomogramm zur Ermittlung des Körpermassenindex. (Nach Actim Gesellschaft für Pharmakommunikation 1987)

4) Unter der "Waist-to-hip-Ratio" ( WHR) versteht man das Verhältnis von Taillenumfang zu Hüftumfang. Die Ermittlung dieser Größe ist neben dem klinischen Aspekt mit dazu geeignet, die gynoide Form der Adipositas (Birnenform) und die androide Form (Apfelform) der Adipositas zu differenzieren: WHR größer als 1 bedeutet androider, WHR kleiner als 0,8 bedeutet gynoider Adipositastypus (s. ausführlich bei Wolfram 1988). Beide Formen der Adipositas können sowohl bei Männern als auch bei Frauen vorkommen. Die gynoide ist jedoch bei Frauen häufiger, die androide dagegen bei Männern. Die gynoide Form der Adipositas ist durch eine Anhäufung von subkutanem Fett im Gesäß- und Oberschenkelbereich und, wie bereits erwähnt, durch ein Verhältnis von Taillen- zu Hüftumfang kleiner als 0,8 gekennzeichnet.
Dagegen ist die androide Adipositas durch eine Anhäufung von viszeralem Fett im oberen Körpersegment mit Betonung der Abdominalregion und ein Verhältnis von Taillen- zu Hüftumfang größer als 1 gekennzeichnet.
Eine Sonderform der Adipositas stellt die Lipomatosis intraabdominalis dar, bei der extreme Fettmassen ausschließlich im Abdominalbereich konzentriert sind (Ditschuneit et al. 1986).

## Biophysiologische Besonderheiten einzelner Fettgewebstypen

Engfeldt berichtet 1987, daß es erhebliche Unterschiede in der noradrenalin- und adrenalinvermittelten Lipolysebereitschaft der verschiedenen Fettgewebe bei androiden und gynoiden Formen der Fettsucht gebe und daß es ebenso Unterschiede in der Lipostasewirkung des Insulins bei den verschiedenen Fettgeweben gebe. Diese unterschiedliche Ansprechbarkeit der Fettgewebstypen auf lipolytische bzw. lipostatisch wirkende Hormone sei wohl abhängig von der Zellgröße, dem Zellalter, der Rezeptorausstattung, von Geschlechtsspezifitäten und vom Einfluß der Geschlechtshormone.

Der größte Fettverlust bei Gewichtsreduktion sei regelmäßig im Abdominalbereich, im Bereich der omental-subkutanen Fettzellen, zu beobachten mit der Folge eines asymmetrischen Effektes der Gewichtsabnahme.

Enzi (1987) stellte fest, daß unabhängig vom gynoiden oder androiden Typus der Adipositas sowohl bei Männern als auch bei Frauen mit zunehmendem Alter das viszerale Fett zunehme.

Seine Untersuchungen haben ergeben, daß das Verteilungsverhältnis von subkutanem zu viszeralem Fett eine Abschätzung des Diabetes-mellitus-Risikos bei Übergewichtigen zulasse. Die von Enzi eingeführte S/V-Ratio (abgeleitet von "subkutanem und viszeralem" Fett) ist nach seinen Untersuchungen bei Männern überwiegend niedrig, bei Frauen überwiegend hoch. Enzi hat eine Gruppe von überwiegend viszeral adipösen Männern und Frauen identifiziert, die eine schlechtere Glukosetoleranz und damit ein erhöhtes Diabetes-mellitus-Risiko aufweisen. Kein erhöhtes Diabetes-Mellitus-Risiko haben Männer und Frauen mit einem überwiegend subkutanen Fettverteilungsmuster.

Diese zunächst überraschenden Ergebnisse werden verstehbar, wenn man sich einige Zusammenhänge aus dem Insulin- und Fettsäurenstoffwechsel in die Erinnerung zurückruft. Die Vermehrung des viszeralen Fettes führt bekanntlich zu einem vermehrten Fluß von freien Fettsäuren zur Leber mit der Folge einer verminderten Insulinclearence und einem daraus resultierenden Hyperinsulinismus. Dieser Hyperinsulinismus führt über eine Down-Regulation der Insulinrezeptoren zu einer relativen Insulinresistenz und damit zu einer reduzierten Glukosetoleranz, welche wiederum eine Hyperglykämie und eine Hyperinsulinämie induziert (s. ausführlich bei Enzi 1987).

Besonders ausgeprägt ist dieser Effekt bei der bereits erwähnten Lipomatosis intraabdominalis, der ein besonders ungünstiges prognostisches Risiko zukommt: diese Form der Adipositas ist durch eine extreme Form der Hypertrophie viszeraler Adipozyten gekennzeichnet mit der Folge einer verminderten Lipolysehemmung durch das Insulin und einem besonders ausgeprägten Pathomechanismus, wie Ditschuneit et al. (1986) ausführten.

Die Störung der Hunger- und Sättigungsregulation bei Adipösen ist selten auf echte organische Krankheitsbilder wie hypothalamische Erkrankungen oder einen organisch bedingten Hyperinsulinismus zurückzuführen. Verschiedene Faktoren werden für die Störungen der Hunger- und Sättigungsregulation verantwortlich gemacht. Zum einen wird ein noch unbekannter humoraler Faktor postuliert, der die Zahl der Fettzellen konstant hält und dessen Funktion bei Adipösen möglicherweise gestört ist mit der Folge der Fettzellvermehrung und Ausbildung einer hyperplastischen Form der Adipositas (Hepp 1987).

Als konstitutionell-genetisch bedingt wird die Thermogenesestörung der Adipösen angesehen, die dazu führt, daß mehr zugeführte Energie in Fett anstatt in Wärme umgesetzt wird als Folge einer bei Adipösen anders gearteten Enzymausstattung im Vergleich zu Normalgewichtigen (Hepp 1987).

Hinzu kommmt, daß der bei vielen Adipösen, wie oben beschrieben, bestehende Hyperinsulinismus, den Middeke (1987) als Bindeglied zwischen Adipositas, Diabeteserkrankung und Hypertonie diskutiert hat und als dessen Ursache ein genetischer Defekt vermutet wird, auch nach weitgehender Gewichtsnormalisierung erhalten bleibt, wie Fletcher (1987) feststellte. Selbst ehemals Adipöse reagieren mit einer stärkeren akuten Insulinsekretion (neuroendokrin bedingt?) und mit einer höheren Sensitivität auf das freigesetzte Insulin, was für eine persistierende Störung des Insulinstoffwechsels spricht.

## Morbiditätsrisiken unter Berücksichtigung der Adipositassubtypen

Björntorp (1987) berichtet über Zusammenhänge zwischen dem Körpermassenindex und dem Taillen-Hüft-Umfang und dem Risiko für bestimmte Krankheitsereignisse. Bei diesen Untersuchungen wurde deutlich, daß vom Körpermassenindex alleine das Taillen-Hüft-Umfangs-Verhältnis mit zunehmendem Wert das Risiko erhöht, einen Hirnschlag zu erleiden bzw. vorzeitig zu sterben oder an einer koronaren Herzkrankheit zu leiden. Ähnlich eindeutige Zusammenhänge bestanden zwischen dem Cholesterin und dem Gesamtfibrinogen, welches ebenfalls direkt abhängig war von dem Taillen-Hüft-Umfangs-Verhältnis, nicht aber von dem Körpermassenindex. Dabei war das Risiko umso höher, je eindeutiger sich das Taillen-Hüft-Umfangs-Verhältnis nach oben verschob. Diesem Sachverhalt muß bei künftigen epidemeologischen Untersuchungen über Zusammenhänge zwischen Risikofaktoren wohl mehr als bisher Rechnung getragen werden.

Ebenso weist Björntorp (1987) auf interessante neuere Untersuchungen über die unterschiedliche Insulinsensibilität von sog. weißen bzw. roten Muskelfasern in der willkürlich innervierten Muskulatur hin. Eine Zunahme des Taille-Hüft-Umfangs-Verhältnisses ging in den vorliegenden Untersuchungsergebnissen auch mit einer vermehrten Insulinresistenz einher. Das bedeutet wegen der verminderten Insulinsensibilität der weißen Muskelfasern konkret, daß für die Entwicklung eines Diabetes mellitus auch die Faserzusammensetzung in den Muskelgeweben bedeutsam zu sein scheint neben der bereits erwähnten Verteilung von subkutanem und viszeralem Fett. Wie jedoch diese Muskelfaserzusammensetzung beeinflußt werden kann, darüber gibt es bisher mehr offene als gelöste Fragen. Hinweise deuten darauf hin, daß körperliches Training die Zahl der roten Fasern etwas erhöht. Im übrigen erscheint ihre Zusammensetzung von zahlreichen hormonellen Einflüssen abhängig zu sein, hier müssen weitere Forschungen und Untersuchungen Aufschluß bringen.

Zusammenfassend wird von Björntorp festgestellt, daß dem Verhältnis von Taillen- zu Hüftumfang bezüglich Mortalität und Morbidität anscheinend eine größere Bedeutung zukommt als dem Körpermassenindex.

## Ergebnisse von Langzeituntersuchungen unter Berücksichtigung der biophysiologischen Subtypen

Ditschuneit et al. (1987) haben die Fettgewebsverteilung und Gewichtsabnahme bei adipösen Frauen unter einer kalorienreduzierten Mischkost untersucht. Sie stellten fest, daß die größte Gewichtsreduktion erzielbar war bei den Frauen, die unter einer Stammfettsucht litten, d. h. unter dem android-adipösen Typus der Fettsucht. Sie haben weiter festgestellt, daß auch bei drastischer Gewichtsreduktion das Fettverteilungsmuster unverändert bleibt und daß beim Gewichtabnehmen am ehesten das Bauchfett mobilisiert wird. Wohl aufgrund hormoneller Steuerung der einzelnen Fettgewebe nehmen gynoid Adipöse prinzipiell schlechter ab als android Adipöse.

Diese biophysiologischen Sachverhalte sind bei einer realistischen Therapiezielplanung auch unter psychotherapeutischen Gesichtspunkten bedeutsam.

## Ungelöste Fragen im Zusammenhang mit der Gewichtsregulation

Dem lateralen und ventromedialen Hypothalamus scheint bei der Hunger- und Sättigungsregulation eine wichtige Rolle zuzukommen. Dennoch ist das Hunger- und Sättigungszentrum (ersteres wird durch α-adrenerge Impulse stimuliert und durch

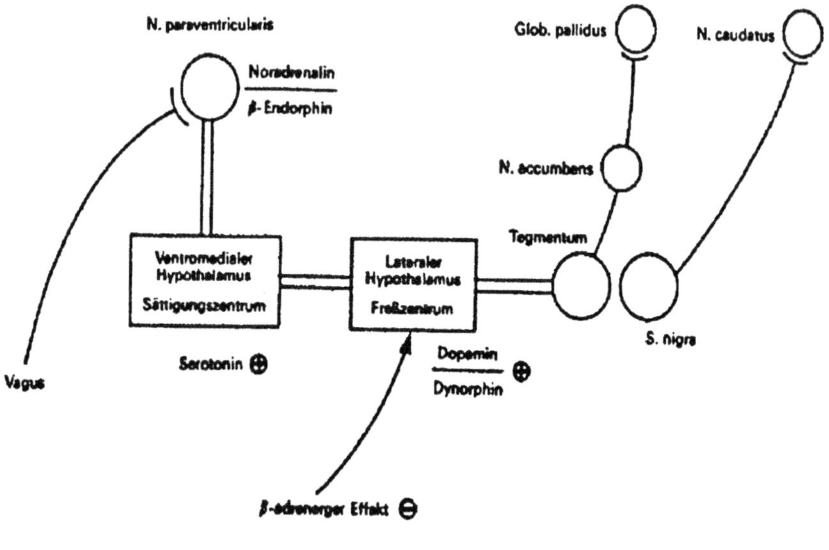


**Abb. 2.** Zentrale Appetit- und Sättigungszentren
Das Sättigungszentrum im ventromedialen Hypothalamus ist sowohl durch einen serotonergen als auch durch einen andrenergen Trakt mit anderen Zentren des Gehirns verbunden. Ein dopaminerger Trakt zieht zwischen Substantia nigra und lateralem Hypothalamus. Neben Noradrenalin, Dopamin und Serotonin spielen 5-Hydroxytryptamin, endogene Opiate, Glucose, GABA, Cholecystokinin und verschiedene andere Peptide eine Rolle bei der Regulation dieser Zentren. (Nach Hepp 1987)

ß-andrenerge Impulse gebremst, letzteres steht unter serotonerger Kontrolle) im physiologischen und anatomischen Sinne nicht ein echtes definierbares Steuerzentrum, welches einen Gewichtssollwert vorgibt. Vielmehr handelt es sich um eine Integrations- und Schaltstelle für aus vielen Gewebsstrukturen eingehende Impulse, die im Sinne einer Informationsverarbeitung integriert werden müssen (s. ausführlich bei Hepp 1987).

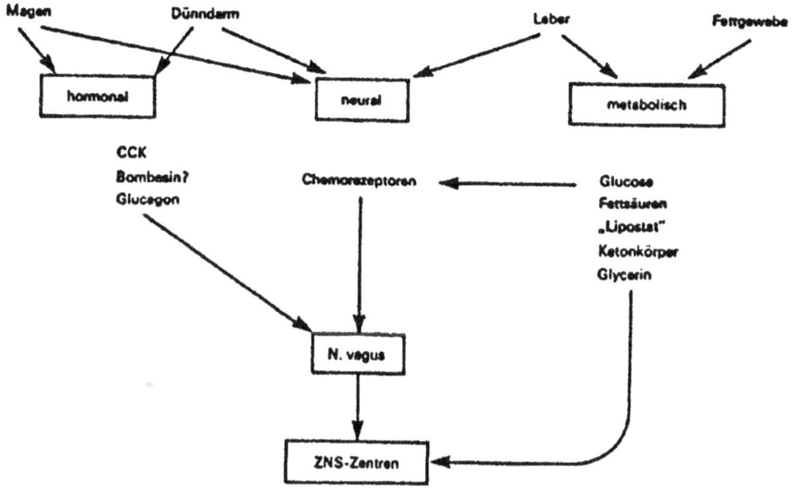


**Abb. 3.** Periphere Sättigungssignale
Periphere Sättigungssignale können sowohl hormonal als auch neural oder metabolisch sein. Unter den hormonalen Signalen wird vor allem das Cholecystokinin (CCK) diskutiert, dessen Wirkung über den Nervus vagus den ZNS-Zentren vermittelt wird. Für die Konstanthaltung der Fettgewebsmasse wird die "Lipostat-Theorie" herangezogen, wobei die freien Fettsäuren, aber auch andere Substrate als Signal fungieren könnten. Diese Metabolite könnten sowohl über Chemorezeptoren als auch durch ihre Verstoffwechslung wirksam werden. (Nach Hepp 1987)

Daraus ergibt sich, daß der Gewichtssollwert eine sehr komplexe, von zahlreichen biophysiologischen Größen bestimmte dynamische Struktur darstellt, die nicht an einer im anatomischen Sinne faßbaren Struktur repräsentiert ist. Die meisten Signale für Hunger und Sättigung (z. B. interne Signale wie Hormone oder Metabolite oder externe Signale wie z. B. Dehnungsreize aus dem Gastrointestinaltrakt oder der Anblick von Nahrung) entstehen wohl in der Peripherie und nicht im Hypothalamus, der diese Signale anscheinend in Hunger- und Sättigungsverhalten umsetzt (Hepp 1987).

Die im Zusammenhang mit dieser zentralen Frage der Adipositasentstehung existierenden ungelösten Probleme finden in der Vielzahl der Gewichtsregulationstheorien ihren Niederschlag. Die bekannteste und populärste dürfte die "Setpoint"-Theorie sein, die phänomenologisch eine "Instanz" postuliert, die auf Gewichtskonstanz abzielt (Pudel u. Westenhöfer 1988 S. 32; s. hierzu ausführlich Mrosovsky u.Powley 1977). Andere Theorien, die hier ohne Anspruch auf Vollzähligkeit namentlich genannt sein mögen wie z. B. die Glukostattheorie, die Aminostattheorie und die Lipostattheorie messen bestimmten Stoffwechselprodukten einen entscheidenden Einfluß auf die Gewichtsregulation bei.

Von der "Setpoint"-Theorie geht eine gewisse Faszination insofern aus, als sie eigentlich geeignet wäre, schlechte Langzeitergebnisse bei statisch Adipösen zu erklären, da diese ja bei Gewichtsabnahme gegen ihren "Setpoint" anarbeiten würden. Dies trifft nur z. T. deswegen zu, weil der "Setpoint" eine dynamische Größe ist, die sich z. B. in der Gravidität oder in der Adoleszenz verschiebt und zwar stufenweise, aber auch kontinuierlich. Von diesen mehr biochemischen Problemen dieser Theorie abgesehen ist sie für didaktische und therapeutische Zwecke bei bestimmten Krankheitsbildern sicherlich aufgrund ihrer vordergründigen Plausibilität gut geeignet.

Während eine Schädigung bestimmmter Hypothalamusareale zur Hyperphagie und zur Adipositas führen kann, dämpft das Medikament Fenfluramin (Handelsnahme Ponderax) den Kohlenhydrathunger bei einer bestimmten Gruppe von sog. kohlenhydratsüchtigen Adipösen, die den größeren Teil der Gruppe der Adipösen darstellen. Die Erklärung dafür liegt in der Verbindung des Fenfluramin zum Serotoninstoffwechsel. Der serotoninagonistische Effekt des Fenfluramins ersetzt bei einer bestimmten Gruppe von kohlenhydratsüchtigen Adipösen den dem Kohlenhydratanstieg im Blut folgenden Serotoninanstieg, welchem offenkundig eine antidepressive, sättigungsfördernde und angstlösende Wirkung zukommt. Diesen Einfluß des Fenfluramins auf den Serotoninstoffwechsel und das Sättigungsverhalten der genannten Adipösengruppe pharmakologisch im Sinne einer Sättigungsförderung und nicht Appetitzügelung zu nutzen, stößt an gewisse Grenzen wegen der Gefahr der Abhängigkeitsentwicklung auf diese Substanz.

Inwieweit aus diesen Zusammenhängen zwischen der antidepressiven Wirksamkeit eines Serotoninspiegelanstiegs im Gefolge eines Blutglukoseanstieges Rückschlüsse auf die Auslösung von Eßanfällen z. B. bei bestimmten kohlenhydratsüchtigen Bulimiepatientinnen unter psycho-physiologischen Gesichtspunkten zu ziehen sind, ist zum gegenwärtigen Zeitpunkt noch nicht sicher absehbar (s. ausführlich bei Hepp 1987; Wurtman et al. 1987).

## Probleme der Therapiezieldefinition

Auf der Podiumsdiskussion anläßlich der 2. Jahrestagung der Deutschen Gesellschaft für Adipositasforschung in Düsseldorf im Dezember 1986 bestand ein Konsens zwischen den Fachleuten darüber, daß Übergewicht, welches den Broca-Wert um mehr als 30 % überschreitet, prinzipiell therapiebedürftig sei und daß darüber hinaus auch unterhalb dieser Schwelle liegende Übergewichtigkeit dann behandlungsbedürftig sei, wenn andere assoziierte Erkrankungen vorliegen.

Über das, was in der Adipositasbehandlung darüber hinaus Therapieziel sein sollte, gab es jedoch keine Einigkeit. Von einigen Autoren wurde die Normalisierung eines pathologischen Zuckerbelastungstestes, der nach Reduktion des Übergewichtes um 50 % in der Regel normalisiert sein soll, angeführt. Andere forderten eine Normalisierung des bei vielen Adipösen bestehenden Volumenhochdrucks als Therapieziel. Wieder andere forderten schwerpunktmäßig eine Normalisierung der Blutfette, für die oft eine 5tägige entsprechende Diät ausreichend sei. Schließlich wurde auch ganz schlicht gefordert, es sei bereits ausreichend, wenn das Gewicht eine Tendenz nach unten zeige.

Man einigte sich schließlich auf die salomonische Empfehlung, die Therapieziele individuell festzulegen. Betont wurde auch, daß praktisch bei keinem wesentlich übergewichtigen Patienten auf Dauer Normalgewichtigkeit erzielbar sei. Neben dieser individuellen Therapiezieldefinition wurde auch ein mäßiges Übergewicht bis Broca-Index + 20 % noch als tolerabel angesehen, falls keine Risikofaktoren sonst vorliegen.

Neuere Untersuchungen haben gezeigt, daß jede Reduktion um einen "Adipositasgrad" (Veränderung des Körpermassenindexes um den Faktor 5 oder 11,6 kg) das kardio-vaskuläre Risiko bei adipösen Patienten reduziert. Deswegen sollte nicht das Erreichen des Idealgewichtes Ziel einer jeden Adipositasbehandlung sein, sondern das Erreichen und Einhalten des jeweils nächst niedrigeren Adipositasgrades, wie Blackburn (1987) vorschlägt.

## Verhaltensmedizinische Problembereiche

Aus unserer eigenen klinisch-praktischen Erfahrung mit der Verhaltenstherapie der Adipositas haben sich einige immer wiederkehrende Problembereiche bei adipösen Patienten herauskristallisiert, denen für den Umgang mit diesem Krankheitsbild allgemeine Bedeutung zukommt.

Nahezu regelmäßig sehen wir uns konfrontiert mit überzogenen und passiven Therapieerwartungen und einer ausgeprägten Neigung bei diesen Patienten, Verantwortung für sich an Therapeuten und Institutionen abzugeben. In einer ausgeprägten selbstbegünstigenden Wahrnehmung attribuieren diese Patienten external und machen vielfältige Faktoren, auf die der Patient selber scheinbar keinen Einfluß hat, für die Übergewichtsentwicklung verantwortlich. Häufig zu hörende Begründungen für das Übergewicht sind die, es liege "an den Drüsen", man esse ja gar nicht "so" viel, das liege in der Familie, man könne es sich nicht erklären.

Das unrealistische Ziel, das eigene, subjektiv als ideal angesehene Traumgewicht möglichst schnell wieder erreichen zu wollen, führt bei Konfrontation mit der Realität nach den ersten Gewichtsreduktionsschritten zu der Erkenntnis dessen, was real möglich ist. Dies geht regelmäßig mit massiven Enttäuschungsreaktionen bis hin zum Abbruch der Therapie und mit depressiv-resignativen Gedanken und Rückfall in Problemverhaltensweisen einher: "Es hat ja doch alles keinen Sinn, das Gewichtabnehmen ist viel zu mühsam".

Aus dieser geschilderten Situation ergibt sich, daß die Erzeugung einer Motivation im Vergleich zu dem Problem der Aufrechterhaltung der Motivation eine untergeordnete Rolle spielt. Diese Aufrechterhaltungsproblematik für die Motivation zur Gewichtsabnahme wird bedeutsamer vor dem Hintergrund einer nahezu regelhaft bei diesen Patienten angetroffenen sehr niedrigen Frustrationstoleranz und einer ausgeprochen unterentwickelten Fähigkeit, Bedürfnisse zugunsten längerfristiger Ziele und Erfolge aufzuschieben. Es bestehen erhebliche Defizite darin, kurzfristig auf etwas Angenehmes zu verzichten, um dafür langfristig einen nicht unmittelbar im Hier und Jetzt verfügbaren Vorteil zu haben.

Daraus leitet sich als 1. Therapieschritt die Vermittlung der Fähigkeit ab, auch kleine Erfolge als "Erfolge" zu sehen und unvermeidbare Rückschläge als Chancen zum Erlernen noch nicht verfügbarer Fertigkeiten auf der kognitiven, der emotionalen und der Handlungsebene zu begreifen.

Die oben geschilderte Situation wird nahezu regelmäßig verschärft durch ein langjähriges Mißerfolgslernen dieser Patienten, die in der Regel zahlreiche vergebliche Diätversuche, z. B. Nulldiäten, Phantasiediäten oder andere Aussenseitermethoden sowie die Einnahme von Appetitzüglern ausprobiert haben.

Eine ausgeprochene Passivität bzw. Indolenz als häufig anzutreffendes Persönlichkeitsmerkmal findet auf der Verhaltensebene in einem ausgeprägten Vermeidungsverhalten seinen Niederschlag in dem Sinne, daß potentielle Anforderungssituationen, unangenehme Situationen und alles, was mit Aufgabe von Gewohntem und Veränderung von Bestehendem zu tun hat, aktiv oder passiv vermieden wird. Sicherlich ist es schwierig, retrospektiv zu erfassen, was gelerntes Verhalten bzw. prämorbid persönlichkeitstypisch vorhanden war. Nach unserer Kenntnis gibt es darüber keine Untersuchungen.

Die sich in der Folge des Übergewichtes entwickelnde "sekundäre" Passivität ist nach unseren Beobachtungen durch ein ausgeprägtes soziales Rückzugsverhalten, durch Inaktivität und Reduzierung der Freizeitaktivitäten auf Essen und passiv konsumtive Verhaltensweisen gekennzeichnet. Eine tiefe Selbstwertproblematik, die sich in Unsicherheit im Sozialverhalten auswirkt und die durch extern und intern induzierte Schuldvorwürfe zusätzlich genährt wird, wirkt sich nicht nur auf die Beziehung in der Partnerschaft aus. Vielmehr beeinflußt sie auch in hohem Maße die Körperselbstwahrnehmung in dem Sinne, daß es häufig zu Abwertungen und Ablehnung des eigenen Körpers kommt.

Weiterhin treffen wir häufig ausgeprägte selbstunsichere Verhaltensweisen und überwertige Normen bei diesen Patienten an, die von der Vorstellung sich leiten lassen, es allen recht machen zu müssen, kein Recht darauf zu haben, eigene Wünsche, Bedürfnisse oder eine eigene Meinung zu äußern aus Angst vor dem Verlust der Zuneigung Dritter. Häufig treffen wir die Vorstellung an, nur durch Erbringen von Vorleistungen die Zuwendung anderer erhalten zu können mit der Folge, daß diese Patienten sich selbst überfordern. Da sie trotz ihrer "Selbstaufgabe" nicht das Gewünschte erreichen und Mißerfolge bei ihren Bemühungen um soziale Anerkennung erfahren, ziehen sie sich sozial zurück und bauen Ängste auf. Das Vermeidungslernen führt zur Regression in Problemverhaltensweisen mit der Folge, daß Selbstverstärkung nur durch Nahrungszufuhr als einzigem Verstärker bleibt.

Diese Entwicklung wird durch soziale Sanktionen begünstigt: abwertende Bemerkungen durch Mitmenschen z. B. bei Spaziergängen oder in der Öffentlichkeit überhaupt lassen das Auftreten von Übergewichtigen Patienten häufig zu einem "Spießrutenlaufen" werden mit der Folge weiteren Rückzugs und Stabilisierung des pathologischen Eßverhaltens im Sinne von Frustrationsessen als Folge zunehmender Verstärkerdeprivation.

Ein Teufelskreis von sozialen und wirtschaftlichen Problemen tritt häufig dann auf, wenn ein adipöser Patient seinen Arbeitsplatz verloren hat und aufgrund eingeschränkter Copingmöglichkeiten in übermäßiger Nahrungszufuhr eine scheinbare Möglichkeit zur Bewältigung der schwierigen psychosozialen Situation als Arbeitsloser sieht. Dies führt häufig zu Situationen, in denen das Übergewicht den an sich vielleicht möglichen und mit Sicherheit wünschenswerten Wiedereintritt ins Erwerbsleben praktisch unmöglich macht, weil von Arbeitgebern Therapieauflagen zur Gewichtsreduktion gemacht werden mit der Folge, daß berufliche Reintegrationsbemühungen erschwert werden, finanzielle Probleme entstehen und damit ein Teufelskreis entsteht, aus dem der Patient selber aus eigener Kraft nicht mehr herausfindet.

Häufig treffen wir auch die Entwicklung hyperphager Eßverhaltensweisen im Gefolge einer Anpassungsstörung nach Verlust wichtiger Bezugspersonen oder Partnertrennung dann an, wenn aufgrund eingeschränkter sozialer Integration und fehlender anderer Bezugspersonen Essen zur einzigen Verstärkerquelle wird und die postprandiale Spannungsreduktion Zuwendung und Trost durch vertraute andere Personen ersetzen muß.

Im Zusammenhang mit den beiden letztgenannten Problembereichen sei auf neuere Erklärungsansätze für die Entstehung der "manifesten" Adipositas hingewiesen. Pudel wendet sich von dem ursprünglichen Modell (Pudel 1982) ab, daß bei Adipösen das inadäquat erlernte Eßverhalten eine Störbedingung für die innere Appetit- und Sättigungsregulation sei, in Folge derer es zur hyperkalorischen Ernährung bei Nahrungsmittelüberfluß komme (Pudel u. Westenhöfer 1988, S. 30). Stattdessen konzipiert er den Ansatz des "gezügelten Eßverhaltens der latent Adipösen". Dieser hebt darauf ab, daß das kontrollierte Eßverhalten und das Diätverhalten, nicht aber das aktuelle relative Körpergewicht sich als ausschlaggebende Faktoren herausstellen, die mit Externalität und den anderen Besonderheiten des Eßverhaltens zusammenhängen (s. ausführlich Pudel u. Westenhöfer 1988).

Die Störeinflüsse auf die kognitive Kontrolle des Eßverhaltens sind in diesem Ansatz grob in externe Belastungsfaktoren, wie bereits oben erwähnt, und interne biophysiologische Einflüsse zu unterteilen vor dem Hintergrund eines sozial-psychologisch gesehen normierenden Schlankheitsideales, welches die biologische Schwankungsbreite der Körpergewichte in einem Kollektiv ignoriert und nur ein Ideal als ästhetisch akzeptabel zuläßt (s. ausführlich bei Pudel u. Westenhöfer 1988).

Eine ausgeprägte selektive Wahrnehmung und das Vorhandensein von Fertigkeiten zur Ausblendung von Teilaspekten der Realität - insbesondere von unangenehmen Teilaspekten derselben - ist ein weiterer Problembereich, mit dem wir uns häufig konfrontiert sehen. Als massiv Übergewichtiger gar keine Waage zu haben, nie in den Spiegel zu schauen, von gleichgültigen Bezugspersonen keinerlei Rückmeldungen zu bekommen und selber das Problem des Übergewichtes gar nicht wahrzunehmen, setzt perfekt aufgebaute Strategien voraus, um an und für sich für jeden sichtbare Aspekte der Realität durch Nicht-zur-Kenntnisnahme gar nicht als Problem an sich herankommen zu lassen. Bagatellisierung, Verharmlosung, Verleugnung und Verdrängung des Problemes sind die häufig anzutreffenden Abwehrmechanismen.

Manche Patienten sind darüber hinaus sehr einfach strukturiert, sie verfügen über eine durchschnittliche bis unterdurchschnittliche Intelligenz und eingeschränkte Introspektionsfähigkeit. Dementsprechend ist das Instruktionsverständnis und die Flexibilität zur Veränderung chronifizierter Problemverhaltensweisen und insbesondere die Fertigkeit zur Selbstreflexion erheblich eingeschränkt, womit die Chancen für eine Veränderung relativ ungünstig sind.

## Konsequenzen für die Praxis

Aus der Darstellung der beschriebenen Sachverhalte ergeben sich einige konkrete Forderungen für die Praxis der Adipositastherapie besonders im Hinblick auf eine realistische Therapiezielplanung:

1) Es sollte eine Typisierung der Adipositas erfolgen unter quantitativen und qualitativen Gesichtspunkten. Beispiel: "Es handelt sich um eine gynoide Adipositas. Broca-Index 150 % bzw. Körpermassenindex 40 $kg/m^2$".
Außerdem sollte bei jedem Patienten durch Messen des Taillen- und Hüftumfanges die "Waist-to-hip"-Ratio bestimmt werden.

2) Es sollte regelmäßig eine eingehende Familienanamnese der Adipositas erhoben werden.

3) Es sollte eine ausführliche Eigenanamnese der Adipositas bei den betroffenen Patienten erhoben werden unter den Kriterien:

a) Handelt es sich um eine statische oder dynamische Fettsucht?

b) Wie hat sich das Gewicht in den letzten 12 Monaten verändert?

c) Welches maximale und welches minimale Gewicht hat der Patient seit der Pubertät gehabt?

4) Es sollte dann unter Berücksichtigung der unter 1 - 3 erhobenen physiologischen Daten eine realistische Therapiezielplanung am Beginn der Therapie stehen, die die assoziierten Risiken einschließt.

5) Es sollte vermehrt bei der katamnestischen Auswertung der Adipositasbehandlungen differenziert vorgegangen werden unter Berücksichtigung der Adipositassubtypen. Möglicherweise sind die pauschalisiert angeblich schlechten Langzeitergebnisse der Adipositasbehandlungen darauf zurückzuführen, daß an und für sich nicht Vergleichbares miteinander verglichen wird (s. ausführlich Pudel u. Westenhöferh 1988).

6) Ein ungelöstes und schwieriges Problem ist der Transfer des in der Klinik erlernten neuen Verhaltensrepertoires auf die häuslich-ambulanten Bedingungen. Gute Erfahrungen haben wir gemacht mit Intervallbehandlungen, wobei nach einer definierten Behandlungszeit eine mehrwöchige Phase zu Hause mit vereinbarter Wiederaufnahme bei Erfüllung bestimmter Gewichtsauflagen geplant wurde. Insbesondere die hohe Motivation für eine Klinikwiederaufnahme erweist sich als förderlich für die Selbstverpflichtung im Hinblick auf das angestrebte Therapieziel und die Umsetzung des neuen Verhaltens zu Hause. Weiterhin ist die möglichst frühzeitige Einbeziehung des betreuenden Hausarztes und der Familienangehörigen in die Vorbereitung der poststationären Phase für die Stabilität des erlernten Verhaltens unter ambulanten Bedingungen außerordentlich wichtig. Hier sollten frühzeitig Familientherapieverträge abgeschlossen werden, in denen sich sämtliche beteiligten Familienmitglieder zur Änderung solcher interaktioneller Verhaltensweisen verpflichten, die das Therapieergebnis bei dem "erkrankten" Familienmitglied gefährden könnten.

7) Die Neigung vieler Adipöser, sich trotz erheblichem Übergewicht auch nach Gewichtsreduktion für schlanker zu halten, als sie objektiv sind, soll nicht in Richtung auf ein realitätsnahes Selbstbild korrigiert werden. Ein unrealistisch günstig verzerrtes Selbstbild in Richtung auf das erwünschte Therapieziel ist für die Dauer der Stabilität des Gewichtsabnahmeerfolges günstiger als ein realitätsnahes Selbstbild (Hellauer u. Wenzel 1987).

8) Die Motivation für eine Gewichtsreduktion bei dem Falstaff-Typus der Adipösen ist prästationar am ehesten durch eine Gewichtsauflage als Voraussetzung für die stationäre Aufnahme zu prüfen. Während der stationären Therapie können z. B. wöchentliche Gewichtsabnahmevorgaben, von deren Erfüllung der stationäre Aufenthalt abhängt, sehr hilfreich sein.

## Zusammenfassung

In einer knapp gehaltenen Übersicht sollen die potentiellen Erkrankungen dargestellt werden, für die unter präventiv-medizinischen Gesichtspunkten die Adipositastherapie besonders bedeutsam ist.

Des weiteren wird ein Versuch unternommen, unter Rückgriff auf eigene klinische Erfahrungen Untergruppen der Adipositas zu definieren unter klinisch-empirischen und biophysiologischen Gesichtspunkten. Weiterhin werden Besonderheiten bestimmter Fettgewebstypen sowie Morbiditätsrisiken unter Berücksichtigung der Adipositassubtypen sowie die Ergebnisse von Langzeituntersuchungen unter Berücksichtigung der biophysiologischen Subtypen kurz skizziert.

Ungelöste Fragen im Zusammenhang mit der Gewichtsregulation, der Therapiezieldefinition der Adipositasbehandlung sowie die Darstellung von Problembereichen bei übergewichtigen Patienten unter verhaltensmedizinischen Aspekten leiten über zu einer Diskussion und zur Formulierung von Konsequenzen für die klinische Praxis.

## Literatur

Actim Gesellschaft für Pharmakommunikation (Hrsg) (1987)Adipositas Ernährungsmed [A & E] 2/1: 3

Björntorp P (1987) Are regional metabolic differences responsible for different risks of obesity? (3. Jahrestagung der Deutschen Gesellschaft für Adipositasforschung [DGA], München, unveröffentlicht)

Blackburn GL (1987) Langzeitadipöse haben ein höheres kardiovaskuläres Risiko. (28th Meeting of the American College of Nutrition, St. Charles/IL, unveröffentlicht)

Ditschuneit HH, Maier W, Ditschuneit H (1986) Stoffwechselstörungen bei adipösen Patienten mit vorwiegender Vermehrung des intraabdominellen Fettgewebes (Lipomatosis intraabdominalis). Aktuel Ernährungsmed 11/6: 270

Ditschuneit HH, Hauner H, Ditschuneit H (1987) Fettgewebsverteilung und Gewichtsabnahme bei adipösen Frauen unter einer kalorienreduzierten Mischkost. Aktuel Ernährungsmed 12/5: 186

Eggstein M (1987) Adipositas als Gesundheitsrisiko aus der Sicht der Inneren Medizin. (3. Jahrestagung der DGA, München, unveröffentlicht)

Engfeldt P (1987) Effects of age, cell size and of regional differences. (3. Jahrestagung der DGA, München, unveröffentlicht)

Enzi G (1987) Human adipose tissue in diabetes and obesity. (3. Jahrestagung der DGA, München, unveröffentlicht)

Fletcher JM (1987) Erhöhte Insulinsensitivität trotz Gewichtsreduktion? Adipositas Ernährungsmed [A & E] 1/3: 4

Gottfried W (1988) Therapie und Probleme der stationären Behandlung von Adipositas permagna. In: Zielke M, Sturm J, Mark N (Hrsg) Die Entzauberung des Zauberberges: Therapeutische Strategien und soziale Wirklichkeit. Modernes Lernen, Dortmund, S. 543 - 558

Hellauer D, Wenzel B (1987) Korrektur des Selbstbildes bei Gewichtsreduktion - zur Psychologie und Medizin der Adipositas. Aktuel Ernährungsmed 12/5: 175

Hepp KD (1987) Spektrum appetitbeeinflussender Mittel. Aesopus, Zug

Husemann B (1987) Adipositas als Gesundheitsrisiko aus der Sicht der Chirurgie. (3. Jahrestagung der DGA, München, unveröffentlicht)

Middeke M (1987) Hyperinsulinismus - das Bindeglied zwischen Adipositas, Diabetes und Hypertonie? MMW 129, 51/52: 20 - 23

Mrosovsky N, Powley TL (1977) Set points for body weight and fat. Behav Biol 20: 205 - 223

Pudel V (1982) Zur Psychogenes und Therapie der Adipositas, 2. Aufl. Springer, Berlin Heidelberg New York

Pudel V, Westenhöfer J (1988) Verhaltenstheoretische Überlegungen zur Entstehung und Behandlung von Eßstörungen. In: Klußmann R (Hrsg) Stoffwechsel. Springer, Berlin Heidelberg New York Tokyo, S. 27 - 40

Schindler AE (1987) Adipositas als Gesundheitsrisiko aus der Sicht der Gynäkologie. (3. Jahrestagung der DGA, München, unveröffentlicht)

Vague I (1956) The degree of masculine differentiation of obesities: a factor determining predisposition to diabetes, athero-sclerosis, gout, and uric calculous disease. Am J Clin Nutr 1: 20 - 34

Wirth CJ (1987) Adipositas als Gesundheitsrisiko aus der Sicht der Orthopädie. (3. Jahrestagung der DGA, München, unveröffentlicht)

Wolfram G (1988) Eßstörungen: Überblick aus klinischer Sicht. In: Klußmann R (Hrsg) Stoffwechsel. Springer, Berlin Heidelberg New York Tokyo, S. 19 - 26

Wurtman J et al. (1987) Fenfluramine suppress snack intake among carbohydrate-cravers but not among non-carbohydrate-cravers. Int J Eating Disord 6/6: 687 - 699

# Versuch einer clusteranalytischen Klassifikation von Herzneurotikern

Christoph Lohmeier, Christoph Fertsch, Manfred Zielke

## Zielsetzung der Untersuchung

Ausgangspunkt dieser Untersuchung waren Überlegungen über den Zusammenhang zwischen körperlicher Leistung und Angst/Angstverarbeitung. Während der Einfluß der Angst auf die Leistung schon häufig untersucht und nachgewiesen wurde, z. B. in der Sportwissenschaft (Hackfort 1980) als auch in Versuchen zur Prüfungsängstlichkeit, scheinen Untersuchungen, die sich mit dem Zusammenhang in umgekehrter Richtung beschäftigen, recht selten.

In anderen Worten: Wie beeinflußt ein bestimmter körperlicher Leistungszustand das Erleben und Verarbeiten von Angst? Ohne Frage werden hier diverse vermittelnde Faktoren wie Selbstbild, Einstellungen, Erwartungen oder auch zur Verfügung stehende Handlungsalternativen wirksam. Bevor man aber dieses im Detail klären kann, muß bekannt sein, ob ein solcher Einfluß existiert.

Hier bietet sich zur Untersuchung die Gruppe der Herzneurotiker an, bei denen eine enge Verzahnung physischer und psychischer Prozesse zu beobachten ist. So führt häufig die Wahrnehmung bestimmter Unregelmäßigkeiten des Herzschlags zu einem ersten kardiovaskulären Anfall. In Folge dessen entwickelt der überwiegende Teil der Patienten eine übertriebene Schonhaltung, die zu stark nachlassender körperlicher Leistungsfähigkeit führt. Bei geringfügiger Anstrengung kann es dann schon zu einer Beschleunigung der Herzschlagfrequenz kommen, die als lebensbedrohlich wahrgenommen wird. Es entsteht praktisch ein Circulus vitiosus, der nur schwer zu durchbrechen ist. Auf der anderen Seite reagieren viele der Patienten mit einer Art kontraphobischem Verhalten, um sich selbst zu beweisen, daß ihre körperliche Leistungsfähigkeit nicht eingeschränkt ist.

Diese bekannten Zusammenhänge näher zu untersuchen, war Zielsetzung dieser Arbeit. Vor allem sollte unter therapieorientierten Gesichtspunkten geklärt werden, ob sich innerhalb der Gruppe der Herzneurotiker verschiedene Untergruppen diagnostisch unterscheiden lassen, denen man dann unterschiedliche therapeutische Maßnahmen zuordnen könnte und müßte. Dabei sollte sowohl die Ebene des Erlebens als auch des Verhaltens sowie der körperlichen Leistungsfähigkeit in diese Diagnose mit einbezogen werden.

## Begriffsbestimmung

Das hier zu beschreibende Krankheitsbild findet sich in der medizinischen Literatur unter den verschiedensten Namen wieder. Je nach Ausrichtung der Autoren, sei sie nun mehr internistisch oder mehr psychiatrisch, finden sich Bezeichnungen wie "funktionelle Angina pectoris", "Nervöses Herzklopfen", "irritable heart" oder "Functional cardiovascular disease".

Aus der mehr psychiatrisch orientierten Literatur stammen die Begriffe "Angstneurose", "Herzhypochondrie" und "Herzphobie" (zit. nach Richter u. Beckmann 1969).

Die Bezeichnung Herzneurose wird zum ersten Mal 1967 von Oppenholzer verwendet (Richter u. Beckmann 1969).

Für die Verwendung dieses Begriffs sprechen nach Richter u. Beckmann 3 Gründe:

1) Er wird am häufigsten verwendet.
2) Er ist auch im englischen Sprachraum geläufig ("cardiac neurosis")
3) Er wird sowohl von internistischer als auch von psychiatrischer Seite gebraucht.

Sie definieren Herzneurose wie folgt:

"...eine Störung, deren Träger wegen auf das Herz bezogener Beschwerden zum Arzt gehen, ohne daß eine körperliche Grundkrankheit diese Beschwerden bewirkt."

Wesentlich an dieser und auch anderen Definitionen (z. B. von Uexküll 1962) ist der Ausschluß einer organischen Störung als Ursache der auftretenden Symptome.

Diese Abgrenzung und damit auch schon Kennzeichnung der Herzneurose als im wesentlichen psychoneurotische Störung ist wichtig, da es auch eine zweite Richtung gibt, die zumindest eine somatische Mitverursachung bei diesem Krankheitsbild annehmen (z. B. Delius 1964; Delius und Fahrenberg 1966).

## Beschreibung des Krankheitsbildes

### *Symptomatik*

Entsprechend der Vielfalt der verwendeten Begriffe ist auch die Zahl der beschriebenen Symptome sehr groß. Nach von Uexküll (1962) lassen sich die Beschwerden in 5 Gruppen unterteilen.

1. Auf das Herz bezogene Beschwerden: Herzklopfen, Extrasystolen, die als Herzstolpern empfunden werden, Herzjagen. Weiterhin Schmerzen, z. B. Drücken, Stechen in der Brust mit Ausstrahlung in den linken Arm, Beschwerden, die bisweilen an einen Infarkt denken lassen.

2. Allgemeine Beschwerden: Klagen über Abgeschlagenheit, Schwarzwerden vor den Augen, Müdigkeit, Erschöpfung, insgesamt Beschwerden, wie sie beim hypotonen Symptomkomplex häufig gefunden werden.
3. Auf die Atmung bezogene Beschwerden: Klagen der Patienten über Beklemmungsgefühle, erschwertes Atmen, das bis zur ausgesprochenen Atemnot reicht, und sowohl in Ruhe als auch bei körperlicher Belastung auftreten kann. Diese Beschwerden werden z. T. auch als eigenes Krankheitsbild definiert (Hyperventilation).
4. Vegetative Beschwerden. z. B. Schlaflosigkeit, Parästhesien, Zittern, nervöses Kältegefühl, Schwindelgefühle, Schwitzen sowie Kopfschmerzen.
5. Psychische Beschwerden: Häufig geben die Patienten an, unter Reizbarkeit, Angst, innerer Unruhe und niedergedrückter Stimmung zu leiden.

Angaben über die Häufigkeit machen Richter u. Beckmann (1973).

**Tabelle 1.** Die wichtigsten Symptome. (Nach Schonecke u. Hermann 1981)

| | Herzneurose | | | | | Kontrollgruppe | | | |
|---|---|---|---|---|---|---|---|---|---|
| | I | II | III | IV | V | I | II | III | IV |
| - Herzklopfen | 89 | 97 | 92 | 77 | 93 | 65 | 12 | -- | 9 |
| - anfallsweise Beschwerden | -- | -- | 88 | 93 | -- | 39 | -- | -- | -- |
| - innere Unruhe | 79 | 89 | 100 | 93 | 100 | 79 | 28 | 75 | 17 |
| - niedergedrückte Stimmung | -- | -- | 80 | 85 | 80 | -- | 4 | 75 | -- |
| - Schmerzen in der Herzgegend | 78 | 85 | -- | 82 | 60 | 30 | 48 | -- | 10 |
| - Mattigkeit (Schwächegefühl | -- | 70 | 69 | 82 | 80 | -- | 44 | 43 | 12 |
| - Atembeschwerden | 93 | 90 | 78 | 80 | 79 | 36 | 28 | 15 | 13 |
| - diffuse Ängstlichkeiten (Erwartungsangst) | -- | 61 | 82 | 72 | -- | -- | 0 | -- | 3 |
| - Kopfschmerzen | 73 | 58 | 67 | -- | 83 | 52 | -- | -- | 26 |
| - Sexualstörungen | -- | -- | 69 | 40 | 69 | -- | -- | 10 | -- |
| - Schwitzen | -- | -- | 65 | 43 | 67 | 36 | -- | 13 | -- |
| - Parästhesien | 56 | 58 | 29 | 67 | 30 | -- | 20 | -- | 7 |
| - Zittern | 65 | 54 | 73 | 65 | 76 | -- | 8 | 13 | 16 |
| - Schwindelanfälle | 78 | 78 | 55 | 63 | 57 | 68 | 36 | 23 | 16 |
| - Schlafstörungen (Schlaflosigkeit) | 19 | 53 | 51 | 63 | -- | 59 | 32 | 38 | 4 |
| - Magen-Darm-Beschwerden | -- | -- | 80 | 63 | -- | 30 | 8 | 40 | -- |
| - Furcht, herzkrank zu ein | -- | -- | -- | 63 | -- | -- | 8 | -- | -- |
| - Schonungstendenz | -- | -- | -- | 62 | -- | -- | 0 | -- | -- |
| - körperliche Beschwerden verschiedener Art | -- | -- | -- | 60 | -- | -- | -- | -- | -- |
| - Furcht vor Infarkt | -- | -- | -- | 57 | -- | -- | 8 | -- | -- |
| - Befürchtungen verschiedener Art | -- | -- | 45 | 40 | -- | -- | -- | -- | -- |
| - Todesangst | -- | 42 | -- | -- | -- | -- | -- | -- | 2 |

HzN
I. Wood, n = 200;
II. Cohen u. White, n = 60;
III. Miles et al., n = 76;
IV. Richter u. Beckmann, n = 60;
V. Miles u. Cobb, n = 50;

K
I. Christian et al., n = 66 Patienten mit hypertoner Regulationsstörung mit dynamischer Labilität der RR-Regelung;
II. Bockel, n = 25 Patienten mit Postinfarkt;
III. Richter u. Beckmann, n = 40 Neurosen verschiedener Symptomatik;
IV. Cohen u. White, n = 102 gesunde Kontrollfälle.

### *Krankheitsverhalten*

Bei den Herzneurotikern zeigt sich eine überraschend große Übereinstimmung im Krankheitsverhalten.

Zunächst fällt die allgemeine Ängstlichkeit auf, unter der die Patienten leiden, die sich in verschiedener Weise äußert.

An erster Stelle steht die Angst bezüglich der Funktionstüchtigkeit des eigenen Körpers, vor allem des Herzens. Das EKG nimmt eine wichtige Rolle in ihrem Leben ein, verschafft aber immer nur für kurze Zeit Beruhigung. Die Angst zeigt sich ebenso in dem Bedürfnis, Situationen zu vermeiden, in denen kardiovaskuläre Anfälle schon einmal aufgetreten sind, hier trifft der Begriff "Herzphobie", wie er auch teilweise verwendet wird, noch am ehesten zu. Damit einher geht auch ein ausgesprochenes Schonverhalten bei Großteil der Patienten, während ein kleinerer Teil sich eher kontraphobisch verhält.

Zur Minderung der Angst entwickeln die Patienten starke Anklammerungstendenzen, sie können es nur schwer ertragen, allein aus dem Haus zu gehen. Bezeichnenderweise treten die Anfälle sehr selten im Beisein eines Arztes oder einer anderen "beschützenden" Person auf.

Neben der Angst zeigen die meisten Patienten deutliche Merkmale von Depressivität, die sich in Form eines verminderten Antriebs darstellt.

### *Epidemiologie*

Bedingt durch die unterschiedliche Terminologie und Klassifizierung ist es schwer, Vergleiche zwischen einzelnen Untersuchungen anzustellen. Dadurch finden sich in der Literatur Häufigkeitsangaben für die Herzneurose, die zwischen 2 % und 55 % für die Gruppe der Herzkranken betragen. Bezogen auf die Gesamtbevölkerung gibt es Schätzungen für die USA bzw. für die Bundesrepublik, die zwischen 2 und 5 % liegen (zit. nach Richter u. Beckmann 1969).

Angaben zu einzelnen Untersuchungen finden sich u. a. in Bräutigam u. Christian (1975), Schonecke u. Herrmann (1986) und Richter u. Beckmann (1969).

Richter u. Beckmann nehmen nach Durchsicht vieler Untersuchungen ein Richtmaß von 30 - 40 % bei Patienten mit Herzbeschwerden an. Obwohl es eine Häufung des Auftretens in Familien gibt, gibt es wenig Hinweise dafür, daß die Herzneurose genetisch bedingt ist.

Bezogen auf das Geschlecht findet sich ein leichtes Überwiegen der Männer in den Stichproben.

Zusammenhänge zwischen sozioökonomischem Status und der Krankheit konnten bisher nicht festgestellt werden (Richter u. Beckmann).

## Theorien zur Ätiologie

Es gibt Ansätze zu einer Ätiologie und Pathogenese der Herzneurose aus mehreren Richtungen, v. a. psychoanalytisch-, persönlichkeitstheoretisch-, psychophysiologisch- und prozeßorientierte, wobei jeder dieser Ansätze unterschiedliche Aspekte des Problems beleuchtet. Ein einheitliches, die verschiedenen Ansätze integrierendes Konzept steht noch aus.

## *Psychoanalytische Ansätze*

Entscheidend für die Ausbildung einer Disposition zur Herzneurose ist nach Meinung der psychoanalytisch ausgerichteten Theorien eine bestimmte Form der Mutterbindung. Meist handelt es sich um Mütter, die ihre Kinder sehr stark symbiotisch an sich gebunden und damit in der Ausbildung von Selbstsicherheit gestört haben.

Die Fixierung des Kindes auf eine Person, die zudem noch ambivalent besetzt ist, deren aggressive Anteile aber nicht ausgelebt werden dürfen, da man sonst des Schutzes verlustig ginge, führt zu späterer Unselbständigkeit und Trennungsschwierigkeiten.

Bezeichnenderweise tritt der erste Anfall eines Herzneurotikers oft in Situationen auf, die durch einen Trennungskonflikt mit einer hoch ambivalent besetzten Bezugsperson gekennzeichnet sind, sei es Krankheit, Tod oder anderweitig bedingte Abwesenheit. So wird dann die eigene Krankheit oft dazu benutzt, das drohende Alleinsein zu verhindern und sich wieder verstärkte Zuwendung zu sichern.

## *Persönlichkeitstheoretische Ansätze*

Nach Alexander (1971), zit. nach Schonecke und Hermann (1986) ist es aussichtslos, ein "bestimmtes psychologisches Profil als Charakteristikum für funktionell Herzleidende" zu suchen. Richter u. Beckmann (1973) konnten jedoch in ihren Untersuchungen 2 Typen von Angstabwehr unterscheiden, die sie mit Hilfe des MMPI (Saarbrücken) erfaßten.

Patienten des Profiltyps A (er umfaßt ca. 48 % der Patienten) sind dadurch gekennzeichnet, ihre Schwierigkeiten zu offen, gemessen an der Norm, darzustellen, während Patienten des Profiltyps B (er umfaßt ca. 36 % der Patienten) dazu tendieren, ihre Probleme vermehrt zu leugnen. In der Beschwerdesymtomatik unterscheiden sie sich allerdings nicht.

Auf Verhaltensebene zeichnen sich Patienten des A-Typs durch eine ausgeprägte Schonhaltung, Vermeidung von bedrohlichen Situationen, sexuellen Kontakten und Sport sowie durch eine intensive Beobachtung ihres Herzschlags aus.

Patienten des B-Typs äußern ihre überkompensierende Abwehr und Verleugnung durch große Aktivität und körperlichen Einsatz (Bräutigam u. Christian 1975).

Zusammengefaßt: B-Patienten wehren das durch Verleugnung ab, wovon die A-Patienten überflutet werden. Beide Gruppen haben die gleiche Beschwerdeproblematik und auch das gleiche Profil in den klinischen Skalen des MMPI, unterscheiden sich aber in der Form der Verarbeitung dieser Problematik.

Oberhummer et al. 1979; (zit. nach Schonecke u. Hermann [1986]) fanden zudem, daß Herzneurotiker auch ein höheres Maß an Ängstlichkeit zeigen, verglichen mit einer Kontrollgruppe.

## *Psychophysiologische Ansätze*

Die meisten physiologischen Modelle der Symptombildung gehen von einer vorhandenen, aber normalen vegetativen Funktionsstörung aus. Diese wird irgendwann vom Individuum wahrgenommen und als beängstigend empfunden, was in vielen Fällen zu einem Circulus vitiosus führt, da durch die Angst in der Regel eine weitere Beschleunigung der Herzfrequenz ausgelöst wird, welche den Patienten in seiner Einschätzung der Störung als gefährlich noch bestärkt.

Der Schwachpunkt dieser Modelle liegt darin, daß sie nicht erklären können, warum der Patient die körperlichen Vorgänge, die sicher in dieser Form öfters auftreten, in einem bestimmten Moment wahrnimmt, in einem andern aber nicht.

Weiterhin lassen sie die nach erfolgter Wahrnehmung immer noch unterschiedliche subjektive Erlebnisverarbeitung außer acht. Es fehlt also gerade bei den physiologischen Modellen an einer kognitiven Komponente.

Einen knappen Überblick über verschiedene Modelle findet man bei Schonecke u. Hermann (1986).

## *Prozeßorientierte Ansätze*

Die kognitive Komponente wird in neueren Modellen, die schwerpunktmäßig den Prozeß der Störung betrachten, stärker berücksichtigt. Viele dieser Ansätze greifen auf das Copingkonzept von Lazarus zurück, auf welches wir im folgenden näher eingehen, weil es auch dieser Untersuchung zugrunde liegt.

Danach können sowohl interne als auch externe Faktoren einen erhöhten Erregungszustand hervorrufen. Wird dieser nicht wahrgenommen, passiert gar nichts.

Bei Wahrnehmung des Erregungszustandes kommt es nach Lazarus zu einer ersten Bewertung des Ereignisses als entweder

a) irrelevant,

b) günstig/angenehm oder als

c) stressend.

Streß entsteht nach Lazarus nur, wenn ein Ungleichgewicht von Anforderungen vorliegt. Schönpflug (1979) meint allerdings, daß nicht das Ungleichgewicht an sich, sondern die Antizipation der Konsequenzen das Entscheidende ist.

Stressende Bewertungen treten dabei in 3 Formen auf:

a) Bedrohung,

b) Schaden/Verlust,.

c) Herausforderung.

Neben primären Bewertungen unterscheidet Lazarus noch sekundäre und Neubewertungen.

Sekundäre Bewertungen beziehen sich auf die Einschätzung von Bewältigungsmöglichkeiten, darauf aufbauend werden Bewältigungsprozesse initiiert.

Neubewertungen beruhen auf einer Rückmeldung der Umgebung bezüglich der eigenen Reaktionen, der Konsequenzen des Handelns oder auch neuer eigener Reflexionen und führen zu einer Änderung der ursprünglichen Bewertung.

Es findet also ein ständiger Fluß von Informationen statt. Diese Bewertungen wiederum können Bewältigungsprozesse initiieren, bei denen 4 verschiedene Schritte unterschieden werden (am Beispiel der Herzneurotiker):

a) Informationssuche (in sich hineinhorchen, EKG);

b) direkte Aktion (Hilfe rufen, zum Arzt gehen);

c) Aktionshemmung (Schonverhalten, Situationen meiden, in denen Symptome aufgetreten sind);

d) intrapsychische Bewältigungsformen (Depressivität, Hilflosigkeit).

Näheres dazu bei Lazarus u. Launier (1978)

Die Funktion dieser Bewältigungsprozesse kann also entweder in einer Änderung der gestörten Transaktion oder in einer Regulierung der Emotion liegen.

In Anlehnung an Schonecke u. Hermann kann man folgende Schlüsse aus den verschiedenen Ansätzen ziehen:

1) Eine wesentliche Rolle spielen die Angst und die Angstverarbeitung (Bewältigung), sowohl für Entstehung als auch Aufrechterhaltung der Herzneurose.

2) Die meisten Ansätze nehmen eine "psychosomatische" Disposition an, die die Entstehung und Aufrechterhaltung der Störung begünstigt. Je nach Herkunft des Modells kann diese mehr im somatischen Bereich liegen oder, wie bei den Psychoanalytikern, Folge einer psychischen Entwicklung sein, z. B. einer symbiotischen Mutterbindung.

3) Die Körperwahrnehmung spielt in allen Modellen eine große Rolle, doch kann kein Modell Wahrnehmung bzw. Nichtwahrnehmung von Erregungsprozessen überzeugend erklären.

4) An der pathogenen krankheitsverursachenden Wirkung der Körpervorgänge sind Attribuierungen, d. h. Ursachenzuschreibungen, mitbeteiligt. Der Patient meint, daß eine Erkrankung die Ursache für die Körperwahrnehmung ist.

## Untersuchungsmodell

Ausgehend von den bisher geschilderten Untersuchungen entwickelten wir folgendes Prozeßmodell, auf dem unsere Untersuchung beruht

Danach löst eine subjektiv als belastend erlebte Situation eine Belastungsreaktion aus - vorausgesetzt eine Angstneigung ("Trait") in diesem Bereich liegt vor -, welche wiederum - bei Wahrnehmung - zu verschiedenen Arten der Bewältigung führt. Die körperliche Leistungsfähigkeit beeinflußt diesen Prozeß sowohl auf Seiten der Belastungssituation als auch auf Seiten der Bewältigungsmöglichkeiten. Außerdem finden - wie in dem Modell von Lazarus - Rückkopplung durch Bewertungen statt.

Die 3 wesentlichen zu untersuchenden Merkmalsbereiche sind also die körperliche Leistungsfähigkeit, die Angst und die Angstverarbeitung. Einige wesentliche theoretische Aspekte dieser 3 sollen hier kurz erläutert werden, außerdem - soweit sie vorliegen - Ergebnisse im Zusammenhang mit Herzneurotikern.

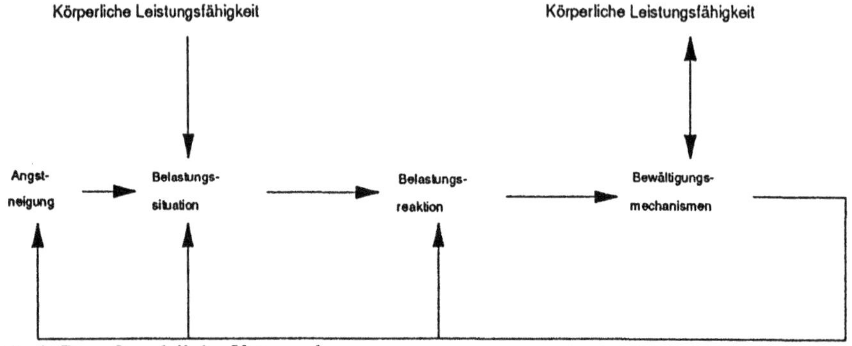


**Abb. 1.** Prozeßmodell der Untersuchung

# Merkmalsbereiche

## *Körperliche Leistungsfähigkeit*

Körperliche Leistungsfähigkeit ist ein Oberbegriff für verschiedene Faktoren, von denen für diese Untersuchung lediglich der Faktor Ausdauer von Bedeutung ist, da dieser die engste Verbindung zum Herz-Kreislauf-System hat. Die meisten Definitionen von "körperlicher Leistungsfähigkeit" leiden unter dem Mangel des Einbeziehens einer psychischen Komponente.

Problematisch für die Untersuchung der körperlichen Leistungsfähigkeit ist das Fehlen eines allgemeinen Indikators. Als am geeignetsten, gerade auch für den Faktor Ausdauer, hat sich hier noch die aerobe Kapazität erwiesen. Diese wurde auch in unserer Untersuchung als Indikator verwendet (näheres unter Instrumente).

Bezüglich des Einflusses von körperlicher Leistungsfähigkeit auf psychisches Befinden liegen zahlreiche Untersuchungen vor (s. zusammenfassend Morgan 1981; Folkins u. Sime 1981), die belegen, daß regelmäßige körperliche Aktivität das allgemeine Wohlbefinden erhöht. Unklar sind jedoch die Mechanismen, die dazu führen.

Während Physiologen verschiedene chemische Stoffe als ursächlich dafür ansehen, erklären Psychologen den Effekt auf verschiedene Weisen:

a) Es entwickelt sich durch ein Fitnesstraining ein Gefühl der Kontrolle über Körperfunktionen (Ismail u. Trachtman 1973; Solomon u. Bumpus 1978), das dann zum Wohlbefinden führt.

b) Körperliche Bewegung, v. a. Dauerlaufen, wurde häufig untersucht, wird als eine Form der Meditation mit dem gleichen beruhigenden Effekt angesehen (Fixx 1988).

c) Körperliche Bewegung zieht Aufmerksamkeit von angstauslösenden Kognitionen ab (Folkins u. Sime 1981).

Alle oben genannten Erklärungsversuche halten Folkins u. Sime (1981) für sehr unbefriedigend. Angemessener erscheint ihnen das Modell von Lazarus, in dem Fitnesstraining eine palliative Bewältigungsfunktion hat, d. h. zur Regulierung von Emotionen dient.

Empirische Untersuchungen zur körperlichen Leistungsfähigkeit bei Herzneurotikern liegen nicht vor, man kann jedoch durch Untersuchungen an ähnlichen Gruppen Rückschlüsse ziehen.

Zwei Ergebnisse sind v. a. relevant:

1) Morgan (1981) stellte fest, daß bei Angstneurotikern eine intensive Belastung zu einer Reduzierung der Zustandsangst führt. Grund: Vermutlich werden die Belastungsreaktionen nicht mehr der Angst, sondern der körperlichen Betätigung zugeschrieben.

2) Übereinstimmend wird von den Herzneurotikern berichtet (Richter u. Beckmann 1969; Kulenkampff u. Bauer 1960; Schonecke u. Hermann 1979), daß die Patienten besonders direkt nach einem sympathikovasalen Anfall eine extreme Schonhaltung entwickeln, die zu einer immer geringeren Belastungsfähigkeit des Kreislaufsystems führt, was natürlich das Auftreten ungewöhnlicher Herztätigkeit erleichtert und so zu einem Circulus vitiosus werden kann.
Es ist daher zu erwarten, daß die körperliche Leistungsfähigkeit von Herzneurotikern deutlich unter der von gesunden Personen liegt.

## *Angst*

Die Angst spielt bei der Herzneurose eine wesentliche Rolle. Einmal ist da das intensive Gefühl der Todesangst, das mit dem sympathikovasalen Anfall einhergeht, zum anderen in der Folge davon die Angst vor einem erneuten Anfall bzw. Tod durch Herzstillstand, manche Autoren (Kulenkampff u. Bauer 1960) nennen sie auch die "Angst vor der Angst".

Wie weit die Angst an der Entstehung und Aufrechterhaltung beteiligt ist, ist schon kurz bei den verschiedenen Modellen zur Pathogenese angesprochen worden. Hier sollen ergänzend noch 2 wichtige Aspekte der neueren Angstforschung erläutert werden:

1) Angst als Zustand und Disposition
Nach der neueren Forschung muß man zwischen einer Disposition zur Angst ("Ängstlichkeit") und der in der aktuellen Situation ausgelösten Angstreaktion unterscheiden ("Trait"- und "State-Anxiety").
Dies wird auch bei neueren diagnostischen Instrumenten berücksichtigt.

2) Bereichsspezifität der Angst
Ebenso ist Angst nach neueren Untersuchungen nicht überwiegend durch Persönlichkeitsfaktoren erklärbar, sondern zum großen Teil durch situative Bedingungen und die Interaktion zwischen beiden.
Auf Situationsseite ließen sich in mehreren Untersuchungen 2 große übergeordnete Klassen unterscheiden, nämlich selbstwertbedrohende und physisch verletzende Situationen (Becker 1980). Diese Klassen lassen sich weiter unterteilen.

Der Zusammenhang zwischen "Trait"- und "State"-Angst sieht danach wie folgt aus: Personen mit hoher "Trait"-Angst reagieren nur dann mit hoher. "State"-Angst, wenn die gleiche Situationsklasse vorliegt, wie der Bereich, in dem die habituelle Angstneigung erhöht ist.

Für die Untersuchung der Herzneurotiker waren u. a. 2 Fragen interessant:

1) Gibt es eine höhere Angstneigung bei ihnen?
Diese Frage kann mit ja beantwortet werden, wenn auch nicht alle Untersuchungen signifikant höhere Werte erbrachten, doch zumindest der Tendenz nach (Becker 1980; Endler u. Okada 1975).

2) Gilt die Bereichsspezifität auch bei Herzneurotikern?
Auch bei verschiedenen Gruppen von Neurotikern fanden sich bereichsspezifisch erhöhte Angstneigungen. Am deutlichsten waren diese für die Bereiche: Angst vor Auftritten, Angst vor Selbstbehauptung und Angst vor Bewährung. Bei der Gruppe der Herzneurotiker fanden sich allerdings keine signifikanten Unterschiede zur Kontrollgruppe.

Hier kommt Becker aufgrund der hohen Varianz dieser Gruppe zu dem Schluß, daß es sich um eine heterogene Gruppe handelt, in der möglicherweise 2 Untergruppen mit verschiedenen Attribuierungsstilen enthalten sind.

## *Angstbewältigung*

Es fehlt z. Z. noch an einer einheitlichen Theorie der Angstbewältigung (Prystav 1981), doch ist das obenerwähnte Copingmodell von Lazarus im Moment in der Bewältigungsforschung zweifellos dominierend (Laux 1983). Die wesentlichen Züge dieses Modells wurden schon vorgestellt, ausführlichere Informationen finden sich bei Lazarus u. Launier (1978).

Lazarus definiert: "Coping besteht aus allen Anstrengungen, sowohl verhaltensorientierten wie intrapsychischen, die externen und internen Anforderungen und Konflikte zwischen ihnen, die die Ressourcen des Individuums belasten oder übersteigen, zu bewältigen (d. h. zu meistern, tolerieren, reduzieren oder minimieren)" (Lazarus u. Launier 1978).

Theoretische und methodische Probleme dieses Konzepts können hier nicht diskutiert werden, finden sich aber u. a. bei Prystav (1981, 1983), Schulz (1979) und Schönpflug (1979) und Fertsch-Röver (1985).

Wesentlich für die Untersuchung waren 2 Fragen, zu denen einige Ergebnisse vorliegen:

1) *Stabilität oder Spezifität von Bewältigungsmechanismen*
Zu dieser Frage liegen unterschiedliche Ergebnisse vor, die zwangsläufig auch zu verschiedenen Operationalisierungen geführt haben.

Während Janke et al. (1984) von Situations- und Zeitkonstanz bei Bewältigungsmechanismen ausgehen, also diese eher als habituell ansehen, unterscheiden andere Autoren (Prystav, Krohne) ähnlich wie in der Angsttheorie zwischen "Trait" und "State".

Cohen u. Lazarus (1973) fanden keinen Zusammenhang zwischen dem Bewältigungsstil im Sinne eines "Traits" und postoperativen Zuständen, dagegen eine signifikante Beziehung zwischen Prozeßmaß und den postoperativen Zuständen.

Diese Frage läßt sich also z. Z. nicht eindeutig klären, auch wenn neuere Untersuchungsergebnisse (Rösler u. Kühl 1981; Walbott et al. 1982; Asendorpf et al. 1983) eher eine Spezifitätsannahme favorisieren. Die Frage sollte deshalb Teil unserer Untersuchung sein.

2) *Angstbewältigung bei Herzneurotikern*
Wie schon erwähnt, fanden Richter u. Beckmann (1973) in ihrer Stichprobe mittels des MMPI 2 sich in ihrer Art der Bewältigung unterscheidende Gruppen. Während die eine ihre Ängste offen zugibt (A-Typ) und eine Schonhaltung entwickelt, leugnet die andere Gruppe diese (B-Typ) und neigt zu kontraphobischer gesteigerter Aktivität.

Hahn (1983) fand ein ähnliches Profil in seiner Stichprobe, aber signifikant niedrigere Mittelwerte auf den einzelnen Skalen, was er auf einen Selektionseffekt in Richters und Beckmanns Stichprobe zurückführte, dergestalt, daß an eine psychosomatische Klinik Patienten mit größeren Beschwerden gelangen, als sie in einer Allgemeinpraxis auftauchen.

Becker (1980) schloß aus der großen Varianz in seiner Stichprobe, daß es sich bei seinen Herzneurotikern um eine Gruppe mit 2 Untergruppen handelt, die sich in ihren Attribuierungsstilen unterscheiden. Die eine neigt zu rein somatischer Betrachtungsweise, während die Gruppe mit ausgeprägten bereichsspezifischen Ängsten diese mit spezifischen Situationen in Verbindung bringt. Ähnlichkeiten zu Richter u. Beckmann liegen auf der Hand.

## *Zum Verhältnis von Angst und Angstbewältigung und deren Operationalisierung*

Betrachtet man das Bewältigungskonzept von Lazarus sowie Überlegungen anderer Autoren (Krohne 1975; Asendorpf 1981), so ist die Trennung zwischen Angst/Streß und ihrer Bewältigung eine künstliche, methodisch bedingte. Die Angst tritt nie allein auf, sondern ist immer begleitet von dem Versuch ihrer Bewältigung. Inwieweit dabei zeitliche Prozesse eine Rolle spielen, ist u. a. von Averill et al. (1972) untersucht worden, doch ist auch hier mit einer endgültigen Klärung in nächster Zeit nicht zu rechnen, da die verschiedenen Indikatoren der Angst in den 3 Ebenen, in denen sie sich manifestieren, teilweise völlig verschiedene zeitliche Verläufe haben und entsprechend wenig Kovarianz aufweisen.

Zudem wirkt Angstbewältigung nicht nur im Nachhinein, sondern schon bei der Antizipation einer möglichen Gefahr, wie Lazarus plausibel dargelegt hat und was auch Krohne mit der Unterscheidung zwischen 3 Phasen berücksichtigt.

Ein wesentlicher Grund für die getrennte Erfassung von Angst und Angstbewältigung sind methodische und theoretische Probleme. So gibt es noch keine Instrumente, die die Angst und ihre Bewältigung als Prozeß erfassen.

Bei den Selbstbeschreibungsverfahren existieren entweder Skalen zur Erfassung der Angstneigung, teilweise auch der Zustandsangst, oder Verfahren, die Bewältigungsmechanismen erfassen wollen.

Bei den physiologischen Indikatoren besteht das Problem des Fehlens eines allgemeinen Indikators sowie der groß intra- und interindividuellen Variabilität dieser Prozesse.

Dies gilt auch für mögliche Indikatoren auf Verhaltensebene.

Aufgrund dieser methodischen Probleme und der Überlegung, daß kognitive Konzepte wie das von Lazarus noch am ehesten in der Lage scheinen, die vermittelnden Prozesse zwischen Person und Umwelt zu beschreiben, haben wir uns zu der Verwendung von Selbstbeschreibungsverfahren entschieden. Da Lazarus für sein neues Modell bisher noch kaum diagnostische Instrumente entwickelt hat oder darüber nicht berichtet (lediglich eine "ways of coping list" wird beschrieben, Folkman u. Lazarus 1980), mußten wir versuchen, uns mit anderen Instrumenten zu behelfen. Näheres dazu im Untersuchungsplan.

## Untersuchungsplan

Wir gingen bei unseren Überlegungen zur Erfassung der Angst und ihrer Bewältigung in Anlehnung an die Theorie von Lazarus von folgendem Modell aus:

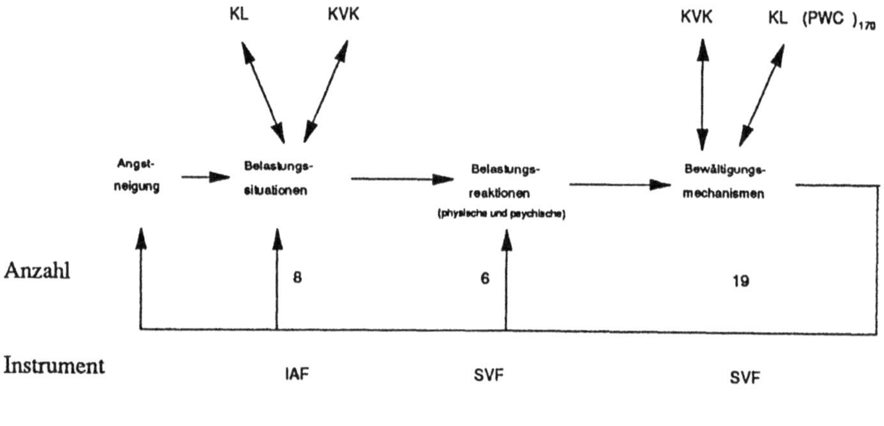


**Abb. 2.** Schematisch dargestellter Untersuchungsplan (Erläuterung im Text)

Sowohl die Belastungssituation als auch die Bewältigungsmechanismen sollten differenziert erfaßt werden, um gezielte Aussagen für die Therapie machen zu können.

Die Belastungssituation wurde mit einem Instrument zur Erfassung bereichsspezifischer Ängste (IAF, Becker 1980) abgedeckt.

Die Bewältigungsmechanismen sollten als Reaktion auf eine spezifische Belastungsreaktion erfaßt werden. Den Versuch, diesen Zusammenhang zu erfassen, stellt der Streßverarbeitungsfragebogen (SVF) von Janke et al. (1983) dar. Dieser geht jedoch von einer unspezifischen Belastungsreaktion, auf die die Bewältigungsmaßnahmen folgen, aus, so daß wir ihn um 6 typische Belastungsreaktionen von Herzneurotikern erweiterten.

Außerdem interessierten uns die Variablen körperliche Leistungsfähigkeit, die wir mit dem PWC 170 erfaßten, und ihre Beziehung zur Angstneigung und -bewältigung.

## Methodenteil

### *Stichprobenbeschreibung*

Untersucht wurden 60 Patienten (30 Frauen, 30 Männer) zweier psychosomatischer Kliniken, die nach 4 Kriterien ausgewählt waren:

- akute Herz-Kreislauf-Beschwerden;
- Symptome aus mindestens 3 der 5 Beschwerdebereiche nach Schonecke u. Hermann (1981);
- mindestens eine psychische Bedingung;
- Ausschluß eines organischen Herz-Kreislauf-Schadens durch internistischen Befund.

Die Altersverteilung reichte von 23 - 46 Jahre; bei den Frauen lag der Durchschnitt bei 44,6 Jahren, bei den Männern bei 40,5 Jahren; 83 % der Männer und 67 % der Frauen waren verheiratet, ledig waren jeweils 13 %. Nach Schulbildung und Berufstätigkeit zu schließen kam die Mehrzahl der Patienten aus Mittelschichtverhältnissen. Der durchschnittliche Ruhepuls lag bei den Frauen bei 89/min, bei den Männern bei 91/min. Die Blutdruckmessung ergab bei den Frauen einen Durchschnittswert von 132/91, bei den Männern 135/88.

### *Verwendete Meßinstrumente*

Zur Prüfung der körperlichen Leistungsfähigkeit wurde der W 170-Test, auch PWC 170 (Belastungsanstieg 25 W pro 2 min, Testende bei Pulsfrequenz 170/min) auf einem Fahrradergometer durchgeführt (Ulmer 1975; Mellerowicz 1983). Der W 170-Testwert errechnet sich aus der erreichten Wattzahl dividiert durch das Körpergewicht. Abbruchkriterium bei Patienten unter 50 Jahren war: Herzfrequenz 200 minus Lebensalter, bei Patienten über 50 Jahren: 180 minus Lebensalter.

Der Interaktions-Angst-Fragebogen (IAF) von Becker (1980) zur Erfassung bereichsspezifischer Angstneigungen enthält 6 Skalen erster Ordnung:
Skala 1: Angst vor physischer Verletzung,
Skala 2: Angst vor "Auftritten",
Skala 3: Angst vor Normüberschreitung,
Skala 4: Angst vor Erkrankung und ärztlicher Behandlung,
Skala 5: Angst vor Selbstbehauptung,
Skala 6: Angst vor Abwertung und Unterlegenheit.

Die Skalen 1, 4 und 6 bilden Skala 7, die Skalen 2 und 5 bilden Skala 8.

Der Streßverarbeitungsfragebogen (SVF) ist ein von Janke (1983) entwickeltes Verfahren, das Streßbewältigungsvorgänge mißt, die von Belastungsreaktionen ausgelöst werden. Unsere Version des SVF enthielt 6 für Herzneurotiker typische Belastungsreaktionen (Angst, Schwindel, Herzklopfen, Verspannung, Deprimiertheit, Atembeschwerden). Der SVF erfaßt 19 verschiedene Streßverarbeitungsweisen mit - in unserer Version - je 3 Items:

1) Bagatellisierung (BAG),
2) Herunterspielen durch Vergleich mit anderem (HER),
3) Schuldabwehr (SCHUAB),
4) Ablenkung (ABL),
5) Ersatzbefriedigung (ERS),
6) Situationskontrollversuche (SITKON),
7) Reaktionskontrollversuche (REKON),
8) positive Selbstinstruktion (POSI),
9) Bedürfnis nach sozialer Unterstützung (BESOZU),
10) Vermeidung (VERM),
11) Flucht (FLU),
12) soziale Abkapselung (SOZA),
13) gedankliche Weiterbeschäftigung (GEDW),
14) Resignation (RESI),
15) Selbstmitleid (SEMITL),
16) Selbstbeschuldigung (SEBESCH),
17) Aggression (AGG),
18) Pharmakaeinnahme (PHA),
19) Suche nach Selbstbestätigung (SEBEST).

## *Statistische Verfahren*

Die Daten wurden folgenden statistischen Verfahren unterzogen:

1) Deskriptive Statistik,
2) Korrelationsberechnungen,
3) t-tests,
4) Varianzanalysen,
5) Faktorenanalysen,
6) Clusteranalysen.

Bei den Faktorenanalysen benutzten wir die Hauptachsenmethode mit Kommunalitäteniteration, die Faktoren wurden nach Varimax rotiert. Bei den Clusteranalysen entschieden wir uns für ein iterativ-partielles Verfahren nach dem "k-means"-Algorithmus aus der Gruppe der partitionierenden Verfahren (BMDP KM).

## Ergebnisse

### *Kontrollvariablen*

Die Tatsache, daß die Patienten unserer Stichprobe häufiger verheiratet und seltener ledig sind als der Bevölkerungsdurchschnitt bzw. das durchschnittliche Patientengut einer psychosomatischen Fachklinik (Schriftenreihe GPT 1984), kann als vorsichtige Bestätigung des Bedürfnisses nach Abhängigkeit von einem Partner interpretiert werden und entspricht der Beobachtung von Richter u. Beckmann (1969).

Die an unseren Patienten vorgenommenen Herzfrequenz- und Blutdruckmessungen in Ruhe lassen keine Rückschlüsse auf den von einigen psychosomatischen Theorien angenommenen Dauererregungszustand bei Herzneurotikern zu. Zur Klärung dieser Frage sind umfangreichere physiologische und biochemische Untersuchungen nötig.

### *Merkmalsbereich: körperliche Leistungsfähigkeit (KL)*

Der durchschnittliche Leistungsindex für die körperliche Ausdauerleistung nach dem W 170-Test bewegte sich für die Frauen und Männer unserer Stichprobe nur unwesentlich unter den von Mellerowicz (1983) angegebenen Durchschnittswerten.

**Tabelle 2.** Durchschnittswerte für die körperliche Ausdauerleistung (PWC 170). (Nach Ulmer 1980)

| | Frauen | Männer | Gesamt |
|---|---|---|---|
| Stichprobe | 2,23 | 2,51 | 2,37 |
| Durchschnittsbevölkerung a | 2,30 | 2,60 | |
| Sportler a | 3,00 | 3,50 | |

a Angaben nach Ulmer (1980)

Als Ergebnis einer Clusteranalyse konnte eine Gruppe mit hoher KL (W 170-Wert: 3,71 n=6) und eine Gruppe mit niedrigen Werten (W 170-Wert: 1,59 n=15) ermittelt werden.

Während Patienten der 1. Gruppe sich regelmäßig körperlich zu belasten scheinen, entsprechend den kontraphobischen Reaktionsweisen der als B-Typen beschriebenen Patienten von Richter u. Beckmann (1969), dürfte es sich bei der 2. Gruppe um Patienten mit ausgeprägter Schonhaltung handeln. Bei gesonderter Betrachtung der sportlich leistungsfähigen Patienten weist die überwiegende Mehrheit der Herzneurotiker hinsichtlich KL erhebliche Defizite auf.

Die Leistungsindizes der Frauen und Männer unserer Patientenstichprobe unterscheiden sich nur auf dem 10 %-Niveau signifikant voneinander. Der schwache Geschlechtseinfluß kam möglicherweise aufgrund eines Meßartefakts zustande: Die Meßprozedur für den W 170-Test sieht für ältere Patienten über 50 Jahre eine niedrigere Ausbelastungsgrenze vor, so daß in einigen Fällen die Herzfrequenz von 170/min nicht erreicht wurde. Das dadurch notwendige Extrapolieren des W 170-Wertes erbrachte in einigen Fällen höhere Leistungsindizes als sie bei tatsächlicher Belastung erreicht worden wären. Dieses Vorgehen war bei 14 Patienten erforderlich, davon waren 11 Frauen. Das bedeutet, daß der Meßartefakt bei den Patientinnen stärker zum Tragen kam und eine mögliche Ursache für den schwachen Geschlechtsunterschied ist.

Aus dem gleichen Grund ließ sich entgegen unserer Erwartung kein Alterseinfluß auf die KL feststellen.

## *Merkmalsbereich Angstneigung*

Beim Vergleich unserer Stichprobe mit verschiedenen Neurotikerstichproben, die Becker (1980) angibt, fällt das annähernd gleiche Profil der Herzneurotikerstichprobe Beckers und unserer Patienten bei den IAF-Skalenmittelwerten auf.

Trotz fehlender signifikanter Unterschiede läßt sich die Tendenz vieler Patienten erkennen, vornehmlich in sozialen Bewährungssituationen, in denen man mit anderen Menschen interagieren muß und die ein gewisses Maß an Selbstvertrauen erfordern, Angst zu erleben. Dabei scheinen einige Patienten, wie die Häufigkeitsverteilungen zeigten, von ihren Ängsten förmlich überflutet zu werden, während andere möglicherweise Schwierigkeiten haben, die Ängste zuzugeben oder auszudrücken.

Hierfür könnte die unterschiedliche Wirksamkeit verschiedener Angstverarbeitungsweisen verantwortlich sein; u. U. werden vorhandene Ängste auch durch andere Symptome überdeckt.

Daß bei Patienten mit herzneurotischen Störungen Ängste in bestimmten Bereichen unterschiedlich ausgeprägt sind, zeigen bereits die T-transformierten Mittelwerte, die besonders in den Skalen 2 und 5 und der aus ihnen zusammengesetzten Skala 8 deutlich erhöht sind. Darauf weisen ebenfalls die meist niedrigen Korrelationen zwischen den Skalen des IAF hin.

Bei Frauen und Männern unterscheiden sich die Intensität der Angstgefühle erheblich, zu denen sie in bestimmten Situationen neigen: Besonders die Angst, physisch verletzt zu werden oder durch nonkonformes Verhalten aufzufallen, ist bei unseren weiblichen Patienten stärker ausgeprägt.

Dieses Ergebnis ist wohl als sozialisationsbedingt zu interpretieren und läßt die Vermutung zu, daß die in Zusammenhang mit dem Krankheitsbild auftretenden Ängste bei Männern und Frauen geschlechtsrollenspezifisch variieren können.

Auf eine globale Angstneigung der gesamten Stichprobe weisen indes hohe Korrelationen zwischen den Skalen 2 und 5 (r = 0,62; p 0,001), den Skalen 3 und 6 (r = 0,62; p 0,001) und den Skalen 5 und 6 (r = 0,69; p 0,001) hin. Diese Skalen betreffen den Bereich der sozialen Ängste insgesamt, somit Situationen, die auf fehlende Selbstbehauptung und mangelndes Selbstvertrauen schließen lassen. Ob die globale Angstneigung den bereichsspezifischen Ängste zugrunde liegt, wie Becker (1980) vermutet, oder ob umgekehrt bereichsspezifische Ängste im Laufe der Krankheitsentwicklung auf eine zunehmende Zahl von Situationen generalisiert werden, was Zielke (1982) annimmt, kann abschließend nicht geklärt werden.

Beide Interpretationen lassen sich jedoch integrieren, wenn angenommen wird, daß Patienten gegenüber Normalen aufgrund ihrer erhöhten globalen Angstdisposition eher dazu neigen, ihre Ängste nach und nach auf weitere Situationen auszudehnen.

**Tabelle 3.** Verteilungskennwerte der Interaktionsangstbereiche.

| | | Sk 1 | Sk 2 | Sk 3 | Sk 4 | Sk 5 | Sk 6 | Sk 7 | Sk 8 |
|---|---|---|---|---|---|---|---|---|---|
| Unsere Stichprobe | MW | 52, 4 | 56, 3 | 53, 7 | 50, 3 | 54, 8 | 52, 3 | 52, 4 | 56, 3 |
| (n = 60) | Sx | 11, 5 | 14, 5 | 11, 5 | 10, 3 | 13, 6 | 12, 4 | 10, 8 | 16, 8 |
| Becker (1980) Herzneurotiker | MW | 52, 3 | 58, 9 | 54, 3 | | 55, 4 | 51, 0 | | 58,9 |
| (n = 16) | Sx | 14, 7 | 14, 4 | 10, 8 | | 15, 3 | 9, 9 | | 16, 2 |
| Neurotiker mit somatischen | MW | 49, 2 | 62, 5 | 54, 2 | | 57, 8 | 58, 5 | | 62,8 |
| Beschwerden | Sx | 13, 2 | 18, 4 | 8, 9 | | 13, 2 | 10, 1 | | 18, 8 |
| (n = 11) a | | | | | | | | | |
| Normale Kontrollpersonen | MW | 50, 2 | 49, 6 | 50, 7 | 50, 1 | 49, 7 | 49, 9 | 50, 1 | 49, 5 |
| (n = 187) a | Sx | 9, 6 | 9, 3 | 10, 5 | 10, 1 | 9, 8 | 9, 9 | 9, 8 | 9, 6 |

a Angaben von Becker (1980); es handelt sich um T-Werte.

Sk 1: Angst vor physicher Verletzung

Sk 2: Angst vor "Auftritten"

Sk 3: Angst vor Normüberschreitung

Sk 4: Angst vor Erkrankung und ärztlicher Behandlung

Sk 5: Angst vor Selbstbehauptung

Sk 6: Angst vor Abwertung und Unterlegenheit

Sk 7: Angst vor psychischen und physischen Angriffen

Sk 8: Angst vor Bewährungssituationen

## *Merkmalsbereich Angstbewältigung*

Um die Bewältigungsmechanismen bei aufkommenden Angstgefühlen zu untersuchen, gaben wir in einem Fragebogen, dem SVF von Janke, 6 für das Krankheitsbild typische Belastungsreaktionen vor (Herzklopfen, Angst, Schwindel, Verspanntsein, Deprimiertheit, Atembeschwerden). Wir wollten wissen, ob die Patienten die verschiedenen Belastungen variabel oder im Sinne einer Disposition stabil bewältigen.

Die dazu eingesetzte einfache Varianzanalyse für Meßwiederholungen ergab, daß 9 der insgesamt 19 Bewältigungsmechanismen von den Patienten spezifisch eingesetzt werden. Diese variablen Strategien umfassen eher Formen emotional vermeidender Auseinandersetzung, während unter den 10 stabil eingesetzten Strategien diejenigen überwiegen, die sich intellektuell mit der Belastung auseinander-

**Tabelle 4.** Varianzanalyse zur Prüfung der Stabilität des Situatuionsspezifität der Bewältigungsmaßnahmen über 6 Situationen

| Stabile Angstbewältigungsmaßnahmen | p | Spezifische Angstbewältigungsmaßnahmen | p |
|---|---|---|---|
| Bagatellisierung | 0,36 | Schuldabwehr | 0,04 |
| Herunterspielen durch Vergleich | 0,56 | Ersatzbefriedigung | 0,02 |
| Ablenkung von Situationen | 0,48 | Vermeidung | 0,01 |
| Situationskontrollversuche | 0,30 | Flucht | 0,001 |
| Reaktionskontrolle | 0,28 | Soziale Abkapselung | 0,01 |
| positive Selbstinstruktion | 0,10 | Resignation | 0,01 |
| Bedürnis nach sozialer Unterstützung | 0,12 | Selbstbemitleidung | 0,01 |
| Gedankliche Weiterbeschäftigung | 0,30 | Selbstbeschuldigung | 0,001 |
| Aggression | 0,12 | Pharmakaeinnahme | 0,05 |
| Suche nach Selbstbestätigung | 0,69 | | |

p = Signifikanzprüfungen

setzen. Entsprechend der Beschreibungen des Krankheitsverhaltens wäre zu erwarten gewesen, daß vermeidende Bewältigungsmechanismen von den Patienten unabhängig vom auslösenden Ereignis eingesetzt werden. Möglicherweise waren bestimmte Auslöser besonders bedrohlich für Herzneurotiker, so daß nur auf diese Auslöser vermeidend reagiert wurde. Dagegen erfordert der Einsatz rationaler Bewältigungsformen eine gewisse Distanz zur auslösenden Situation: so wird erklärbar, daß auch unsere Patienten diese Verarbeitungsweisen stabil einsetzten.

Auf der Suche nach übergeordneten Strategien zur Angstbewältigung bei unseren Patienten führten wir eine Faktorenanalyse der 19 Bewältigungsmechanismen durch. Dabei ergab sich eine 4 Faktorenlösung, die 67,1 % der Gesamtvarianz aufklärt (Eigenwert = 1,39)

Die Faktoren lassen sich wie folgt beschreiben:

*Faktor 1* umfaßt Verarbeitungsweisen, die durch starke emotionale Reaktionen besonders resignativen Charakters gekennzeichnet sind.

Gefühle der Hoffnungslosigkeit, Selbstvorwürfe, Rückzugswünsche, der Griff zu Alkohol und Tabletten und das Gefühl, die Situation gedanklich nicht mehr loszuwerden, aber auch ungerichtete Wut und der Wunsch, mit nichts etwas zu tun haben zu wollen, sind für diese Strategie typisch. Der Faktor erhielt die Bezeichnung "*Resignation*";

*Faktor 2* beinhaltet Maßnahmen, die ein bedrohliches Ereignis in seiner Gefahrrelevanz abwerten. Dies geschieht, indem der Betroffene bagatellisiert, sich selbst Mut zuspricht und nach Ablenkung sucht. Eine mittelbare Auseinandersetzung mit

dem belastenden Ereignis erfolgt über Versuche, Haltung zu bewahren und ein Eigenverschulden abzulehnen. Maßnahmen dieser Strategie wurden unter "*Verharmlosung*" zusammengefaßt;
*Faktor 3* enthält Bewältigungsmodi, die ein recht heterogenes Vorgehen unter belastenden Bedingungen vermuten lassen. Es wird aktiv versucht, die Situation zu meistern und in Zukunft bewußt zu vermeiden. Dabei wird die Unterstützung durch andere gerne in Anspruch genommen. Diese Strategie wurde als "*realistische Bewältigung*" bezeichnet;
*Faktor 4* umfaßt Verarbeitungsformen, die angenehme Erlebnisse in nicht bedrohlichen Situationen verschaffen. Typisch für diese Strategie ist die Ersatzbefriedigung im Konsumbereich und die Suche nach Anerkennung und Erfolg. Diese Maßnahmen wurden unter den Begriff "*Ersatzbefriedigung*" subsumiert.

**Tabelle 5.** Faktorenanalyse der Bewältigungsmaßnahmen

| Faktor 1 | | Faktor 2 | | Faktor 3 | | Faktor 4 | |
|---|---|---|---|---|---|---|---|
| Skala | Ladung | Skala | Ladung | Skala | Ladung | Skala | Ladung |
| RESI | 0,91 | POSI | 0,82 | SITKON | 0,80 | ERS | 0,78 |
| SEBESCH | 0,85 | BAG | 0,82 | VERM | 0,65 | SEBEST | 0,56 |
| SOZA | 0,83 | ABL | 0,62 | BESOZU | 0,62 | | |
| SEMITL | 0,67 | REKON | 0,56 | | | | |
| GEDW | 0,63 | HER | 0,52 | | | | |
| AGG | 0,63 | SCHUAB | 0,41 | | | | |
| FLU | 0,62 | | | | | | |
| PHA | 0,50 | | | | | | |

ABL: Ablehnung
AGG: Aggression
BAG: Bagatellisierung
BESOZU: Bedürfnis nach sozialer Unterstützung
ERS: Ersatzbefriedigung
FLU: Flucht
GEDW: gedankliche Weiterbeschäftigung
HER: Herunterspielen durch Vergleich mit anderen
PHA: Pharmakaeinnahme
POSI: positive Selbstinstruktion
REKON: Reaktionskontrollversuche
RESI: Resignation
SCHUAB: Schuldabwehr
SEBESCH: Selbstbeschuldigung
SEBEST: Suche nach Selbstbestätigung
SEMITL: Selbstmitleid
SITKON: Situationskontrollversuche
SOZA: soziale Abkapselung
VERM: Vermeidung

Es zeigt sich bei 3 Faktoren eine recht gute inhaltliche Übereinstimmung mit den von Krohne (1985) postulierten Bewältigungsmodi:

"Represser" bevorzugen Bewältigungsmechanismen entsprechend Faktor 2.

"Sensitizer" setzen sich verstärkt gedanklich mit dem Problem auseinander, ähnlich den Verarbeitungsweisen unseres Faktors 1.

"Nichtdefensive" zeichnen sich durch realitätsbezogene Bewältigung entsprechend unserem Faktor 3 aus.

Die "erfolglosen Bewältiger" Krohnes sind in unserer Faktorenstruktur nicht zu integrieren.

Geschlechtsunterschiede in der Angstbewältigung treten bei mehreren Maßnahmen auf: Patientinnen reagieren auf Ängste stärker mit Ersatzbefriedigung, Vermeidung und dem Bedürfnis nach sozialer Unterstützung, als die männlichen Teilnehmer der Untersuchung, während diese besonders mit zunehmendem Alter verstärkt dazu neigen, auf Belastungen mit der Einnahme von Pharmaka und Alkoholkonsum zu reagieren.

Die Ergebnisse stützen die Vermutung, daß das Krankeitsverhalten bei einzelnen Patienten von rollentypischen Faktoren beeinflußt sein kann, deren Einfluß mit dem Alter evtl. zunimmt.

## *Zusammenhang zwischen Merkmalsbereichen*

### Zusammenhänge mit der körperlichen Leistungsfähigkeit KL

Um Unterschiede zwischen körperlich leistungsfähigen und weniger leistungsfähigen Patienten zu ermitteln, teilten wir die Stichprobe über den Median und untersuchten Frauen und Männer getrennt, da wir einen Geschlechtseinfluß auf die KL annahmen. Die Erwartung, daß sich hoch leistungsfähige Patienten in der Stärke der Angstreaktionen oder in den angstauslösenden Situationen von den weniger leistungsfähigen unterscheiden, konnten wir nicht bestätigen. Ebensowenig konnten wir bedeutsame Unterschiede in der Bewältigung der Ängste feststellen. Die Halbierung der Stichprobe in hoch und niedrig leistungsfähige Patienten erlaubt möglicherweise eine zu wenig differenzierte Betrachtung.

### Zusammenhang zwischen Angst und Angstbewältigung

Durch z. T. hohe Korrelationen zwischen den Angstwerten des IAF und den verschiedenen Bewältigungsstrategien des SVF konnten wir geeignete und weniger geeignete Bewältigungsformen unserer Herz-Kreislauf-gestörten Patienten erkennen. So erweisen sich z. B. vermeidendes Verhalten, Flucht, soziale Abkapselung, Resignation, gedankliches Weiterbeschäftigen, Selbstbemitleiden und Selbstbeschuldigung als wenig effektiv in Situationen, die eine soziale oder selbstwertrelevante Bedrohung darstellen. Dagegen scheint Bagatellisieren oder Herunterspielen der Bedrohung durch einen Vergleich mit anderen zu greifen.

**Tabelle 6.** Zusammenhänge zwischen Angstbereichen (IAF) und Angstverarbeitung (SVF)

| | *Angst vor* physischer Verletzung | Auftritten | Normüberschreitung | Erkrankung | Selbstbehauptung | Abwertung |
|---|---|---|---|---|---|---|
| Bagatellisierung | -0,19 | -0,31* | -0,27* | -0,04 | -0,25* | -0,28* |
| Herunterspielen durch Vergleiche mit anderen | -0,34** | -0,30* | -0,26* | -0,13 | -0,29* | -0,32* |
| Schuldabwehr | -0,01 | -0,00 | 0,07 | 0,16 | 0,05 | 0,13 |
| Ablenkung von Situationen | -0,04 | -0,16 | -0,19 | -0,01 | -0,18 | -0,07 |
| Ersatzbefriedigung | -0,03 | -0,09 | 0,09 | -0,16 | 0,08 | 0,22 |
| Situationskontrollversuche | 0,01 | -0,29* | 0,19 | -0,17 | -0,00 | 0,05 |
| Reaktionskontrollversuche | -0,24 | -0,22 | 0,17 | -0,22 | -0,03 | -0,04 |
| Positive Selbstinstruktion | -0,02 | -0,35** | 0,06 | -0,10 | -0,06 | -0,07 |
| Bedürfnis nach sozialer Unterstützung | 0,32* | -0,05 | 0,26* | -0,10 | 0,22* | 0,29 |
| Vermeidungstendenz | 0,26* | 0,06 | 0,25* | 0,11 | 0,19* | 0,29 |
| Fluchttendenz | 0,27* | 0,40** | 0,24 | 0,16 | 0,15** | 0,34 |
| Soziale Abkapselung | 0,22 | 0,54*** | 0,23 | 0,25* | 0,31* | 0,46*** |
| Gedankliche Weiterbeschäftigung | 0,18 | 0,30* | 0,34** | 0,16 | 0,32* | 0,49*** |
| Resignation | 0,22 | 0,49*** | 0,24 | 0,36** | 0,35** | 0,43*** |
| Selbstbemitleidung | 0,16 | 0,23 | 0,31* | 0,36* | 0,31* | 0,47*** |
| Selbstbeschuldigung | 0,13 | 0,45*** | 0,24 | 0,28* | 0,28* | 0,40** |
| Aggression | 0,10 | 0,31* | 0,06 | 0,26* | 0,17 | 0,37** |
| Pharmakaeinnahme | 0,10 | 0,06 | 0,17 | 0,32* | 0,17 | 0,18 |
| Suche nach Selbstbestätigung | -0,14 | 0,01 | 0,21 | 0,02 | 0,16 | 0,37* |

*p = 0,05 **p = 0,01 ***p = 0,001

Bei der Angst vor Erkrankung scheinen Resignation und Selbstmitleid am wenigsten geeignet, Angstgefühle zu reduzieren. Auch in dieser Untersuchung finden sich in allen 3 Merkmalsbereichen unterschiedliche Ausprägungen: Eine Gruppe mit hoher körperlicher Leistungsfähigkeit (KL) steht einer anderen mit sehr niedriger Leistung gegenüber. Ängste werden anscheinend in ganz verschiedenen Bereichen erlebt, in Situationen physischer, sozialer oder selbstwertbezogener Bedrohung. Die im Zusammenhang mit Angst auftretenden Belastungsreaktionen versuchen die Patienten unterschiedlich zu bewältigen: die einen reagieren mehr mit emotionalem Rückzug, andere versuchen zu verleugnen und Haltung zu bewahren.

## Klassifikation

In der Literatur zur Herzneurose gibt es zahlreiche Hinweise, daß Patienten in für das Krankheitsverhalten zentralen Merkmalen uneinheitlich sind (Richter u. Beckmann 1969; Jores 1981; Becker 1980).

Wir wollten daher der Frage nachgehen, ob sich jeweils mehrere Patienten zu einer Gruppe zusammenfassen lassen, in der sich die Patienten untereinander hinsichtlich der Merkmale möglichst ähnlich sind und die eindeutige Unterschiede zu den anderen Gruppen ergibt.

Als geeignetes Verfahren, diese Frage zu klären, erschien uns eine Clusteranalyse der Merkmalsbereiche Angst, Angstbewältigung und KL.

Um weitgehend unabhängige Faktoren zu bekommen und die Anzahl der Variablen auf ein überschaubares Maß zu reduzieren, führten wir zunächst für IAF und SVF eine gemeinsame Faktorenanalyse durch. Die KL wurde aufgrund der Korrelationsberechnungen als weitgehend unabhängig betrachtet und deshalb nicht in die Faktorenanalyse einbezogen.

Die Faktorenanalyse hatte folgendes Ergebnis:

**Tabelle 7.** Faktorenanalyse mit den Skalen des IAF und SVF

| | Faktor 1 | | Faktor 2 | | Faktor 3 | | Faktor 4 | | Faktor 5 | | Faktor 6 | |
|---|---|---|---|---|---|---|---|---|---|---|---|---|
| | RESI | 0,89 | POSI | 0,81 | IAF 5 | 0,81 | SITKON | 0,75 | ERS | 0,77 | IAF 1 | 0,49 |
| | SEBESCH | 0,87 | BAG | 0,78 | IAF 6 | 0,79 | BESOZU | 0,68 | SEBEST | 0,63 | IAF 4 | 0,41 |
| | SOZA | 0,75 | ABL | 0,65 | IAF 3 | 0,60 | VERM | 0,67 | | | | |
| | SEMITL | 0,68 | REKON | 0,58 | IAF 2 | 0,55 | | | | | | |
| | AGG | 0,65 | HER | 0,52 | | | | | | | | |
| | GEDW | 0,63 | SCHUAB | 0,42 | | | | | | | | |
| | FLU | 0,61 | | | | | | | | | | |
| | PHA | 0,48 | | | | | | | | | | |
| Faktoren-benennung | Resignatives Verhalten | | Verharm-losung | | Bewährungs-angst | | Realistische Bewältigung | | Ersatzbe-friedigung | | Schmerz-angst | |

Hinter den Skalen die Ladung auf dem jeweiligen Faktor

IAF 1: Angst vor physischer Verletzung
IAF 2: Angst vor "Auftritten"
IAF 3: Angst vor Normenüberschreitung
IAF 4: Angst vor Erkrankung und ärztlicher Behandlung
IAF 5: Angst vor Selbstbehauptung
IAF 6: Angst vor Abwertung und Unterlegenheit
Weitere Erklärungen s. Tabelle 5

Wir entschlossen uns nach dem Eigenwertkriterium (Eigenwert = 1,27) für die 6-Faktoren-Lösung mit 70,3 % Aufklärung der Gesamtvarianz. Diese 6 Faktoren (2 Angstklassen, 4 Angstbewältigungsstrategien) und die Variable körperliche Leistungsfähigkeit (KL) gingen in die Clusteranalyse ein. Wir entschieden uns für eine Lösung mit 6 Cluster nach den Kriterien

- Fehlerquadratsummenverlauf,
- Überschaubarkeit der Clusterzahl,
- inhaltliche Plausibilität.

Die Mittelwerte der Cluster sind in der folgenden Tabelle dargestellt:

**Tabelle 8.** Ergebnis der Clusteranalyse

| | | Mittelwerte der Cluster bezogen auf Stichprobenmittelwerte | | | | | |
|---|---|---|---|---|---|---|---|
| | | *Merkmale* | | | | | |
| Cluster | KL | Resignatives Verhalten | Verharm-losung | Bewälti-gungsnagst | Realistische Bewältigung | Ersatzbe-friedigung | Schmerz-angst |
| 1 | 1,300 | 0,5947 | 1,5044 | -0,2388 | -0,0561 | -0,3592 | 0,1707 |
| 2 | 0,058 | 1,1904 | -0,6807 | -0,5611 | 0,0264 | 0,4758 | 0,2810 |
| 3 | 0,351 | -0,2418 | -0,8572 | 0,2400 | 0,4559 | -0,5848 | -1,0122 |
| 4 | -0,110 | -0,7386 | -0,4042 | 0,1860 | -0,6832 | -0,3344 | 0,8004 |
| 5 | -0,095 | 0,4020 | 0,9250 | 1,4001 | 0,6023 | -0,2926 | -0,0397 |
| 6 | -0,414 | -0,1615 | 0,5169 | -0,4353 | 0,0811 | 0,5553 | -0,2917 |

Eine anschließende Varianzanalyse zeigte, daß sich die Cluster in den einzelnen Variablen hoch signifikant unterscheiden.

Die 6 Cluster lassen sich inhaltlich folgendermaßen beschreiben:

*Cluster 1* enthält Patienten (n = 4; 6,7 %) mit sehr hoher körperlicher Leistungsfähigkeit. Da der durchschnittliche W 170-Wert sehr hoch ist, kann hier sicher angenommen werden, daß diese Patienten regelmäßig Sport treiben oder sich körperlich belasten. Ängste scheinen nur durchschnittlich ausgeprägt zu sein. Allerdings bevorzugen diese Patienten in sehr hohem Maße verharmlosende Bewältigungsstrategien, indem sie sich selbst Mut zusprechen und ihre empfundenen Ängste bagatellisieren. Diese Patienten ähneln dem von Richter u. Beckmann (1969) beschriebenen B-Typ, der sich trotz intensiver Ängste durch kontraphobische Verarbeitung auszeichnet.

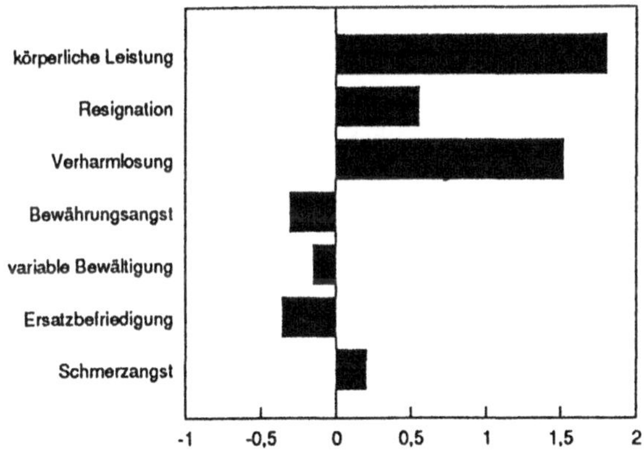


**Abb. 3.** Clusterprofil. Cluster 1: "Kontraphobiker"

Die 9 Patienten in *Cluster 2* (15 %) sind durch den sehr starken Einsatz resignativer Angstverarbeitung charakterisiert. Sie neigen zu übertriebenen emotionalen Reaktionen des Rückzugs und der Flucht, wenn sie etwas belastet. Sie sind in Gedanken lange mit solchen Ereignissen beschäftigt und verspüren Ärger und Wut infolge der Resignation. Die Patienten weisen deutliche Parallelen zu den von Krohne (1975) beschriebenen "Sensitizern" auf, die bedrohliche Situationen vorwiegend im Sinne einer möglichen Schädigung interpretieren. Sie setzen wenig verharmlosende Strategien ein und suchen statt dessen Ersatzbefriedigung im Konsumbereich oder soziale Anerkennung. Ihre körperliche Leistungsfähigkeit und ihre Ängste sind durchschnittlich, wobei eine Tendenz zu geringer Angst in selbstwertbedrohenden und sozialen Situationen und zu eher größerer Angst vor körperlicher Beeinträchtigung besteht.

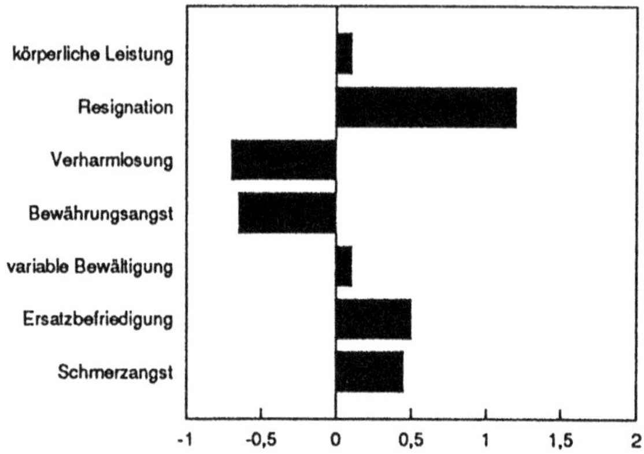


**Abb. 4.** Clusterprofil. Cluster 2: "Resignierer"

In *Cluster 3* befinden sich 10 Patienten (16,7 %), die, verglichen mit dem Stichprobenmittelwert, eine relativ hohe körperliche Leistungsfähigkeit haben. Ihr auffälligstes psychisches Merkmal ist die sehr geringe Angst vor physischer Verletzung und gesundheitlicher Beeinträchtigung, gekoppelt mit dem Bemühen, das eigene Verhalten zu kontrollieren. Das geringe Ausmaß an erlebter Schmerzangst scheint diesen Patienten wenig Anlaß zu geben, Bewältigungsstrategien der Verharmlosung und der Ersatzbefriedigung einzusetzen. Auf der anderen Seite deutet sich hier ein möglicher Erfolg des verstärkten Einsatzes realistischer Strategien zur Angstbewältigung an.

Diese Gruppe enthält möglicherweise diejenigen Patienten, die klinisch am wenigsten auffällig sind.

Sie ähneln dem von Krohne (1983) beschriebenen Typ der Nichtdefensiven.

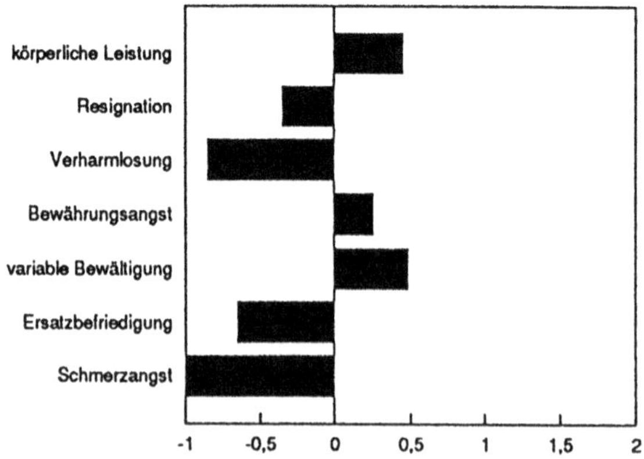


Abb. 5. Clusterprofil. Cluster 3: "Unauffällige"

*Cluster 4* wird von 14 Patienten gebildet (23,3 %) die v. a. durch hohe Ausprägung im Schmerzangstbereich gekennzeichnet sind. Die Angst um die eigene Gesundheit und körperliche Unversehrtheit, die z. B. durch eine ernste Krankheit bedroht scheinen, wird intensiv erlebt. Aktive Versuche zur Veränderung der Beschwerden in Gegenwart oder Zukunft werden kaum unternommen, die körperliche Leistungsfähigkeit ist unterer Durchschnitt. Zur Änderung des Verhaltens scheint auch der emotionale Leidensdruck zu fehlen, was eine Tendenz zu geringer gefühlsmäßiger Beteiligung (relativ niedrige Ausprägung auf dem Faktor "Resignation") andeutet. Die Patienten erfahren wohl Vorteile aus ihrer Störung in Form eines sekundären Krankheitsgewinns.

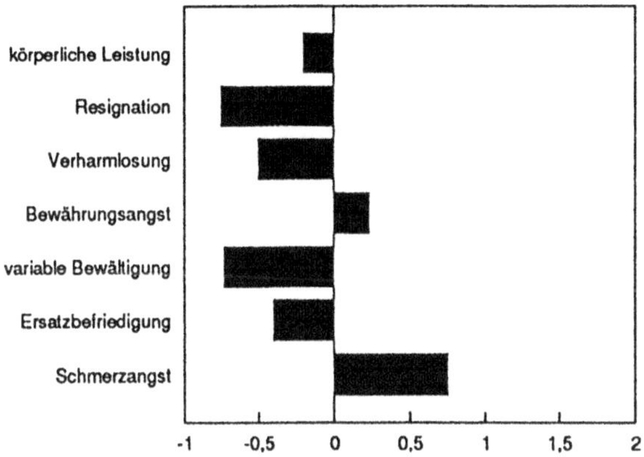


**Abb. 6.** Clusterprofil. Cluster 4: "Krankheitsängstler"

In *Cluster 5* (6 Personen, entspricht 10 %) befinden sich die Patienten mit sehr hohen Bewährungsängsten. Alle möglichen Situationen werden für das Selbstkonzept und das eigene Ansehen bei anderen als bedrohlich empfunden. Die verstärkten Versuche, die sozialen und selbstwertrelevanten "Erwartungsängste" durch Verharmlosung zu verringern, schlagen fehl. Diese Verarbeitungsweise scheint bei diesen Angstformen ungeeignet. Überraschend scheinen auch variable Bewältigungsversuche nicht zu greifen. Auch in dieser Gruppe ist die körperliche Leistungsfähigkeit unterer Durchschnitt. Im prozeßorientierten Modell (Lazarus u. Launier 1978) sind folgende Zusammenhänge denkbar: Die von den Patienten ergriffenen Bewältigungsmaßnahmen erweisen sich als ungeeignet; auf der anderen Seite sind die Ängste so intensiv, daß sie den verstärkten Einsatz der Bewältigungsmaßnahmen herbeiführen. Es entsteht ein Kreislauf, den nur eine gezielte therapeutische Intervention lösen kann.

*Cluster 6* ist mit 17 Patienten die größte Gruppe (28,3 %). Diese praktizieren über einen längeren Zeitraum bereits eine körperliche Schonhaltung, so daß ihre Leistungsfähigkeit stark gesunken ist. Durch die von ihnen moderat eingesetzten Verarbeitungsweisen können sie ihre Ängste kontrollieren, ohne sie als störend zu erleben. Die hohe Ausprägung in der Strategie der Ersatzbefriedigung deutet darauf hin, daß die Verarbeitung nur scheinbar gelingt. Die Suche nach Bedürfnisbefriedigung in der Konsumsphäre und nach sozialer Anerkennung könnte Ausdruck der unbewußt erfahrenen Frustrationen sein, sich auf den eigenen Körper nicht verlassen zu können. Die ausgeprägte körperliche Schonhaltung muß als ängstliche

Vermeidung körperlicher Anstrengung verstanden werden. Verstärkte Ersatzbefriedigung wirkt möglicherweise bekräftigend auf diese Schonhaltung.

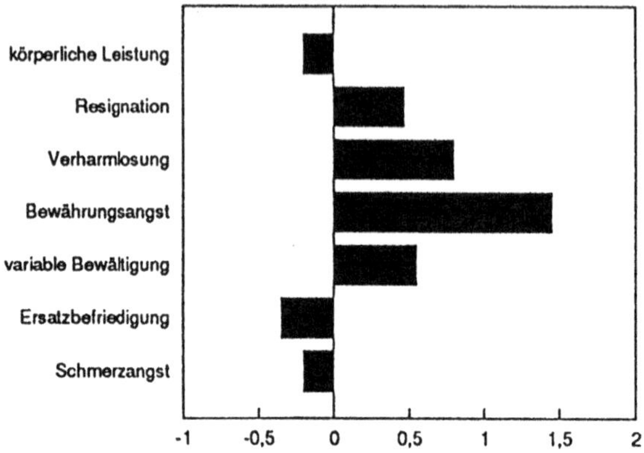


**Abb. 7.** Clusterprofil. Cluster 5: "Soziaängstler"

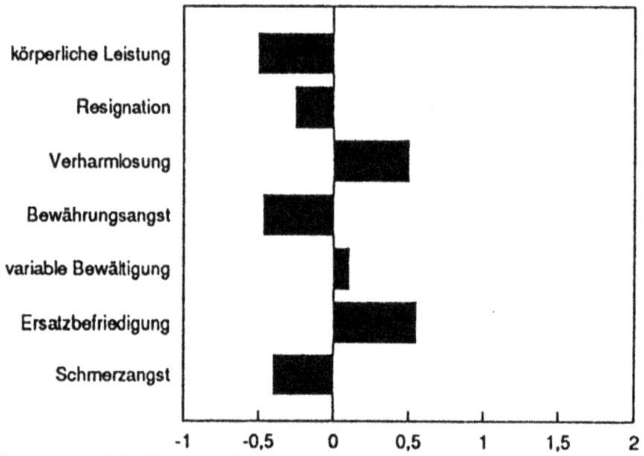


**Abb. 8.** Clusterprofil. Cluster 6: "Anstrengungsvermeider"

# Diskussion

Mittels Clusteranalyse ist es gelungen, unsere Patientenstichprobe mit herzneurotischen Störungen sinnvoll in überschaubare Gruppen einzuteilen.

Dieser methodische Schritt unserer Untersuchung schloß sich an eine Reihe vorausgehender Einzelschritte an, die das Ziel hatten, Unterschiede in für dieses Krankheitsbild zentralen Merkmalen zu finden.

Was die körperliche Leistungsfähigkeit (KL) betrifft, läßt eine unterdurchschnittliche Leistungsfähigkeit der Mehrzahl der Patienten auf eine Tendenz zur Schonhaltung schließen. Demgegenüber verfügt eine kleine Gruppe von Patienten über eine aufgrund kontrapbobischen Verhaltens hohe KL. Allgemeine Zusammenhänge zwischen KL und den anderen Merkmalsbereichen ließen sich nicht feststellen. Es müßten methodische Verbesserungen vorgenommen werden:

- Präzisere Erfassung der KL, u. U. Erhebung mehrerer Leistungsparameter,
- Einführung von Kontrollgruppen normal Leistungsfähiger.

Patienten mit Herzneurose leiden weniger unter allgemeiner Ängstlichkeit, sondern neigen zu Ängsten in spezifischen Bereichen, v. a. in sozialen Bewährungssituationen, in denen Selbstvertrauen und Durchsetzungsvermögen erforderlich ist.

Daß Herzneurotiker gegenteilige Bewältigungsformen, ausgeprägte Schonhaltung und kontraphobisches Verhalten, wählen, zeigten bereits die Ergebnisse zur körperlichen Leistungsfähigkeit. Neben stabil und situationsspezifisch eingesetzten Bewältigungsformen fanden wir bei den Patienten übergeordnete Bewältigungsstile, die z. T. mit dem erweiterten Repression-Sensitization-Konzept von Krohne übereinstimmen.

Wechselseitige Zusammenhänge zwischen Angst und Angstverarbeitung - z. B. in der Art, daß Angst eine mehr oder weniger geeignete Bewältigungsreaktion auslöst, die wiederum die Angstgefühle beeinflußt usw. lassen sich, wie bei Lazarus (1978) nur theoretisch postulieren, geeignete Meßinstrumente fehlen. Allerdings lassen die gefundenen Zusammenhänge einige wesentliche Aspekte des Krankheitsverhaltens plausibel erscheinen, wenn ein Rückkopplungsmodell zugrundegelegt wird. Die Unterscheidung in einen A- und B-Typ, wie sie Richter u. Beckmann (1969) vornehmen, reicht unseres Erachtens nicht aus.

Wir fanden mittels Clusteranalysen 6 Gruppen, die sich bzgl. der untersuchten therapierelevanten Merkmale deutlich voneinander unterscheiden.

Zur Überprüfung der Güte der Klassifikation sind nach Schulze (1981) weitere Verfahren erforderlich (Gruppenprofilvergleich, Diskriminanzanalyse) oder die Anwendung verschiedener Clusterverfahren, was Richter et al. (1985) vorschlagen, um deren Ergebnisse zu vergleichen. Sie empfehlen weiterhin die Herausnahme "schwer klassifizierbarer" Patienten, um die Prägnanz der Clusterbildung zu erhöhen. Die Bedeutung der Clusteranalyse muß allerdings, so Eckes u. Roßbach (1980), auf ihre hypothesengenerierende Funktion begrenzt bleiben. Auf klinische Fragen im engeren Sinn, etwa der differentielle Therapieindikation, sei deshalb nur hingewiesen:

Für *Cluster 1* bietet sich eine Sporttherapie und eine behutsam vorgehende aufdeckende Psychotherapie an, die den Patienten ein allmähliches Vertrauensverhältnis zu ihrem Therapeuten ermöglicht.

Bei *Cluster 2* könnten kognitive Therapieansätze einschließlich der Vermittlung physiologischer Kenntnisse geeignet sein, um eine Neubewertung zu erreichen.

Patienten des *Clusters 3* sind wahrscheinlich therapeutischen Maßnahmen aufgeschlossen gegenüber, sie verfügen über realistische Bewältigungsformen.

Durch den sekundären Krankheitsgewinn dürfte der Zugang zu Patienten des *Clusters 4* erschwert sein. In die therapeutischen Verfahren sollten Partner oder Familie einbezogen werden.

Für Patienten des *Clusters 5* hat das Training sozialer Kompetenzen besondere therapeutische Relevanz, um die Erwartungsängste zu reduzieren. Gruppenverfahren sind der Einzeltherapie vorzuziehen.

Patienten des *Clusters 6* sollte (allmählich) ermöglicht werden, ihre Schonhaltung und ihre Tendenz zur Ersatzbefriedigung mittels psychotherapeutisch und sporttherapeutisch begleitetem Verhaltenstraining aufzugeben.

## Zusammenfassung

Mit der vorliegenden Arbeit soll ein Beitrag zu einem differentiellen Therapieansatz bei der Behandlung angstbesetzter Herz-Kreislauf-Störungen geleistet werden. Bei betreffenden Patienten scheint die körperliche Leistungsfähigkeit in unterschiedlicher Weise eine vermittelnde Rolle bei der Bewältigung der Krankheit zu spielen, in deren Zentrum verschiedene Ängste stehen. Innerhalb der körperlichen Leistungsfähigkeit kommt insbesondere dem Aspekt der aeroben Ausdauerleistung eine diagnostische und therapeutische Bedeutung zu.

Es wurden 60 Patienten zweier psychosomatischer Kliniken mit dem obengenannten Störungsbild bezüglich ihrer körperlichen Leistungsfähigkeit, den individuellen bereichsspezifischen Angstneigungen und den von ihnen eingesetzten Maßnahmen zur krankheitsbezogenen Angstverarbeitung untersucht.

Neben dem Ergebnis, daß auf bestimmte Ängste mit besonderen Angstverarbeitungsmaßnahmen bevorzugt reagiert wird und Unterschiede zwischen hoch und niedrig körperlich leistungsfähigen Patienten zum Ausdruck kommen, ließen sich die Patienten mittels Clusteranalyse zu Gruppen zusammenfassen, die in den therapierelevanten Merkmalen Unterschiede aufweisen:

- kontraphobische Patienten,
- Patienten mit resignativem Verhalten,
- Patienten, die klinisch wenig auffallen,
- Patienten mit Krankheitsängsten,
- Patienten mit sozialen Ängsten,
- Patienten, die sich in ausgeprägter Weise schonen.

Auf die Notwendigkeit differentieller therapeutischer Herangehensweisen bei den unterschiedlichen Gruppen wurde hingewiesen.

## Literatur

Asendorpf J, Walbott HG, Scherer KR (1983) Der verflixte Represser. Z Diff Diagn Psychol 4/2: 113 - 128

Averill JR, Rosenn M, (1972) Vigilant and nonvigilant coping strategies and psychophysiological stress reactions during the anticipation of electric shock. J Pers Soc Psychol 23: 128 - 141

Becker P (1980) Studien zur Psychologie der Angst. Beltz, Weinheim

Becker P (1982) Manual zum Interaktions-Angst-Fragebogen. Beltz, Weinheim

Bräutigam W, Christian C (1975) Psychosomatische Medizin. Thieme, Stuttgart

Cohen F, Lazarus RS (1973) Active coping processes, coping dispositions and recovery from surgery. Psychosom Med 35: 375 - 389

Delius L (1964) Psychosomatische Aspekte bei Herz-Kreislauf-Störungen. Psychosom Med 10/4: 242

Delius L, Fahrenberg I (1966) Psychovegetatative Syndrome. Thieme, Stuttgart

Eckes T, Roßbach H (1980) Clusteranalysen. Kohlhammer, Stuttgart

Endler N, Okada M (1975) A multi dimensional measure of trait anxiety. The S-R inventory of general trait anxiousness. J Consult Clin Psychol 43: 319 - 329

Fertsch-Röver C (1985) Körperliche Leistungsfähigkeit, Angst und Angstbewältigung bei Herzneurotikern. Diplomarbeit, Psychologisches Institut der Universität Mainz

Fixx J (1988) Das komplette Buch vom Laufen, 9. Aufl. Fischer, Frankfurt am Main

Folkins CH, Sime WE (1981) Physical fitness training and mental health. Am Psychol 36/4: 373 - 389

Folkman S, Lazarus RS (1980) An analysis of coping in a middle aged community sample. J Health Soc Behav 21: 219 - 239

Hackfort D, Schwenkmezger P (1980) Angst und Angstkontrolle im Sport. bps Verlag (Psychologisches Institut der Deutschen Sporthochschule), Köln

Hahn P (1983) Konversion. In: Hahn P (Hrsg) Psychosomatik, Bd 1. Beltz, Weinheim (Psychologie des 20. Jahrhunderts, S 116 - 126)

Ismail AH, Trachtmann LE (1973) Jogging the imagination. Psychol today, March, pp 79 - 82

Janke W, Erdmann G, Boucsein W (1984) Beschreibung und Handanweisung zum SVF. Hogrefe, Göttingen

Jores A (Hrsg) (1981) Praktische Psychosomatik. Huber, Bern Stuttgart Wien

Krohne HW (1975) Angst und Angstverarbeitung. Kohlhammer, Stuttgart

Krohne HW (1985) Das Konzept der Angstbewältigung. In: Krohne HW (Hrsg) Angstbewältigung in Leistungssituationen. Kohlhammer, Weinheim, S 1 - 13

Krohne HW, Rogner J (1985) Mehrvariablen-Diagnostik in der Bewältigungsforschung. In: Krohne HW (Hrsg) Angstbewältigung in Leistungssituationen, Kohlhammer, Weinheim, S 45 - 62

Kulenkampff C, Bauer A (1960) Über das Syndrom der Herzphobie. Nervenarzt 31: 443 ff

Laux L (1983) Psychologische Streßkonzeptionen. In: Thomae H (Hrsg) Theorien und Formen der Motivation. Psychologische Gesellschaftsunion, Göttingen (Enzyklopädie der Psychologie, Serie Motivation und Emotion, Bd 1, S 453 - 535)

Lazarus RS, Launier R (1978, 1981) Streßbezogene Transaktionen zwischen Person und Umwelt. In: Nitsch JR (Hrsg) Streß. Huber, Bern, S 213 - 259

Mellerowicz H (1983) Der heutige Stand der Ergonometrie. Med Klin 78: 250 - 255

Morgan WP (1981) Psychological benefits oft physical activity. In: Nagle FJ, Montoye HJ (eds) Exercise in health and disease . Thomas, Springfield, pp 299 - 314

Prystav G (1981) Psychologische Copingforschung. Diagnostica 27: 189 - 214

Richter HE, Beckmann D (1969$^2$, 1973) Herzneurose. Thieme, Stuttgart

Richter R, Dahme B, Kohlhaas A (1985) Bemühungen zu einer clusteranalytischen Taxonomie des Asthma bronchiale. Psychother Psychosom Med Psychol 35: 320 - 328

Rösler F, Kühl R (1981) Situations- und probandenspezifische Einflüsse bei der Aktualisierung von Bewältigungsstrategien in Belastungssituationen, Z Diff Diagn Psychol 2: 107 - 121

Schönpflug W (1979) Regulation und Fehlregulation im Verhalten 1: Verhaltensstruktur, Effizienz und Belastung - theoretische Grundlagen eines Untersuchungsprogramms. Psychol Beitr 21: 174 - 202

Schonecke O, Hermann J W (1986) Das funktionelle kardiovaskuläre Syndrom. In: Uexküll T von (Hrsg) Lehrbuch der Psychosomatischen Medizin. Urban & Schwarzenberg, München, S 503 - 522

Schriftenreihe GPT (1984) Klinische Verhaltenstherapie in der Psychosomatik, Bd 8. Gesellschaft für Psychosomatische Therapie, Düsseldorf

Schultz W (1981) Klassifikation und Indikation in der Gesprächspsychotherapie. In: Minsel WR, Scheller R (Hrsg) Brennpunkte der klinischen Psychologie. Bd 1: Psychotherapie. Kösel, München, S 196 - 225

Schulz P (1979) Regulation und Fehlregulation im Verhalten 2: Stress durch Fehlregulation. Psychol Beitr 21: 597 - 621

Solomon EG, Bumpus AK (1978) The running meditation response: An adjunct to psychotherapy. Am J Psychotherapy 32: 382 - 392

Uexküll T von (1962) Funktionelle Herz-Kreislauf-Störungen. 2. Internistentagung Jena-Halle Leipzig. VEB Thieme, Leipzig

Ulmer HV (1975) Zur Methodik, Standardisierung und Auswertung von Tests für die Prüfung der körperlichen Leistungsfähigkeit. Deutscher Ärzte-Verlag, Köln

Ulmer HV (1980) Experience in a shortened W 170 - test using a continous increase of load. In: Ostyn M, Beunen G, Simons J (eds) Kinanthropometry II. University Park Press, Baltimore (International Series Sports Scienc, vol 9, pp 466 - 471)

Walbott H, Höfer I, Scherer KR, Tolkmit F (1982) Multimoldale Messung der Bewältigung kognitiver und emotionaler Stressoren (33. Kongress der Deutschen Gesellschaft für Psychologie, Mainz)

Zielke M (Hrsg) (1982) Diagnostik in der Psychotherapie. Kohlhammer, Stuttgart

# Zur Prävalenz sexueller Funktionsstörungen bei Patienten, die wegen anderweitiger psychosomatischer oder psychischer Störungen stationär behandelt werden*

Detlev Kommer, Marlies Lambert, Inge Möhr, Adelaide Trierweiler, Manfred Zielke

## Einleitung

Sexuelle Störungen werden in der stationären Regelversorgung von Patienten mit psychosomatischen oder sonstigen psychischen Störungen auch heute noch weitgehend vernachlässigt. Nur wenige Spezialeinrichtungen bemühen sich um eine sorgfältige diagnostische Abklärung und um die Einbeziehung sexueller Störungsaspekte in umfassende stationäre Therapiepläne. Auf das Fehlen effektiver Behandlungskonzepte ist diese Versorgungsabstinenz bei sexuellen Störungen kaum zurückzuführen. Seit der bahnbrechenden Publikation von Masters u. Johnson (1970) wurde die Wirksamkeit von psychologischen Behandlungsansätzen bei einem breiten Spektrum sexueller Störungen vielfach nachgewiesen (vgl. LoPiccolo u. Stock 1986; Zimmer 1985). Auch fehlt es nicht an frühen psychopathologischen Hinweisen, die von einer weiten Verbreitung sexueller Störungen bei klinischen Populationen ausgehen (vgl. Fenichel 1945). Epidemiologische Untersuchungen, die diesen Fragestellungen nachgehen, fehlen jedoch, so daß eine zuverlässige Schätzung ihrer Prävalenz bei Patienten mit psychosomatischen oder psychischen Störungen bisher nur schwer möglich ist. Ein solches Forschungsdefizit erscheint wenig geeignet, die Versorgungsabstinenz abbauen zu helfen. Dies hat uns veranlaßt, eine Prävalenzstudie bei stationär behandelten Patient(inn)en mit psychischen und psychosomatischen Störungen durchzuführen. Bevor wir die Ergebnisse berichten, gehen wir näher auf den problematischen Stand der Epidemilogie sexueller Störungen ein.

## Zum Stand der Epidemiologie sexueller Störungen

Wer sich anhand der einschlägigen Literatur ein zuverlässiges Bild über die Verbreitung sexueller Störungen machen will, wird rasch enttäuscht sein: Zu finden sind nur ungefähre Schätzungen mit großen Schwankungsbreiten (vgl. z. B. Hertoft 1986), gefolgt von dem Hinweis auf gravierende methodische Unzulänglichkeiten (vgl. Bancroft 1985). Hinweise auf die Prävalenzrate sexueller Störungen bei Patient(inn)en mit anderweitigen psychischen und psychosomatischen Störungen fehlen ganz. Nach unserer Kenntnis wurde dieser Fragestellung in breit angelegten

---

* Erweiterte Fassung eines Vortrags auf dem 8. Weltkongreß für Sexologie, Heidelberg im Juni 1987.

sozial- und psychiatrisch-epidemiologischen Untersuchungen bisher auch nicht nachgegangen (vgl. Nathan 1986; Schepank 1986). Nur für die Gruppe von männlichen alkoholabhängigen Patienten einer Klinik liegt eine deutsche Untersuchung vor, aus der immerhin eine Prävalenzrate von 75 % bei sexuellen Störungen hervorgeht (vgl. Fahrner 1984). Vergleichsstudien aus anderen Einrichtungen fehlen allerdings.

Ein wichtiger Grund für die epidemiologische Randständigkeit sexueller Störungen dürfte in ihrem bis vor kurzem noch umstrittenen nosologischen Status zu sehen sein. Aus der Sicht der traditionellen Psychiatrie kann sexuellen Dysfunktionen kein Krankheitswert zugeschrieben werden: Sie schränken weder die Arbeitsfähigkeit ein, noch sind sie angeboren oder vererbt. Sie bedürfen keiner stationären Behandlung und stellen auch keine bedeutsame Todesursache dar. Vor dem Hintergrund einer psychoanalytisch beeinflußten Psychiatrie sind sexuelle Störungen wiederum nur sekundäre Nebenerscheinungen zugrundeliegender neurotischer Kernkonflikte (vgl. z. B. Fenichel 1945). So läßt auch dieser Blickwinkel eine separate nosologische Betrachtung überflüssig erscheinen. Erst in jüngster Zeit stellen solche Positionen nicht mehr die herrschende Meinung in der Medizin dar. So ist seit der 9. Revision der International Classification of Diseases der WHO hier auch für sexuelle Dysfunktionen eine separate Kategorie vorgesehen (vgl. Degkwitz et al. 1980). Der gesellschaftlich und kulturell bedingte Wandel sexueller Normen und Einstellungen, der in den 60er und 70er Jahren stattfand, nicht zuletzt aber auch die wegweisenden Forschungsarbeiten von Masters u. Johnson (1967, 1970) dürften zu diesem nosologischen Positionswechsel wesentlich beigetragen haben. Ein solcher "Zeitgeist" hat schließlich dazu geführt, den Gesundheits- und Krankheitsbegriff um sexuelle und psychosoziale Dimensionen zu erweitern (vgl. WHO 1975).

Solange allerdings psychiatrische und sozialepidemiologische Untersuchungen diesen Positionswechsel nicht nachvollzogen haben, ist man zur Abschätzung der Verbreitung sexueller Störungen auf Untersuchungen zurückverwiesen, die von sexualwissenschaftlich interessierten Forschern in der Allgemeinbevölkerung durchgeführt wurden. Einfache Extrapolationen auf klinische Populationen sind aber auch hier nicht möglich. Zuviele methodische Unzulänglichkeiten stellen die Zuverlässigkeit solcher Befunde in Frage. So ist die Repräsentativität der Untersuchungsstichproben durch eine überproportionale Vertretung von Mittelschichtsangehörigen als Folge schichtspezifisch verzerrter Antwortbereitschaften meist nicht gegeben. Zusätzlich zeichnen sich die eingesetzten Erhebungsverfahren durch eine zweifelhafte Zuverlässigkeit und Validität aus (vgl. Bancroft 1985; Nathan 1986).

Kaum zuverlässiger als bei der Allgemeinbevölkerung ist die Befundlage bei Patient(inn)en, die sich in ambulanter ärztlicher Behandlung befinden. Eicher (1984) schätzt, daß 10 % aller ambulant behandelten Patienten unter behandlungsbedürftigen sexuellen Störungen leiden. Hertoft (1986) kommt nach einer Durchsicht einschlägiger Untersuchungen auf 15 %, während Buddeberg (1983) über 4 % von den Patienten direkt angesprochenen sexuellen Symptomen berichtet, gleichzeitig aber von einer Dunkelziffer in der Höhe von wenigstens 29 % bei Frauen und 25 % bei Männern ausgeht. In diesen Studien wurde allerdings weder die Güte der diagnostischen Kriterien noch die Repräsentativität der Arzt- bzw. Patientenstichproben überprüft. So muß offenbleiben, ob die erhebliche Schwankungsbreite bei den Prävalenzschätzungen auf selektive Stichproben und/oder auf den unterschiedlichen Gebrauch von Klassifikationskriterien für sexuelle Störungen zurückzuführen ist. Mit der Frage nach zuverlässigen und validen Kriterien für die Erfassung sexueller Dysfunktionen berühren wir einen weiteren Punkt, der epidemiologische Untersuchungen in diesem Bereich problematisch macht.

## Klassifikationsprobleme bei der Erfassung sexueller Störungen

Es besteht in der Literatur keineswegs Konsens, ob der gegenwärtige Forschungsstand über sexuelle Störungen ausreicht, adäquate Kriterien zu ihrer Klassifikation zu entwickeln. So spricht sich der renommierte empirische Sexualwissenschaftler Bancroft (1985) dezidiert gegen vorschnelle Typologisierungen aus. Nach seiner Auffassung könnten sie nur dazu dienen, die unterschiedliche und oft einzigartige Weise zu verschleiern, auf die einzelne Personen oder Paare sexuelle Probleme vorbringen. Darüber hinaus ergäben sich aus solchen Diagnosen auch keinerlei nützliche Hinweise für therapeutische Entscheidungen. Befürworter von Klassifikationsansätzen halten dagegen, daß schon aus Gründen einer wissenschaftlichen Verständigung wie auch immer geartete diagnostische Definitionen nicht vermeidbar sind (vgl. z. B. Langer u. Langer 1988; LoPiccolo u. Daiss 1987). Zusätzlich aber sollte die Akzeptanz von Klassifikationssystemen davon abhängig gemacht werden, in welchem Umfang sie den Verlauf von unbehandelten Störungen vorherzusagen erlauben und wie nützlich sie für therapeutische Entscheidungen sind.

Wir haben bereits erwähnt, daß die derzeit noch gültige 9. Revision der Internationalen Klassifikation von Krankheiten für sexuelle Dysfunktionen nur eine global gefaßte Kategorie "Frigidität und Impotenz" (ICD-Nr. 302.7; vgl. Degkwitz et al. 1980) vorsieht. Im Vergleich dazu ist die 3. Auflage des "Diagnostic and Statistical Manual of Mental Disorders (DSM-III) der amerikanischen psychiatrischen Gesellschaft APA (1980) erheblich differenzierter. Sexuelle Funktionsstörungen werden hier nach dem Muster eines in 4 Abschnitte gegliederten Reaktionszyklus aufgeteilt. Diagnostische Kategorien sind dann Störungen der sexuellen Appetenz, der Erregung, des Orgasmus und einer sich anschließenden Phase der Auflösung sexueller Anspannung und Erregung. Dazu kommen unwillkürliche muskuläre Verspannungen in Form des Vaginismus und Schmerzen beim Koitus (Dyspareunia). In der inzwischen erfolgten Revision des DSM-III wurde noch die Diagnose "sexuelle Aversion" für die phobische Vermeidung sexueller Interaktionen hinzugefügt (vgl. APA 1987). Jede dieser diagnostischen Kategorien ist nach geschlechtsspezifischen Merkmalen weiter untergliedert. Im Gegensatz zu den anderen Störungskategorien des DSM-III wurde hier aber auf die Angabe operationalisierter diagnostischer Kriterien verzichtet, so daß die diagnostische Entscheidung weitgehend dem Urteilsvermögen des Klinikers überlassen wird. Damit bleibt die Reliabilität solcher Diagnosen zweifelhaft, wie die Erfahrung mit psychiatrischen Diagnosen aus der Zeit vor dem DSM-III zeigt. Eine kritische Auseinandersetzung mit diesem Klassifikationssystem erscheint aber auch deshalb angebracht, weil sich abzeichnet, daß die voraussichtlich 1990 in Kraft tretende 10. Revision der ICD die Einteilung des DSM-III weitgehend übernehmen wird (vgl. Degkwitz 1987; zit. nach Langer u. Langer 1988).

Bei der Mehrzahl der diagnostischen Kategorien des DSM-III wurde wegen der offenen Forschungslage auf ätiologische Festlegungen verzichtet (vgl. APA 1980, S. 7). Bei sexuellen Funktionsstörungen geht das DSM-III dagegen einseitig von einer rein psychogenen Verursachung aus. Entsprechend soll die Diagnose einer Funktionsstörung auch nur dann gestellt werden, wenn organische Komponenten auszuschließen sind (vgl. APA 1980, S. 26).

Eine solche Festlegung erscheint weder ätiologisch noch therapeutisch sinnvoll. Wie neuere Forschungsbefunde insbesondere bei Erektionsstörungen zeigen, ist von einer erheblich stärkeren Mitbeteiligung organischer Komponenten auszugehen, als dies noch vor wenigen Jahren angenommen wurde (vgl. LoPiccolo u. Daiss 1987). Als Folge einer verbesserten medizinischen Diagnostik ist nicht auszuschließen, daß auch bei anderen Funktionsstörungen zunehmend mehr organische Komponenten ermittelt werden. Gleichzeitig zeichnen sich aber auch komplexe Wechselwirkungen zwischen organischen Bedingungen und psychischen Verarbeitungsprozessen ab, so daß therapeutische Indikationsstellungen, die einseitig nur auf eine somatische bzw. psychogene Verursachung abheben, den gegenwärtigen Forschungsstand unangemessen verkürzen. Erfahrungen in der klinischen Praxis zeigen, daß trotz zweifelsfrei ermittelter organischer Komponenten auch eine begleitende psychologische Behandlung sinnvoll sein kann, um z. B. Performanzängste abzubauen und einen umfassenden Behandlungserfolg sichern zu helfen (vgl. LoPiccolo u. Stock 1986). Der im DSM-III wie im ICD-10 geforderte Ausschluß organischer Komponenten kann damit den Blick für komplexe psychobiologische Wechselwirkungszusammenhänge verstellen. Auch besteht die Gefahr, daß die stark verbesserungsbedürftige interdisziplinäre Kooperation in der therapeutischen Praxis dadurch eher behindert als gefördert wird.

Ein weiteres Problem stellt die im DSM III geforderte Hierarchisierung von Störungsaspekten im Sinne von Leitsymptomen dar. In der Praxis ist es z. B. keineswegs selten, daß neben einer Appetenzstörung gleichzeitig auch eine Erregungs- und Orgasmusstörung vorliegt. Eine solche Mehrfachstörung wäre nach der Vorgabe des DSM-III dahingehend zu beurteilen, welcher dieser Störungsaspekte überwiegt bzw. bedeutsamer erscheint. Zuverlässige und therapeutisch bewährte Kriterien für eine solche Hierarchisierung stehen gegenwärtig aber nicht zur Verfügung (vgl. LoPiccolo u. Daiss 1987).

Unbefriedigend ist auch, daß die diagnostischen Kriterien trotz der vorgenommenen Differenzierungen immer noch zu breit gefaßt sind, um therapeutisch nützlich zu sein bzw. die sexuelle Performanz in unterschiedlichen Kontexten oder bei unterschiedlichen Handlungsvollzügen prognostizieren zu können (vgl. Schover et al. 1982). So wäre nach den DSM-III Kriterien eine Frau, die in Gegenwart ihres Mannes keinerlei physiologische Indikatoren für sexuelle Erregung aufweist, zusammen mit ihrem Liebhaber aber durchaus alle Anzeichen sexueller Erregung verspürt, in gleicher Weise als "erregungsgestört" zu diagnostizieren wie andererseits eine Frau, die weder durch Selbstbefriedigung noch durch die Stimulation eines Partners imstande ist, in irgendeiner Form sexuell erregt zu werden.

## Ansätze zur multiaxialen Klassifikation sexueller Funktionsstörungen

Vor kurzem hat die Forschungsgruppe um LoPiccolo eine Alternative zur DSM-III-Systematik bei sexuellen Funktionsstörungen vorgelegt (vgl. Schover et al.

Multiaxiales Klassifikationssystem für sexuelle Funktionsstörungen.
(Nach Schover et al. 1982)

I. Appetenzphase

10. Niedrige sexuelle Appetenz
11. Sexuelle Aversion

II. Erregungsphase

20. Geringe subjektive Erregung
21. Schwierigkeiten, Erektion zu erreichen
22. Schwierigkeiten, Erektion aufrechtzuerhalten
23. Schwierigkeiten, Erektion zu erreichen und aufrechtzuerhalten
24. Geringe subjektive Erregung und Schwierigkeiten, Erektion zu erreichen
25. Geringe subjektive Erregung und Schwierigkeiten, Erektion aufrechtzuerhalten
26. Geringe subjektive Erregung und Schwierigkeiten, Erektion zu erreichen und aufrechtzuerhalten
27. Verringerte physiologische Erregung bei der Frau
28. Verringerte physiologische Erregung beim Mann

III. Orgasmusphase

30. Vorzeitige Ejakulation: vor Einführen des Glieds
31. Vorzeitige Ejakulation: weniger als 1 min. nach Einführung des Gliedes
32. Vorzeitige Ejakulation: innerhalb von 1 - 3 min. nach Einführung des Glieds
33. Vorzeitige Ejakulation: innerhalb von 4 - 7 min.
34. Ejakulationshemmung
35. Orgasmus ohne Lustempfindung
36. Orgasmus mit nicht erigiertem Glied
37. Orgasmus ohne Lustempfindung und mit nicht erigiertem Glied
38. Schnelle Ejakulation mit nicht erigiertem Glied
39. Orgasmus ohne Lustempfindung mit schneller Ejakulation
40. Anorgasmie
41. Anorgastisch außer bei Selbstbefriedigung
42. Anorgastisch außer bei Partnerstimulation
43. Anorgastisch außer bei Selbstbefriedigung oder Partnerstimulation
44. Seltener koitaler Orgasmus
45. Anorgastisch außer bei Stimulation durch Vibrator oder andere mechanische Mittel

IV. Koitale Schmerzen

50. Vaginismus
51. Dyspareunia
52. Schmerzen bei Ejakulation
53. Schmerzen nach Ejakulation
54. Andere Schmerzen, die sich durch sexuelle Aktivität verschlimmern

V. Frequenz - Unzufriedenheit

60. Gewünschte Häufigkeit sehr viel niedriger als gegenwärtige Rate
61. Gewünschte Häufigkeit sehr viel höher als gegenwärtige Rate

VI. Qualifizierende Information

70. Inkompatible Geschlechtspräferenz
71. Transvestismus
72. Fetischismus
73. Voyeurismus
74. Exhibitionismus (Mann)
75. Lustempfindung beim Zufügen von Schmerzen
76. Lustempfindung, wenn einem selbst Schmerzen zugefügt werden
77. Lustempfindung bei Demütigung des Partners
78. Lustempfindung, wenn man selbst gedemütigt wird
84. Schwere psychische Störung in der Vergangenheit
85. Schwere psychische Störung in der Gegenwart
86. Gravierende Partnerschaftsprobleme
87. Rauschmittelmißbrauch in der Vergangenheit
88. Rauschmittelmißbrauch in der Gegenwart
89. körperliche Mißhandlung des Partners in der Vergangenheit
90. körperliche Mißhandlung des Partners in der Gegenwart
91. Außereheliche Beziehung
92. Somatische Bedingung, die Sexualität beeinflussen kann
93. Medikation, die Sexualität beeinflussen kann
98. Keine Dysfunktion
99. Keine Diagnose

1982; LoPiccolo u. Daiss 1987). Durch eine ätiologisch neutrale, mehrdimensionale Konzeptualisierung sexueller Funktionsstörungen, bei der neben sexuellen Verhaltensweisen auch kognitive und affektive Aspekte berücksichtigt und durch diagnostische Unterkategorien möglichst präzise operationalisiert werden, sollen die aufgezeigten Mängel des DSM-III überwunden werden. Dieses Klassifikationssystem enthält 6 Achsen. Die ersten 3 Achsen - Appetenz, Erregung, Orgasmus - entsprechen dem sexuellen Reaktionszyklus, wie er bereits von Kaplan (1974) definiert wurde, sind hier allerdings präziser operationalisiert. Die 4. Achse enthält diagnostische Kategorien, die sich auf Schmerzen beim Koitus beziehen, während die 5. Achse die Unzufriedenheit mit der Häufigkeit sexueller Interaktionen erfaßt. Mit der 6. Achse werden "qualifizierende Informationen" wie z. B. sexuelle Orientierungen, Partnerschaftsprobleme oder körperliche Erkrankungen festgehalten, die in Wechselwirkung mit einer Funktionsstörung stehen können.

Aus voranstehender Übersicht geht hervor, daß bei den ersten 5 Achsen mit Hilfe diagnostischer Subkategorien der Versuch unternommen wurde, sexuelle Störungsaspekte möglichst umfassend und differenziert zu operationalisieren. Innerhalb der Achsen handelt es sich um disjunkte, d. h. sich wechselseitig ausschließende Kategorien, während über die Achsen hinweg Mehrfachstörungen erfaßt werden können. Durch 2 weitere Spezifikationen wird die Diagnose zusätzlich präzisiert. Zunächst geht es um die Unterscheidung, ob die Störung "lebenslang" (es gab keine Periode ungestörter Sexualität) oder "nichtlebenslang" vorhanden gewesen ist. Dies entspricht der sonst üblichen Unterscheidung zwischen einer "primären" bzw. "sekundären" Funktionsstörung. Weiter wird festgehalten, ob die diagnostizierte Störung "global" auftritt (d. h. bei jeder sexuellen Aktivität, sei es in Gegenwart oder Abwesenheit eines Partners, bei manueller oder oraler Stimulation, beim Geschlechtsverkehr oder bei der Selbstbefriedigung), oder "situationsspezifisch" in Erscheinung tritt (d. h. nur in bestimmten Kontexten wie z. B. nur bei einer bestimmten sexuellen Handlung oder nur bei einem bestimmten Partner). Zusätzlich wird noch erfaßt, ob die Störung von der Patientin als Problem vorgetragen oder aus Expertensicht diagnostiziert wurde. Für die klinische Praxis wird empfohlen, neben dem Symptomträger auch dessen Partner in die Diagnosefindung einzubeziehen, um abzuklären, ob auf seiner Seite möglicherweise komplementäre Störungsaspekte vorliegen (z. B. Vaginismus gekoppelt mit niedriger sexueller Appetenz des Mannes). Zur Erleichterung des diagnostischen Urteilsprozesses wurde ein Manual entwickelt, in dem die Kategorien näher erläutert werden und spezielle Entscheidungsregeln zur Diagnosestellung formuliert sind (vgl. Schover et al. 1982).

Zusammenfassend stellt das Klassifikationssystem der Arbeitsgruppe um LoPiccolo einen erheblichen Fortschritt bei der Erfassung sexueller Funktionsstörungen dar, der gleichermaßen für die Forschung wie für die therapeutische Praxis von Bedeutung ist: Anders als beim DSM-III und ICD-10 werden vorschnelle ätiologische Festlegungen vermieden, durch eine verhaltensnahe Operationalisierung der Kategorien wird die Zuverlässigkeit und prognostische Validität der diagnostischen Urteile verbessert und durch die Zulässigkeit von Mehrfachdiagnosen über die verschiedenen Achsen hinweg wird der Komplexität sexueller Störungen besser Rechnung getragen, als dies bei einem Klassifikationsansatz möglich ist, der sich nur am Modell eines physiologischen Reaktionszyklus orientiert. Kritikbedürftig ist allerdings eine zu enge Anbindung des multiaxialen Klassifikationssystems an sexuellen Verhaltensaspekten. Andere Merkmale sexueller Beziehungen wie z. B. die Kommunikation des Paares bzw. des Symptomträgers bleiben unberücksichtigt, obwohl es viele empirische Hinweise dafür gibt, daß die fehlende oder uneindeutige Mitteilung sexueller Wünsche und Bedürfnisse von großer ätiologischer Bedeutung für die Entstehung und Aufrechterhaltung sexueller Störungen sein kann (vgl. zusammenfassend Zimmer 1985). Für die therapeutische Praxis ist daher auch eine diagnostische Abklärung von Kommunikationsdefiziten von großer Bedeutung. Dementsprechend sollte diese Störungsdimension auch bei der Klassifikation von sexuellen Funktionsstörungen berücksichtigt werden. Partnerschaftsprobleme werden in der 6. Achse festgehalten, sind aber dort nicht weiter operationalisiert. Damit besteht die Gefahr, daß sexuelle Beziehungsaspekte und die globale Zufriedenheit mit der Partnerschaft in der Praxis nur unzureichend abgeklärt werden, obwohl solche Variablen entscheidend darauf Einfluß nehmen können, ob und in welchem Umfang eine sexuelle Symptomatik auch subjektiv als beeinträchtigend erlebt wird. So zeigen Befragungen von klinischen und nichtklinischen Stichproben, daß nicht so sehr die Eigenart und quantitative Ausprägung sexueller Symptome darüber entscheiden, ob sie auch subjektiv als Störungen erlebt werden, sondern die wahrgenommene Qualität des Beziehungskontextes, in dem sie eingebettet sind (vgl. Frank et al. 1978; Hartmann 1980; Jayne 1981).

Bei der nun folgenden Untersuchung verfolgten wir die Fragestellung, wie verbreitet sexuelle Funktionsstörungen bei Patienten sind, die wegen anderweitiger psychischer und psychosomatischer Störungen stationär behandelt wurden. Bei der Klassifikation gingen wir von dem multiaxialen Ansatz der Arbeitsgruppe um LoPiccolo aus, erweitert um die Dimensionen "Kommunikationsdefizite" und "Zufriedenheit mit sexuellen Beziehungsaspekten" bzw. "globale Zufriedenheit mit der Partnerschaft". Die Untersuchung wurde als Punktprävalenzstudie konzipiert, so daß nur gegenwärtig vorhandene sexuelle Störungen und Beeinträchtigungen berücksichtigt werden.

## Methode: Stichprobe

Die Untersuchung wurde zwischen Juni 1984 und Januar 1985 in einer psychosomatischen Klinik und einer psychosomatischen Station eines städtischen Allgemeinkrankenhauses durchgeführt. Um Behandlungseinflüsse möglichst gering zu halten, war geplant, in beiden Einrichtungen bereits während der 2. bzw. 3. Behandlungswoche eine Totalerfassung aller Patienten vorzunehmen. Dazu sollten sie über ihre Therapeuten das Erhebungsinstrument ausgehändigt bekommen und zur Beteiligung an der schriftlichen Befragung gebeten werden. Wegen Arbeitsüberlastung konnten allerdings nicht alle Therapeuten zur Mitarbeit gewonnen werden. Diese waren gehalten, keine Vorauswahl bei den Patienten zu treffen. Trotzdem wurde in einigen Fällen der Fragebogen nicht ausgehändigt. Als Gründe dafür wurde z. B. das Alter der Patienten angegeben, daß andere Probleme Vorrang gehabt hätten, oder Befürchtungen, die Behandlung könne durch Aushändigen des Fragebogens erschwert werden. Insgesamt wurden auf der psychosomatischen Station 72 und in der Klinik 189 Fragebögen an die Patient(inn)en ausgehändigt.

Trotz der Ausfälle weisen die erfaßten Patientenstichproben im Vergleich mit den Jahresstatistiken beider Einrichtungen keine systematischen Verzerrungen in demographischen Merkmalen und in den Diagnosen auf. Darüber hinaus bestehen in diesen Merkmalen zwischen beiden Teilstichproben keine bedeutsamen Unterschiede. Dies gilt auch für die Verweigerungsraten, so daß eine Gesamtstichprobe von 261 Patienten gebildet werden konnte.

Das *Durchschnittsalter* der erfaßten Patient(inn)en betrug 36,4 Jahre (sd = 11,99), 65 % waren *Frauen*. Bei 159 Patient(inn)en (bei den übrigen fehlten entsprechende Angaben in den Fragebögen bzw. in den Dokumentationsunterlagen der Einrichtungen) konnte die *Schichtzugehörigkeit* nach Moore u. Kleining (1969) bestimmt werden: Davon gehörten 19 % der oberen Mittelschicht, 68 % der unteren Mittelschicht und 13 % der Unterschicht an. Für 251 Patient(inn)en liegen ICD-9 *Diagnosen* vor: Danach waren 57 % durch neurotische Störungen (ICD-Nr. 300-305; 308), 23 % durch psychosomatische Erkrankungen (ICD-Nr. 306-307) und 20 % durch psychiatrische Krankheiten (ICD-Nr. 290-299) beeinträchtigt. Bei 245 Patient(inn)en konnte der Zivilstand ermittelt werden (wegen der Möglichkeit von Mehrfachangaben ergeben die Prozentangaben mehr als 100 %): 54,3 % waren verheiratet, 20 % unverheiratet, lebten aber in einer festen Beziehung; 13,5 % waren alleinstehend; 7,35 % waren geschieden; 4,5 % lebten von ihrem Partner getrennt und 1 Patient war verwitwet. Für 153 Patient(inn)en konnte auch die *Dauer ihrer gegenwärtigen Beziehung* festgestellt werden: Bei 95 Frauen betrug die Durchschnittsdauer 6,25 Jahre (sd = 4,69), bei 58 Männern 6,48 Jahre (sd = 4,35). Zur *religiösen Orientierung* liegen von 259 Patienten Angaben vor: Danach waren ca. 46 % römisch-katholisch; 34,75 % evangelisch; 4,25 % hatten eine sonstige und 6,17 % keine religiöse Orientierung. 8,88 % verweigerten eine entsprechende Angabe. 154 Patient(inn)en machten Aussagen zu ihrer sexuellen Orientierung: Von 94 Frauen ware 78,72 % heterosexuell, 19,15 % bisexuell und 2,13 % homoerotisch orientiert. Von 60 Männern waren 86,67 % hetero-, 6 % bisexuell und 3,33 % homoerotisch orientiert.

*Verweigerungsrate*: Von den 261 angesprochenen Patienten verweigerten 97 (37,16 %) die Mitarbeit bei der Befragung. Verweigerer setzten sich tendenziell (p = 0,10) aus mehr Frauen (41 % weibliche, 30 % männliche Verweigerer); älteren Menschen (53 % im Alter von 50 - 70; 38 % im Alter von 30 -49; 30 % im Alter von 15 - 29 Jahren) und Unterschichtsangehörigen (48 % Unterschicht; 39 % untere Mittelschicht; 24 % Mittelschicht) zusammen. In den übrigen demographischen Variablen und bei den Diagnosen ergaben sich keine bedeutsamen Unterschiede. Die Verweigerungsrate von ca. 37 % und die ermittelten Differenzen entsprechen den üblichen Befunden bei Untersuchungen mit sexualwissenschaftlichen Fragestellungen (vgl. Bancroft 1985). Bei den 164 Patienten, die sich an der Untersuchung beteiligten, kam es aufgrund unvollständiger oder inkorrekter Antworten ebenfalls zu fehlenden Werten, so daß die Ergebnisse z. T. auf unterschiedlichen Stichprobenumfängen basieren.

## Erhebungsinstrument

Zur Erfassung sexueller Störungen und Beeinträchtigungen wurde ein Fragebogen entwickelt (vgl. Kommer 1984), der sich in weiten Teilen an der Sexual History Form von Schover et al. (1982) orientiert. Dieser ursprünglich 19 Items umfassende sexualanamnestische Fragebogen erfaßt die Häufigkeit sexueller Erlebnis- und Verhaltensweisen wie z. B. die Dauer des Vorspiels und des Geschlechtsverkehrs, das Orgasmuserleben in Abhängigkeit von unterschiedlichen Arten der Stimulation, wie häufig Erregungsstörungen auftreten und wie oft negative Affekte im Zusammenhang mit sexuellen Aktivitäten erlebt werden. Dieses Inventar wurde erweitert um Fragen nach der Kommunikation sexueller Wünsche und Bedürfnisse und der selbst erlebten und beim Partner vermuteten Zufriedenheit mit sexuellen und globalen Aspekten der Paarbeziehung. Mit einer offenen Frage wurden selbstdiagnostizierte sexuelle Beeinträchtigungen erhoben. In diesem Kontext wurde auch nach der vermuteten Beziehung zu den eigentlichen stationären Behandlungsanlässen gefragt. Weiter wurde die Intensität der selbstdiagnostizierten sexuellen Beeinträchtigungen erhoben und das Ausmaß, in dem sie therapiebedürftig erscheinen. Einschließlich demographischer Variablen umfaßte das Erhebungsinstrument schließlich 40 Fragen.

Zur Auswertung wurden in Anlehnung an das von Schover et al. (1982) entwickelte diagnostische Manual 49 Klassifikationsalgorithmen definiert. Bei diesen diagnostischen Entscheidungsregeln wird das Antwortmuster spezifiziert, das bei verschiedenen Items gegeben sein muß, bevor eine diagnostische Zuordnung erfolgt. Zur Veranschaulichung sind in folgender Übersicht 2 Klassifikationsalgorithmen aufgeführt.

Klassifikationsalgorithmen für geringe sexuelle Appetenz und Schwierigkeiten, eine Erektion zu erreichen

Geringe sexuelle Appetenz (partnerabhängig) wird angenommen:

| | |
|---|---|
| wenn | Geschlechtsverkehr (GV) nicht häufiger als höchstens ein Mal alle 14 Tage stattfindet |
| und | der gewünschte GV nicht häufiger als höchstens ein Mal alle 14 Tage stattfinden soll |
| und | Selbstbefriedigung häufiger als höchstens ein Mal alle 14 Tage stattfindet |
| und | sexuelles Verlangen häufiger als höchstens ein Mal alle 14 Tage verspürt wird |
| und | der GV nur vom Partner initiiert wird |
| und | sexuelle Aktivitäten nur vom Partner initiiert werden sollen |
| und | die sexuellen Aspekte der Partnerbeziehung für einen selbst wie für den Partner als äußerst unbefriedigend beurteilt werden. |

Schwierigkeiten eine Erektion zu erlangen (partnerunabhängig) werden angenommen:

| | |
|---|---|
| wenn | das Vorspiel mindestens 11 - 15 min dauert |
| und | Erektionsschwierigkeiten in mindestens 50 % aller Fälle bereits vor dem Einführen des Glieds auftreten. |

Zur Schätzung der Zuverlässigkeit der Fragebogenantworten wurden - soweit möglich - Konsistenzanalysen durchgeführt. Dabei wurde eine hochsignifikante Korrelation ermittelt zwischen der Häufigkeit der Selbstbefriedigung und der Häufigkeit, mit der durch Selbstbefriedigung ein Orgasmus erreicht wurde (r spear: 0,71; p = 0.0001; n = 146). Weiter ergab sich im Ausmaß, in dem sexuelle Interaktionen von negativen Affekten begleitet werden, ein hochsignifikanter Unterschied zwischen Patienten, die bei sich selbst sexuelle Beeinträchtigungen diagnostizierten, und nicht beeinträchtigten Patienten F = 40,61; p = 0,0001; df = 1). Wir betrachten die Ergebnisse dieser Konsistenzanalysen als einen zufriedenstellenden Hinweis für die Zuverlässigkeit der Fragebogenangaben.

## Ergebnisse

### *Verbreitung sexueller Funktionsstörungen*

In Abb. 1 ist die Verbreitung sexueller Funktionsstörungen für die weiblichen und männlichen Patienten über 6 Klassifikationsdimensionen hinweg dargestellt. Die Zahlen über den Balken geben die absoluten Häufigkeiten an. Da bei ein und derselben Person Mehrfachstörungen vorliegen können, ist die Gesamtprävalenzrate bei den Frauen und Männern größer als der jeweilige Stichprobenumfang.

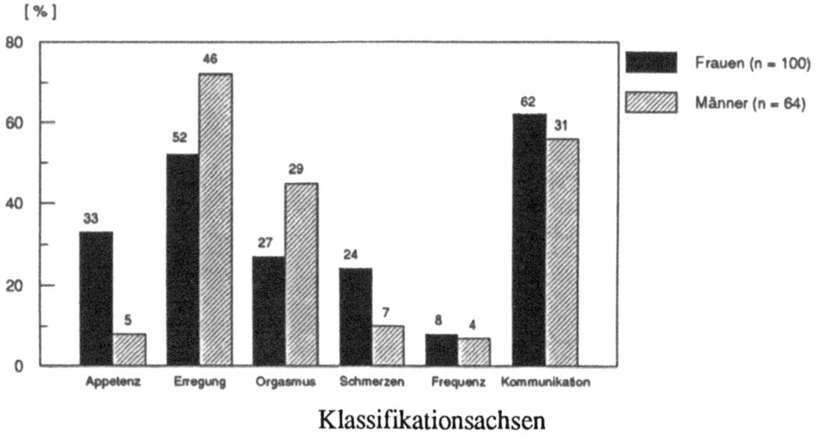


**Abb. 1.** Verteilung sexueller Störungen bei stationär behandelten Patienten über 6 Klassifikationsachsen

Die Prävalenzrate sexueller Funktionsstörungen und Beeinträchtigungen ist bei den erfaßten Patienten überraschend hoch: Bis zu 62 %[1] aller Frauen und bis zu ca. 72 % (n = 46) aller Männer machten Angaben, die auf das Vorliegen mindestens einer klinisch relevanten sexuellen Problematik hinweisen. Die numerischen Unterschiede in der allgemeinen Prävalenzrate beider Geschlechter sind statistisch nicht bedeutsam (Kullback's 2 i = 1,49; n. s.). Im Vordergrund stehen bei Frauen wie Männern Erregungsstörungen, gefolgt von Kommunikationsdefiziten. Ein noch genaueres Bild ergibt sich, wenn die Verteilung der diagnostischen Subkategorien innerhalb der verschiedenen Störungsdimensionen berücksichtigt wird. In diesem Kontext werden wir auch unsere Befunde - so weit möglich - mit den Ergebnissen anderer Untersuchungen vergleichen.

---

[1]Aufgrund des Stichprobenumfangs entsprechen die Zahlen der Prozentwerte bei den Frauen in der Regel den absoluten Häufigkeiten. Bei den Frauen werden daher im folgenden nur bei reduzierten Stichprobenumfängen auch die absoluten Häufigkeiten angegeben.

## *Sexuelle Appetenzstörungen*

Zusammengefaßt ergibt sich bei den Frauen eine Prävalenzrate bei Appetenzstörungen in der Höhe von 42 %, bei den Männern von 8 % (n = 5). Der Geschlechtsunterschied ist hochsignifikant (Kullback's 2 i = 38,3; p = 0,001; df = 1). Bei den Frauen entspricht die Rate Behandlungsstatistiken von sexualtherapeutischen Einrichtungen (vgl. Bancroft 1985), liegt aber doppelt so hoch wie die geschätzte Prävalenzrate bei nichtklinischen Populationen (vgl. Nathan 1986). Die Rate bei den Männern entspricht der von Schnabl 1973 untersuchten Bevölkerungsstichprobe, während die deutlichen Geschlechtsunterschiede bei dieser Störungsdimension allgemein typisch sind. Diese Ergebniskonvergenz macht den methodischen Einwand wenig plausibel, unser Befund sei auf unterschiedliche Stichprobenumfänge bei den Männern und Frauen zurückzuführen. Werden die Appetenzstörungen nach diagnostischen Subkategorien ausdifferenziert, dann ergeben sich bei 28 % der betroffenen Frauen und allen betroffenen Männern (n = 5) Hinweise für eine Situationsspezifität des zu geringen sexuellen Verlangens, während 11 % der Frauen partnerunabhängig eine zu geringe sexuelle Appetenz zu verspüren scheinen und 3 % eine globale sexuelle Aversion.

## *Erregungsstörungen*

Zusammengefaßt ergeben sich bei 52 % der Frauen und bei 71,87 % der Männer (n = 46) Hinweise für Erregungsstörungen. Der Geschlechtsunterschied ist auch statistisch bedeutsam (Kullback's 2 i = 5,55; p = 0,05; df = 1). Werden situationsspezifische Einflüsse kontrolliert (operationalisiert über die Dauer des Vorspiels: bei Frauen kürzer als 15, bei Männern kürzer als 10 min), ergeben sich keine bedeutsamen Geschlechtsunterschiede mehr (Kullback's 2 i = 0,263; n. s.): Bei 32 % der Frauen finden sich dann noch Hinweise für globale Erregungsstörungen, die bei 12 % aus einer zu geringen subjektiven Erregung bestehen, bei 10 % aus einer zu geringen physiologischen Erregung und bei weiteren 10 % aus einer diesbezüglichen Kombination. Bei Männern beträgt die Rate für globale Erregungsstörungen dann noch 31,25 % (n = 20), die sich mit 9,4 % auf eine zu geringe subjektive Erregung (n = 6), mit 6,25 % auf Schwierigkeiten, eine Erektion zu erreichen (n = 4), mit 7,8 % auf Schwierigkeiten, eine Erektion aufrechtzuerhalten (n = 5), mit 3,1 % auf eine Kombination der Herbeiführung und Aufrechterhaltung einer Erektion (n = 2) und bei weiteren 4,7 % auf eine zusätzliche Kombination mit einer zu geringen subjektiven Erregung verteilen (n = 3). Vergleiche mit anderen Untersuchungen sind problematisch, weil dort die Situationsspezifität von Erregungsstörungen nicht erfaßt wurde. Wird dies vernachlässigt, dann liegt die Rate bei den Frauen doppelt so hoch wie in Bevölkerungsstichproben (vgl. Frank et al. 1978), während sie nach der Untersuchung von Schnabl (1973) bei den Männern in etwa vergleichbar ist.

## *Orgasmusstörungen*

Zusammengefaßt ergibt sich bei den Männern (45,31 %; n = 29) eine auch statistisch gesicherte (Kullback's 2 i = 27; p = 0,001; df = 1) erheblich höhere Prävalenzrate im Vergleich zu den Frauen (27 %). Wie die Ergebnisse zu den diagnostischen Subkategorien zeigen, handelt es sich bei den Männern um klinisch relevante Störungen: Bei 14,06 % (n = 9) ergaben sich Hinweise für eine vorzeitige Ejakulation (weniger als 1 bzw. innerhalb von 1 - 3 min), 7,8 % (n = 5) gaben einen Höhepunkt ohne Lustgefühle an, 9, 4 % (n = 6) einen Orgasmus mit unzureichend erigiertem Glied, 9,4 % (n = 6) eine schnelle Ejakulation mit unzureichend erigiertem Glied und 4,7 % (n = 3) einen lustlosen Höhepunkt mit schneller Ejakulation. Bei den Frauen ergibt sich folgende Verteilung: Bei 7 % ergeben sich Hinweise für eine globale Anorgasmie, die übrigen 20 % sind situationsspezifisch und verteilen sich auf: Jeweils 7 % kein Orgasmus außer durch Selbstbefriedigung oder durch Partnerstimulation; bei weiteren 6 % wird ein Höhepunkt durch Selbstbefriedigung und Partnerstimulation erreicht. Vergleiche bei den Männern sind wegen divergierender Klassifikationskriterien nur schwer möglich. Bei den Frauen sind die Ergebnisse annäherungsweise mit Bevölkerungsstichproben vergleichbar: dort findet sich bei globalen Anorgasmien eine Rate von 5 - 10 %; ein vergleichbar hoher Prozentsatz zeichnet sich durch situationsspezifische Anorgasmien aus (vgl. Arentewicz u. Schmidt 1980). Auch die Ergebnisse von Untersuchungen in Spezialeinrichtungen stimmen mit unseren Befunden überein (vgl. Bancroft 1985).

## *Koitale Schmerzen*

Bei koitalen Schmerzen liegt ein statistischer Trend für eine unterschiedliche Höhe der Gesamtprävalenzrate bei Männern und Frauen vor (Kullback's 2 i = 3,61; p = 0,10; df = 1). 24 % der Frauen geben koitale Schmerzen an, bei denen sich Hinweise für eine Dyspareunie ergeben. Dieser Prozentsatz liegt erheblich über den sonst in der Literatur mitgeteilten Prävalenzraten von ca. 5 % (vgl. Bancroft 1985). Er fügt sich aber gut in unseren Befund von 20 % globalen Erregungsstörungen in Form einer mangelnden physiologischen bzw. einer Kombination niedriger subjektiver und physiologischer Erregung ein. Beim Vorliegen solcher Merkmale ist die Wahrscheinlichkeit, daß Frauen auch koitale Schmerzen empfinden, sehr hoch. Bei den Männern ergab sich eine Prävalenzrate von insgesamt 10,93 % (n = 7), wobei sich bei jeweils 4,7 % Hinweise für eine Dyspareunie (n = 3) bzw. Schmerzen nach der Ejakulation (n = 3) finden lassen. Ein Patient gab Schmerzen bei der Ejakulation an. Aufgrund fehlender Daten sind hier keine Vergleiche mit anderen Untersuchungen möglich.

## *Unzufriedenheit mit der Frequenz sexueller Interaktionen*

Ein vergleichbarer Prozentsatz von Frauen und Männern (Kullback's 2 i = 0,18; n. s.) ist mit der gegenwärtigen Frequenz sexueller Interaktionen unzufrieden: 8 % der Frauen und 6 % der Männer (n = 4) wünschen sich eine erheblich höhere Häufigkeit (gewünschte Frequenz mindestens 2 Stufen höher als die tatsächliche; Median der gewünschten Häufigkeit bei beiden Geschlechtern: 3 - 4mal pro Woche). In keinem Fall ist die gewünschte Häufigkeit wesentlich geringer als die gegenwärtige Frequenz, was im Hinblick auf die hohe Verbreitung sexueller Störungen überraschen mag. Allerdings ist die Unzufriedenheit mit der Frequenz wesentlich niedriger als bei nichtklinischen Stichproben. Bis zu 50 % sexuell nicht beeinträchtigter Männer und Frauen wünschen sich statt 2mal pro Woche Geschlechtsverkehr eine Frequenz von 3- bis 4mal in der Woche (vgl. LoPiccolo u. Daiss 1987). Vor diesem Hintergrund liegt die Annahme nahe, daß eine Steigerung des sexuellen Verlangens bei klinischen Stichproben eine Verringerung subjektiver Beeinträchtigungen und sexueller Dysfunktionen voraussetzt.

## *Kommunikationsdefizite*

99 Frauen und 58 Männer machten dazu Angaben. 62,63 % (n = 62) der Frauen sprechen selten oder nie mit ihrem Partner über ihre sexuellen Wünsche oder Bedürfnisse. Bei 53,5 % der Männer (n = 31) ist dasselbe Defizit festzustellen. Diese bei den Frauen noch stärker als bei den Männern (Kullback's 2 i = 2,92; p = ,10; df = 1) ausgeprägte Prävalenzrate von Kommunikationsdefiziten, die mit den Kommunikationsproblemen von Sexualtherapiestichproben vergleichbar ist (vgl. Zimmer 1985), unterstreicht die Relevanz dieser Störungsdimension bei der Klassifikation sexueller Dysfunktionen.

## *Häufigkeit von Mehrfachstörungen*

In Abb. 2 ist die Verteilung von Einfach- bzw. Mehrfachstörungen bei Frauen und Männern über die ersten 5 Achsen des Klassifikationssystems dargestellt. Nicht berücksichtigt sind dabei Kombinationen mit Kommunikationsdefiziten.

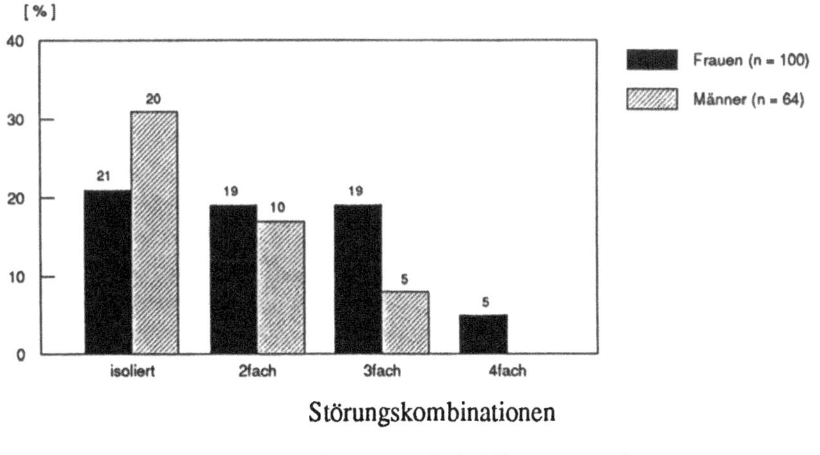


**Abb. 2.** Verteilung von sexuellen Störungen, die bei Frauen und Männern isoliert bzw. kombiniert klassifiziert wurden

Mehrfachstörungen bestimmen das Bild bei Frauen (21 % isolierte Störungen; 43 % kombinierte Störungen) stärker als bei Männern (31 % (n = 20) isolierte vs. 23,44 % (n = 15) kombinierte Störungen; Kullback's 2 i = 9,88; p = ,01; df = 1). *Isolierte Störungen umfassen bei Frauen* Erregungsstörungen (10 %), Orgasmusstörungen (4 %), koitale Schmerzen (4 %) und Störungen der Appetenz (3 %). Eine Kombination von *Störungen, die sich über 2 Achsen verteilen,* liegt bei 19 % der Patientinnen vor. Davon haben 9 % eine kombinierte Störung der sexuellen Appetenz mit einer Erregungsstörung; 6 % eine Kombination von Erregungs- und Orgasmusstörungen; 3 % eine Erregungsstörung zusammen mit koitalen Schmerzen und 1 % die Kombination Appetenz- und Orgasmusstörung. Bei ebenfalls 19 % liegt eine *3fache Kombination* vor in Form einer Appetenz- und Erregungsstörung gekoppelt mit koitalen Schmerzen (8 %); bzw. als Appetenz-, Erregungs- und Orgasmusstörung (7 %) oder in Form einer Erregungs- und Orgasmusstörung kombiniert mit koitalen Schmerzen (4 %). Bei 5 % liegt eine *4fache Kombination,* bestehend aus einer Appetenz-, Erregungs- und Orgasmusstörung zusammen mit koitalen Schmerzen, vor.

*Isolierte Störungen bei den Männern* umfassen Orgasmusstörungen (n = 15; 23,44 %), Erregungsstörungen (n = 4; 6,25 %) oder koitale Schmerzen (n = 1; 1,6 %). *Eine Kombination von 2 Störungen* findet sich bei 15,63 % (n = 10) der Patienten, die sich aus 12,5 % (n = 8) Erregungs- und Orgasmusstörungen, 1,6 % (n = 1) Appetenz- und Orgasmusstörung und 1,6 % (n = 1) Erregungsstörungen kombiniert mit koitalen Schmerzen zusammensetzt. Hinweise für eine *3fache Störung* ergeben sich bei 7,8 % (n = 5) der Männer in Form einer Appetenz-, Erregungs- und Orgasmusstörung (n = 4; 6,25 %) bzw. als Erregungs- und Orgasmusstörung zusammen mit koitalen Schmerzen (n = 1; 1,6 %). Aufgrund unterschiedlicher Klassifikationskriterien sind hier keine Vergleiche mit anderen Untersuchungen möglich. Die relativ große Häufigkeit von Mehrfachstörungen bei beiden Geschlechtern, die noch dazu in ihrer Zusammensetzung erheblich variieren, betrachten wir allerdings als empirische Bestätigung für die Auffassung, vorschnelle Typologisierungen zu vermeiden und statt dessen einer differenzierten, multiaxial angelegten deskriptiven Klassifikation den Vorzug zu geben.

## *Selbstbeurteilung sexueller Schwierigkeiten*

Mit einer Filterfrage wurden die Patienten nach dem Vorliegen von sexuellen Schwierigkeiten befragt. Falls dies bejaht wurde, sollte mit 5stufigen Skalen der Grad der Beeinträchtigung (1 =sehr beeinträchtigend; 5 = überhaupt nicht), das Ausmaß der Behandlungsbedürftigkeit (1 = unbedingt; 5 = keinesfalls) und mit einer 3stufigen Skala der Zusammenhang mit den ursprünglichen stationären Behandlungsanlässen (1 = kein Zusammenhang; 2 = weiß nicht; 3 = es besteht ein Zusammenhang) eingeschätzt werden. Weiter wurde offen nach einer Beschreibung der Schwierigkeiten gefragt. 98 Frauen und 57 Männer bearbeiteten die Filterfrage. Abb. 3 zeigt die Häufigkeit der Selbstdiagnosen, das Ausmaß der Beeinträchtigung, die Behandlungsbedürftigkeit und wie häufig ein Zusammenhang mit den ursprünglichen Behandlungsanlässen angegeben wurde.

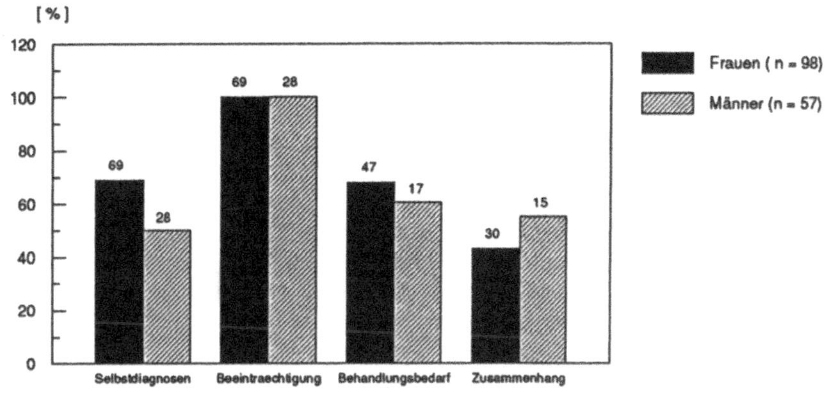


**Abb. 3.** Selbstdiagnosen, Beinträchtigungen, Behandlungsbedürftigkeit und Zusammenhang mit stationären Behandlungsanlässen

Zwei Drittel der Patientinnen (n = 69; 70,41 %) bejaht das Vorliegen sexueller Schwierigkeiten. Das ist ein deutlich größerer Prozentsatz als bei den Patienten (Kullback's 2 i = 10,58; p = 0,01; df = 1), bei denen noch 49,12 % (n = 28) sexuelle Schwierigkeiten diagnostizieren. Von den Frauen und Männern, die zustimmen, sexuelle Schwierigkeiten zu haben,geben 91 % (n = 82) Beschreibungen ab. Nach einer inhaltsanalytischen Auswertung ergab sich folgende Rangreihe der Angaben:

1) Negative Affekte in Form von Ängsten, sexuellen Hemmungen oder aversivem Erleben sexueller Interaktionen (45,12 %);
2) Kommunikationsschwierigkeiten beim Austausch sexueller Wünsche und Bedürfnisse (24,39 %);
3) sexuelle Funktionsstörungen (15,85 %);
4) Konflikte mit sexuellen Normen (9,76 %) und
5) nicht einordbare Schwierigkeiten (4,88 %).

Alle Frauen und Männer, die sexuelle Schwierigkeiten angaben, fühlen sich dadurch ohne Unterschied beeinträchtigt (Kullback's 2 i = 1,564; n. s.): 62 % der Frauen (74 % der Männer) ziemlich oder sehr; 38 % der Frauen (26 % Männer) etwas. 68,12 % (n = 47) der Frauen mit einer Selbstdiagnose bejahen die Behandlungsbedürftigkeit ihrer sexuellen Schwierigkeiten, 27,54 % (n = 19) sind sich in dieser Hinsicht unsicher, nur 4,35 % (n = 3) wollen kein spezielles Therapieangebot. Vergleichbare Proportionen finden sich bei den Männern: 60,71 % (n = 17) sind der Meinung, daß ihre sexuellen Schwierigkeiten behandelt werden sollten; 28,57 % (n = 8) sind unsicher und aber nur 10,71 % (n = 3) verneinen diese Frage. Ähnlich große Anteile von Frauen und Männern (Kullback's 2 i = 4,559; n. s.) sehen einen Zusammenhang mit den eigentlichen Behandlungsanlässen [Frauen: 43,48 % (n = 30); Männer: 53,57 % (n = 15)] bzw. sind sich darüber nicht im klaren [Frauen: 50,72 % (n = 35); Männer: 28,57 % (n = 8)] oder verneinen einen

Zusammenhang [Frauen 5,8 % (n = 4); Männer: 17,86 % (n = 5)]. Frauen wie Männer geben an, daß ihre sexuellen Beeinträchtigungen schon lange andauern [Frauen: x = 10,79 Jahre (SD = 7,35); Männer: x = 14,67 Jahre (SD = 7,06)]. Bei Männern wie Frauen dauern diese Beeinträchtigungen durchschnittlich schon länger als ihre gegenwärtigen Beziehungen (Frauen: Dauer der Beziehung: x = 6,25; t = 5,72; p = ,001; df = 162. Männer: Dauer der Beziehung: x = 6,48; t = 4,15; p = ,001; df = 84). Tatsächlich teilen 11 Männer mit, ihre Schwierigkeiten hätten schon vor 10 - 28 Jahren begonnen, 1 Mann litt nach seiner Erinnerung schon immer darunter; 14 Frauen erinnern sich, ihre Schwierigkeiten schon lebenslang gehabt zu haben, bei 5 dauerten sie bereits zwischen 10 und 23 Jahren.

Die Rate der Selbstdiagnosen stimmt bei beiden Geschlechtern gut mit der Klassifikationsrate überein (Frauen: McNemar- = 0,01;nicht signifikant; Männer: McMemar- = 0,79; n. s.). Selbstdiagnosen und Klassifikation sind aber nur z. T. deckungsgleich. Werden Kommunikationsdefizite als Störungsdimension vernachlässigt, dann besteht bei 49 % (n = 76) der Patienten Übereinstimmung zwischen dem Vorliegen einer Selbstdiagnose und einer klassifizierten Störung, bei 13 % (n = 21) liegen Hinweise für eine Funktionsstörung vor, die subjektiv nicht repräsentiert ist. Weitere 13 % geben Schwierigkeiten an, ohne daß eine Funktionsstörung klassifiziert wurde, und bei 23,9 % (n = 38) liegt weder eine Selbstdiagnose noch eine Klassifikation vor. Insgesamt ergibt sich daraus ein zufallskorrigierter Übereinstimmungskoeffizient nach Fleiss (1965) in der Höhe von r = 0,664. Für ein diagnostisches Screeninginstrument, wie es unser Fragebogen darstellt, kann diese mittlere Übereinstimmung als zufriedenstellend betrachtet werden.

## *Globale und sexuelle Zufriedenheit mit der Paarbeziehung*

Mit 3 siebenstufigen Beurteilungsskalen (1 = äußerst unbefriedigend; 7 = äußerst befriedigend) wurden die Patient(inn)en nach ihrer und des Partners Zufriedenheit mit sexuellen und globalen Aspekten der Paarbeziehung gefragt. In sexueller Hinsicht beurteilen sich die Frauen (n = 97) als deutlich unzufriedener (x = 3,47; SD = 1,905) als die Männer (n = 61; x = 4,11; SD = 1,62; n = 61; t = 2,15; p = ,05; df = 156). Bei der Beurteilung der Partnerzufriedenheit mit sexuellen Aspekten (Frauen: x = 3,84; SD = 1,67; Männer: x = 3,93; SD = 1,54) und der globalen Zufriedenheit mit der Paarbeziehung (Frauen: x = 3,48; SD = 1,20; Männer: x = 3,36; SD = 1,15) ergeben sich keine bedeutsamen Unterschiede zwischen den Geschlechtern. Sowohl in sexueller als auch in globaler Hinsicht beurteilen sich die Patienten aber nur als mäßig zufrieden.

## *Differentielle Verteilung sexueller Störungen und Selbstdiagnosen*
**(in Abhängigkeit von Alter, Schicht, psychopathologischem Befund und Religionszugehörigkeit)**

In Tabelle 1 ist die differentielle Verteilung von klassifizierten sexuellen Störungen und Selbstdiagnosen dargestellt, wenn Alterseinflüsse, Schichtzugehörigkeit und religiöse Orientierung der Patienten kontrolliert werden.

**Tabelle 1.** Differentielle Verteilung von sexuellen Störungen und Beeinträchtigungen in Abhängigkeit von Alter, Schichtzugehörigkeit, Diagnosen und religiöser Orientierung

| Störung/Beeinträchtigung | Alter | Schicht | Diagnose | Religion |
|---|---|---|---|---|
| Orgasmusstörungen (Frauen) | ** | | | |
| Alter 15 - 29 (n = 15) 35 % | | | | |
| 30 - 49 (n = 12) 26 % | | | | |
| 50 - 70 (n = 0) 0 % | | | | |
| Unzufriedenheit mit der Frequenz (Frauen) | ** | | | |
| Alter 15 - 29 (n = 7) 16 % | | | | |
| 30 - 49 (n = 1) 2 % | | | | |
| 50 - 70 (n = 0) 0 % | | | | |
| Selbstdiagnosen | | * | | |
| US (n = 42; 59,16 %) stärker beeinträchtigt im Vergleich zur MS (n = 16; 22,53 %) | | | | |
| Katholiken (n = 77): 65 % | | | | ** |
| Protestanten (n = 59): 35 % | | | | |
| Koitale Schmerzen | | | *** | |
| Neurosen (n = 15): 16 % | | | | |
| Psychosomatische Erkrankungen (n = 12): 29 % | | | | |
| Andere Erkrankung: 0 % | | | | |

*p = ,10; **p = ,05; ***p = ,01

Bei der Klassifikation und den Selbstdiagnosen konnte nur in wenigen Fällen eine differentielle Verteilung in Abhängigkeit von den genannten Variablen ermittelt werden. Jüngere Frauen leiden häufiger unter Orgasmusstörungen und sind häufiger mit der Frequenz sexueller Interaktionen unzufrieden (Kullback's 2 i = 7,632 bzw. 7,868; p = 0,05; df = 2). Zwei Einflußgrößen könnten zu diesem Ergebnis beigetragen haben: Orgasmusstörungen nehmen bei Frauen mit zunehmendem Alter ab, gleichzeitig ist der soziale Druck, Sexualität genußreich erleben zu können, bei Frauen jüngeren Alters stärker, da eine ungestörte Sexualität als zentrales Merkmal der Attraktivitätsbeurteilung gilt (vgl. Bancroft 1985). Selbstdiagnosen: Frauen der Unterschicht fühlen sich etwas stärker beeinträchtigt (Kullback's 2 i = 2,787; df = 1) und Patientinnen mit katholischer Konfessionszugehörigkeit geben häufiger sexuelle Schwierigkeiten an (Kullback's 2 i = 6,038; df = 1). Auch diese Befunde stimmen mit anderen Studien überein, wonach in diesen Personengruppen sexuelle Einstellungsbarrieren stärker verbreitet sind (vgl. Bancroft 1985). Koitale Schmerzen werden v. a. von Patienten mit psychosomatischen Diagnosen ( = 9,65; df = 2) angegeben. Möglicherweise ist dieser Befund auf den körporientierten Aufmerksamkeitsfokus bei psychosomatischen Patienten zurückzuführen. Anhand der Krankenakten wurde noch überprüft, ob die Patienten Medikamente einnahmen, die sexuelles Erleben und Verhalten beeinträchtigen können. Dabei konnten keinerlei bedeutsame Zusammenhänge zwischen den am häufigsten eingenommenen Medikamentengruppen (Antidepressiva, Tranquilizer und Schilddrüsentherapeutika) und der Verbreitung sexueller Störungen und Beeinträchtigungen bei Frauen und Männern ermittelt werden. Die ermittelten Prävalenzraten sind demnach weitgehend frei von pharmakologischen Behandlungseinflüssen.

## Diskussion

Auf der Basis eines von Schover et al. (1982) vorgeschlagenen multiaxialen Klassifikationsansatzes, erweitert um die Störungsdimensionen "Kommunikationsdefizite" und "Zufriedenheit mit sexuellen und globalen Aspekten der Paarbeziehung", wurde ein diagnostisches Screeninginstrument in Form eines Fragebogens entwikkelt, der im Rahmen einer epidemiologischen Prävalenzstudie bei stationär behandelten Patienten mit psychischen Störungen und psychosomatischen Erkrankung eingesetzt wurde. Mit Hilfe von Klassifikationsalgorithmen wurde eine überraschend hohe Prävalenzrate gegenwärtig vorhandener sexueller Störungen und Beeinträchtigungen bei Frauen und Männern ermittelt. Nahezu zwei Drittel aller erfaßten weiblichen und männlichen Patienten waren durch mindestens eine klinisch relevante sexuelle Symptomatik beeinträchtigt. Von den Störungsdimensionen sind bei beiden Geschlechtern Erregungsstörungen und Kommunikationsdefizite besonders stark ausgeprägt. Bei den Frauen überwiegen über die verschiedenen Achsen des Klassifikationssystems hinweg kombinierte Störungen. Bei den Männern treten isolierte Störungen vergleichsweise häufiger auf und imponieren v. a. als Orgasmusstörungen. Die Prävalenzraten liegen, sofern vergleichbare Daten vorliegen, meistens über der Störungsrate in der Allgemeinbevölkerung bzw. sind genau so hoch oder noch höher als bei Patienten, die in sexualtherapeutischen Spezialeinrichtungen behandelt werden. Zur Schätzung der Zuverlässigkeit der Angaben wurden soweit möglich Konsistenzanalysen mit einem für Screeningdiagnosen zufriedenstellenden Ergebnis durchgeführt. Unterschichtsangehörige, Frauen und ältere Jahrgänge waren bei den ca. 37 % Patienten, die eine Mitarbeit an der Untersuchung verweigerten, überrepräsentiert. Dies sind Personengruppen, bei denen sexuelle Einstellungsbarrieren häufiger verbreitet sind als in der übrigen Bevölkerung (vgl. Bancroft 1985) so daß unsere Ergebnisse eher konservative Schätzungen darstellen dürften. Die gute Übereinstimmung der demographischen und diagnostischen Stichprobenmerkmale mit den Jahresstatistiken der stationären Einrichtungen läßt erwarten, daß die Befunde charakteristisch für stationär behandelte Patient(inn)en mit psychischen Störungen und psychosomatischen Erkrankungen sind. Trotzdem ist die Einschränkung angebracht, daß die auf der Grundlage einer schriftlichen Befragung gewonnenen Befunde nur als Verdachtsdiagnosen aufzufassen sind, die durch klinische Interviews und psychophysiologische Untersuchungen weiter zu erhärten wären. Die noch zufriedenstellende Akzeptanzrate des Fragebogens eröffnet allerdings die Perspektive, solche zeit- und kostenaufwendigeren Untersuchungsverfahren in Zukunft verstärkt erst dann einzusetzen, wenn zuvor bereits eine Verdachtsdiagnose mit Hilfe der Klassifikationsalgorithmen für die Fragebogenantworten gestellt wurde.

Insgesamt legen die Resultate nahe, sexuelle Störungen in der stationären Versorgung nicht mehr als randständig zu betrachten. Nach dem gegenwärtigen Forschungsstand besteht kaum Grund mehr zu der Annahme, daß konventionelle Behandlungsangebote auch eine spezifische Besserung sexueller Symptomatiken bewirken (vgl. Heiman et al. 1981). Stationäre Behandlungspläne sollten daher auch sexualtherapeutische Komponenten vorsehen. Dies umso mehr, als unsere Ergebnisse zeigen, daß unbehandelte sexuelle Störungen und Beeinträchtigungen lange Zeit persistieren können. Auch aus der Sicht der Patienten sollten sie aus der stationären Versorgung nicht ausgeklammert bleiben: Eine große Anzahl fühlt sich dadurch beeinträchtigt und hält eine spezielle Behandlung für angebracht. Nahezu die Hälfte der Betroffenen Patient(inn)en sieht darüber hinaus einen Zusammenhang zwischen ihren sexuellen Schwierigkeiten und den eigentlichen stationären Behandlungsanlässen.

Veränderungen in sexuellen Normen und Einstellungen haben in unserer Zeit zur Folge, daß die Fähigkeit, Sexualität genußreich erleben zu können, für viele Menschen zu einem wichtigen Maßstab ihrer Attraktivität und damit auch ihres Selbstwertgefühls geworden ist (vgl. Schmidt 1983). Chronische Beeinträchtigungen des sexuellen Erlebens und Handelns können vor diesem Hintergrund als Risikofaktor für Patienten mit psychischen Störungen aufgefaßt werden, der mit dazu beiträgt, die Wahrscheinlichkeit für einen Rückfall zu erhöhen. Diese Annahme ist nicht nur spekulativ. Erst kürzlich hat Fahrner (1985) im Rahmen einer empirischen Untersuchung von sexualtherapeutisch bzw. mit einer Standardtherapie behandelten alkoholabhängigen Patienten darauf aufmerksam gemacht, daß unbehandelte Sexualstörungen mindestens bei dieser Patientengruppe zum Rückfallrisiko beitragen könnte.

## Literatur

American Psychiatric Association (1980) Diagnostic and statistical manual of mental disorders, 3rd edn. American Psychiatric Press, Washington DC

American Psychiatric Association (1987) Diagnostic and statistical manual of mental disorders, 3rd edn rev. Cambridge University Press, New York

Arentewicz G, Schmidt G (Hrsg) (1980)Sexuell gestörte Beziehungen. Konzept und Technik der Paartherapie. Springer, Berlin Heidelberg New York

Bancroft J (1985) Grundlagen und Probleme menschlicher Sexualität. Enke, Stuttgart

Buddeberg C (1983) Sexualberatung. Eine Einführung für Ärzte, Psychotherapeuten und Familienberater. Enke, Stuttgart

Degkwitz R, Helmchen H, Kokott G, Mombour W (Hrsg) (1980) Diagnosenschlüssel und Glossar psychiatrischer Krankheiten, 5. Aufl., korrigiert nach der 9. Revision der ICD, Herbst 1979. Springer, Berlin Heidelberg New York

Eicher W (1984) Geminderte sexuelle Erlebnisfähigkeit. Sexualmedizin 13: 692 -697

Fahrner EM (1984) Häufigkeit von Sexualstörungen bei männlichen Alkoholabhängigen: Eine empirische Untersuchung. Suchtgefahren 30: 153 - 159

Fahrner EM (1985) Alkoholabhängigkeit und Sexualstörungen. (Vortrag auf der 15. Jahrestagung der Europäischen Gesellschaft für Verhaltenstherapie, München)

Fenichel O (1945) The psychoanalytic theory of neurosis. Norton, New York

Fleiss JL (1965) Estimating the accuracy of dichotomous judgments. Psychometrika 30: 469 - 479

Frank E, Anderson C, Rubinstein D (1978) Frequency of sexual dysfunctions in "normal" couples. N Engl J Med 299: 111 - 115

Hartman LM (1980) The interface between sexual dysfunction and marital conflict. Am J Psychiatry 37: 576 - 579

Heiman JR, LoPiccolo J (1981) The treatment of sexual dysfunction. In: Gurman AS, Kniskern DP (eds) Handbook of family therapy. Brunner & Mazel, New York, pp 592 - 627

Hertoft P (1986) Funktionelle Sexualstörungen und sexuelle Deviationen. In: Kisker KP, Lauter H, Meyer JE, Müller C, Strömgren E (Hrsg) Psychiatrie der Gegenwart Bd 1: Neurosen, psychosomatische Erkrankungen, Psychotherapie. Springer, Berlin Heidelberg New York Tokyo, S 189 - 226

Jayne C (1981) A two-dimensional model of female sexual response. J Sex Marital Ther 7: 3 - 30

Kaplan HS (1974) The new sex therapy. Active treatment of sexual dysfunction. Brunner & Mazel, New York

Kleining G, Moore H (1968) Soziale Selbsteinstufung (SSE). Kölner Z Soziol Sozialpsychol 19: 502 - 554

Kommer D (1984) Diagnostisches Manual und Fragebogen zur Erfassung sexueller Erfahrungen. Psychologisches Institut, Heidelberg (unveröffentlichtes Manuskript)

Langer D, Langer S (1988) Sexuell gestörte und sexuell zufriedene Frauen. Huber, Bern

LoPiccolo J, Daiss S (1987) Assessment of sexual dysfunction. In: O'Leary KD (ed) Assessment of marital discord. Erlbaum, Hillsdale/NJ, pp 183 - 221

LoPiccolo J, Stock WE (1986) Treatment of sexual dysfunction. J Consult Clin Psychol 54: 158 - 167

Masters WH, Johnson VE (1967) Human sexual response. Little Brown, Boston

Masters WH, Johnson VE (1970) Human sexual inadequacy. Little Brown, Boston

Nathan SG (1986) The epidemiology of the DSM-III psychosexual dysfunctions J Sex Marital Ther 12: 267 - 281

Schepank H (1986) Epidemiologie psychogener Störungen. In: Kisker KP, Lauter H, Meyer JE, Müller C, Strömgren E (Hrsg) Psychiatrie der Gegenwart Bd 1: Neurosen, psychosomatische Erkrankungen, Psychotherapie. Springer, Berlin Heidelberg New York Tokyo, S 1- 27

Schmidt G (1983) Motivationale Grundlagen sexuellen Verhaltens. In: Thomae H (Hrsg) Enzyklopädie der Psychologie, Psychologie der Motive. Motivation und Emotion, Bd 2. Hogrefe, Göttingen, S 70 - 109

Schnabl S (1973) Intimverhalten, Sexualstörungen, Persönlichkeit. VEB Deutscher Verlag der Wissenschaften, Berlin

Schover LR, Friedman JM, Weiler SJ, Heiman JR, LoPiccolo R (1982) Multiaxial problem-oriented system for sexual dysfunctions. Arch Gen Psychiatry 39: 614 - 619

WHO (1975) Education and treatment in human sexuality: the training of health professionals. Techn Rep Ser 572

Zimmer D (1985) Sexualität und Partnerschaft. Grundlagen und Praxis psychologischer Behandlung. Urban & Schwarzenberg, München

# Leistung und Leistungsattribution depressiver Patienten in verschieden anstrengenden Leistungssituationen*

Dietrich Munz, M. Kessler

## Einleitung

Empirische Untersuchungen zur Depression zeigen, daß Depressive in Leistungssituationen Defizite aufweisen. Dieser häufig beobachtete Befund findet auch seinen Niederschlag in den Theorien zur Depression.

Die in diesem Zusammenhang wichtigsten Depressionsmodelle sollen zur Erinnerung kurz dargestellt werden:

Seligman et al. (1974) sowie Beck (1967) sehen den Grund dieses Leistungsdefizits in einer reduzierten Motivation Depressiver. Vereinfacht dargestellt heißt das, daß zunächst ein Kontrollverlust wahrgenommen wird, diese Beobachtung oder Erfahrung führt zu einem motivationalen Defizit und der Depression.

Nach Lewinsohn (1974) ist die Depression sowie auch das Leistungsdefizit Depressiver Folge des Verlusts des Erlebens angenehmer Ereignisse sowie positiver Verstärkung und angenehmer Ereignisse.

Kuhl (1983) postuliert, daß nicht motivationale Defizite eine entscheidende Rolle spielen, sondern funktionale Störungen. Diese bestehen nach seiner Ansicht in der Lageorientierung, d. h. die Depressiven können sich gedanklich in Leistungssituationen nicht von vorangegangenen Mißerfolgssituationen lösen. Diese gedankliche Fixiertheit auf frühere Erfahrungen beansprucht einen Teil der Verarbeitungskapazität, somit wird die situative Leistung reduziert.

Die vorliegende Untersuchung versucht der Forderung von Walschburger (1983) gerecht zu werden und die Belastungssituationen der Untersuchungen nicht nur physikalisch, sondern auch psychologisch zu kontrollieren. Dieser Gesichtspunkt erscheint uns wichtig, um "aktuelle Bewältigungsprozesse und Anpassungsstörungen aus dem Zusammenwirken dispositioneller und situativer Bedingungen präziser vorhersagen zu können" (Walschburger 1983, S. 315). Die Fragestellung unserer Untersuchung war, wie sich die Leistung Depressiver in unterschiedlich schweren Leistungssituationen bei gleicher Aufgabenstellung verändert. In bisherigen Untersuchungen wurde die Leistungssituation nicht systematisch variiert.

Aufgrund der genannten Theorien gingen wir von der Hypothese aus, daß Depressive in anstrengenderen Leistungssituationen schlechtere Leistung erbringen.

---

*Die dargestellten Untersuchungen wurden mit finanzieller Unterstützung der DFG im Rahmen des Projektes C 4 des SFB 129 (Universität Ulm) unter der Projektleitung von Priv.-Doz. Dr. W. Ehlers durchgeführt.

# Methode

## Stichprobe

Wir haben in den Untersuchungen stationär psychotherapeutisch behandelte neurotisch depressive Patienten der Psychotherapeutischen Klinik Stuttgart mit gesunden, nach Alter und Geschlecht parallelisierten Kontrollpersonen verglichen. Das mittlere Alter war 31,4 Jahre (s = 7,4). Im ersten Experiment wurden 13 Patienten (10 m., 3 w.) im zweiten und dritten 22 Patienten (18 m., 4 w.) untersucht.

## Untersuchungsdesign

Als experimentelle Aufgabe wurde den Versuchspersonen der Stroop-Farb-Wort-Interferenztest (Stroop 1935) vorgegeben. Hierbei hat der Proband möglichst rasch die Farbe eines inkongruent eingefärbten Farbwortes (z. B. rot in blauer Farbe) zu benennen. Man beobachtet hierbei, daß die Reaktion im Vergleich zum Benennen neutraler Farbbalken deutlich verzögert ist. Dieser Interferenzeffekt ist beim Benennen des Wortes nicht beobachtbar, hier bleibt die Reaktionszeit bei inkongruent eingefärbten und schwarz-weißen Worten nahezu gleich. Hentschel (1980) konnte zeigen, daß neurotische Patienten beim Stroop-Interferenztest stärker zu Interferenz neigen als gesunde.

Wir möchten an dieser Stelle nicht auf die Ursachen dieser Interferenz eingehen, wir haben die hierzu existierenden Modelle anderweitig diskutiert (Ehlers u. Munz 1986).

In unseren Experimenten war die Aufgabe der Probanden immer dieselbe, sie sollten nach der Darbietung der Farbworte oder der Farbbalken auf einem Bildschirm immer möglichst rasch die geforderte Antwort aussprechen, die Reaktionszeit zwischen Beginn der Stimulusdarbietung und der verbalen Reaktion wurde mit einem Laborrechner (PDP 11/55), der den Versuchsablauf steuerte, über einen Akustikschalter gemessen.

*Im 1. Experiment* haben wir folgende Abfolge gewählt:

Die Aufgabenstellung erfolgte in 3 Blöcken zu jeweils 24 Stimuli, wobei die Versuchspersonen in jedem Block dieselbe Aufgabe hatten. Diese Aufgabe war, entweder das schwarz-weiß dargebotene Wort zu benennen (W), die Farbe der Farbbalken zu benennen (F) oder die Farbe der inkongruent eingefärbten Farbworte zu benennen (FW/F). Nach einer Pause von 12 s, während der ein Fixierbild eingeblendet wurde, kündigte ein 500 ms langer Hinweiston den 4 s später folgenden Testreiz an. Nach der über Mikrophon erfaßten Reaktion folgte wieder eine Pause von 12 s bis zum nächsten Hinweiston.

Wichtig ist, zunächst festzuhalten, daß die Probanden jeweils 24mal dieselbe Aufgabe zu erfüllen hatten und die Pause zwischen den einzelnen Stimuli, auf die die Probanden zu reagieren hatten, relativ groß war.

*Das 2. Experiment* haben wir durch eine rasche Stimulusabfolge erschwert: Ohne Hinweiston wurden die Reize mit einer kurzen Pause von 700 ms zwischen der Reaktion und dem nächsten Stimulus dargeboten. Hierdurch wurde die Situation deutlich anstrengender als im 1. Experiment. Die Aufgabe, das Wort oder die Farbe zu benennen, war wiederum in jedem Block in diesem Experiment 96mal dieselbe.

*Im 3. Experiment* haben wir nur inkongruent eingefärbte Interferenzstimuli dargeboten. Nach einer Pause von 12 s wurde die Aufgabe, ob der Proband das Wort oder die Farbe zu benennen hatte, vor jedem Stimulus durch einen 4 s langen Ton von entweder 500 oder 1000 Hz vorgegeben. Im folgenden nennen wir diese Anordnung, bei der die Person erst kurz vor dem Bild die Aufgabe definiert erhält, die "stimulusbezogene Aufgabenstellung". In diesem Teil haben wir den Probanden auch langsame Reaktionen rückgemeldet. Hierzu zitieren wir den entsprechenden Ausschnitt aus der Versuchsanleitung:

> Es kommt darauf an, daß Sie so schnell wie möglich beim tiefen Ton das Wort lesen und beim hohen Ton die Farbe benennen. Wenn Sie zu langsam sind bleibt das Dia stehen. Das ist dann ein Fehler. Dieser Test gibt Ihnen die Möglichkeit 50 DM zu gewinnen. Für jeden Fehler werden 50 Pfennig von diesem Betrag abgezogen. Ein Fehler ist, wenn Sie nicht schnell genug sind oder wenn Sie das Wort falsch lesen oder die Farbe falsch benennen. Bitte versuchen Sie so schnell wie möglich zu sein und keinen Fehler zu machen, dann können Sie 50 DM gewinnen.

Wir haben den Probanden bewußt kein Kriterium für die Reaktionsschnelligkeit vorgegeben, mit der sie die Mißerfolgrückmeldung vermeiden hätten können. Der Ablauf war derart gesteuert, daß eine Reaktion, die langsamer war als die letzte bei gleicher Aufgabenstellung, rückgemeldet wurde. Durch diese Anordnung war sichergestellt, daß jede Versuchsperson an ihrer eigenen Leistungsfähigkeit gemessen wird und gleichzeitig ziemlich genau 50 % Rückmeldungen erhält. Diese Anordnung war also einerseits deutlich komplexer und anstrengender als das 1. Experiment und für die Probanden eine Situation der Unkontrollierbarkeit.

## Ergebnisse

### Untersuchung 1

Die Reaktion der Depressiven war in allen 3 Bedingungen, dem lauten Wortlesen (W), dem Farbebenennen (F) und dem Benennen der Farbe der inkongruenten Farbworte (FW/F) signifikant langsamer als die der Kontrollpersonen (Abb. 1), d. h. die Depressiven zeigten das erwartete Leistungsdefizit.

### Untersuchung 2

In Abb. 2 sind die gemittelten Reaktionszeiten der Patienten und Kontrollpersonen eingezeichnet. Es konnten keine signifikanten Unterschiede der Reaktionszeiten der depressiven Patienten in den 4 Aufgabenbedingungen Farb- bzw. Wortbenennung bei Kontrollstimuli (F; W) und bei Interferenzstimuli (FW/F; FW/W) nachgewiesen werden.

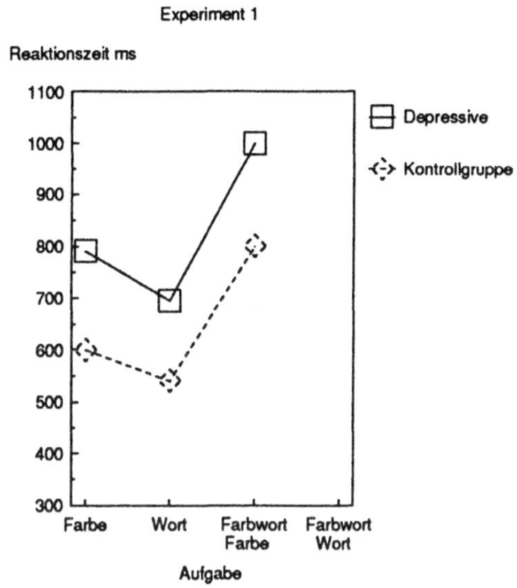


**Abb. 1.** Reaktionszeiten der Depressiven und der Kontrollpersonen im 1. Experiment. Die Reaktionszeitunterschiede sind in allen 3 Aufgabenbedingungen signifikant

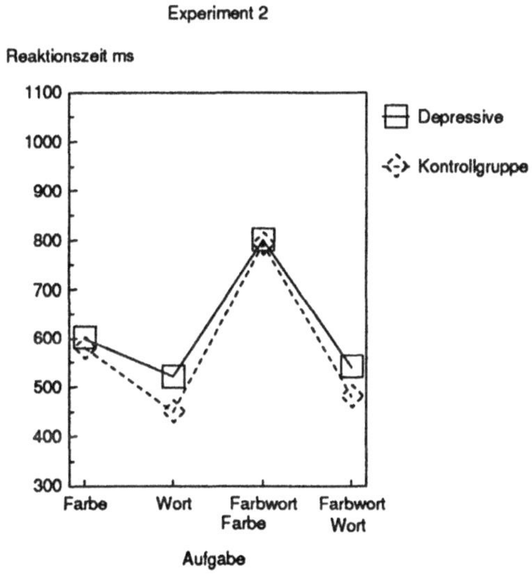


**Abb. 2.** Reaktionszeiten der Depressiven und der Kontrollpersonen im 2. Experiment

## Untersuchung 3

In Abb. 3 sind die Ergebnisse des 3. Experiments mit stimulusbezogener Aufgabenstellung und Leistungsrückmeldung dargestellt. Man sieht, daß auch in dieser Situation die Leistung der depressiven Patienten nahezu gleich der der Kontrollgruppe war, Unterschiede konnten statistisch nicht nachgewiesen werden.

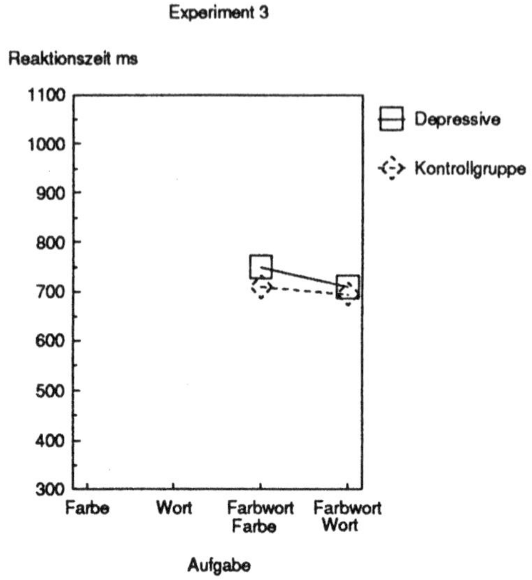


**Abb. 3.** Reaktionszeiten der Depressiven und der Kontrollpersonen im 3. Experiment

## Vergleich der 3 Untersuchungen

Vergleicht man die Leistungen, die im 1. Experiment erbracht wurden, mit der Leistung in den beiden letztgenannten Experimenten (Abb. 4), so stellt man fest, daß die Leistung der Kontrollpersonen im 2. Experiment nur unwesentlich zugenommen hat, die Leistung der Depressiven hingegen deutlich besser wurde und, wie schon erläutert, nahezu der der Kontrollpersonen gleich war.

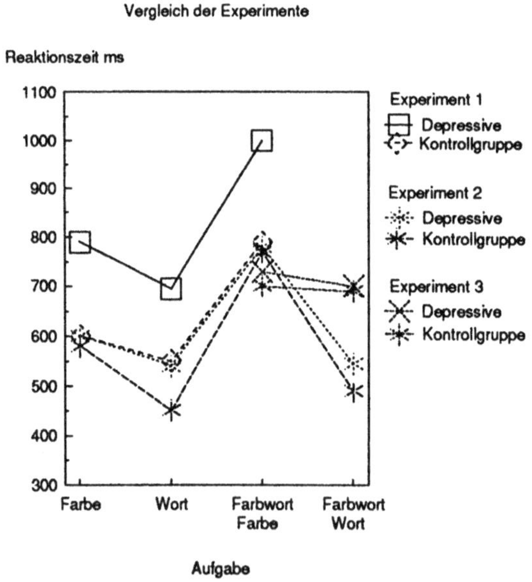


**Abb. 4.** Reaktionszeiten der Depressiven und der Kontrollpersonen in den 3 Experimenten zum Vergleich

## Diskussion

Zur Diskussion unserer Resultate werden wir noch einige Ergebnisse von Attributions- und Befindensfragen, die wir nur im 2. und 3. Experiment erhoben haben, mit einflechten.

Im Gegensatz zu den Gesunden zeigen die Depressiven ihre volle Leistungsfähigkeit in unseren Experimenten nur unter den erschwerten Bedingungen des 2. und 3. Experiments.

Dieses Ergebnis ist nach unserer Meinung nicht mit den eingangs diskutierten Erklärungsansätzen der Depression, der erlernten Hilflosigkeit, dem lerntheoretischen Ansatz oder dem Modell der Lageorientierung plausibel zu machen.

Nach dem integrativen Modell von Ingram (1984) ist die depressive Reaktion Folge der Ausbildung negativer depressiver Kognitionen, die im kognitiven semantischen Gedächtnisnetz angeregt werden. Nach unserer Meinung wurde im 2. und 3. Experiment die Ausbildung dieser negativen Kognitionen durch die rasche Stimulusabfolge bzw. die stimulusbezogene Aufgabenstellung verhindert.

Die im 2. Experiment vorgegebenen Fragebogen zur eigenen Leistung und zum Befinden bestätigen unsere Annahme, daß wir im 2. Experiment die Ausbildung depressiver Kognitionen verhindern (vgl. Ab. 5): Vor dem Experiment gaben die Depressiven im Mittel an, verspannter zu sein. Nach dem Experiment fühlten sie sich weniger verspannt als vorher, bei den Gesunden ist die Einschätzung ihrer Verspannung umgekehrt, die Belastung durch das Experiment steigert ihre Anspannung (Abb. 5, links).

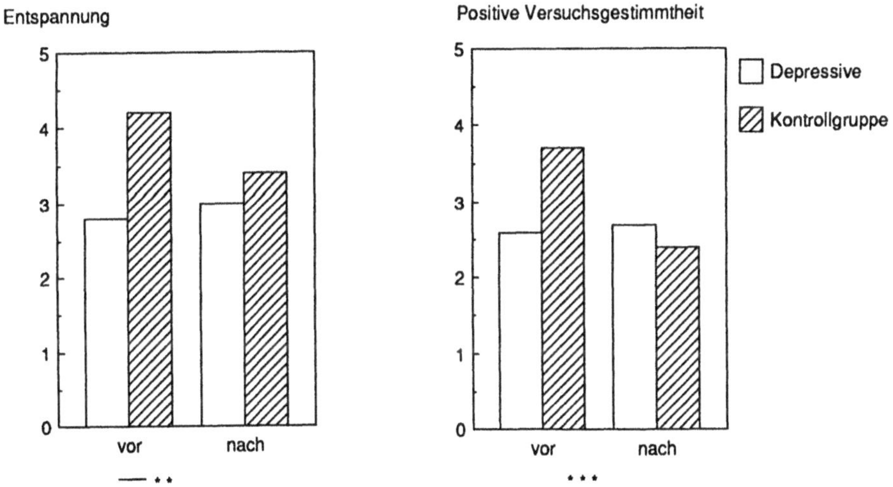


**Abb. 5.** Selbsteinschätzung der Entspannung (links) und der positiven Versuchsgestimmtheit (rechts) vor und nach dem Experiment. Signifikante Unterschiede sind als * an 1. Stelle, zwischen den 2 Zeitpunkten als * an 2. Stelle und signifikante Wechselwirkung Gruppe x Zeitpunkt als * an 3. Stelle gekennzeichnet

Eine ähnliche Wechselwirkung beobachteten wir auch bei der "positiven Versuchsgestimmtheit", die die Gesunden nach dem Experiment im Vergleich zu vorher im Gegensatz zu den Depressiven negativer einschätzen (Abb. 5, rechts).

Zuletzt soll noch auf ein Ergebnis hingewiesen werden, bei dem die Depressiven nach dem Versuch ihre depressive Tendenz deutlich zum Ausdruck brachten. Wir haben die Versuchspersonen nach dem 3. Experiment gebeten, zu schätzen, wie viele Rückmeldungen sie für langsame Reaktionen erhalten hätten. Wie aus Tabelle 1 zu entnehmen, ist in diesem Experiment die Anzahl der Rückmeldungen für langsame Reaktionen in beiden Gruppen gleich. In der Einschätzung der Rückmeldungen nach dem Experiment überschätzen die Depressiven die Anzahl der negativen Rückmeldungen, der "gesunde Optimismus" der Kontrollpersonen hingegen unterschätzt die Fehlerzahl. Dieser Unterschied der Einschätzung der Anzahl der Leistungsrückmeldungen war zwischen den beiden Gruppen signifikant.

**Tabelle 1.** Anzahl der im Experiment rückgemeldeten langsamen Reaktionen (%) und die nach dem Experiment von den Versuchspersonen geschätzte Anzahl der Rückmeldungen (%)

| | Kontrollgruppe | | Depressive | | |
|---|---|---|---|---|---|
| Anzahl der Rückmeldungen im Experiment | 51,7 | s = 2,5 | 52,2 | s = 2,5 | |
| Selbst geschätzte Anzahl der Rückmeldungen | 32,8 | s = 21,1 | 60,5 | s = 16,3 | $p \leq 0{,}01$ |

Wir möchten zum Abschluß den Blickwinkel umkehren und die Ergebnisse vom ersten, "langweiligen", Experiment aus betrachten. Dann ist der Schluß zu ziehen, daß die depressiven Patienten eine deutlich schlechtere Leistung zeigen, wenn die Situation keine adäquate Leistungsforderung darstellt, die abschweifende Gedanken verhindert. Man könnte die schlechtere Leistung in diesem Fall im Gegensatz zu den Ausführungen von Walschburger (1983) auch als Unterforderungsreaktion bezeichnen.

Daraus sind nach unserer Meinung therapeutisch folgende Konsequenzen zu ziehen: Es erscheint uns falsch, Depressive vor Leistungssituationen zu bewahren. Im Gegenteil, durch eine genaue Verhaltensanalyse sollte man versuchen zu eruieren, in welchen Bereichen die Patienten situations- und aufgabenadäquat zu reagieren in der Lage sind und ihnen dann die Diskrepanz zwischen realer Leistung und Leistungserwartung aufzeigen. Wichtig scheint es hierbei zu sein, keine Aufgaben zu stellen, die die Depressiven unterfordern, derartige Aufgaben können das negative Selbstbild der Depressiven (Rehm 1977) verstärken und ihnen ihre Leistungsunfähigkeit bestätigen, obwohl sie, wie diese Ergebnisse zeigen, sehr wohl in der Lage sind, die Aufgabe besser zu lösen.

Außerdem ist es wichtig, auch die depressive Reaktion auf Unterforderung therapeutisch zu bearbeiten.

## Zusammenfassung

Ausgangspunkt der vorgelegten Untersuchung war die Frage, wie die Leistung neurotisch depressiver Patienten in verschieden anstrengenden Leistungssituationen variiert. Es soll die Annahme überprüft werden, daß Depressive bei zunehmender Belastung der Situation in ihrer Leistung schlechter werden. Die vorgegebene Reaktionszeitaufgabe war in den 3 Untersuchungen die Bearbeitung der Stroop-Farb-Wort-Interferenz. Hierbei wurde zwischen den einzelnen Experimenten die zeitliche Abfolge der Stimuli variiert und im 3. Experiment die Aufgabe, Wort oder Farbe zu benennen, kurz vor dem Stimulus vorgegeben und die langsamen Reaktionen rückgemeldet.

Gegen die Erwartung war die Reaktionszeit der Depressiven in den anstrengenderen Situationen mit rascher Stimulusabfolge und jener mit Aufgabenstellung kurz vor den Stimuli und Leistungsrückmeldung nicht größer als die der Kontrollversuchspersonen.

Aus diesem Ergebnis ziehen wir den Schluß, daß Depressive in Situationen mit einer Leistungsanforderung, die für sie zu bewältigen ist, nicht mit verminderter Leistung reagieren. In Situationen hingegen, in denen die Anforderung zu gering ist, wird die Leistung schlechter, da dann genügend freie Kapazität zur Verfügung steht, um negative Kognitionen aufzubauen.

## Literatur

Beck AT (1967) Depression: Clinical, experimental and theoretical Aspects. Huber, New York

Ehlers W, Munz D (1986) Evoked potentials as unconscious indicators of cognitive control. In: Hentschel U, Smith G, Draguns JG (eds) The roots of perception. Elsevier Science Publishers (North Holland), Amsterdam, pp 361 - 380

Hentschel U (1980) Kognitive Kontrollprinzipien und Neuroseformen. In: Hentschel U, Smith G (Hrsg) Experimentelle Persönlichkeitspsychologie. Akademische Verlagsgesellschaft, Wiesbaden, S 223 - 321

Ingram RE (1984) Toward an information-processing analysis of depression. Cogn Ther Res 8: 443 - 478

Kuhl J (1983) Motivationstheoretische Aspekte der Depressionsgenese: Der Einfluß von Lageorientierung auf Schmerzempfinden, Medikamentenkonsum und Handlungskontrolle. In: Wolfersdorf MG, Straub R, Hole G (Hrsg) Depressiv Kranke in der Psychiatrischen Klinik. Roderer, Regensburg, S 411 - 424

Lewinsohn PM (1974) A behavioral approach to depression In: Friedmann RM, Katz MM (Hrsg) The psychology of depression: Contemporary theory and research. Wiley, New York

Rehm LP (1977) A self-control model of depression. Behav Ther 8: 787 - 804

Seligman MEP (1974) Depression and learned helplessness. In: Friedman RJ, Katz MM (eds) The psychology of depression: Contemporary theory and research. Wiley, New York, pp 83 - 113

Stroop JR (1935) Studies of interference in serial verbal reactions. J Exp Psychol 18: 643 - 662

Walschburger P (1983) Ein Ansatz zur Erfassung depressiver Störungen als Überforderungsreaktion. In: Wolfersdorf MG, Straub R, Hole G (Hrsg) Depressiv Kranke in der psychiatrischen Klinik. Roderer, Regensburg, S 313 - 326

# Copingprozesse bei pankreatektomierten Patienten

Hermann Lang, Stefan Schilling, Hermann Faller

## Die besondere Situation der Patienten

Im folgenden sollen Krankheitsbewältigungsformen bei einer körperlich und seelisch besonders belasteten Gruppe organisch Kranker dargestellt werden. Unsere Abteilung betreut seit vielen Jahre pankreatektomierte Patienten in Einzel-, Paar- und Gruppengesprächen. Meist waren Pankreaskarzinom oder chronische Pankreatitis mit konservativ nicht beherrschbaren Schmerzen Indikation zur operativen Entfernung der Bauchspeicheldrüse. Durch die Pankreatektomie sind die Kranken insulinpflichtige Diabetiker geworden; daneben ist eine kontinuierliche Substitution von Verdauungsenzymen erforderlich. Ohne Aussicht auf prinzipielle Heilung muß sich der Patient täglich einer ganzen Reihe diagnostischer, diätetischer und therapeutischer Maßnahmen unterziehen. Sein körperliches Dasein und Befinden ist ein Grund zu Sorge, Verunsicherung und Bedrohtsein, so v. a. in Hinblick auf den hypoglykämischen Schock, der diesen Patienten aufgrund des Fehlens des Insulinantagonisten Glukagon stärker als den Diabetiker sonst bedroht. Beim Patienten, der wegen eines Karzinoms operiert wurde, kommt die Angst vor Rezidiv und Metastasierung hinzu. Nicht selten erfolgt nach der Operation die Berentung; das bedeutet, daß bisher tragende Bindungen, eine Selbstrealisierung durch Arbeit aufgegeben werden müssen; depressive Gefühle von Insuffizienz und Minderwertigkeit stellen sich ein, Äußerungen, man tauge nichts mehr, werde nicht mehr in Familie und, falls weitergearbeitet wird, im Beruf anerkannt, sondern abgeschoben, durchziehen als roter Faden die Gespräche. Beim Pankreatitiker, dessen Entzündung mit auf Alkoholabusus zurückzuführen war, kommen Selbstbeschuldigungen hinzu.

Nach unserer Kenntnis liegt bisher keine wissenschaftliche Literatur zur psychischen Verarbeitung einer Pankreatektomie vor. Hinweise können aus benachbarten Forschungsbereichen gewonnen werden, so aus der Forschung zur Verarbeitung großer Operationen (z. B. Davies-Osterkamp 1985), zur Bewältigung einer Krebserkrankung (z. B. Buddeberg, Heim, im Druck; Stegie u. Mödinger 1986) und zum Coping mit insulinpflichtigem Diabetes (z. B. Cierpka 1982; Ryan et al. 1984). Seit längerem schon wird über ein häufiges Vorkommen von Depressivität und anderen psychopathologischen Auffälligkeiten bei Pankreaskarzinomkranken berichtet (z. B. Fras et al. 1968).

## Zum Kreisschema der Krankheitsbewältigung

Wegen des zu konstatierenden Forschungsdefizits möchten wir zunächst die Situation der Pankreatektomierten so darstellen, wie sie uns in der Perspektive als Betreuer begegnet. Ein heuristisches Schema kann hier veranschaulichen (Abb. 1).

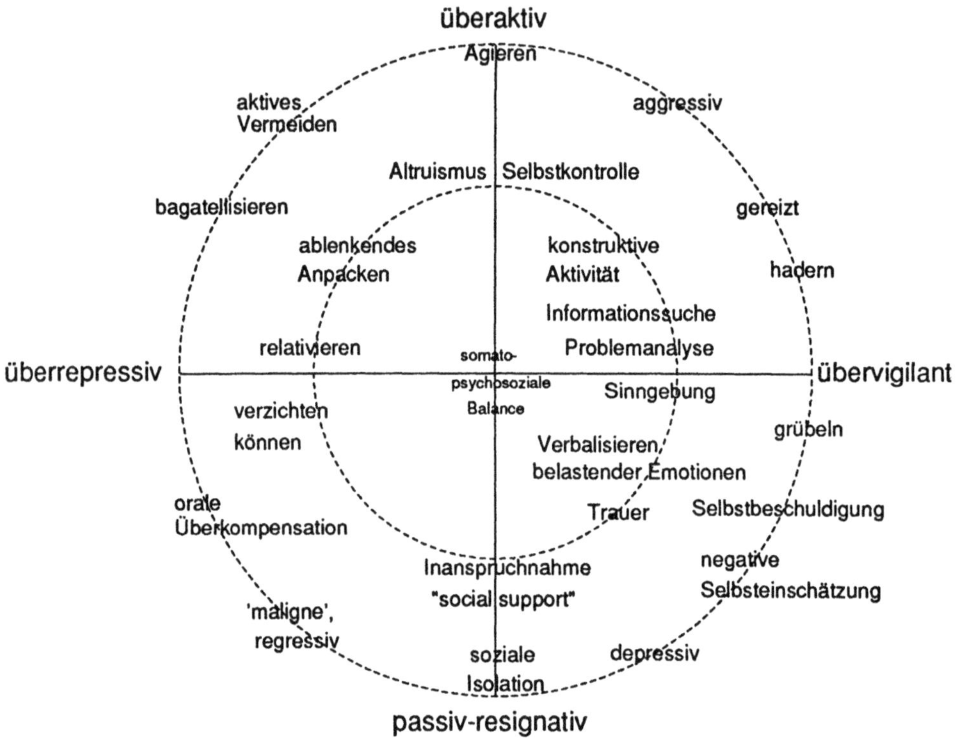


**Abb. 1.** Kreisschema der Krankheitsbewältigung. Auf dem Außenkreis sind eher problematische, auf dem Innenkreis eher günstige Krankheitsbewältigungsformen wiedergegeben (vgl. Text)

Wie sehen nun die Bewältigungsprozesse im einzelnen aus? Eine Reihe von Patienten zieht sich auf sich selbst zurück, schaltet äußere, die Krankheit nicht betreffende Fragen aus. Der Kranke spart damit gewissermaßen Energie, die er jetzt braucht, um sich auf die neue Situation mit all den tagtäglichen therapeutischen Maßnahmen einzustellen. Der Rückzug kann aber weitergehen, zu Isolierung und zu Resignation führen, so daß sich diese Patienten zu nichts mehr aufraffen können und sich der Fürsorge naher Angehöriger überlassen. Ein passives Sich-gehenlassen, ein *resignativ-regressives* Verhalten ist hier zu konstatieren.

Für andere, v. a. männliche Patienten wird die berufliche Selbstbehauptung ein überkompensatorisches Motiv. Trotz der jetzt gegebenen geringeren körperlichen Belastbarkeit versuchen sie, den bisherigen Arbeitsumfang beizubehalten, ja manchmal noch zu steigern. Es fällt diesen Patienten schwer, die nach der Operation gegebene geänderte Situation zu akzeptieren. Sie glauben sich nur vollwertig, indem sie weiterhin ganze oder sogar noch mehr Arbeit leisten. Ein Patient bemerkte z. B. : "Es macht mich wahnsinnig, wenn alle mich schonen wollen, sich mitleidig geben, sagen, ich dürfte das nicht und jenes nicht, dies sei zu schwer und jenes würde mich zu sehr belasten." Diese Patienten, welche die Einschränkungen, die ihre Erkrankung mit sich bringt, ausblenden, sind im überaktiv-überrepressiven Bereich zu orten. Hinzuzunehmen sind häufig noch die Punkte ""aggressiv-gereizt", denn dieses hyperaktive Verhalten stößt schnell an Grenzen - Grenzen, die die körperlichen Bedingungen setzen. Das weckt nicht nur depressive Gefühle, sondern macht auch ungeduldig, gereizt, belastet die familiären und Partnerbeziehungen. Wir können hier von einem *verleugnend-hyperaktiven, überkompensierenden* Verarbeitungsmodus sprechen.

Schon der Gesunde hat die Tendenz, wenn er sich überfordert fühlt, Versagungen und Mangelsituationen erlebt, sich dafür einen Ausgleich in den Partnerbeziehungen zu schaffen. Entsprechend den Belastungen, denen ein Pankreatektomierter ausgesetzt ist, wachsen hier die Ansprüche auf Zuwendung und Rücksichtnahme. Es ist deshalb eine hohe regressive Anspruchshaltung zu konstatieren. Sie findet sich sowohl bei den hyperaktiven als auch bei passiv-resignativen Patienten. In ihrer inneren Haltung sind diese Patienten auf "Fütterung" ausgerichtet. Bei Patienten, die an einem absoluten Insulin- und Glukagonmangel leiden, muß Nahrung, auch objektiv gesehen, in gewisser Weise ständig präsent sein, will sich der Kranke nicht der Gefahr der Hypoglykämie aussetzen. Viele unserer Patienten bieten ein paradoxes Zugleich von hyperaktivem Streben nach Selbstbehauptung und Verlangen nach quasi mütterlicher Fürsorglichkeit. Insofern weist ihre Psychodynamik Züge auf, wie sie für Ulkuskranke beschrieben wurden. Die oral-rezeptive Anspruchshaltung scheint aber noch über die der Ulkuskranken hinauszugehen, sie verweist auf eine Suchtkomponente. Alkoholabusus gilt nach internistischer Auffassung als wichtigste Ursache der chronischen Pankreatitis. Auf dem Boden einer oral-regressiven Anspruchshaltung wurde hier eine Suchtkomponente manifest, die im Bereich der *oralen Überkompensation* anzusiedeln ist.

Es ist aus der Retrospektive natürlich schwer zu entscheiden, inwieweit sich hier überdauernde Persönlichkeitszüge zeigen, die nun ihrerseits den Verarbeitungsmodus in Form der oral-rezeptiven Anspruchshaltung bestimmen. Bestanden solche Persönlichkeitszüge, dann können sie sicher allein durch die objektiv gegebenen körperlichen Bedingungen bei Pankreatektomie verschärft werden. Es ist dabei die Tragik des Kranken, daß er die orale Befriedigung, obwohl alles nach ihr verlangt, nur in sehr engen Grenzen als Bewältigungsverhalten einsetzen kann, denn gerade er muß es dann mit einer diabetischen Stoffwechselentgleisung und/oder einem Malabsorptionssyndrom bitter bezahlen. So richten sich Ansprüche v. a. auf Angehörige, sie bestimmen die aktuelle Situation der sozialen Bezüge entscheidend mit. Ein Stück weit können Angehörige sich anpassen; wird die erhöhte Anspruchshaltung aber zum Dauerzustand, können sie dem nicht mehr nachkommen. Der Kranke fühlt sich dann unverstanden, nicht angenommen, und das macht zusätzlich gereizt. Diese aggressive *Gereiztheit*, die sich auch in Wutausbrüchen entladen kann, ist neben depressiven Verstimmungen die häufigst geschilderte Affektivitätsauffälligkeit nach der Operation.

Etwas anders stellt sich die Situation des Krebskranken dar: Im Gegensatz zum Pankreatitis-Patienten ist er weiterhin der vitalen Bedrohung der Metastasierung ausgesetzt. Trotz aller Abhängigkeiten ist der an Pankreatitis Erkrankte weitgehend in der Lage, Kontrolle auszuüben, seine Situation durch strikte Einhaltung von Diät, regelmäßige Insulininjektion und Fermenteinnahme in den Griff zu bekommen. Diese "Ritualisierung" selbst kann, so paradox es klingen mag, zu einem tragenden Gerüst werden. Obwohl der Krebskranke das alles auch tut, bleibt gleichwohl die von ihm und seinen Aktionen unabhängige äußere Bedrohung, eine Bedrohung, gegen die er machtlos ist und die deshalb eine Grundangst erzeugen kann, die beim Entzündungskranken fehlt. Diese kann sich in panikartigen Unruhezuständen ausdrücken und psychosenahe Bewältigunsprozesse provozieren. So bei einer 62jährigen Patientin, die unter der Angst litt, ein Mörder könnte hinter ihr im Zimmer stehen. Dieser Patientin war einige Wochen zuvor gesagt worden, ein Wirbel sei bereits so dünn, daß man eine Zeitung durch ihn hindurch lesen könnte. Sie hatte offensichtlich für die Metastasierung in die Wirbelsäule, die ja in gewisser Weise "hinter" ihr steht, diese symbolische Verarbeitung gefunden. Generell wirken Krebskranke depressiver, berichten von ihrem quälenden Alleinsein. Gerade bei ihnen kann ein Gespräch, in dem sie ihre Ängste artikulieren können, entlastend und wieder strukturierend wirken. Oft ist ihre Angst ja auch eine Summation der existentiellen Angst mit Ängsten um die Familie, um die Arbeit usw. Gelingt es im Gespräch, für diese sozusagen kleineren Ängste Lösungsmöglichkeiten zu finden, wird der Patient oft ruhiger, vermindert sich die existentielle Angst, fühlt er sich aus seiner Isolierung wieder herausgeholt.

Die in den Betreuungsgesprächen immer wieder thematisierten Verarbeitungsstrategien wurden nun an einer unausgelesenen Stichprobe pankreatektomierter Patienten ausführlich empirisch untersucht (Lang et al., im Druck). Wir wollen an dieser Stelle lediglich auf einen wichtigen Bereich näher eingehen, nämlich auf Unterschiede in der Krankheitsverarbeitung zwischen Tumorpatienten und Entzündungskranken.

## Untersuchungsmethode

Zum Einsatz kam ein Fragebogen, der neben Fragen zum aktuellen und früheren körperlichen Zustand und zu soziodemographischen Merkmalen 5stufig skalierte Items zum Krankheitserleben, zur Krankheitsverarbeitung und zur subjektiven Krankheitstheorie enthielt. 150 Fragebögen wurden unter Zuhilfenahme des organisatorischen Netzwerks des "Arbeitskreises der Pankreatektomierten", der Selbsthilfeorganisation der Betroffenen, an die potentiellen Untersuchungsteilnehmer verteilt. Die Rücksendung der Fragebögen erfolgte anonym. Da die Rücklaufphase noch nicht abgeschlossen ist, kann noch nicht über eine endgültige Rücklaufquote berichtet werden. Die im folgenden vorgestellten Ergebnisse sind vorläufig und beziehen sich auf die ersten 100 zurückgesandten Fragebögen.

Aufgrund der im Kreisschema der Bewältigung (vgl. Abb. 1) begrifflich gefaßten klinischen Erfahrungen wurde eine rationale Skalenkonstruktion vorgenommen. Diese klinisch-heuristische Klassifikation der Krankheitsverarbeitungformen wird durch eine empirisch-statistische ergänzt. Auf der Basis der Interkorrelationsmatrix wurde eine erste, vorläufige faktorenanalytische Überprüfung der Dimensionalität der Krankheitsbewlätigungsmodi vorgenommen. Die Skalenkonstruktion ist an anderer Stelle ausführlich beschrieben (Lang et al., im Druck), so daß hier nur die Definitionen der Skalen und als Maß der internen Konsistenz Cronbach- wiedergegeben werden sollen (Tabelle 1).

**Tabelle 1.** Copingskalen

| R 1 - R 8 Rational konstruierte Skalen | | Cronbach- $\alpha$ |
|---|---|---|
| R 1 | negative Selbsteinschätzung | 0,71 |
| R 2 | Gereiztheit | 0,86 |
| R 3 | aktives Vermeiden | 0,42 |
| R 4 | orale Überkompensation | 0,87 |
| R 5 | soziale Unterstützung | 0,69 |
| R 6 | Selbstaufwertung | 0,55 |
| R 7 | Informationssuche | 0,71 |
| R 8 | Altruismus | 0,51 |
| F 1 - F 7 Faktorenanalytisch konstruierte Skalen | | |
| F 1 | Belastung und sozialer Rückzug | 0,86 |
| F 2 | geringe Frustrationstoleranz und Gereiztheit | 0,87 |
| F 3 | Alkoholabusus vs. Informationssuche | 0,61 |
| F 4 | Autonomie und Selbstaufwertung | 0,72 |
| F 5 | soziale Unterstützung und Sinngebung | 0,72 |
| F 6 | Angst vor einem Rezidiv | 0,71 |
| F 7 | orale Überkompensation | 0,87 |

## Ergebnisse

### *Soziodemographische und medizinische Merkmale*

Die soziodemographischen Merkmale der Stichprobe sind in Tabelle 2 zusammengestellt. Der Altersmittelwert beträgt 52,6 Jahre, mit einem weiten Bereich von 26 - 78 Jahren. Die Befragten sind zu 75 % männlich, zu 80 % verheiratet oder in fester Partnerschaft lebend. Die Mehrzahl hat Volksschulbildung und ist/war als Angestellter oder Beamter berufstätig. Die Hälfte der Befragten ist berentet, 80 % sind schwerbehindert.

Tabelle 3 zeigt Daten zur medizinischen Vorgeschichte. Bei über 66 % der Befragten war eine partielle Pankreatektomie, bei knapp 33 % eine totale Pankreatektomie durchgeführt worden; 19 der 100 Patienten waren zwei oder mehrere

**Tabelle 2.** Soziodemographische Daten (n = 100 Patienten; *MW* Mittelwert; *s* Standardabweichung)

| | | |
|---|---|---|
| Alter: *MW* 52,6 Jahre | *s* = 11,2 (Bereich 26 - 78 Jahre) | |
| Geschlecht: | m. | 75 |
| | w. | 25 |
| Familienstand | - ledig | 4 |
| | - verheiratet/feste Partnerschaft | 80 |
| | - getrennt/geschieden | 8 |
| | - verwitwet | 8 |
| Anzahl der Kinder: | *MW* 2,05 *s* = 1,36 (Bereich 0 - 6) | |
| Schulabschluß: | Volksschule | 57 |
| | Mittlere Reife | 26 |
| | Abitur | 2 |
| | Abitur und Studium | 14 |
| | Keine Angabe | 1 |
| Beruf: | Arbeiter | 2 |
| | Facharbeiter | 16 |
| | Angestellter/Beamter | 46 |
| | Leitender Angestellter/Beamter | 14 |
| | Selbständig | 18 |
| | Keine Angabe | 4 |
| Berentet: | | 51 |
| Schwerbehindert: | | 80 |

Male operiert worden. In bezug auf den Anlaß der Operation liegt die Angabe von knapp einem Drittel maligner Tumoren auffällig niedrig, auffällig hoch dagegen die Häufigkeit gutartiger Tumoren. Inwieweit hier Einflüsse von (mangelnder) Aufklärung und/oder (Wieder-)verleugnung wirksam waren, muß mangels objektiver medizinischer Daten dahingestellt bleiben.

**Tabelle 3.** Anamnestische Daten (aus der Schilderung der Patienten)

| | | |
|---|---|---|
| Operationsverfahren: | - totale Pankreatektomie | 31 |
| | - partielle Pankreatektomie | 69 |
| 19 Patienten hatten mehr als 1 Operation | | |
| Anlaß der Operation: | - chonische Pankreatitis | 42 |
| | - bösartiger Tumor | 32 |
| | - akute Pankreasnekrose | 11 |
| | - gutartiger Tumor | 9 |
| | - nicht bekannt | 1 |
| | - "missing" | 5 |
| Dauer Operationszeitpunkt - Erhebungszeitpunkt: 5 Jahre (Median) | | |

## *Zusammenhänge zwischen Verarbeitungsformen und soziodemographischen Merkmalen*

Tabelle 4 zeigt Zusammenhänge zwischen dem Alter der Befragten und den Copingskalen. Ältere Patienten beschreiben sich als weniger gereizt, befassen sich in Gedanken weniger mit der Erkrankung und haben geringere Angst vor einem Rezidiv.

**Tabelle 4.** Zusammenhängezwischen dem Alter und den Copingskalen (Spearman-Rangkorrelationskoeffizienten; (*)p<0,10 *p<0,05, **p<=,01, ***p<=,001; n = 100 Pankreatektomierte)

Rational konstruierte Skalen

| | R 1 | R 2 | R 3 | R 4 | R 5 | R 6 | R 7 | R 8 |
|---|---|---|---|---|---|---|---|---|
| Gesamtgruppe (n = 100) | 0,11 | -0,39*** | 0,35*** | -0,03 | 0,05 | -0,17(*) | 0,04 | 0,11 |
| Chronische Pankreatitis (n = 42) | 0,18 | -0,23 | 0,44*** | 0,02 | -0,10 | -0,04 | 0,15 | 0,17 |
| Pankreaskarzinom (n = 32) | -0,07 | -0,40* | 0,23 | 0,25 | 0.09 | -0,12 | -0,01 | 0,17 |

Faktorenanalytisch konstruierte Skalen

| | F 1 | F 2 | F 3 | F 4 | F 5 | F 6 | F 7 |
|---|---|---|---|---|---|---|---|
| Gesamtgruppe (n = 100) | 0,22* | -0,41*** | -0,10 | -0,00 | 0,11 | -0,26** | -0,03 |
| Chronische Pankreatitis (n = 42) | 0,20 | -0,26(*) | -0,21 | 0,07 | 0,02 | -0,32* | 0,02 |
| Pankreaskarzinom (n = 32) | 0,10 | -0,40* | -0,04 | -0,05 | 0,07 | -0,16 | -0,25 |

Pankreatektomierte, die wegen chronischer Pankreatitis operiert wurden, sind signifikant jünger als wegen Pankreaskarzinom Operierte (chronische Pankreatitis: MW 49,5; Pankreaskarzinom: MW 54,9; p 0,05 t-Test). Die Alterskorrelation in der Gesamtgruppe könnte also auch durch die unterschiedliche Verteilung der Diagnosesubgruppen auf die Altersstufen bedingt sein. So wäre denkbar, daß die größere Gereiztheit der jüngeren Patienten durch einen höheren Anteil von zur Gereizheit neigenden Pankreatitiskranken in den jüngeren Jahrgängen verursacht ist, so daß die Altersabhängigkeit lediglich eine Scheinkorrelation wäre. Um diesen hypothetischen Effekt der Diagnosegruppen zu kontrollieren, wurden auch nach Diagnosegruppen getrennte Alterskorrelationen berechnet. Es zeigt sich, daß die Altersabhängigkeit weitgehend, wenn auch in etwas unterschiedlicher Höhe, so doch in derselben Richtung, bestehen bleibt. Es handelt sich also tatsächlich um einen diagnosegruppenübergreifenden Alterseffekt, nicht um einen Effekt der Diagnosegruppen. Dies bedeutet, daß bei Gruppenvergleichen das Lebensalter als Kovariante kontrolliert werden muß, insbesondere wenn zwischen den Gruppen signifikante Altersunterschiede bestehen, um nicht altersbedingte Unterschiede im Copingverhalten als Gruppenunterschiede fehlzuinterpretieren. So löst sich der einzige im t-Test auftretende Unterschied zwischen männlichen und weiblichen Befragten, eine höhere Ausprägung der Skala F 6 "Angst vor einem Rezidiv" bei den Frauen, bei statistischer Kontrolle des Alters und der Diagnosegruppe (Kovarianzanalyse), in einen Alterseffekt und einen Interaktionseffekt von "Geschlecht" und "Diagnosegruppe" (s. unten) auf.

## *Vergleich der Diagnosegruppen "chronische Pankreatitis" und "Pankreaskarzinom" hinsichtlich der Krankheitsverarbeitungsformen*

Gruppenvergleiche zwischen den beiden hauptsächlichen Indikationsgruppen zur Pankreatektomie (chronische Pankreatitis und Pankreaskarzinom) zeigen signifikante Unterschiede in den Skalen R 2 "Gereiztheit" und R 6 "Selbstaufwertung". In R 6 fallen Aussagen wie "sich nicht unterkriegen lassen zu wollen" und "nicht als Kranker behandelt werden zu wollen". Pankreatitiskranke beschreiben sich als gereizter und weniger bereit, die Krankenrolle zu akzeptieren als Krebskranke (Tabelle 5).

**Tabelle 5.** Vergleich der Diagnosegruppen "chronische Pankreatitis" und "Pankreaskarzinom" auf den Copingskalen (*MW* Mittelwert; *s* Standardabweichung; *t* t-Test; *p* Signifikanz)

| | Chronische Pankreatitis | | Pankreaskarzinom | | | |
|---|---|---|---|---|---|---|
| | MW | s | MW | s | t | p |
| R 1 | 10,02 | 4,43 | 10,28 | 5,06 | -0,23 | n. s. |
| R 2 | 12,24 | 4,87 | 9,34 | 4,39 | 2,10 | < 0,05 |
| R 3 | 9,79 | 2,75 | 10,00 | 2,96 | -0,32 | n. s. |
| R 4 | 3,90 | 2,40 | 3,56 | 1,41 | 0,76 | n. s. |
| R 5 | 12,32 | 2,66 | 13,00 | 1,78 | -1,31 | n. s. |
| R 6 | 12,71 | 2,06 | 11,63 | 2,55 | 2,03 | < 0,05 |
| R 7 | 14,21 | 1,49 | 14,03 | 1,82 | 0,48 | n. s. |
| R 8 | 10,57 | 3,19 | 10,94 | 2,70 | -0,52 | n. s. |
| F 1 | 33,19 | 9,30 | 32,75 | 10,68 | 0,19 | n. s. |
| F 2 | 21,10 | 7,43 | 18,41 | 6,87 | 1,59 | n. s. |
| F 3 | 12,43 | 4,90 | 13,03 | 4,09 | -0,56 | n. s. |
| F 4 | 21,95 | 4,63 | 20,63 | 4,43 | 1,25 | n. s. |
| F 5 | 18,50 | 4,77 | 19,63 | 4,13 | -1,06 | n. s. |
| F 6 | 16,48 | 5,03 | 16,69 | 5,01 | -0,18 | n. s. |
| F 7 | 3,90 | 2,40 | 3,56 | 1,41 | 0,77 | n. s. |

Auf den signifikanten Altersunterschied zwischen den Diagnosegruppen wurde schon hingewiesen (s. oben). Auch die Geschlechtszugehörigkeit ist zwischen den Diagnosegruppen tendenziell unterschiedlich verteilt (chronische Pankreatitis: 36 Männer, 6 Frauen; Pankreaskarzinom: 22 Männer, 10 Frauen; $p < 0{,}10$, $\chi^2$-Test). Um Effekte von Alter und Geschlecht zu kontrollieren, wurde eine 2faktorielle Varianzanalyse mit den Faktoren "Gruppe" und "Geschlecht" und der Kovarianten "Alter" gerechnet. Es zeigt sich nun, daß die im t-Test festgestellten Gruppenunterschiede bei statistischer Kontrolle von Alter und Geschlecht nicht mehr nachweisbar sind. Es finden sich keine signifikanten Haupteffekte für "Gruppe" wie auch für "Geschlecht", lediglich 2 signifikante (F 1, F6) und 2 tendenzielle (R 4, F 7) Interaktionseffekte zwischen "Gruppe" und "Geschlecht", wobei jeweils die pankreaskarzinomkranken Frauen die höchsten, die pankreatitiskranken Frauen die niedrigsten Werte auf den betreffenden Skalen aufweisen. Signifikante Alterseffekte finden sich auf den Skalen R 2, R 3, F 2 und F 6 (vgl. auch Tabelle 4).

Dies bedeutet, daß die Gruppenunterschiede des t-Tests auf Altersunterschiede zwischen den Gruppen zurückgehen und nicht tatsächlichen Unterschieden zwischen den Diagnosegruppen entsprechen.

**Tabelle 6.** Vergleich der Diagnosegruppen "chronische Pankreatitis" und "Pankreaskarzinom" auf Itemebene (*M* Mittelwert; *s* Standardabweichung; *t* t-test; *p* Signifikanz)

| | Chronische Pankreatitis | | Pankreas-karzinom | | | |
|---|---|---|---|---|---|---|
| | MW | s | MW | s | t | p |
| Nach der Operation wollte ich unbedingt in meinen Beruf zurück | 4,43 | 1,22 | 2,94 | 1,91 | 3,73 | < 0,001 |
| Ich habe bis zuletzt versucht, in meinem Beruf zu bleiben | 4,05 | 1,60 | 2,80 | 1,77 | 3,09 | < 0,01 |
| Ich gäbe viel darum, wieder eine richtige Arbeit zu haben | 3,05 | 1,81 | 2,07 | 1,64 | 2,32 | < 0,05 |
| Seit meiner Erkrankung habe ich den Kontakt zu alten Freunden und Bekannten abbrechen müssen | 2,10 | 1,41 | 1,53 | 1,05 | 1,90 | < 0,10 |
| Vor meiner Operation habe ich zuviel geraucht | 3,26 | 1,75 | 1,81 | 1,35 | 3,87 | < 0,001 |
| Vor meiner Erkrankung habe ich zuviel Alkohol getrunken | 3,05 | 1,64 | 1,69 | 1,06 | 4,32 | < 0,001 |
| Seit meiner Erkrankung rauche ich zuviel | 2,52 | 1,71 | 1,44 | 1,13 | 3,27 | < 0,01 |
| Ich bin alkoholabhängig | 1,40 | 0,99 | 1,06 | 0,35 | 2,08 | < 0,05 |

Auf *Itemebene* finden sich die folgenden signifikanten Gruppenunterschiede (Tabelle 6).

Im sozialen Bereich: Wegen einer chronischen Pankreatitis Operierte berichten über ein ausgeprägteres Bestreben, den beruflichen Status zu erhalten oder wiederherzustellen und über stärkere soziale Isolation.

Im Bereich des Suchtverhaltens: Pankreatitiskranke berichten über ausgeprägteres präoperatives und aktuelles Suchtverhalten.

In einer 2faktoriellen Varianzanalyse mit den Faktoren "Gruppe" und "Geschlecht" und der Kovarianten "Alter" bleiben die Gruppenunterschiede des t-Tests als Haupteffekte nachweisbar; lediglich der Unterschied im Item "Ich bin alkoholabhängig" erweist sich als durch den Altersunterschied zwischen den Gruppen erklärbar. Dies bedeutet, daß sich die Diagnosegruppen bei Kontrolle des Alters nicht signifikant im Hinblick auf die selbst berichtete Alkoholabhängigkeit unterscheiden.

Zusätzliche Alterseffekte zeigen sich auch bei den Items "Nach der Operation wollte ich unbedingt in meinen Beruf zurück" und "Vor meiner Erkrankung habe ich zu viel Alkohol getrunken", allerdings jeweils ohne daß der Gruppeneffekt dadurch insignifikant wird.

## Diskussion

An einer unausgelesenen Stichprobe pankreatektomierter Patienten wurden Zusammenhänge zwischen Krankheitsverarbeitungsformen einerseits, Alter, Geschlecht und Diagnosegruppe andererseits untersucht. Insgesamt gesehen erwies sich das Alter als die wichtigste Variable, die auch bei multivarianter Kontrolle der Diagnosegruppe und des Geschlechts die meisten Effekte hinsichtlich der Copingskalen zeigte.

Ältere Befragte scheinen eine größere emotionale Distanz zur Erkrankung zu zeigen, insofern sie sich gedanklich weniger mit ihr beschäftigen, weniger Rezidivangst und geringere Gereiztheit angeben. Dieses Ergebnis scheint die Defizithypothese des Alterungsprozesses, die eine geringe Effektivität von Copingprozessen und ein höheres Ausmaß emotionaler Störungen impliziert (McCrae 1982), nicht zu bestätigen.

Noch umstritten ist die Frage der Krankheitsspezifität von Verarbeitungsformen. Bisherige empirische Untersuchungen geben in ungefähr gleicher Häufigkeit Hinweise darauf, daß krankheitsbezogene Einflußfaktoren den Copingprozeß bestimmen, wie auch darauf, daß dieser für alle chronischen Krankheiten relativ ähnlich verläuft (Übersicht: Beutel 1988). Die Annahme einer Spezifität wird dabei häufig durch die Annahme einer prämorbiden, die Erkrankung begünstigenden Persönlichkeitsstruktur begründet, die auch die Krankheitsverarbeitung determiniere.Die zunächst gefundenen hypothesenkonformen Krankheitsgruppenunterschiede zwischen wegen chronischer Pankreatitis und wegen Pankreaskarzinom operierten Pankreatektomierten entpuppten sich in der Kovarianzanalyse als Alterseffekte. Das Durchschnittsalter der Pankreatitiskranken liegt signifikant niedriger als dasjenige der Tumorkranken, so daß sich altersabhängige Verarbeitungsformen als scheinbare Gruppenunterschiede manifestieren. Varianzanalytisch ließen sich lediglich einzelne Interaktionseffekte zwischen Diagnosegruppen und Geschlecht aufweisen, wobei die weiblichen Pankreaskarzinomkranken sich als am auffälligsten in Bezug auf negative Selbsteinschätzung, Rezidivangst und orale Überkompensation darstellten, weibliche Pankreatitiskranke hingegen am unauffälligsten. Diese Befunde sind jedoch wegen der sehr geringen Zahl der diesen Subgruppen angehörigen Befragten mit großer Vorsicht zu interpretieren. Insgesamt gesehen lassen sich auf Skalenebene eher wenig Belege für eine krankheitsspezifische Verarbeitung finden. Anders gewendet: Das Ereignis der Pankreatektomie mit seinen einschneidenden Implikationen für die zukünftige Lebensführung des Betroffenen hat derart überwältigende Auswirkungen auf die Copingprozesse daß der unterschiedliche Anlaß der Pankreatektomie, chronische Pankreatitis oder Pankreaskarzinom, dahinter zurücktritt.

Dieses Bild differenziert sich allerdings etwas im Gruppenvergleich auf Itemebene. Hier zeigen sich einige sinnvoll interpretierbare erwartungsgemäße Unterschiede. Pankreatitiskranke weisen eher ein überkompensatorisches Leistungsstreben im beruflichen Bereich auf, klagen über stärkere Isolation und geben insbesondere ausgeprägteres Suchtverhalten, v. a. auch retrospektiv für die präoperative Lebensphase an. Dieser Befund zum präoperativen Nikotin- und Alkoholabusus muß vor dem Hintergrund der von internistischer Seite auch gegenüber den Kranken vertretenen Meinung gesehen werden, daß Alkohol eine zentrale Rolle in der Genese der Pankreatitis spiele. Gleichwohl wird Alkoholmißbrauch insgesamt, der sozialen Erwünschtheit entsprechend, von den Kranken eher zurückgewiesen; im Gruppenvergleich zeigen sich jedoch einige der hypothetisch postulierten Unterschiede. Dennoch läßt sich selbstverständlich die Frage, ob sich in diesen Unterschieden schon prämorbid bestehende Persönlichkeitsunterschiede manifestieren, retrospektiv nicht abschließend klären.

Pankreatektomierte stehen unter der ständigen Bedrohung einer Verschlechterung ihres körperlichen Zustandes. Um einen Vergleich zu einer soziodemographisch homogenen Stichprobe von Herzinfarktkranken (vgl. Faller u. Mecke, im Druck) bezüglich der wahrgenommenen Bedrohung durch die Erkrankung vornehmen zu können, wurde eine dichotome Gruppeneinteilung der pankreatektomierten Patienten vorgenommen, da nur auf diese Weise eine für eine Parallelisierung der Stichproben ausreichende Größe der Subgruppen zu erzielen war. Explizit Entzündungskranke (chronische Pankreatitis und akute Pankreasnekrose) wurden mit der Restgruppe verglichen. Die Restgruppe als Tumorgruppe aufzufassen, erscheint heuristisch legitim, wenn man annimmt, daß Bagatellisierungstendenzen für die unrealistisch hohe Häufigkeit des Operationsanlasses "gutartiger Tumor" verantwortlich sind, Verleugnungstendenzen für die Unwissenheit ("nicht bekannt" "missing") bezüglich der Indikationsstellung zur Pankreatektomie. Daß diese Einteilung sinnvoll erscheint, wird dadurch unterstützt, daß sich zwischen den dichotomen Gruppen ähnliche Unterschiede hinsichtlich der Krankheitsverarbeitung zeigen wie zwischen den enger gefaßten diagnostischen Subgruppen (chronische Pankreatitis vs. bösartiger Tumor).

Vergleicht man nun eine nach Geschlecht und Ausbildung parallelisierte Gruppe von pankreatektomierten Patienten mit Herzinfarktkranken, so zeigt sich bei statistischer Kontrolle des Alters (Kovarianzanalyse) ein signifikanter Unterschied in der Angst vor einem Rezidiv; diese Angst, erneut schwer zu erkranken, ist bei Pankreatektomierten signifikant stärker ausgeprägt. Der Unterschied geht überraschenderweise zu Lasten der Pankreatitiskranken, wohingegen sich Tumorkranke in ihrer Rezidivangst von Herzinfarktkranken nicht signifikant unterscheiden. Daß objektiv bedrohlichere Krankheitsbilder als subjektiv weniger ängstigend erlebt werden, kann unseres Erachtens als Beleg für die Wirksamkeit von Abwehrprozessen interpretiert werden.

## Literatur

Beutel M (1988) Bewältigungsprozesse bei chronischen Erkrankungen. Edition Medizin, Weinheim

Buddeberg C (1985) Ehen krebskranker Frauen. Urban & Schwarzenberg, München

Cierpka M (1982) Der juvenile Diabetiker und seine Familie. Psychosom Med 28: 363-384

Davies-Osterkamp S (1985) Psychologische Vorbereitung chirurgischer Patienten. In: Basler H-D, Florin I (Hrsg) Klinische Psychologie und körperliche Krankheit. Kohlhammer, Stuttgart

Faller H, Mecke U (im Druck) Angst und ihre Bewältigung bei Herzinfarktkranken. In: Lang H, Faller H (Hrsg) Das Phänomen Angst - Pathologie, Genese und Therapie. Springer, Berlin Heidelberg New York Tokyo

Fras I, Litin EM, Bartholomew LG (198) Mental symptoms as an aid in the early diagnosis of carcinoma of the pancreas. Gastroenterology 55: 191 - 198

Heim E (im Druck) Coping als Wirkfaktor: eine Interventionsstrategie bei somatischen Krankheiten. In: Lang H (Hrsg) Wirkfaktoren der Psychotherapie. Springer, Berlin Heidelberg New York Tokyo

Lang H, Faller H, Schilling S (im Druck) Krankheitsverarbeitung aus psychosomatisch-psychotherapeutischer Sicht am Beispiel pankreatektomierter Patienten. Psychother Med Psychol

McCrae RR (1982) Age specific differences in the use of coping mechanisms. J Gerontol 37: 454 - 460

Meyerowitz BE, Heinrich RL, Schaag CC (1983) A competency-based approach to coping with cancer. In: Burish TG, Bradley LA (eds) Coping with chronic disease. Academic Press, New York

Ryan C, Vega A, Longstreet C, Dras A (1984) Neuropsychological changes in adolescence with insulin-dependent diabetes. J Consult Clin Psychol 52: 335 - 342

Stegie R, Mödinger H-J (1986) Methodenkritische Analyse deutschsprachiger empirischer Forschungsarbeiten (1975 - 1985) zu psychosozialen Auswirkungen maligner Tumoren. Psychologisches Insitut Universität Freiburg im Breisgau (Forschungsbericht, Nr. 34)

Weisman AD (1979) Coping with cancer. McGraw-Hill, New York

# Veränderung der Belastungsbewältigung von psychosomatisch kranken Patienten innerhalb einer stationären verhaltensmedizinischen Therapie

Michael Broda

## Einleitung

Die Berücksichtigung von Ansätzen, die sich mit der Bewältigung einer Krankheit beschäftigen, rückt in den letzten Jahren zunehmend in den Mittelpunkt psychologischen Interesses. So gibt es zwischenzeitlich eine Reihe von Arbeiten, die sich mit den Auswirkungen von lebensbedrohlichen Erkrankungen und der Verarbeitung der daraus entstehenden Belastungen beschäftigen. So gibt Beutel (1988) in seinem soeben erschienenen Buch einen breiten Überblick über den Forschungsstand zur Bewältigung von Krebserkrankung, Herzinfarkt, chronischer Niereninsuffizienz und rheumatischen Erkrankungen. Daß diese Umgangsweisen und stattfindenden Bewältigungsprozesse einen entscheidenden Einfluß auf den Verlauf der weiteren Erkrankung nehmen können, ist inzwischen kaum mehr umstritten. Unklar hingegen ist jedoch, welche spezifischen Mechanismen sich als hilfreich und weniger hilfreich erwiesen haben. In einem Überblick über die Evaluationsstudien zu der Bewältigung von Krebskrankheiten kommt Heim (1988) zu einer relativ hohen Übereinstimmung, was das geeignete und das ungeeignete Coping angeht. Danach scheint aktiv-zupackendes Verhalten kombiniert mit kognitiver Problemanalyse und optimistischer Grundhaltung stärker zu günstiger Beeinflussung der Krankheit beizutragen, als eine passive Grundhaltung mit Gefühlen von Resignation und sozialem Rückzugsverhalten. Heim (1988) kommt weiter zu dem Schluß: "Ferner scheint der Grad an Flexibilität resp. das Spektrum der dem Individuum zur erfolgreichen Bewältigung zur Verfügung stehenden Coping-Formen ein wichtiges prospektives Kriterium zu sein" (Heim 1988, S. 16). Auch wenn m. E. in der Diskussion der Effektivität von Bewältigung noch eine Reihe ungelöster Fragen enthalten sind (Broda 1988), kann doch davon ausgegangen werden, daß dies die entscheidenden Fragen der nächsten Jahre zur Krankheitsbewältigung sein werden, will man dem Konzept nicht die praktische Relevanz absprechen. Daneben soll der Dissens darüber, welche Bewältigungsmechanismen mit welchen zur Verfügung stehenden Instrumenten zu welchem Zeitpunkt gemessen werden sollen, hier zunächst einmal ausgeklammert werden. Für einen Überblick über die Diskussion sei hier wiederum auf Beutel (1988) verwiesen, der eine Gegenüberstellung der Modelle sowie der Meßzugänge gibt.

## Theoretischer Bezugsrahmen

Für die hier dargestellten Arbeiten wurde der Theorierahmen der Gruppe um Lazarus gewählt (v.a. Lazarus u. Folkman 1984). Dieses theoretische Konzept kann man als inzwischen breit akzeptiert bezeichnen, obwohl es noch wenig empirische Umsetzung erfahren hat. Die Autoren definieren Coping als "sich ständig ändernde kognitive und verhaltensmäßige Anstrengungen, mit spezifischen externalen und/oder internalen Anforderungen zurechtzukommen, die als die Ressourcen einer Person beanspruchend oder überschreitend wahrgenommen werden" (Lazarus u. Folkman 1984, S. 141; Übersetzung des Verfassers). Diese Definition enthält folgende Bestimmungsstücke:

- sie ist prozeßorientiert, berücksichtigt also ständige Veränderungen in den Anpassungsanstrengungen und in den auf das Individuum zukommenden Belastungen;
- sie differenziert zwischen Coping und automatisiertem adaptivem Verhalten, indem sie die Wahrnehmung als bedrohlich oder herausfordernd, potentiell die Ressourcen des Individuums überschreitend, beinhaltet;
- die Definition ist ergebnisunabhängig, d. h. Bewältigung wird nicht nur als solche definiert, wenn sie "erfolgreich" war, sondern umfaßt alle dazu dienenden Anstrengungen per se;
- die Definition bezieht sich nicht nur auf das konstruktive-adaptive Repertoire des Individuums, sondern läßt auch Raum für Mechanismen, die aus dem Abwehrkonzept entnommen sind (Verleugnung, Verdrängung) oder Mechanismen wie "sich fügen" und Akzeptanz.

Diese Definition bietet die Grundlage für eine Reihe wichtiger Bestimmungsstücke (für eine aktuelle Übersicht siehe auch Laux u. Weber 1987).

Kernaussage des Konzepts ist es, daß die Bedeutungszuschreibung des Individuums eine entscheidende Rolle spielt. Ob eine Situation als bedrohlich, als herausfordernd, als eingetretener Schaden oder gar Verlust interpretiert wird, ist von einigen Einflußgrößen abhängig. Zunächst sind dies die Glaubensüberzeugungen, die Vorstellungen über Kausalitäten und Gesetzmäßigkeiten beinhalten, die sich das Individuum durch persönliche oder stellvertretende Erfahrungen aneignet. Weiterhin ist es die Valenz, die das Individuum mit einer Situation verbindet. Diese von den Autoren als "Commitments" bezeichneten Einflußgrößen umfassen das, was für eine Person wichtig ist und für sie auf dem Spiel steht. Den so gebildeten Einschätzungen einer Situation steht ein bestimmtes Repertoire an Copingmöglichkeiten gegenüber. Durch den Einsatz verschiedener Mechanismen versucht das Individuum, Schaden von der Person abzuwenden oder auf eine andere Art und Weise das bedrohte Gleichgewicht zwischen Anforderungen und Ressourcen wieder herzustellen. Dieser Prozeß wird ständig überprüft und verändert. Dies bedeutet, daß beim Betrachten dessen, was ein Individuum zu Bewältigung einer bedrohlichen Situation unternimmt, genau auf ein Verhaltensbeispiel Bezug genommen werden muß, was die Autoren durch den empirischen Nachweis der hohen Fluktuation und Variabilität über mehrere Bewältigungsepisoden hinweg eindrücklich unterstreichen (Folkman u. Lazarus 1985; Folkman et al. 1986). Diese Bezugnahme auf ein Ereignis soll verhindern, vom Individuum Überzeugungen abzufragen, die jemand in einer belastenden Situation einzusetzen meint oder nicht. Angesprochen wird gleichzeitig hier aber auch die Frage nach der Existenz von Bewältigungsstilen. Hierzu kann gesagt werden, daß ein Individuum kaum über viele Belastungen hinweg stets die gleichen Bewältigungsmechanismen verwendet, daß aber durchaus intraindividuelle Stabilitäten zu beobachten sind.

Als Meßinstrument für die Bewältigung wurde von der Lazarus-Gruppe die "Ways of coping checklist" mit 68 Items vorgestellt (Lazarus u. Folkman 1984).

## Methodischer Zugang

Diese Checklist wurde von den Autoren mehrfach einer Faktorenanalyse unterzogen. Die 1986 von Folkman et al. berichtete Lösung beinhaltet 8 Faktoren, die an 85 verheirateten Paaren gewonnen wurden:

1) konfrontatives Coping,
2) auf Abstand halten,
3) Selbstkontrolle,
4) Suche nach sozialer Unterstützung,
5) Übernahme von Verantwortung,
6) Fluchtvermeidung,
7) geplantes Problemlösen,
8) positives Umbewerten.

Diese Checklist wurde nun in einer deutschen Adaptation (Broda et al. 1985) 249 vorwiegend chronisch kranken Patienten vorgelegt mit der Bitte, diese in bezug auf ein belastendes Ereignis im Zusammenhang mit ihrer Krankheit auszufüllen. Nach der vorgenommenen Itemselektion mußten 17 Items eliminiert werden. Eine inhaltliche Analyse dieser Items läßt vermuten, daß sie speziell für den Umgang mit einer Krankheit als wenig relevant eingeschätzt wurden. Die übrigen Items wurden einer Hauptkomponentenanalyse unterzogen und nach einem Scree-Test wurde eine 8-Faktoren-Lösung gewählt, die 48,2 % der Gesamtvarianz ausschöpft (für eine genaue Beschreibung s. Broda 1987).

*Faktor 1: Zukunftsorientierung*
Dieser Faktor beinhaltet Items, die sowohl ein Verhalten beschreiben, das auf die Fokussierung positiver Aspekte ausgerichtet ist, als auch Verhalten des planvollen Überlegens. Offensichtlich spielt ein solches Verhalten in der Selbstsicht der untersuchten Stichprobe eine übergeordnete Rolle, da der Faktor 17,6 % der gesamten Varianz ausschöpft.

*Faktor 2: Suche nach Unterstützung*
Dieser Faktor beinhaltet Variablen, die sowohl die Wendung an andere Personen als auch planvolle Zukunftsüberlegungen zum Inhalt haben. Dabei ist auffällig, daß sowohl Verhaltensweisen, die instrumentelle Hilfe, als auch Verhaltensweisen, die emotionale Unterstützung erbitten, auf dem gleichen Faktor lagen.

*Faktor 3: Wunschdenken*

Dieser Faktor wurde bei vielen Faktorenlösungen der Checklist wiedergefunden und beinhaltet Items von Wunschvorstellungen, Phantasien oder das Hoffen auf ein Wunder.

*Faktor 4: Selbstkontrolle*

Hier lagen v. a. Items, die Gefühle zurückhalten, um anderen nicht zu zeigen wie schlimm alles ist. Dazu kommt auch ein gewisses Hinnehmen, weil nichts zu ändern ist und das Bewußtsein, um wieviel schlimmer alles hätte sein können.

*Faktor 5: positives Umbewerten*

Dieser Faktor beschreibt Verhaltensweisen, die etwas mit der veränderten inneren Einstellung durch das Erleben des belastenden Ereignisses zu tun haben und dem persönlichen Gewinn, den ein Individuum daraus ziehen kann.

*Faktor 6: auf Abstand halten*

Die hier zusammengefaßten Verhaltensweisen haben Parallelen zu Aktivitäten der Verdrängung oder Verleugnung.

*Faktor 7: Glauben finden*

Dieser Faktor beinhaltet sowohl Items der Religiosität als auch der Vorbildbildung.

*Faktor 8: Verantwortung übernehmen*

Dieser Faktor wurde in anderen Faktorenlösungen als "Selbstvorwürfe" bezeichnet, was hier wegen der negativen Konnotation vermieden werden sollte. Er beinhaltet Items, wie im Einsehen eigener Schuld, Selbstvorwürfen und etwas wieder rückgängig machen wollen, beschrieben werden können.

Im Vergleich zu anderen Faktorenlösungen der Checklist ist auffällig, daß ein rein problemorientierter oder konfrontativer Faktor fehlt. Es kann deswegen überlegt werden, ob im Falle der Konfrontation mit einer Krankheit ein auf Durchsetzung zielendes Verhalten wenig hilfreich ist. Auf dem Faktor Zukunftsorientierung laden zwar mehrere Items, die in den Faktorenlösungen der Lazarus-Gruppe auf dem Faktor Problemorientiertheit laden, werden aber hier mit ein eindeutig emotionalen Variablen wie: "einen Hoffnungsschimmer suchen" oder "das Wichtige im Leben wieder entdecken", gemischt. Dies würde sich auch mit den Ergebnissen der Lazarus-Gruppe in Einklang bringen lassen, die in verschiedenen Untersuchungen feststellen, daß eine Konfrontation mit gesundheitlichen Problemen zu eher emotionalen Reaktionen führt.

Als weiteres Ergebnis kann festgehalten werden, daß die einzelnen Faktoren der Checklist zwar z. T. erheblich miteinander korrelieren, dies aber nur positiv. Dies heißt, daß die Bewältigungsstile nicht komplementär angesehen werden können, so daß ein Stil quasi auf Kosten eines anderen zur Anwendung kommt. Dies bestätigt m. E. die Ergebnisse der Lazarus-Gruppe, die in ihren Studien herausfanden, daß Coping aus einer Vielzahl parallel eingesetzter Reaktionen besteht.

## Untersuchungsansatz bei psychosomatisch Kranken

Unterstellt man nun, daß psychosomatische Krankheiten auch als Ergebnis fehlgeschlagener oder unzureichender Bewältigungsversuche gewertet werden können, so wären mehrere Fragen von Interesse:

- Wie sieht das Bewältigungsrepertoire von psychosomatisch kranken Patienten aus und wie unterscheidet es sich von dem anderer Patientengruppen?
- Inwiefern kann während eines stationären verhaltensmedizinisch orientierten Aufenthaltes das Copingrepertoire der Patienten erweitert werden, und auf welchen Faktoren läßt sich dies abbilden?

In einer nach verhaltenstherapeutisch / verhaltensmedizinischem Konzept arbeitenden Fachklinik wurden 49 Patienten zum Zeitpunkt des Beginns ihrer stationären Therapie und zum Ende ihrer stationären Therapie bezüglich ihres Bewältigungsverhaltens untersucht. Dazu wurde im Rahmen der Verhaltensanalyse eine Situation ausgesucht, die als Auslösesituation für die jeweilige Symptomatik des Patienten angenommen werden konnte. Für die 2. Beantwortung wurde eine Situation mit dem Patienten gewählt, die für ihn in den letzten Tagen sehr belastend war. Sie sollte mit der 1. Situation vergleichbar sein und wurde vom Therapeuten mit überprüft.

Die therapeutische Versorgung besteht aus verhaltenstherapeutischen Einzelsitzungen, verhaltenstherapeutischen und interaktionellen Gruppenangeboten sowie Angeboten der Bewegungs-, Physio-, Ergo- und Soziotherapie. Die Aufenthaltsdauer beträgt im Schnitt 60 Tage.

## Ergebnisse

Vergleicht man das zur Verfügung stehende Gesamtrepertoire, hier Summenwert der eingesetzten Copingreaktionen, von psychosomatisch kranken Patienten mit anderen Patientengruppen, so ergibt sich folgendes Bild:

**Tabelle 1.** Vergleich der eingesetzten Copingreaktionen (Summenwert) bei verschiedenen Krankheitsbildern

| Krankheitsgruppe | $\bar{x}$ |
|---|---|
| Dialysepatienten | 95 |
| Apoplexpatienten | 105 |
| Polyarthritispatienten | 104 |
| Krebspatienten | 97 |
| Patienten Allgemeinkrankenhaus | 86 |
| Psychosomatische Patienten | 65 |

Eine genaue Beschreibung der anderen Patientengruppen findet sich bei Broda (1987). Ein Vergleich auf 4 ausgewählten Faktoren zeigt, daß die Patienten mit psychosomatischen Erkrankungen nicht durchgängig, sondern selektiv weniger Aktivitäten unternehmen.

**Tabelle 2.** Vergleich verschiedener Bewältigungsstile bei verschiedenen Krankheitsgruppen

| | |
|---|---|
| | Zukunftsorientierung ( $\bar{x}$ ) |
| Dialyse | 1,35 |
| Apoplex | 1,51 |
| Polyarthritis | 1,60 |
| Krebs | 1,63 |
| Bronchitis | 1,34 |
| Allgemeine Krankheiten | 1,20 |
| Psychosomatik | 1,13 |
| | Suche nach Unterstützung ( $\bar{x}$ ) |
| Dialyse | 0,89 |
| Apoplex | 0,91 |
| Polyarthritis | 0,95 |
| Krebs | 0,91 |
| Bronchitis | 0,92 |
| Allgemeine Krankheiten | 0,46 |
| Psychosomatik | 1,05 |
| | Wunschdenken ( $\bar{x}$ ) |
| Dialyse | 1,03 |
| Apoplex | 1,33 |
| Polyarthritis | 1,23 |
| Krebs | 0,94 |
| Bronchitis | 0,96 |
| Allgemeine Krankheiten | 0,65 |
| Psychosomatik | 1,05 |
| | Kognitives Umbewerten ( $\bar{x}$ ) |
| Dialyse | 0,76 |
| Apoplex | 0,85 |
| Polyarthritis | 0,81 |
| Krebs | 0,83 |
| Bronchitis | 0,87 |
| Allgemeine Krankheiten | 0,41 |
| Psychosomatik | 0,77 |

Tabelle 2 zeigt, daß bei Zukunftsorientierung alle anderen Patientengruppen höhere Mittelwerte haben, während bei Suche nach Unterstützung und auch Wunschdenken die psychosomatisch Erkrankten vergleichsweise hohe Mittelwerte vorweisen.

Betrachtet man nun zunächst die Veränderung im Gesamtrepertoire über die Therapie hinweg, so zeigt sich, daß die Summe der Reaktionen von 65 auf 70 Punkte ansteigt. Dies ist, im Vergleich zu den in Tabelle 1 gezeigten Werten, immer noch relativ gering. Tabelle 3 gibt einen Überblick über den Vergleich der beiden Meßzeitpunkte auf den einzelnen Faktoren.

**Tabelle 3.** Vergleich der Zeitpunkte T 1 und T 2

| Faktor | T 1 | T 2 | p |
|---|---|---|---|
| Zukunftsorientierung | 1,13 | 1,5 | ** |
| Suche nach Unterstützung | 1,05 | 1,5 | ** |
| Wunschdenken | 1,05 | 0,86 | n. s. |
| Selbstkontrolle | 1,05 | 0,83 | * |
| Kognitives Umbewerten | 0,77 | 1,6 | ** |
| Auf Abstand halten | 0,59 | 0,48 | n. s. |
| Glauben finden | 0,78 | 0,71 | n. s. |
| Verantwortung übernehmen | 0,84 | 0,77 | n. s. |
| Summe der Reaktionen | 65 | 70 | |

*p < 0,05; **p < 0,01

## Diskussion der Ergebnisse

Betrachtet man zuerst den Vergleich der psychosomatisch erkrankten Patienten mit den Patienten chronischer Erkrankung und aus dem Allgemeinkrankenhaus, so zeigt sich deutlich, wieviel weniger psychosomatische Patienten an Bewältigungsreaktionen einsetzen oder zur Verfügung haben. Dies wirft die Frage auf, ob das auslösende Ereignis, auf das die Patienten Bezug nahmen, bei den lebensbedrohlich erkrankten Patienten von vorneherein belastender ist als das, auf das die psychosomatisch Erkrankten zurückgriffen. Eine andere Erklärungsmöglichkeit wäre die, daß die Summe der eingesetzten Bewältigungsreaktionen auch etwas mit dem Erfolg des Coping zu tun hat. Die chronisch erkrankten Patientengruppen kamen nach Einschätzung mehrerer unabhängiger Beurteiler insgesamt mit ihrer Erkrankung relativ gut zurecht (s. Broda 1987). Bei den psychosomatisch erkrankten Patienten sollte eher gerade das Ereignis als Bezugspunkt gewählt werden, das als ein Symptomauslöser vermutet wird - eine Situation also, in der die zur Verfügung stehenden Bewältigungsmechanismen so unzureichend sind, daß die psychosomatische Reaktion erfolgt. Dies würde bedeuten, daß das Bewältigungsrepertoire der psychosomatischen Patienten im Zusammenhang mit ihrem Symptom sehr gering ist und es ein Ziel der Behandlung sein könnte, diese Mechanismen und Strategien zu erweitern und erhöhen. Dies würde auch von dem Ergebnis unterstrichen, daß nämlich die chronisch kranken Patientengruppen sowohl auf physischen als auf psychischen Beschwerdelisten relativ niedrige Werte haben, es also in der Regel verstehen, mit den Auswirkungen ihrer Erkrankung so zurecht zu kommen, daß sie in einem psychisch und physisch erträglichen Zustand sind.

Betrachtet man nun etwas differenzierter die Ergebnisse faktorenspezifisch, so wird deutlich, daß nicht überall die psychosomatischen Patienten geringere Mittelwerte aufweisen, als die anderen Patientengruppen. So ist beispielsweise die Strategie der "Suche nach Unterstützung" gegenüber den anderen Gruppen weitaus deutlicher ausgeprägt, ein Ergebnis, das darauf hindeuten kann, von wem sich die jeweiligen Patientengruppen Hilfe erwarten. Auf dem Faktor "Zukunftsorientierung" hingegen bilden die psychosomatischen Patienten sich geringer ab, während sie offensichtlich "Wunschdenken" durchaus als häufige Bewältigungsstrategie einzusetzen scheinen. Interessant ist auch noch, daß auf dem Faktor "kognitives Umbewerten" sich kaum Unterschiede zwischen dem psychosomatischen und den anderen Krankheitsgruppen zeigen, obgleich zu vermuten ist, daß die Eindeutigkeit der Belastungssituationen bei chronischer Erkrankung weitaus mehr gegeben ist und sich somit einer kognitiven Reinterpretation stärker entzieht, als die Situationen, die als auslösende Erlebnisse für die psychosomatischen Symptome identifiziert wurden.

Hält man sich nun vor Augen, was sich in den durchschnittlich 10 Wochen Aufenthalt in einer verhaltenstherapeutisch / verhaltensmedizinischen Therapie an Veränderungen ergibt, so fällt zunächst einmal auf, daß die Summe der gezeigten Reaktionen, das Repertoire also insgesamt, nicht wesentlich gegenüber dem Aufnahmebefund zunimmt. Bei den restlichen Faktoren ergeben sich aber durchaus deutliche Veränderungen in Richtung einer Zunahme des Ausschöpfens aktiver behavioraler und kognitiver Gestaltungsmöglichkeiten der Situation. Ganz deutlich läßt sich dies an den Veränderungen bei dem Faktor "kognitives Umbewerten" ablesen, dessen Einsatz in belastenden Situationen sich mehr als verdoppelt. Dies heißt also, daß sich innerhalb der einzelnen Strategien nach einer solchen stationären Therapie deutliche Gewichtungsverschiebungen ergeben, sich die Summe der Reaktionsmöglichkeiten insgesamt aber nicht wesentlich erhöht.

Sicherlich muß dieses Ergebnis vorsichtig dargestellt und an größeren Stichproben repliziert werden. Ein Ansatz, der sich dem Primat der kognitiven Bewertung unterstellt, muß sich kritisieren lassen, daß damit die interindividuelle Vergleichbarkeit beispielsweise der auslösenden Situationen, verloren geht. Auf diesen Umstand haben gerade in bezug auf die Checklist der Lazarus-Gruppe auch erst kürzlich Beutel u. Muthny (1988) hingewiesen. Es wäre natürlich darauf zu antworten, daß hier nicht Situationen verglichen werden, sondern Empfindungen der dadurch entstehenden Belastungen; vom Ansatz her lassen sich diese Probleme jedoch wahrscheinlich nur durch aufwendige Längsschnittbetrachtungen beantworten. Ebenso verhält es sich mit der Frage, ob die Situationen, die die psychosomatischen Patienten zum Zeitpunkt 1 gewählt haben, mit denen vom Zeitpunkt 2 vergleichbar sind. Betrachtet man diese Situationsbeschreibung als Außenstehender, so kann man vielfach den Eindruck bekommen, daß der Schweregrad der Belastung zum Zeitpunkt 2 zugenommen hat. Daß dies für die psychosomatischen Patienten im Durchschnitt jedoch nicht so zu sein scheint, mag ein Ergebnis von ständig ablaufenden Bewältigungsbemühungen sein. So läßt sich vermuten, daß auch die Interpretation einer Situation nicht nur Auslöser für Bewältigungsreaktionen ist, sondern ihrerseits schon ein Ergebnis ablaufender Bewältigungsprozesse darstellt. So kann der Effekt vermutet werden, daß Patienten zum Zeitpunkt 2 sich Situationen aussuchten, die für sie zum Zeitpunkt 1 noch vollkommen undenkbar gewesen wären, sie diese am Ende der Therapie aber nicht mehr als so ausschließlich bedrohlich einschätzen.

Es wäre weiterhin der Frage nachzugehen, ob psychosomatisch erkrankte Patienten generell ein geringeres Bewältigungsrepertoire haben und sich dies auf ihre vegetative Symptomatik auswirkt. Eine alternative Erklärungsmöglichkeit könnte sein, daß die für die vornehmlich chronisch kranken Patienten erstellte Faktorenlösung nicht das Bewältigungsverhalten psychosomatisch kranker Patienten abbildet, eine Frage, die nur mit entsprechenden Stichprobengrößen abgeklärt werden kann.

Ob die Patienten selbst und / oder außenstehende Beurteiler einen Zusammenhang zwischen Veränderung der Bewältigung und Therapieerfolg sehen, kann in dieser Studie nicht geklärt werden. Ebenfalls unbeantwortet bleibt die Frage, wie zeitlich stabil solche Veränderungen bei den Patienten sind, und ob es eine Transfermöglichkeit auf andere Auslösesituationen hin gibt.

## Literatur

Beutel M (1988) Bewältigungsprozesse bei chronischen Erkrankungen. Edition Medizin, Weinheim

Beutel M, Muthny FA (1988) Konzeptualisierung und klinische Erfassung von Krankheitsverarbeitung. Hintergrundstheorien, Methodenprobleme und künftige Möglichkeiten. Psychother Psychosom Med Psychol 38 / 1: 19-27

Broda M (1987) Wahrnehmung und Bewältigung chronischer Krankheiten. Deutscher Studienverlag, Weinheim

Broda M (1988) Der "gesunde" Kranke. Ein Beitrag zur Problematisierung von Bewältigungszielen in der Copingforschung. Prax Klin Verhaltensmed Rehab 1: 6 - 8

Broda M, Hirmke A, Irmisch R, Maaks S, Nickel T, Seifert C, Zimmermann B (1985) Freiburger Inventar zur Erfassung einer chronischen Krankheit (FIBECK). Unveröffentlichtes Manual, Freiburg

Folkman S, Lazarus RS (1985) If it changes, it must be a process: a study of emotion and coping during three stages of a college examination. J Pers Soc Psychol 48 / 1: 150 - 170

Folkmann S, Lazarus RS, Dunkel-Schetter C, De Longis A, Gruen RJ (1986) The dynamics of a stressful encounter: Cognitive appraisal, coping, and encounter outcomes. J Pers Soc Psychol 50 / 5: 992 - 1003

Heim E (1988) Coping und Adaptivität: Gibt es geeignetes oder ungeeignetes Coping. Psychother Psychosom Med Psychol 38 / 1: 8 - 18

Laux L, Weber H (1987) Person-centred coping research. Eur J Pers 1 / 3: 193 - 214

Lazarus RS, Folkman S (1984) Stress, appraisal, and coping. Springer, New York

# Therapiebausteine und therapeutische Programme

# Informationsverarbeitung als Baustein in Therapie und Prävention funktioneller Störungen

Hans Lieb, Ingrid Fischer

Teil des therapeutischen Basisprogramms der Behandlung funktioneller Störungen in der psychosomatischen Fachklinik Bad Dürkheim ist eine Informationsvermittlung über die Grundlagen dieser Störung und deren Behandlung im Rahmen von Dia- und Filmvorträgen. Als strukturierte und aufeinander aufbauende Vortragsreihe ist sie ebenso eine Maßnahme zur Förderung der Compliance wie auch präventive Gesundheitsaufklärung und Gesundheitserziehung im stationären oder ambulanten Bereich. In diesem Beitrag sollen Entwicklung, Begründung, Inhalte und Effekte dieser Vorträge dargestellt werden.

## Problemstellung

In der Betreuung von Patienten mit funktionellen Störungen gibt es eine Reihe von spezifischen Problemen, die sich unabhängig von der Art der individuellen Störung wiederholen und aus unserer Sicht aus einem spezifischen Informationsdefizit dieser Patienten hinsichtlich der Art und der Behandlung ihrer Krankheit ableiten lassen. Struktur und Inhalt dieser Probleme veranlaßten uns zur Entwicklung eines Therapiebausteins "Informationsvermittlung" und sollen deshalb zuerst zusammmenfassend dargestellt werden.

Es darf mittlerweile als ausreichend empirisch belegt gelten, daß diese Patienten vor ihrem ersten Kontakt zu einem Psychotherapeuten durchschnittlich 7,5 Jahre vergeblicher Bemühungen um organmedizinisch orientierte Diagnostik bzw. Therapie hinter sich haben (vgl. Ringel 1980; Sturm u. Zielke 1988). Erst der Ausschluß eines diesbezüglich relevanten organischen Befundes führt zur Diagnose "funktionell" bzw. "psychogen" und somit zur Indikation für eine psychotherapeutische Behandlung. Oft wird den Patienten lediglich mitgeteilt, ihre Beschwerden seien "nervlicher", "seelischer" oder "psychosomatischer" Art. Das Reaktionsmuster vieler Patienten auch auf eine solche Mitteilung läßt sich nach unserer Erfahrung folgendermaßen charakterisieren:

*Emotional:* Die Erleichterung, an keiner organischen Krankheit zu leiden, paart sich mit Kränkung, Irritation oder Zorn darüber, nun als "seelisch krank" zu gelten. Die Konnotation des Wortes psychosomatisch mit "geisteskrank" oder "eingebildet" erklärt diese Reaktion, die der Bearbeitung psychischer Probleme eine emotionale Barriere entgegenstellt.

Mangels einer plausiblen Erklärung ihrer erlebten Störungen halten die Patienten *kognitiv* weiterhin an einem organischen Krankheitsmodell fest ("man hat die Ursache halt noch nicht gefunden") oder erwarten in Übertragung dieses organischen Modelles auf "die Seele" nun passiv Hilfe vom "Seelendoktor". Gleichzeitig besteht jedoch ein großes Bedürfnis, die real erlebte Körperstörung durch alternative Modelle erklären zu können.

Das *Verhalten* entspricht dem Krankheitserleben und dem Krankheitsbild: Häufige Arztkonsultationen, regelmäßige Selbstmedikation, körperliches und soziales Schonverhalten sowie Unterstreichung des Leidens durch Klageverhalten charakterisieren den Patienten am Ende einer solchen Karriere.

Seitens des Psychotherapeuten ist für einen solchen Patienten die Frage nach seelischen Problemen zunächst dysfunktional und daher kränkend. Nach unserer Erfahrung lassen sich Patienten zwar häufig auf dererlei Erörterungen "freundlich" ein, behalten insgeheim ihre Skepsis bzw. ihr organisches Krankheitsbild. Den Ausschluß einer expliziten Erörterung der körperlichen Störung bzw. deren Erklärung erwecken bei diesen Patienten häufig implizit den Eindruck, man nehme ihre Beschwerden nicht ernst oder halte sie für "Simulanten". Auf dieser Grundlage bleibt die Mitarbeit in der Erörterung von Problembereichen seitens der Patienten vordergründig und langfristig ohne Verhaltenskonsequenz.

Die explizite Erörterung des Krankheitsmodells der Patienten und die Erarbeitung eines mit psychotherapeutischem Vorgehen kompatiblen Modells ist daher schon lange Bestandteil eines verhaltensmedizinisch orientierten Vorgehens. Teil dessen ist es, dem Patienten eine plausible Erklärung für seine körperlichen Störungen zu vermitteln, aus dem sich Konsequenzen für verändertes Verhalten ergeben.

Informierung und Aufklärung ist damit gleichzeitig Vorbereitung auf, Begleitung von sowie Therapie selbst.

Unser Ziel war nun, dieses bisher eher unsystematische Vorgehen zu systematisieren und ökonomischer zu gestalten, indem wir

a) die Informationsvermittlung als gesonderten Baustein anbieten,
b) dies in homogenen Gruppen tun und
c) dabei didaktisch das Mittel von Dia- und Filmvorträgen verwenden.

Die Vortragsreihe ist im stationären Kontext also Antwort auf eine iatrogene chronifizierte Entwicklung. Wissensvermittlung ist also Therapie und Therapievorbereitung. Als Gesundheitsaufklärung und Gesundheitserziehung kann sie außerdem durch die gezielte Beeinflussung der Verarbeitung körperlicher Störungen primärpräventiven Charakter haben, wenn sie (im ambulanten Rahmen) frühzeitig eingesetzt würde. Der 91. Deutsche Ärztetag in Frankfurt 1988 hat sich ausführlich mit dieser Frage präventiver Gesundheitspolitik befaßt (vgl. Deutsches Ärzteblatt Nr. 22, 1988).

## Konzeptionelle Überlegungen

Neben den erwähnten praktischen Problemen können Indikation, Inhalt und Form einer solchen Informationsvermittlung als Therapiebaustein bei funktionellen Störungen auch aus theoretischen Überlegungen abgeleitet werden.

Daß Aufklärung von Patienten über Grundannahmen und Vorgehensweisen einer geplanten Therapie die Effektivität einer solchen steigern, ist empirisch nachgewiesen (z. B. Hoehn-Saric et al. 1964). Unter dem Stichwort "Attributionstraining" gibt es mittlerweile viele Versuche, die Effektivität therapeutischer Übungsprogramme durch Vorinformationen zu erhöhen (z. B. Haisch et al. 1985 für übergewichtige Patienten sowie Gerber 1986 für Kopfschmerzpatienten).

Darüber hinaus kann die Erhellung der physiologisch-anatomischen Grundlagen funktioneller Störungen als relevanter Teil der Therapie selbst angesehen werden. So vertritt Oberdalhof (1984) beispielsweise im psychoanalytischen Kontext die Meinung, eine Informationsvermittlung sei bei diesem Patienten eine Ich-stärkende Therapie, die die Autonomie des Patienten fördert.

Aus verhaltensmedizinischer Sicht beeinflußt Aufklärung eine Variable, der bei Entstehung, Aufrechterhaltung und Veränderung von funktionellen Störungen eine besondere Bedeutung zugeschrieben wird: das Krankheitsbild des Patienten, das seine Krankheitsbewältigung triggert. Zentraler Punkt jedes expliziten oder impliziten Krankheitsverständnisses ist dabei die Frage, wo der Betroffene hinsichtlich der Veränderbarkeit seiner Störungen den "Ort der Veränderung" lokalisiert. Erwartet er im Rahmen eines organischen Krankheitsmodells Hilfe vom Arzt (oder vom Psychotherapeut), so wird er sich selbst passiv-hilflos verhalten und wenig zur Veränderung beitragen. Eine aktive Mitarbeit im therapeutischen Prozeß ist aber nach übereinstimmender Meinung aller Psychotherapeuten der entscheidende Punkt bei der Behandlung dieses Klientels.

Gelingt es durch Informierung und Aufklärung, dem Patienten ein alternatives Krankheitsmodell zu vermitteln, indem er selbst Handelnder statt Opfer ist, so wird diese selbst zur Therapie. Die spezielle Bedeutung der Frage, wem oder was ein Patient Kontrolle über Veränderungsprozesse zuschreibt, wurde in der Literatur unter dem Stichwort "locus of control" ausführlich untersucht und diskutiert (ausführlich hierzu Fischer 1986).

Zu Inhalt und Aufbau unserer Informationsveranstaltung haben wir wesentliche Anregungen dem Selbstregulationsmodell von Kanfer u. Hagermann (1980) entnommen. Demnach entsteht die Bereitschaft zur Psychotherapie im Sinne einer motivierten Selbstveränderung dann, wenn der Betroffene die Veränderung eines als unangenehm erlebten Zustandes internen Möglichkeiten zuschreibt. In Abb. 1 ist dieses Selbstregulationsmodell dargestellt. In Anlehnung an Schneider (1982), der dieses Modell auf Alkoholismus anwandte, wird es in Abb. 2 auf funktionelle Störungen übertragen.

Nach diesem Modell wird die Motivation zur Selbstveränderung durch eine Reihe von Entscheidungsschritten getriggert. Inhaltlich geht es in diesem um die Valenz der Körperstörung für das eigene Leben und die Steuerung dieser durch interne oder externe Faktoren sowie um deren Veränderbarkeit. Demnach sind für Betroffene inhaltlich all jene Informationen von Bedeutung, die ihre Entschei-

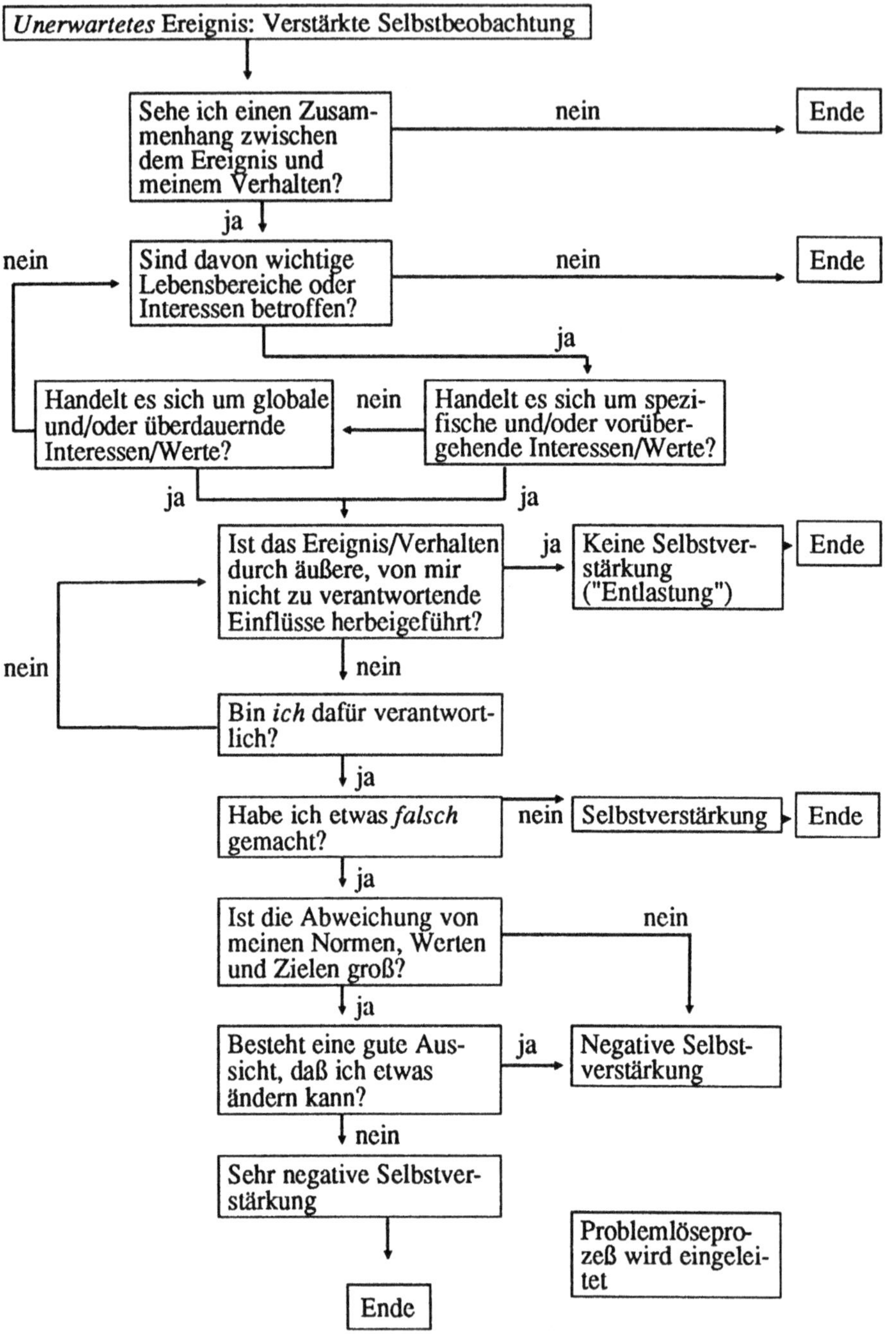


**Abb. 1.** Das Selbstregulationsmodell nach Kanfer u. Hagmann (1980). (Nach Schneider 1982, S. 27)

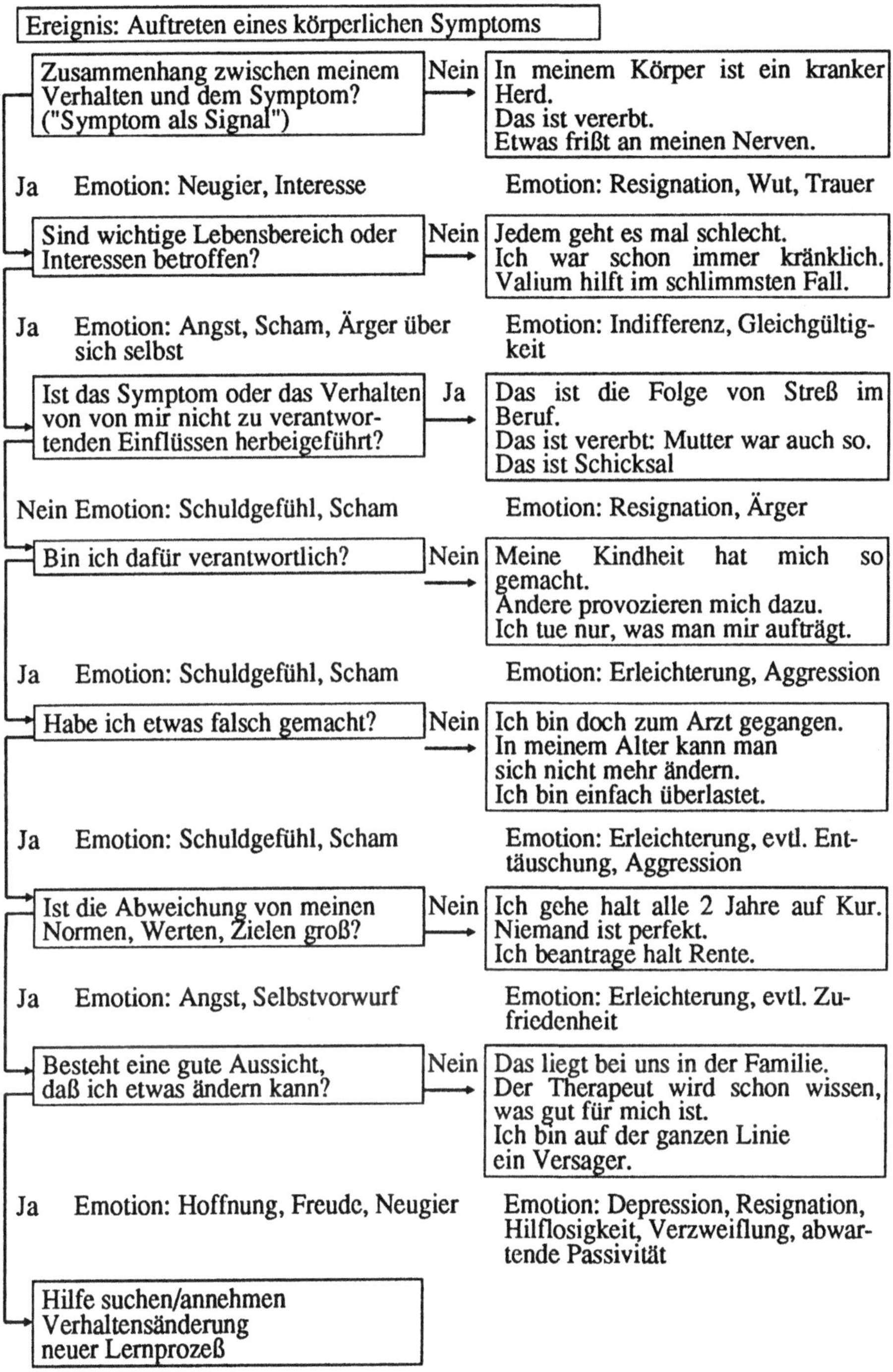


**Abb. 2.** Entscheidungsprozeß der psychosomatischen Selbstregulation

dungsprozesse in Richtung Eigenverantwortlichkeit bei Genese und Bewältigung der Beschwerden beeinflussen.

Zur der Frage, in welcher Form und mit welchen didaktischen Mitteln Informationen optimal vermittelt werden können, ergaben sich aus kommunikationstherapeutischer Sicht wichtige Hinweise (vgl. Haley 1982 und Watzlawick et al. 1974). Sie haben uns veranlaßt, die Informationsveranstaltungen in Form von Frontalvorträgen vor einer größeren Gruppe mit Einsatz von Dia und Video zu halten.

Aus dieser Sicht ist die Auswirkung einer Intervention entscheidend davon abhängig, wie der Patient die Beziehung zum Therapeuten definiert. Im Rahmen der Einzeltherapie ist z. B. jede Aussage des Therapeuten für den Patienten eine Aufforderung, dazu *persönlich Stellung zu nehmen.* Schon die Tatsache, vor einem Psychotherapeuten zu sitzen, kann den durch das Stigma "psychosomatisch" gekränkten Patienten in eine Abwehrhaltung versetzen. Er wird möglicherweise interaktionell damit beschäftigt sein, sich als "nicht problematisch" darzustellen, um diesem Stigma zu entgehen. Er wird also Eigenverantwortung für die Veränderung seiner Beschwerden ablehnen, der Suche nach psychischen Problemen widersprechen und - seiner iatrogenen Karriere entsprechend - das Ausmaß seiner *körperlichen* Beschwerden betonen.

Dem gegenüber bietet eine Information über die Grundlagen funktioneller Störungen und deren Zusammenhänge mit Verhalten und Gefühlen vor einer Gruppe, in der der Einzelne nicht direkt persönlich angesprochen und also nicht zur Stellungnahme aufgefordert wird, die Chance, die Bereitschaft zur Informationsaufnahme und -verarbeitung zu erhöhen.

## Ziele

Bei der inhaltlichen Ausgestaltung der Vorträge ließen wir uns von 3 Zielen leiten:

*Wissensvermittlung*

Den Patienten soll Wissen vermittelt werden über die Anatomie und Physiologie ihrer funktionellen Störungen sowie über die psychophysiologische Verbindung zwischen Organreaktionen und Gedanken bzw. Verhalten. Außerdem sollen sie mit der Verhaltensanalyse funktioneller Störungen vertraut gemacht und so zur Selbstanalyse angeregt werden. An Beispielen wird das Verhaltensanalyseschema nach Kanfer (S-0-R-C-Modell) vorgestellt.

*Förderung von Zusammenarbeit*

Als therapiebegleitende Maßnahme soll die Informierung den Patienten zur Mitarbeit in der Psychotherapie motivieren und schließlich auf die Übernahme von Eigenverantwortung im Veränderungsprozeß vorbereiten.

*Entpathologisierung des Begriffes "Psychosomatik"*

Eine Aufklärung kann die iatrogene Kränkung dann abbauen, wenn es gelingt, diesen Begriff positiv zu definieren. Dazu müssen negative Konnotationen mit diesem Begriff angesprochen und korrigiert werden und die gegenseitige Beeinflussung von Psyche und Soma als universelles gesundes Phänomen charakterisiert werden. Krank ist demnach nicht die psychosomatische Reaktion, die Loslösung körperlicher Phänomene von ihrem psychischen und sozialen Kontext.

## Didaktische und inhaltliche Konkretisierung

Wir versuchen zu erreichen, daß sich die Zuhörer für die Zeit des Vortrages von ihrer Rolle als Patient distanzieren können. Räumlich unterstreichen wir das dadurch, daß wir die Patienten in einen Raum außerhalb der Klinik einladen - in unserem Falle in einen der Klinik architektonisch angeschlossenen Saal des Kurmittelhauses Bad Dürkheim. Diese Distanzierung wird verstärkt, indem wir verallgemeinernd von "den Patienten" sprechen, die "üblicherweise" bestimmte Erfahrungen machen. Zum besseren Verständnis dieses Aspektes eine wirkliche Wiedergabe:

> Wir sind jetzt außerhalb des Rahmens der Therapie und können Fragen, die sich Patienten gewöhnlich bewußt oder unbewußt stellen, einmal von außen aufwerfen und beantworten. Patienten, die in unsere Klinik kommmen, sind durch die Aussage, ihre Beschwerden seien "psychosomatisch bedingt", oft gekränkt. Sie fühlen sich mißverstanden oder wissen einfach nicht, was damit gemeint ist. Woran liegt das und was versteht man eigentlich unter Psychosomatik? Hören Sie uns in diesem Vortrag einfach zu. Wenn etwas für Sie wichtig ist, werden Sie es ganz automatisch behalten.

Mit solcher Distanz zur eigenen Problematik und Patientenrolle schaffenden Formulierungen wollen wir erreichen, daß der Zuhörer sich zwar einerseits persönlich angesprochen fühlt, sich aber andererseits nicht durch eine direkte Anrede als Patient zu Stellungnahmen gezwungen fühlt. Wir räumen ein, daß Einzelerfahrungen von unseren Verallgemeinerungen abweichen können. Insgesamt soll ein Zustand erreicht werden, in dem der Zuhörer ein Maximum an relevanten Informationen zum Thema "funktionelle Störungen" aufnehmen, speichern und verarbeiten kann. Die jetzige Reihe besteht aus 9 Vorträgen. Die Teilnahme ist freigestellt, wird aber gelegentlich seitens des zuständigen Bezugstherapeuten speziell empfohlen.

Es handelt sich um Frontalvorträge. Die Teilnehmer werden zu aktiver Mitarbeit angeregt, jedoch nicht im Sinne der erwünschten Distanzierung direkt dazu aufgefordert. Wir betonen, daß wir zum Thema Psychosomatik nicht alles erklären können, daß vieles unbeantwortet bleibt - etwa die Frage, warum gerade ein bestimmter Patient eine bestimmte Störung entwickelt.

Im folgenden sollen nun die Inhalte der Vorträge kurz dargestellt werden. Beim Aufbau jedes Vortrages versuchen wir, die sich aus einem medizinisch-organischen Krankheitsbild ergebenden Fragen aufzugreifen, um sie dann im Sinne unseres verhaltensmedizinischen Verständnisses von Psychosomatik zu beantworten. Ausgehend vom vorherrschenden Krankheitsmodell soll also ein alternatives Denken über diese Störungen entwickelt werden. Jeder Vortrag dauert ca. 60 min.

## Vortragsthemen

- Was ist Psychosomatik?
- Was ist Diagnostik in der Psychosomatik?
- Was ist Heilung in der Psychosomatik?
- Einführung in das Nervensystem
- Behandlung und Selbstbehandlung bei funktionellen Störungen
- Psychosomatik der Magen- und Darmbeschwerden
- Psychosomatik des Kopfschmerz
- Psychosomatik rheumatischer Beschwerden
- Psychosomatik der Herz- und Kreislauf-Beschwerden

### Was ist Psychosomatik?

Psychosomatik wird zunächst als gesundes alltägliches Phänomen beschrieben. Die Patienten werden an entsprechende umgangssprachliche Formulierungen ("sich den Kopf zerbrechen") ebenso erinnert, wie an gewöhnliche körperliche Ausdrucksformen von Emotionen. Das Gesprochene wird durch Diapositive bildlich aufgelokkert, etwa durch das Bild einer weinenden Frau zum Thema "körperlicher Ausdruck von Gefühlen". Psychosomatische Krankheit wird demgegenüber als Verlust des natürlichen Zusammenhanges zwischen körperlichen und seelischen Vorgängen in Erleben oder Verhalten definiert. Dies geschieht, wenn z. B. einseitig nur die körperliche Reaktion in einer aversiven Situation wahrgenommen und so als Ausdruck einer organischen Krankheit verstanden wird. Vorurteile gegenüber der "Psychosomatik" ("geisteskrank, simulierend, arbeitsscheu ...") werden als Ausdruck eines Mißverständnisses dieses Begriffes gekennzeichnet.

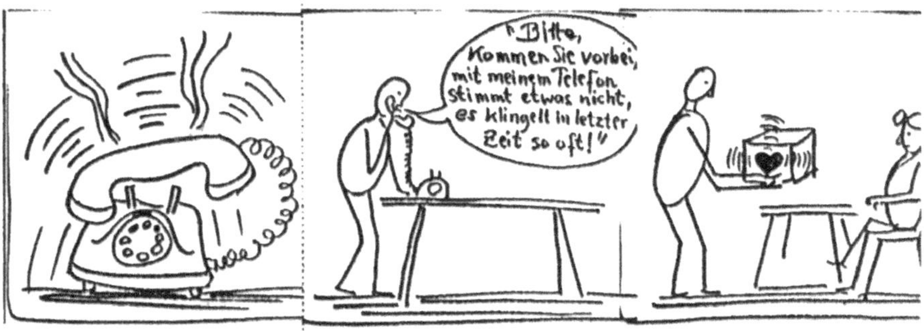


**Abb. 3 - Abb. 5.** (Erläuterung im Text)

In humoristischen Karikaturen wird z. B. ein Patient, der wegen sehr häufigem Herzrasen trotz Ausbleibens eines organ- pathologischen Befundes wiederholt zum Arzt geht mit der Bitte, diese "Krankheit" medikamentös oder andersartig zu beenden, mit jemandem verglichen, der häufiges lästiges Telefonklingeln auf eine Dysfunktion des Telefons selbst zurückführt. Dem gegenübergestellt werden funktionelle Störungen als gesunde Körperreaktionen, deren Auswirkungen zwar schmerzhaft und leidvoll sein, die jedoch im Zusammmenhang mit auslösenden Situationen als sinnvolle Reaktion verstanden werden können. In diesem Sinne werden körperlichen Symptomen positive Funktionen als Teil eines in seiner Gesamtheit reagierenden Individuums zugeschrieben. Krank ist demnach eine Sichtweise, die den Zusammenhang des Organsystems mit anderen Verhaltens- und Erlebenselementen aus dem Auge verliert, diese isoliert und somit pathologisiert.

## Was ist Diagnostik in der Psychosomatik?

Zunächst wird Diagnostik in der klassischen Medizin dargestellt: Im Vordergrund steht die Technik bzw. die Aktivität auf seiten des Arztes, der Patient stellt sich weitgehend "passiv" zur Verfügung, berichtet allenfalls von Beschwerden und deren Verlauf. Es wird dann erklärt, daß im Mittelpunkt einer psychosomatischen Diagnostik die Zusammenarbeit zwischen Patient und Therapeut steht mit dem Ziel, Zusammenhänge zwischen Symptom und den Faktoren, die diese provozieren oder aufrechterhalten, zu verstehen. Die Notwendigkeit der aktiven Mitarbeit seitens der Patienten wird betont, da wesentliche "diagnostische Informationen" nur durch den Patienten selbst erhoben werden können - etwa die Abhängigkeit der "Störung" von bestimmten belastenden Situationen. Der Unterschied zwischen Entstehung und Aufrechterhaltung eines Symptoms wird erläutert. Besonderer Wert wird auf die Bedeutung operanter Faktoren gelegt - daß also ein Leid sowohl negative wie positive Auswirkung haben und durch letzteres aufrechterhalten werden kann. Dies wird dargestellt am Beispiel einer Patientin, deren Leid Kopfschmerz im Familienverband zu lange ersehnten Veränderungen (Mitgefühl, gegenseitiges Verstehen) führt. In diesem Sinne wird einem körperlichen Symptom a priori ein "positiver Sinn" unterstellt, den es in der Therapie unbedingt zu berücksichtigen gilt. Wir verweisen im Vortrag darauf, daß viele Patienten sich zunächst gekränkt fühlen, wenn der Therapeut - offen oder indirekt - nach positiven Folgen ihrer Symptomatik sucht.

## Was ist Heilung in der Psychosomatik?

Es werden zunächst die im Verlauf der iatrogenen Entwicklung des chronischen Krankheitsverhaltens entstandenen und von der Organmedizin übernommenen Erwartungen der Patienten aufgegriffen: Heilung als "Reparatur", als "Wiederherstellung" von Gesundheit mit dem Ziel, Beschwerden zu beseitigen. Angesprochen werden auch die in der Regel damit verbundenen passiven Erwartungen hinsichtlich des Heilungsprozesses, die häufig unkritisch auf Psychotherapie übertragen werden ("wie der Internist die Leber, so heilt der Psychotherapeut die Seele"). Anschließend wird als adäquate Heilungserwartung einer psychotherapeutischen Behandlung die Losung "Heilung = Hilfe zur Selbsthilfe" herausgearbeitet mit den positiven (z. B. Unabhängigkeit von Experten) und negativen Folgen (Notwendigkeit einer Eigenveränderung, Akzeptanz von Beschwerden). Abschließend werden exemplarisch Beispiele der Selbsthilfe im Sinne eines "Gesundheitsverhaltens" für einzelne Störungsbereiche dargestellt (von Entspannungstechniken über Sport und Bewegung bis zu Selbstsicherheits- oder Angstexpositionsübungen).

**Einführung in das Nervensystem**

In dieser Sitzung werden Aufbau und Funktion des Nervensystems erklärt. Zentralnervensystem und vegetatives Nervensystem werden anhand von Dias dargestellt. Insbesondere geht es um die Vermittlung der Zusammenhänge zwischen zerebralen Vorgängen (Emotionen, Gedanken) und Reaktionen einzelner Organe (z. B. Herztätigkeit, Magentätigkeit). Auf die Notwendigkeit einer Ausgewogenheit zwischen Aktivität und Ruhe - hier zwischen sympathischer und parasympathischer Aktivität - wird verwiesen und in Relation zu Vorgängen in der Natur (Ebbe-Flut, Tag-Nacht etc.) gesetzt. Auf die Möglichkeit "widersprüchlicher Programme" auf zerebraler Ebene mit entsprechender "störender" Auswirkung auf die Organe wird am Beispiel der Lateralität des Gehirns verwiesen (linkes Hirn = Logik; rechtes Hirn = Intuition) und daraus Schlußfolgerungen für die Psychotherapie abgeleitet (d. h. "Entwicklung von Kongruenz" in Einstellung und Verhalten ist wichtiger als "Beseitigung" des körperlichen Leidens durch Medikamente).

**Behandlung und Selbstbehandlung bei funktionellen Störungen**

Anhand verschiedener Beispiele wird aufgezeigt, daß funktionelle Reaktionen auf 2 Arten zu beeinflussen sind: Veränderung der auslösenden Faktoren und Veränderung der Folgen der körperlichen Beschwerden.

Es wird erläutert, daß die Auslöser dem Betroffenen selbst oft nicht bewußt sind und sowohl in der Umwelt wie "im eigenen Kopf" (Gefühle, Gedanken) liegen können. Hinsichtlich der positiven Folgen ("sekundärer Krankheitsgewinn") des Leides wird aufgezeigt, daß andere gefunden werden müssen, um das positive Ziel zu erreichen. Durch eine Reihe von anregenden Diabildern (Szenen emotionaler Interaktionen in Familien) werden Beispiele für Bedürfnisse dargestellt, die im Rahmen des "psychosomatischen Krankseins" gestillt werden können (z. B. Bedürfnis nach Zuwendung, Trost, Schonung usw.).

Zusammenfassend wird erläutert, daß die Behandlung funktioneller Störungen ein gemeinsames Experiment für Patient und Therapeut ist und es keine allgemeingültigen Lösungen für bestimmte Störungen gibt. Es geht vielmehr darum, neue Denk- und Verhaltensweisen auszuprobieren, um Effekte auf körperliche Beschwerden zu erfahren.

- **Psychosomatik der Magen- und Darmbeschwerden**
- **Psychosomatik des Kopfschmerz**
- **Psychosomatik rheumatischer Beschwerden**
- **Psychosomatik der Herz-Kreislauf-Beschwerden**

In diesen Vorträgen werden zuerst von den Zuhörern typische Beschwerden aus diesen Bereichen genannt. Anschließend werden die physiologischen und anatomischen Grundlagen dieser Beschwerden im Bild und - soweit vorhanden - im Film dargestellt. Besonderer Wert wird auf die neurologische Beeinflussung der einzelnen Organe und damit auf die "anatomische" Verbindung zu Verhalten, Denken und Fühlen gelegt.

Das Auftreten einer körperlichen Mißempfindung - beispielsweise von Übelkeit - wird als Folge erhöhter oder erniedrigter funktioneller Aktivität einzelner eigentlich gesunder Körperteile erläutert. Die Patienten sollen damit einerseits in ihren Beschwerden ernst genommen werden. Gleichzeitig sollen sie aber angeleitet werden, an die Stelle einer Suche nach organischen Krankheiten die Suche nach Zusammenhängen zu auslösenden Situationen, eigenem Leben und Verhalten sowie unerfüllten Bedürfnissen zu setzen.

Dabei geht es nicht um wissenschaftliche Genauigkeit, sondern um die Vermittlung plausibler physiologischer Modelle, die sowohl die realen physiologischen und anatomischen Grundlagen enthalten wie auch Möglichkeiten der Verhaltensänderung implizieren. Am Beispiel der Übelkeit wird etwa auf die Bedeutung der Übersäurung des Magens und deren Beeinflussung durch sympathische oder parasympathische Aktivität verwiesen und so die Möglichkeit einer Veränderung durch eigenes Verhalten (etwa Pufferung des Magens oder Erkennen und Verändern der auslösenden Situationen) abgeleitet. Der Inhalt dieser Informationsvermittlung für den Bereich Herz-Kreislauf-Störungen wurde andernorts ausführlicher dargestellt (vgl. Sturm et al. 1987 sowie Ehrhard u. Sturm 1988). Relevantes anatomisches und physiologisches Wissen zu den genannten Störungsbereichen sind bei Lieb u. Sturm (1984) enthalten.

## Effekte

Im Rahmen einer kontrollierten Studie (vgl. Fischer 1986) wurden die Effekte einer solchen Vortragsreihe auf Patienten mit funktionellen Störungen evaluiert. Von 55 Patienten nahmen 30 an einer solchen Vortragsreihe teil, 25 Patienten dienten als Kontrollgruppe. Außer dem Vortrag erhielten beide Gruppen identische Therapien. Zur Evaluation wurden Kontrollüberzeugungen, physische und psychische Symptombelastung, Zukunftserwartungen, subjektive Streßbelastung sowie Bewältigungsreaktionen erfaßt.

Es zeigte sich, daß die Teilnehmer der Vortragsreihe am Ende der Behandlung weniger pessimistisch waren und mehr Bewältigungsreaktionen bei Streß einsetzten als die Personen der Kontrollgruppen. Für die übrigen Variablen wurden keine signifikanten Unterschiede festgestellt, jedoch zeigten sich Trends in die Richtung, daß die "aufgeklärte Gruppe" mehr von der Therapie profitierte.

Beim Versuch einer empirischen Überprüfung der Effekte waren wir von der Diskrepanz zwischen den ausgesprochen positiven verbalen Rückmeldungen seitens der Patienten und deren Therapeuten und den vergleichsweise geringen Effekten in unserer empirischen Untersuchung überrascht. Viele Patienten zeigten sich hochzufrieden damit, "aufgeklärt" worden zu sein, fühlten sich in ihren Beschwerden ernst genommmen und verstanden und arbeiteten nach Angaben ihrer Therapeuten aktiver in der Behandlung mit. Diese weitgehend positive Rückmeldung hat uns motiviert, die Vortragsreihe fortzusetzen und deren Effekte gegebenenfalls mit anderen Instrumenten empirisch erneut zu überprüfen (vgl. hierzu die zusammmenfassende Diskussion von Fischer 1986).

Der Einsatz einer solchen Vortragsreihe im ambulanten Rahmen erscheint uns naheliegend und ist unsererseits geplant. Aus gesundheitspolitischer Sicht wäre zu postulieren, daß diese Art der Wissensvermittlung als präventive Maßnahme - gegebenenfalls kombiniert mit einigen wenigen psychosomatisch orientierten Einzelgesprächen - der Genese eines chronischen Krankheitsverhaltens (vgl. Sturm u. Zielke 1988) vorbeugen und damit Kosten ersparen könnte.

## Literatur

Fischer J (1986) Evaluation von Therapieerfolg: Ein empirischer Beitrag zur Überprüfung der Veränderung von Kontrollüberzeugungen, psychischen und körperlichen Beschwerden und Copingreaktionen. Diplomarbeit, Universität Mannheim

Gerber WD (1986) Verhaltensmedizinische Behandlung der Migräne. Edition Medizin, Weinheim

Grawe K (Hrsg) (1980) Verhaltenstherapie in Gruppen. Urban & Schwarzenberg, München

Haisch J, Rauch G, Haisch J (1985) Längerfristige Effekte attributionstherapeutischer Maßnahmen bei Übergewichtigen. Psychother Psychosom Med Psychol 35: 133 - 140

Haley J (1982) Gemeinsamer Nenner Interaktion. Pfeiffer, München (Reihe Leben Lernen, Nr. 34)

Hoehn-Saric R, Frank JD, Stanley DT, Nasch EH, Stone R, Battle CC (1964) Systematic preparation of patient for psychotherapy. Psychiatr Res 2: 267 - 281

Kanfer FH, Hagermann S (1980) The role of self-regulation in depression. In: Rehm LP (ed): Behavior therapy for depression. Academic Press, New York, p 143 - 179

Lieb H, Sturm J (1984) Medizin für Psychologen. Zur Grundlage der Therapie funktioneller Störungen. Psychosomatische Fachklinik Bad Dürkheim (unveröffentlicht)

Oberdalhof HE (1984) Informationsvermittlung und körperbezogene Therapie in der psychosomatischen Behandlung chronifizierter funktioneller Störungen. Psychother Med Psychol 34: 17 - 19

Ringel E (1980) Der fehlgeleitete Patient. Fakultas, Wien

Schneider R (1982) Stationäre Behandlung von Alkoholabhängigen. Röttger, München (IFT-Texte 8)

Sturm J, Lieb H (1985) Psychosomatische Erkrankungen - Behandlung und Vorbeugung. (Schriftreihe Gesundheitserziehung der LVA Baden, Bd 14)

Sturm J, Zielke M (1988) Chronisches Krankheitsverhalten: Die klinische Entwicklung eines neuen Krankheitsparadigmas. Prax Klin Verhaltensmed Rehab 1: 20 - 28

Sturm J, Ehrhardt M, Müller C (1987) Ein multimodales verhaltensmedizinisches Gruppenkonzept für die Behandlung von Herzphobikern. In: Nutzinger DO, Pfersmann D, Welan T, Zapotoczky HG (Hrsg) Herzphobie. Enke, Stuttgart, S 136 - 144

Watzlawick P, Beavin JH, Jackson DD (1974) Menschliche Kommunikation. Formen, Störungen, Paradoxien. Huber, Bern

# Einführungstraining für Patienten einer verhaltensmedizinischen Klinik

Michaela Klein, Manfred Zielke

## Konzeptentwicklung

Ausgangspunkt für die Entwicklung der im folgenden beschriebenen vorbereitenden Maßnahme für stationär aufgenommene Patienten waren die Erfahrungen jahrelanger klinischer Arbeit an der Psychosomatischen Fachklinik Bad Dürkheim.

Schon zu einem frühen Zeitpunkt war die Notwendigkeit einer motivationalen Arbeit als Voraussetzung zur aktiven Gestaltung des Klinikaufenthaltes dort deutlich geworden.

Nicht selten bedeutet für Patienten mit einer chronifizierten Störung der Aufenthalt in einer psychosomatischen Institution die erste bewußte, häufig befremdende Auseinandersetzung mit eigenen seelischen und sozialen Schwierigkeiten im Zusammenhang mit dem körperlichen Leiden.

Umdenkungsprozesse, die Lenkung der Aufmerksamkeit weg von der rein organischen Fixierung, weg von passiven Versorgungswünschen und hin zu selbstkontrollierten Verhaltensänderungen nach lerntheoretischen Gesichtspunkten bedürfen einer entsprechenden Vorbereitung und sollten demnach bereits zu Beginn von stationären Maßnahmen eingeleitet werden.

Dieses Ziel verfolgte in der Fachklinik Bad Dürkheim bislang eine sog. "Patientenbegrüßung", die einmal wöchentlich für neuaufgenommene Klinikpatienten stattfand. Ein leitender Therapeut begrüßte die Patienten, informierte kurz über spezielle Klinikabläufe und antwortete auf Fragen. Zu Ende war die Begrüßungskonferenz, wenn keine Fragen mehr gestellt wurden, was üblicherweise nach $^1/_2$ - 1 h der Fall war.

In Anbetracht der geringen Vorinformation der Klientel und deren eher einfachen Bildungsniveaus erschien eine solche Vorgehensweise zu unstrukturiert und nicht ausreichend für das Ziel, dem Patienten das Behandlungskonzept zum frühestmöglichen Zeitpunkt transparent zu machen und damit seine Eigenaktivität zur Erreichung der von ihm gesetzten Ziele zu fördern.

In diesem Zusammenhang stellte sich die Frage nach einer adäquaten Vorbereitung der Patienten auf ihren stationären Aufenthalt. Die Autoren entwickelten dazu ein Einführungstraining für neuaufgenommene Patienten. Ausgangspunkt war die Annahme, daß bessere Informationen über Behandlungskonzept sowie über Strukturen und Regeln einer Klinik ein besseres Verständnis für solche Vorgänge und damit eine erhöhte "Therapiecompliance" bewirken.

Bereits in früheren Untersuchungen wurde auf die Effektivität vorbereitender Maßnahmen in der Psychotherapie hingewiesen. Überblicksreferate dazu bieten Heitler (1976) und Duckro et al. (1979).

Nach einer $^1/_2$jährigen Evaluationsphase wurde das Einführungstraining in die Klinikroutine übernommen und regelmäßig einmal wöchentlich durchgeführt.

## Ablauf des Einführungstrainings

Viele Patienten, die erstmalig in eine psychosomatische Klinik kommen, sind irritiert über deren Organisationsstruktur und Funktionsabläufe. Hinzu kommen häufig schicht- und regionalbedingte Kommunikationsprobleme und Verständigungsschwierigkeiten.

Informationsvermittlung allein auf der verbalen Ebene vermag demnach nicht ausreichend, Mißverständnisse und falsche Erwartungen gegenüber dem stationären Aufenthalt aus dem Wege zu räumen. Um solchen Anfangsschwierigkeiten vorzubeugen, wurden mehrere Sinneskanäle angesprochen.

Über visuelle und verbale Informationsvermittlung wurden die Patienten durch Mit- und Gruppenarbeit in den Trainingsablauf einbezogen, so daß sie nicht nur passive Zuhörer waren, sondern sich aktiv mit zentralen Bereichen und Problemen des Klinikaufenthaltes auseinandersetzen konnten. Neben der reinen Informationsvermittlung sollten Darstellungen über therapeutische Abläufe auch didaktischen Charakter gewinnen. Es sollten den Patienten Möglichkeiten aufgezeigt werden, wie sie selbst etwas zur Veränderung ihrer Probleme beitragen. Wie bereits erwähnt wird das Training einmal wöchentlich jeden Donnerstag und Freitag durchgeführt. Es dauert etwa 5 h, wobei 3 h auf den Donnerstagnachmittag und 2 h auf den Freitagmorgen fallen, so daß möglichst alle innerhalb einer Woche angekommenen Patienten daran teilnehmen können. Das Training wird von 2 Personen aus dem therapeutischen Bereich durchgeführt, die sich in ihren Aufgaben abwechseln und ergänzen. Insgesamt gliedert sich das Konzept in 5 Themenbereiche, die im folgenden näher beschrieben werden.

## Anmeldung und Erwartung

In dieser einführenden Phase des Trainings, einer sog. "Warming-up-Phase", lernt sich die meist 10 - 25 Patienten umfassende Gruppe näher kennen. Sie erfährt etwas darüber, wie die einzelnen Mitglieder in die Klinik gekommen sind und klärt Erwartungen und Vorstellungen hinsichtlich des Klinikaufenthaltes ab. Als erstes nehmen die Patienten schriftlich zu der Frage Stellung: *"Wie komme ich hierher?"*

Mit Hilfe einer anonymen Kartenabfrage, wo die Patienten den Weg ihres Kommens in einem Satz oder in Form eines Stichwortes auf DIN-A-5-Karten schreiben, erhalten sie somit Informationen über unterschiedliche Zuweisungsmodalitäten. Die anonym beschrifteten Karten werden eingesammelt und an einer Tafel nach durch Zurufe von den Patienten geäußerten Vorstellungen zu Gruppen geordnet. Einer der Trainingsleiter heftet die Karten an die Pinnwand und fragt jeweils nach, ob das sich ergebende Bild den Auffassungen des Publikums gerecht wird. Nötigenfalls erfolgen Änderungen. Über diese Form der "verdeckten Kartenabfrage" und des induktiven Systematisierens kann bereits jeder einzelne Patient ins Gruppengeschehen miteinbezogen werden. Auch zurückhaltende, eher schüchterne Personen tragen damit zum an der Tafel dargestellten Ergebnis bei, so daß ein Sichzurückziehen und Isolieren in der Kennenlernphase weitgehend verhindert wird.

Im 2. Schritt wird zu der Frage: *"Was will ich hier?"* analog vorgegangen. Die beschrifteten Karten werden erneut unter Zurufen der Patienten vom Trainingsleiter an der Tafel zu Gruppen geordnet und anschließend mit den Patienten diskutiert. Auch hier ist wiederum die aktive Mitarbeit der Patienten intendiert. Der Schwerpunkt liegt dabei darauf, unterschiedliche Positionen der Patienten herauszuarbeiten und jede einzelne Aussage zu stützen, dabei die Patienten zu Interaktionen zu ermutigen und divergentes Denken zu fördern. Verschiedene Auffassungen bleiben nebeneinander stehen und werden gleichermaßen gewürdigt.

Letzter Schritt dieser Trainingsphase ist die Vergabe von *Aktivitäts- und Passivitätspunkten* für die erarbeiteten Themenbereiche. Dafür erhalten die Patienten 2 rote (Aktivitätspunkte) und 2 grüne (Passivitätspunkte) Klebepunkte. Die roten Punkte stehen für die Aussage *"Hier kann ich selbst aktiv etwas tun"*, hingegen die grünen Punkte Stellvertreter für die Aussage des Patienten *"Hier kann ich selbst nichts tun"* sind. Mit der Vergabe von Aktivitäts- bzw. Passivitätspunkten werden die Patienten erstmals direkt auf eigene Veränderungskompetenzen angesprochen. Auf diesem Wege erfährt der Gruppenleiter bereits etwas über eventuelle passive Veränderungserwartungen und kann diese für das fortlaufende Training mit berücksichtigen.

Nachdem die Patienten ihre Punkte entsprechend der Themenbereiche verteilt haben, faßt ein Gruppenleiter die Ergebnisse kurz zusammen und interpretiert diese unter Berücksichtigung der unterschiedlichen Argumentationsweisen der Patienten. Dabei soll bereits hervortreten, daß verschiedene Krankheitsbilder entsprechend verschiedene therapeutische Interventionen erfordern. Über das Aufzeigen unterschiedlicher Erwartungen hinsichtlich des Klinikaufenthaltes sowie deren differenzierte Betrachtungsweisen nach dem Grad der Eigenaktivität leitet der Trainingsleiter zur nächsten Phase, der Darstellung der Behandlungsplanung über.

## Behandlungsplanung

In dieser 2. Einheit werden auf Video 2 unterschiedliche Vorgehensweisen einer Therapieplanung zwischen einem Therapeuten und einer Patientin dargestellt. Dabei werden die Patienten dazu aufgefordert, die Rolle der Akteure zu beobachten und zu bewerten. Ziel dieses Vorgehens ist es, die Patienten über den Ablauf eines Planungsgespräches zu informieren und sie gleichzeitig dazu zu motivieren, über ihre eigene Behandlungsplanung nachzudenken.

Im *1. Planungsgespräch* wird eine Extremposition dargestellt. Hier wird die Patientin mit einem bereits fertigen Therapieplan konfrontiert, auf den sie keinen Einfluß mehr ausüben kann.

Ein direktiver Therapeut erteilt der von dem Wortschwall des Therapeuten Eingeschüchterten Instruktionen.

Die Redeanteile der beiden Personen sind ungleich verteilt. Der Therapeut redet viel, unterbricht die Patientin häufig und entkräftet deren Einwände durch Allgemeinplätze.

Die Patientin hingegen spricht wenig, höchstens einmal "ja" oder "ja, aber ...", zeigt jedoch ansonsten wenig Initiative. Das Gespräch beginnt mit ein paar einleitenden Worten des Therapeuten, der kurz die Beschwerden der Patientin zusammenfaßt.

Daraufhin informiert er die Patientin über ihre Behandlung in den Bereichen Sporttherapie, Gruppentherapie, Physiotherapie, Ergotherapie und Einzeltherapie. Am Ende des Gespräches drückt er ihr einen fertigen Behandlungsplan in die Hand.

Im 2. *Planungsgespräch* erstellt die Patientin zusammen mit dem Therapeuten einen für sie adäquaten Behandlungsplan. Aus einem breiten Therapieangebot wählt sie, unterstützt durch die beratende Hilfe des Therapeuten, die Angebote aus, von denen sie wie auch ihr Therapeut glauben, daß sie zu positiven Veränderungen ihrer Schwierigkeiten beitragen können.

Die Redeanteile beider Personen sind etwa gleich verteilt. Der Therapeut bekräftigt jede Eigenaktivität der Patientin. Er antwortet auf die Fragen der Patientin und macht Vorschläge. Die Patientin hat sich bereits über einige Therapieangebote an der Klinik informiert, sie stellt dem Therapeuten gezielte Fragen und bringt eigene Vorstellungen ein.

Auch dieses Gespräch beginnt wie das erste mit einer einleitenden Information über die Beschwerden der Patientin von seiten des Therapeuten. Beschwerdenbereiche sowie Behandlungsprogramm gleichen den im 1. Gespräch genannten.

Im Unterschied zum 1. Gespräch handelt es sich hierbei um einen Behandlungsplan, der nicht bereits fertig vorliegt, sondern erst im aktiven Gespräch vom Therapeuten und der Patientin erarbeitet wird. Es wird auf die Patientin kein Zwang ausgeübt.

Am Ende des Gespräches erhält die Patientin ein Behandlungsbuch, das sie zu ihrer eigenen Kontrolle führt. Enthalten sind im Buch lediglich die Uhrzeiten; ausgefüllt wird es von der Patientin.

Die Patienten sollen dabei nach jeder Aufzeichnung zu folgenden Fragen Stellung nehmen:

a) Wie geht der Therapeut vor?

b) Wie reagiert die Patientin?

c) Wie finden Sie das?

Nach jedem Video werden zuerst die Beobachtungen der Gruppenmitglieder zu den ersten beiden Fragen unbewertet von einem Trainingsleiter an der Tafel festgehalten. Danach findet ein Meinungsaustausch der Patienten zur Frage c) statt. Zum Abschluß werden nochmals beide Videoaufzeichnungen miteinander verglichen und entsprechend der Vorstellungen der Patienten im Hinblick auf ihr eigenes Planungsgespräch bewertet. Schwerpunkt ist dabei, die Patienten zu einer aktiven Mitgestaltung ihres Therapieplanes zu motivieren sowie anstelle einer passiven Versorgungshaltung, die durch einen direktiv vorgehenden Therapeuten gestützt wird, die eigenen Einflußmöglichkeiten auf den Behandlungsverlauf als etwas Positives, Wünschenswertes zu konnotieren.

Nach einer kurzen Pause erhalten die Patienten über Videoaufzeichnungen Informationen über therapeutische Standardangebote des Hauses.

## Therapeutisches Angebot

Neben der Zielsetzung, die Patienten über das breite Spektrum der hiesigen Behandlungsmöglichkeiten zu informieren, soll ihre Neugierde geweckt werden und sie dazu angeregt werden, sich aktiv um die Teilnahme an den Therapieverfahren zu bemühen.

Die Aufzeichnungen erstrecken sich über Therapiemöglichkeiten im Bereich der Ergotherapie und der Sporttherapie. Zudem sehen sie Ausschnitte aus dem Entspannungstraining, der Problemlösegruppe und dem Selbstsicherheitstraining. Die Aufzeichnungen werden dabei ergänzend von den Trainingsleitern kommentiert, evtl. auftauchende Fragen beantwortet. Den Abschluß des 1. Trainingstages stellt die Zuordnung der Patienten zu einzelnen Arbeitsgruppen dar.

## Gruppenarbeit

Bis zu diesem Zeitpunkt liegen die aktiven Anteile der Informationsvermittlung noch primär bei den Gruppenleitern. Wie bereits erwähnt, besteht das Ziel des Vorbereitungstrainings in einer zunehmenden Aktivierung der Patienten. Waren die Anforderungen anfangs noch vorsichtig auf Berücksichtigung der Anonymität der Patienten ausgerichtet, werden sie nunmehr zum eigenständigen Handeln in Form von Kleingruppenarbeit angeregt. Die nach dem Zufallsprinzip zusammengestellten Kleingruppen sind in diesem Teil des Programms dazu aufgefordert, über die Befragung von Mitarbeitern und Mitpatienten des Hauses Informationen zu bestimmten Themenbereichen zu sammeln. Jede Gruppe erhält ein Arbeitsblatt, auf dem Instruktionen zur Bearbeitung der Aufgabe vorformuliert sind. Anstelle einer passiven Informationsvermittlung werden die Patienten demnach dazu angeregt, sich mit therapiebezogenen Themen aktiv auseinanderzusetzen und damit ein größeres Verständnis für klinikinterne Vorgänge zu bekommen. Zudem wird über das Arbeiten in Gruppen sowie über die Patienten- und Mitarbeiterbefragung soziale Interaktion gefördert. Erste Kontakte können auf diese Art und Weise auch von sozial gehemmten Patienten geknüpft werden.

Die Gruppenarbeit beschäftigt sich mit den folgenden 4 Themenbereichen:

### *Hausordnung*

Die Gruppe, die das Thema Hausordnung bearbeitet, hat die Aufgabe, Einzelheiten zu den folgenden Punkten der Hausordnung zu ergänzen: Ausgang, Nachtruhe, Anweisungen, Medikamente, Alkohol, Rauchen, Autobenutzung.

Des weiteren soll die Gruppe andere Patienten dazu befragen, wie diese mit der Hausordnung umgehen und wie das Klinikpersonal auf die Einhaltung achtet. Hier gilt es, den oftmals aversiven Charakter, den das Einhalten von Regelungen mit sich bringt, aufzuweichen und positive Argumente für die Entwicklung solcher Regeln zu entdecken. Obwohl Themen wie Rauchverbot auf den Zimmern, Ausgangsbegrenzung und Nachtruhezeiten zu heißen Diskussionen in der Gruppe führen können, wird es doch den meisten Patienten einsichtig, daß eine Hausordnung als Grundlage für das Zusammenleben in einer Gemeinschaft notwendig ist. Statt eines blinden Gehorchens bzw. des Weckens von Widerstand wird von den Patienten ein Verhalten gefordert, das sie bereits aus anderen sozialen Wirklichkeiten kennen und dort anwenden.

Neben genauen Informationen über wichtige Regeln im Rahmen des Klinikaufenthaltes ist es dabei für eine verbesserte Compliance bedeutsam, Punkte inhaltlich zu erläutern und den Sinn und Zweck von Regelungen den neu angekommenen Patienten transparent zu machen.

## *Medizinische Versorgung*

Die diesen Themenbereich bearbeitende Gruppe hat die Aufgabe, sich über bestimmte Einzelheiten der medizinischen Versorgung zu informieren. Sie erhalten dabei die Instruktionen, sich über die Aufgaben der medizinischen Zentrale (MZ) durch Befragung eines Mitarbeiters aus der MZ zu informieren.

Folgende Funktionen sind in der *medizinischen Zentrale* zusammengefaßt:

Aufnahme- und interkurrente Untersuchungen, Durchführung der Routinelaborverfahren, Kontrollmessungen von Gewicht und Blutdruck, Diagnostik (EEG, EKG, Sonographie, Ergometrie).

Des weiteren sollen die Patienten Aspekte der *medikamentösen Behandlung* in Erfahrung bringen, sich über die Art der Verordnung und der Ausgabe von Medikamenten informieren. Diese werden nach schriftlicher Verordnung von seiten des Arztes oder des Bezugstherapeuten in der Apotheke von den Patienten selbst abgeholt. Die Medikamente werden dabei in Anwesenheit der Angestellten der medizinischen Zentrale eingenommen.

Entsprechend der Klinikkonzeption werden Patienten dazu angehalten, sich aktiv um ihre Medikamente, die zu bestimmten Zeiten an einem bestimmten Ort der MZ abgeholt werden können, zu bemühen. Neben der regelmäßigen Einnahme liegt ein weiteres Ziel in der Bewußtmachung dieses Vorgangs. Patienten sollen nicht unreflektiert "automatisch" zur Tablette greifen, sondern den Einnahmevorgang aktiv wahrnehmen und außerdem wissen, warum sie ein solches Medikament benötigen. Diese Vorgehensweise ist für Patienten, die an eine jahrelange Medikamenteneinnahme gewöhnt sind und eine starke organische Fixierung aufweisen, anfangs schwer verständlich. Es bedarf daher einer ausführlichen Diskussion und Information über Sinn und Zweck einer solchen Regelung.

Auch über *ärztliche Dienste* sollten die Patienten informiert sein. Durch Befragung erhalten sie Informationen über die erste Anlaufstelle, an die sich Patienten bei körperlichen Beschwerden wenden können - während der Dienstzeit ist dies das Teamzimmer des für den Patienten zuständigen Teams. Dort halten sich die Kotherapeuten auf, die die nötigen Schritte für eine adäquate Behandlung einleiten. Außerhalb der Dienstzeiten kann sich ein Patient über einen Notruf an den jeweiligen diensthabenden Kotherapeuten wenden, der sich seinerseits um eine fachgerechte Versorgung bemüht (z. B. durch Verständigung des diensthabenden Arztes).

In der Erläuterung der Vorgehensweisen sollte auf die Bedeutung des Bezugstherapeuten als hauptverantwortlicher Person, die über alle Behandlungsschritte beim Patienten orientiert ist, hingewiesen werden.

## *Therapeutische Vereinbarungen und Verträge*

Die Gruppe, die sich mit diesem Thema beschäftigt, hat die Aufgabe, Patienten und Mitarbeiter darüber zu befragen, was therapeutische Aufgaben und Verträge sind und für wie wichtig diese von Patienten und Therapeuten angesehen werden.

Über das Sammeln von Beispielen bezüglich therapeutischer Hausaufgaben (z. B. Selbstbeobachtungsprotokolle, Tagespläne erstellen, Verhaltensübungen) und der im Hause geschlossenen therapeutischen Verträge (z. B. Essensverträge, Alkohol- und Medikamentenverträge) erhalten die Patienten erstmals einen Einblick in therapeutische Vorgehensweisen, die sehr stark an selbstkontrolliertem Verhalten bzw. an der Eigenverantwortlichkeit des Patienten orientiert sind. Anhand der Besprechung und Analyse einzelner Aufgaben kann die Bedeutung des eigenständigen Übens zwischen den festen therapeutischen Angeboten als ein wesentlicher therapeutischer Baustein den neuangekommenen Patienten transparent gemacht werden. Dem Vorurteil, Therapie bestünde aus 1 - 2 wöchentlich stattfindenden Einzelgesprächen, wird auf diesem Wege frühzeitig entgegengewirkt. Die über Verträge erreichte Verbindlichkeit der jeweiligen Vereinbarungen zwischen Therapeut und Patient verdeutlicht, daß beide sich gegenseitig ernst nehmen. Beide Seiten tragen eigenverantwortlich für das Gelingen der Behandlung bei, was die aktive Mitarbeit von Patient und Therapeut voraussetzt.

## *Verhaltenserprobungen*

Diese Arbeitsgruppe hat die Aufgabe, Patienten darüber zu befragen, was Verhaltenserprobungen sind und welche Ziele damit verbunden sind.

Über das Befragen von Mitpatienten können neu angekommene Patienten etwas darüber erfahren, wie geplante Verhaltensänderungen geübt und umgesetzt werden. Dabei spielt auch die Umsetzung des in der Klinik geübten Verhaltens ins Alltagsleben eine Rolle, was üblicherweise durch externe Verhaltenserprobungen trainiert und überprüft wird. Wiederum werden Patienten auf die Veränderbarkeit problematischer Verhaltensweisen über selbstkontrolliertes Üben hingewiesen, dabei können Vorstellungen über das Klinikleben als "Käseglocke", die nichts mit der Realität zu tun hat, frühzeitig aus den Angeln gehoben werden.

Die Zuteilung zu den Arbeitsgruppen sowie die Besprechung der Instruktionen bilden das Ende des 1. Trainingstages für die Trainingsleiter. Zur Befragung der Mitarbeiter bzw. der Mitpatienten haben die Patienten den Abend und den kommenden Morgen zur Verfügung. Wie sie dabei inhaltlich vorgehen, ob sie getrennt oder in Gruppen zusammen die Befragung durchführen, bleibt den jeweiligen Patienten selbst überlassen.

Am nächsten Morgen zu einer bestimmten Zeit treffen sich alle Patienten zusammen mit den Trainingsleitern und besprechen die gesammelten Informationen, die ausführlich in der Gruppe diskutiert und von den Gruppenleitern ergänzt werden. Hierbei ist darauf zu achten, daß die Patienten mit unterschiedlichen Vorerfahrungen in die Klinik kommen, so daß es weniger darauf ankommt, ein möglichst vollständiges Informationsbild abzugeben, als vielmehr auf die jeweiligen Bedürfnisse der Patienten zu achten und diese durch einfache und gut verständliche Informationen zu befriedigen. Schwerpunkt in der Gruppenbesprechung liegt dabei mehr im Transparentmachen und weniger im Überzeugen. Wortgefechte und Auseinandersetzungen darüber, ob geäußerte Meinungen richtig oder falsch sind, sollten in diesem Forum vermieden werden.

## Arbeit in einem multiprofessionellen Behandlungsteam

Den Abschluß des Einführungstrainings bildet wiederum eine Videoaufnahme über eine konstruierte Supervisionssitzung. Es wird die Arbeit eines multiprofessionellen Behandlungsteams am Beispiel einer gemeinsamen Fallbesprechung dargestellt. An dieser einmal wöchentlich stattfindenden Sitzung sind neben den zum Team gehörenden Mitgliedern (Teampsychologe, Teamarzt, Kotherapeuten, psychologischer und ärztlicher Supervisor) auch die Vertreter der Funktionsbereiche Ergo-, Sport- und Soziotherapie beteiligt, was eine umfassende Behandlung erst möglich macht.

Da die Patienten eines Teams dabei nicht anwesend sind, diesen Vorgang also nur vom Namen her kennen, was zu Verunsicherungen darüber, "was da wohl hinter verschlossenen Türen geschehe", führen kann, sollte mit Hilfe dieser Aufzeichnung die Teamarbeit entmystifiziert und für den einzelnen Patienten durchschaubarer werden. Neben der Darstellung und Klärung der jeweiligen Fachkompetenzen, die an einer Supervision beteiligt sind, lag ein weiteres Ziel darin, dem Patienten etwas über den Informationsfluß sowie die Zusammenarbeit zwischen Teammitgliedern und den Funktionsbereichen des Hauses zu vermitteln. Erst fortwährende Absprache und Erfahrungsaustausch zwischen den Mitarbeitern des Hauses erlauben eine spezifische Zuordnung aller Patienten zu den für sie indizierten therapeutischen Angeboten und damit ein individuell auf den jeweiligen Patienten abgestimmtes Vorgehen.

Zur Verdeutlichung der jeweiligen Berufsbezeichnung der an der Supervisionssitzung Teilnehmenden werden diese während der Videoaufzeichnungen nochmals an einer Tafel festgehalten und anschließend mit den Patienten besprochen. Im Anschluß an das Video wird Raum für evtl. auftauchende Fragen und Diskussion sowie eine abschließende Bewertung der im Rahmen des Einführungstrainings gemachten Erfahrungen gegeben. Damit endet das Training.

## Anmerkungen zur Durchführung therapievorbereitender Maßnahmen

Wie bereits mehrmals erwähnt, geht es bei der Durchführung solcher Trainingsprogramme um die Aktivierung der Patienten, um die Förderung ihrer Anteilnahme am Klinikgeschehen. Demnach geht es weniger um die Richtigkeit der von den Patienten erbrachten Inhalte, als vielmehr um deren Mitarbeit und die Anregung, über die in der Gruppe geäußerten Meinungen und Ideen nachzudenken.

Nicht vergessen werden sollte, daß eine solche Einführung für viele Patienten eine erste therapeutische Maßnahme des Hauses darstellt und damit als "erster Eindruck" in das Bewertungssystem des Patienten einfließt. Demnach ist die Rolle, die

die Gruppenleiter als Modell für das Klinikkonzept bzw. auch für das Patientenverhalten spielen, nicht zu unterschätzen.

Für ein besseres Gelingen des auf mehreren Ebenen arbeitenden Einführungsprogrammes empfiehlt es sich, 2 Gruppenleiter einzusetzen, die miteinander interagieren und sich in ihren Tätigkeiten ergänzen.

Das Training erhebt nicht den Anspruch, die Patienten vollständig über ihre Behandlung zu informieren und das verhaltensmedizinische Konzept in allen Einzelheiten darzustellen. Vielmehr geht es hier um die Motivierung der aus allen Schichten kommenden Patienten, es geht um die Wahrnehmung eigener Veränderungskontrollmöglichkeiten und eigener Einflußmöglichkeiten auf den therapeutischen Verlauf. Bei allen Bausteinen des Programms steht der Patient im Mittelpunkt des Geschehens. Es gibt kein "falsch" und kein "richtig" in dem was er sagt, Bewertungen von seiten der Gruppenleiter sollten, wenn sie vorgenommen werden, vornehmlich positiv konnotierend einfließen. Interaktionen zwischen den Mitpatienten sind erwünscht und demnach nicht zu unterbinden, es sei denn, sie bedeuten im entsprechenden Augenblick eine massive Störung des Ablaufes. Wichtig wird es für die Gruppenleiter sein, immer wieder Unterschiede deutlich zu machen, was die Problembereiche, aber auch die einzelnen Meinungsbilder der Patienten angeht. Wie bereits erwähnt, soll es nicht das Ziel der Gruppenleiter sein, die Patienten von dem Therapiekonzept zu überzeugen, es gilt vielmehr, es ihnen transparent und nachvollziehbar zu machen. Also sind Auseinandersetzungen zwischen Therapeuten und Patienten zu vermeiden. Zum Abschluß eines Programms empfiehlt es sich,die Patienten darüber zu befragen, was sie aus dem Training mitnehmen können und wie sie das bewerten, wobei wiederum jede einzelne Äußerung ernst genommen und als konstruktiv konnotiert werden sollte.

"Nebenbei" lassen sich aufgrund der Interaktionen in dieser Gruppe der Neuankömmlinge erste diagnostische Beobachtungen zu dem Patientenverhalten machen, das dann an den jeweiligen Bezugstherapeuten weitergemeldet werden kann.

## Evaluation

Das im Jahre 1984 neu entwickelte Einführungstraining für Patienten einer verhaltensmedizinischen Klinik wurde anhand zweier Diplomarbeiten evaluiert. In einem Feldexperiment wurden 48 Patienten (Kontrollgruppe), die eine standardmäßige, früher übliche kurze Patientenbegrüßung erfahren hatten, mit 44 Patienten (Experimentalgruppe), die am Einführungstraining teilgenommen hatten, verglichen. Kriterium hierfür war ein Fragebogen zur Erfassung des therapeutischen Klimas und des Therapieprogramms (SEKT-Fragebogen), der in 2wöchigen Abständen insgesamt 3mal von allen Patienten beantwortet wurde. Die statistische Auswertung des durchgeführten Experiments bestätigte die Effektivität des Einführungstrainings. Besonders deutlich zeigte sich die Wirkung in einer veränderten Wahrnehmung der Einführungsgruppe im Hinblick auf die in der Klinik herrschenden Atmosphäre. Wer am Einführungstraining teilgenommen hatte, schätzte die Patienten der Klinik als in der Therapie engagierter ein. Die Therapiekonzeption wurde von trainierten Patienten als stärker zukunftsorientiert und praxisnäher gesehen. Sie schätzten die Belohnung und Bekräftigung von Fortschritten sowie die Förderung zur Selbständigkeit in der Therapie als höher ein. Funktionsabläufe in der Klinik, Therapieprogramme und -zielsetzungen waren für Patienten der Trainingsgruppe durchschaubarer, der Informationsfluß zwischen Mitarbeitern erschien ihnen besser. Auch im Hinblick auf die geschätzte Differenz zwischen gewünschtem und wahrgenommenem Zustand, was die Situation in der Klinik angeht, unterschieden sich beide Gruppen voneinander. In einigen Aspekten der Therapiekonzeption gab die Kontrollgruppe größere Diskrepanzen zwischen gewünschtem und wahrgenommenem Zustand an.

Auffällig war das verzögerte Auftreten von angegebenen Gruppendifferenzen in den Beantwortung der Fragebögen. In einigen Skalenbereichen unterschieden sich Experimental- und Kontrollgruppe erst zum 2. bzw. 3. Meßzeitpunkt, was Anlaß zu der Annahme gibt, daß die Patienten, die ein Einführungstraining erhalten haben, andere Klinikerfahrungen machen als "untrainierte" Patienten und demnach die Klinikatmosphäre längerfristig positiver wahrnehmen.

Eine weitere evaluative Studie beschäftigte sich mit dem Einfluß des Trainings auf gesundheitsbezogene Kausalattributionen, Kontrollattributionen und Kontrollorientierungen. Auch in diesem Bereich zeigte sich ein Unterschied zwischen Experimental- und Kontrollgruppe. Die Trainingsgruppe legte der eigenen Aktivität eine höhere Bedeutung bei, zeigte eine höhere internale Kontrollorientierung und Attribuierung bezogen auf die eigene Gesundheit.

Die vorliegenden Ergebnisse bestätigen die Autoren in der anfangs zugrundegelegten Annahme, daß ein speziell auf eine Klinik abgestimmtes Einführungstraining die aktive Mitarbeit psychosomatischer Patienten verbessern und damit eine verhaltensmedizinisch stationäre Maßnahme sinnvoll einleiten kann.

Es erscheint sinnvoll und wünschenswert, derartige Programme auch für andere Kliniken und Behandlungskonzepte zu entwickeln.

## Literatur

Duckro R, Beal D, George C (1979) Research on the effects of disconfirmed client role expectations in psychotherapy: a critical review. Psychol Bull 86: 260 - 275

Heitler JB (1976) Preparatory techniques in imitiaticy expressive psychotherapy with lowerclass, unsophisticated patients. Psychol Bull 83: 339 - 352

Klein M (1984) Entwicklung eines Einführungstrainings für Patienten einer psychosomatischen Fachklinik. Evaluation über das Kriterium "Therapeutisches Klima". Diplomarbeit, Universität Mannheim

Sturm J, Zielke M (1983) Psychosomatische Fachklinik Bad Dürkheim. Erfahrungsbericht über zwei Jahre psychosomatische Arbeit. GPT Schriftenreihe Bd 8, Düsseldorf

Zöller S (1987) Auswirkung eines standardisierten Einführungstrainings einer verhaltenstherapeutisch ausgerichteten psychosomatischen Fachklinik auf die Kausalattribution und die Kontrollmöglichkeit eigener Handlungen. Diplomarbeit, Universität Göttingen

# "Hilfe zur Selbsthilfe" durch verhaltensorientierte Gesundheitsberatung - ein Bericht zum Modellprojekt "Gesundheitsberatung durch Ärzte"

Rita Maria Meye, Christine Brühne-Scharlau

## Zielsetzung, Rahmenbedingungen und Ergebnisse des Modellversuchs

### *Zielsetzung*

> "Es ist nicht genug zu wissen,
> man muß auch anwenden.
> Es ist nicht genug zu wollen,
> man muß auch tun."
>
> (Goethe)

Bezüglich dieses Tuns kann der Arzt seine Autorität gezielt einsetzen, seine persönlicher Anstoß kann mehr bewirken als jede Kampagne der Massenmedien. Natürlich ist es aussichtslos, gesundheitsbewußtes Verhalten wie ein Medikament einfach zu verordnen. Jeder kennt die Erfahrung, daß Wissen über Gesundheitsgefahren allein wenig bewirkt, zumal gesundheitsschädliche Gewohnheiten in der Regel positiv erlebt werden. Eine Aktivierung des Patienten zu selbstgewolltem Handeln ist deshalb nur möglich, wenn er bei der Therapieentscheidung aktiv beteiligt wird. Das ist zeitaufwendig und setzt voraus, daß die Arzt-Patienten-Beziehung im Sinne einer beratenden Kooperation neu gewichtet wird. Interventionsziele sind:

- Rauchen,
- Übergewicht,
- Bewegungsmangel,
- leichter Bluthochdruck
- gesundheitsgefährdender Streß.

Mit diesen Überlegungen begann das Projekt "Gesundheitsberatung durch Ärzte" (Bengel et al. 1988; Brühne-Scharlau 1986), das auf die Risikofaktoren Rauchen, Übergewicht, Bewegungsmangel, Streß und hoher Blutdruck bzw. auf die damit verbundenen riskanten Gewohnheiten Einfluß nehmen sollte. Als übergreifende Ziele formulierten die Initiatoren:

- die Verstärkung des präventiven Aspekts in der Arbeit niedergelassener Ärzte (denn das Anknüpfen an diese Risikofaktoren ohne Vorliegen einer Krankheit war leistungsrechtlich ein Novum);

- die Motivierung von Patienten zu selbstverantwortlicher gesundheitsgerechter Lebensweise nach dem Motto "Hilfe zur Selbsthilfe".

Die Gesundheitsberatung richtete sich also nicht an psychosomatische Problemfälle, sondern ganz allein auf gesundheitsschädliche Gewohnheiten im Alltag.

## *Rahmenbedingungen*

Vertragspartner des Modellversuchs waren die Kassenärztliche Bundesvereinigung, der Verband der Angestellten-Krankenkassen und der Arbeiter-Ersatzkassenverband; die Koordination lag beim Zentralinstitut für die kassenärztliche Versorgung.

Zielgruppe des Modellversuchs waren die 30- bis 50 jährigen Versicherten der beteiligten Ersatzkassen in Hamburg und in der Pfalz, die z. Z. nicht wegen Herz-Kreislauf-Krankheiten oder chronischer Bronchitis in ständiger ärztlicher Behandlung waren. Sie konnten sich in maximal 3 Gesundheitsberatungen zu ihren persönlichen Risikofaktoren beraten lassen.

Für die 171 teilnehmenden Ärzte, es waren die Fachgruppen Ärzte für Allgemeinmedizin, praktische Ärzte und Internisten, wurde ein verhaltensbezogenes und damit von psychologischen Erkenntnissen und Gesprächsformen geprägtes Fortbildungsprogramm entwickelt und verbindlich vorgeschrieben.

In einer detaillierten wissenschaftlichen Begleitforschung wurden die Auswirkungen der Gesundheitsberatung analysiert und die Übertragbarkeit des Konzepts in die Regelversorgung diskutiert (s. folgende Übersicht).

| | |
|---|---|
| Regionen: | Kassenärztliche Vereinigungen Hamburg und Pfalz; |
| Zeitraum: | 01. 01. 1982 - 30. 06. 1984; |
| Zielgruppe: | 30- bis 50jährige Versicherte der beteiligten Ersatzkassen<br>- in Hamburg 167900,<br>- in der Pfalz 15400; |
| Angebot: | maximal 3 präventive Gesundheitsberatungen zu den Risikofaktoren; |
| Dauer der Gesundheitsberatung: | mindestens 30 min; |
| Teilnehmende Ärzte: | Ärzte für Allgemeinmedizin/ praktische Ärzte/Internisten; |
| Fortbildung: | Vortragsveranstaltung und 3stufiger Kurs, Dauer insgesamt 20 h; |
| Träger: | Kassenärztliche Bundesvereinigung und folgende Ersatzkassen:<br>B E K / D A K / K K H,<br>Braunschweiger Kasse,<br>Schwäbisch Gmünder Ersatzkasse,<br>Hamburgische Zimmererkrankenkasse; |

| | |
|---|---|
| Koordination: | Zentralinstitut für die kassenärztliche Versorgung, Köln; |
| Evaluation: | Lehrstuhl für Rehabilitationspsychologie der Universität Freiburg. |

### *Ergebnisse*

Knapp 13000 Versicherte nahmen eine Gesundheitsberatung in Anspruch, rund 3300 kamen auch zur Zweitberatung und rund 1600 zur Drittberatung.

Insgesamt wurde dieses Angebot von allen Beteiligten nicht nur als Bereicherung aufgenommen, sondern es wurden auch meßbare Erfolge erzielt. Am meisten profitierten Raucher und Übergewichtige, die mindestens 2 Beratungen in Anspruch nahmen; bei Bewegungsmangel, Streß und Bluthochdruck ergaben sich jeweils Trends zur Verringerung der Risikofaktoren.

## Grundsätze der Gesundheitsberatung und Themenschwerpunkte der ärztlichen Fortbildung

Das Phänomen von Compliance und Noncompliance ist inzwischen zum publizistischen Dauerthema geworden. Aus ärztlicher Perspektive stellt es sich nach wie vor als das Problem der fehlenden Motivation auf seiten der Patienten dar. Natürlich hat auch unser Programm keine Patentrezepte anzubieten. Durch die Nutzung von Erkenntnissen aus medizinpsychologischen und verhaltensbiologischen Forschungen kann aber eine etwas anders akzentuierte Sichtweise der Probleme vermittelt werden, die auftauchen, wenn bei einem vorgegebenen Tagesablauf Vorlieben und Gewohnheiten aufgegeben werden sollen.

### *Muß Gesundheitsberatung an der mangelnden Motivation der Patienten scheitern?*

"Wie kann ich einen Patienten denn motivieren?" Als Anknüpfungspunkt zum Praxisalltag steht diese Frage am Anfang unseres Fortbildungsprogramms. Das grundlegende Handwerkszeug wird im Themenschwerpunkt "Motivation" vermittelt. Im engeren Sinne gehören dazu:

- Probleme der Einhaltung von Vereinbarungen zwischen Arzt und Patient;
- Faktoren, die die Compliance beeinflussen;
- Analyse der Noncompliance
- Möglichkeiten des Umganges mit mangelnder Mitarbeit;
- Abbau der Abwehr des Patienten.

Nachfolgende Übersicht faßt die Themenschwerpunkte des Ärztefortbildungsprogramms zusammen:

*1) Muß die Gesundheitsberatung an der mangelnden Motivation der Patienten scheitern?*

- Probleme der Einhaltung von Vereinbarungen zwischen Arzt und Patient (Compliance und Noncompliance);
- Faktoren, die die Compliance beeinflussen und Analyse der Noncompliance;
- Möglichkeiten des Umgangs mit mangelnder Mitarbeit Abbau der Abwehr des Patienten.

*2) Gesundheitsberatung soll "Hilfe zur Selbsthilfe sein":*

- Veränderte Rolle des Arztes:
  Patient als Partner und Experte seines Alltags;
- patientenzentrierte Gesprächsführung;
- Kommunikation

*3) Es gibt keine Patentrezepte - nur individuelle Lösungen:*

- Verhaltensorientierte Exploration /
  Analyse bisheriger Veränderungsversuche;
- Strategieplanung:
  Entwickeln von Alternativverhalten;
- Handlungsangebote zur Verhaltensänderung:
  Verabredung kleiner Schritte ("Zwischenziele");
- Mißerfolge akzeptieren.

Sinnvollerweise sollte man das Complianceproblem auch einmal aus der Sicht des Patienten betrachten: Es gibt immer gute Gründe für Noncompliance! Die Furcht vor Arzneimittelnebenwirkungen ist belegt. Ein weiteres Beispiel ist die triebökonomische Kalkulation: Der momentane Lustgewinn aus einer angenehmen Gewohnheit liegt näher als der Verzicht zugunsten besserer aber unsicherer Zukunftsaussichten, zumal es in der Regel an Leidensdruck fehlt. Oder man hat angesichts aktueller angespannter Lebensumstände nicht genügend Energie für das Umlernen von Verhalten übrig. Andererseits wissen viele Leute, was sie falsch machen, sie möchten auch gerne ihre Gewohnheiten ändern, sie wissen aber nicht, wie! Deshalb ist das Hauptthema des Fortbildungsprogramms: Wie können Ärzte ihre Patienten bei deren Änderungswünschen unterstützen?

## *Gesundheitsberatung soll "Hilfe zur Selbsthilfe" sein*

Es ist wenig hilfreich, den Patienten einen Katalog von "Ratschlägen" zu offerieren, denn oft sind Ratschläge eben nur Schläge. Was nützen nämlich die besten Expertenratschläge, wenn z. B. das Haupthindernis für längerfristige Diätbemühungen eine fürsorgliche Omi ist, die einem duftende Dampfnudeln neben den 200-Kalorien-Salat stellt. Genau um diese banale Alltagsproblematik geht es, und die liegt bei jedem Patienten anders. Für diesen Alltag gibt es nun keinen besseren Experten als den zu Beratenden selbst. Wenn der Arzt in dem Fall der Gesundheitsberatung diese größere Kompetenz des Patienten anerkennt, dann können beide gemeinsam realistische Änderungsschritte aushandeln. Der Patient muß also mehr Eigeninitiative aufbringen, der Arzt wird dadurch in seiner Verantwortung entlastet. Nur dann besteht Aussicht auf langfristige Verhaltensänderungen, wenn der Patient selber z. B. nach einer Möglichkeit sucht, die Omi von den Dampfnudeln abzubringen und diese Möglichkeit auch für realisierbar hält. Der 2. Themenschwerpunkt des Ärztefortbildungsprogamms ist: Gesundheitsberatung soll "Hilfe zur Selbsthilfe" sein (s. folgende Übersicht).

*1) Veränderte Rolle des Arztes:*

Patient als Partner und Experte seines Alltags.

*2) Patientenzentrierte Gesprächsführung:*

- äußere Beratungsbedingungen;
- Zuhören;
- Empfindungen heraushören;
- Gesprächsstörer.

*3) Kommunikation:*

- Wahrnehmung;
- Körpersprache;
- Kommunikationsgesetze;
- Fragetechniken.

In seiner veränderten Rolle muß nun der Arzt den Klienten durch eine stärker *patientenzentrierte Gesprächsführung* in seiner Selbständigkeit unterstützen. Dabei geht es weder um das Erlernen psychologischer Tricks noch um eine rein nondirektive Art der Beratung. Wichtig ist statt dessen, gemeinsam die Gründe der Abwehr herauszubekommen. Die Fortbildung gibt dem Arzt Gelegenheit, an praktischen Übungen zu erfahren, was genaues Zuhören so schwierig macht und wie Gespräche durch die nonverbalen Anteile der *Kommunikation* beeinflußt werden können. Ist der Arzt dafür sensibilisiert, kann er durch gezieltes Fragen dem Patienten den Weg ebnen, über Hindernisse zusprechen, die sich aus seiner Alltagswirklichkeit ergeben. Dadurch kann er den Patienten z. B. auf die Idee bringen, sich von der lieben Omi mal öfter einen kalorienärmeren Kartoffelauflauf zu wünschen, oder - je nach Lage des Falles - durch ein Donnerwetter der liebevollen Diktatur ein Ende zu bereiten.

## *Es gibt keine Patentrezepte - nur individuelle Lösungen*

Das zentrale Prinzip einer verhaltensorientierten Gesundheitsberatung lautet: Jedes Risikoverhalten wird durch *ganz persönliche Bedingungen* aufrechterhalten. Diese müssen herausgefunden werden. Deshalb beanspruchte die *verhaltensorientierte Exploration* den größten Teil der Fortbildungszeit. Dazu gehörte v. a. auch, die Gründe des bisherigen Scheiterns guter Vorsätze und Ansätze herauszufinden, um weitere Frustrationen zu vermeiden. Häufig hat man sich nach dem "Alles-oder-nichts-Prinzip" zu viel auf einmal vorgenommen: die Familie zieht nicht mit, oder der übliche Tagesablauf bietet so viel Hindernisse, daß man nach kurzer Zeit resignierend, aber vielleicht auch erleichtert das Handtuch wirft.

Die *positiven Konsequenzen* unserer schlechten Gewohnheiten, nämlich Genuß, Bequemlichkeit und Anerkennung z. B. müssen unbedingt beachtet werden, wenn in der *verhaltensorientierten Beratung* Arzt und Klient gemeinsam versuchen, alternative Verhaltensweisen zu entwickeln. Das heißt, um bessere Chancen für die Verankerung des gewünschten Verhaltens im Alltag des Beratenen zu gewinnen, muß man herausfinden, welche individuellen positiven Wirkungen für eine Person aus dem neuen Verhalten folgen können.

Die wirkungsvollste Art der *Belohnung* von Veränderungsbemühungen sind die positiven Verhaltenskonsequenzen, die möglichst bald am eigenen Leib erfahren werden, z. B. daß ein Raucher weniger hustet oder ein Bewegungsarmer spürt, wie wohltuend körperliche Erschöpfung ist. Aber auch andere, sich selbst ausgesetzte Belohnungen sind wirkungsvoll; allerdings fällt dieses Thema Arzt und Klienten nicht leicht. Es geht dabei im wesentlichen darum, daß man mit sich selbst freundlicher umgeht und nicht Energie in ineffektiven Selbstvorwürfen vergeudet. Dazu gehört auch, daß man sich selber Mißerfolge erlaubt und diese als Chance begreift, aus Fehlern zu lernen.

Wichtigster Grundsatz ist, daß sich jede *Strategieplanung* an den naheliegenden und umsetzbaren Möglichkeiten des Patienten orientiert. Das bedeutet,

- daß der Arzt mit dem Klienten individuelle Verhaltensziele vereinbart;
- daß eine realistische Zeitplanung erfolgt, denn: eine alte Gewohnheit hat man jahrelang ausgeübt, da kann neues Verhalten nicht von jetzt auf gleich funktionieren;
- daß man nach Möglichkeit Dritte in den Änderungsplan mit einbezieht, also die Familie oder Freunde um Unterstützung bittet.

Nicht nur die Zeitplanung, auch die *Erfolgsbeurteilung* muß auf beiden Seiten realistisch sein. Veränderungen zum Positiven sind in der Verhaltensmedizin meist unscheinbarer als in der kurativen Medizin. Auch sind zeitlich begrenzte Änderungen als Erfolge zu werten: Ein Raucher, der nach 4 Wochen Abstinenz wieder zur Zigarette greift, ist nämlich nicht nur der Schwächling, sondern auch derjenige, der immerhin 4 Wochen Abstinenz *geschafft* hat und aus diesem Erfolg Motivation für einen neuen Anlauf ziehen kann.

Ein wesentliches Element der Änderungsstrategie ist die Zerlegung vager Vorsätze in präzise gefaßte *Zwischenziele*. In der Ärztefortbildung wird deshalb geübt, angemessene kleine Schritte konkret zu machen. Zum Beispiel in der 1. Woche von 15.00 - 16.00 Uhr nicht mehr zu rauchen und diese Zeit dann von Woche zu Woche auszudehnen oder konsequent keinen Aufzug oder keine Rolltreppe mehr benutzen. Diese kleinen Änderungsschritte bringen dann die Erfolgserlebnisse, die zum Weitermachen motivieren.

Zur wirkungsvollen Unterstützung einer Gesundheitsberatung kann der Arzt auf Kurse für Übergewichtige, Lauftreffs, Entspannungstraining etc. hinweisen, die von lokalen Trägern der Erwachsenenbildung angeboten werden.

# Organisation und Aufbau des ärztlichen Fortbildungsprogramms

## *Zum Fortbildungsprogramm im Rahmen des Modellversuchs*

### Zeitlicher Ablauf der Fortbildung

Neben einer Einführungsveranstaltung zum Konzept des Modellversuchs und zur Risikofaktorenmedizin sah das Fortbildungsprogramm Schulungsseminare in Form von Kleingruppenkursen (Richtgröße etwa 12 Ärzte) zur Beratungsmethodik vor. Für diese Seminarveranstaltungen wurde eigens ein detailliertes Fortbildungsprogramm entwickelt. Die Vortragsveranstaltung war auf 4 h angesetzt; 16 Kleingruppenstunden verteilten sich auf 2 Fortbildungstage zu je 6 und 1 Fortbildungstag zu 4 h. Dabei wurde angestrebt, eine feststehende Teilnehmergruppe für alle 3 Kurstage zu haben, da sich dies positiv auf das Arbeitsklima auswirkt. Nach dem 1. Kurstag konnten die Ärzte mit den Gesundheitsberatungen beginnen. Die Zeit zwischen dem 1. und dem 2. Kurstermin betrug etwa 8 Wochen, zwischen dem 2. und 3. Kurstermin lagen etwa 12 Wochen. Dies war wichtig, um die Erfahrungen der Ärzte mit den beginnenden präventiven Beratungen in die Fortbildung einbeziehen zu können.

### Die Kursleiter

Als Kursleiter konnten Diplompsychologen mit verhaltenstherapeutischer Ausbildung und klinischer Praxis gewonnen werden. Alle hatten Lehrerfahrungen und waren die Zusammenarbeit mit Ärzten gewohnt. Im Rahmen eines Einweisungskurses wurden sie mit der Projektphilosophie und dem speziellen Fortbildungsprogramm vertraut gemacht.

### Inhaltlicher Ablauf der Kurse und Arbeitsformen

Einen Überblick über den inhaltlichen Ablauf der Kurse und die Verteilung über die 3 Fortbildungstage gibt Abb. 1.

Die Arbeitsformen wechselten zwischen kurzen Referaten des Kursleiters, Gruppendiskussionen, Demonstrationsbeispielen, Übungen, Rollenspielen und Erfahrungsaustausch. Das Programm war aus Evaluationsgründen in bezug auf Inhalt, Ablauf und Zeitvorgaben der einzelnen Elemente stark standardisiert.

Neben dem zugrundeliegenden Kursleitermanual (Abb. 1) lagen die Texte aller Informationseinheiten für die Teilnehmer in Form eines Begleitheftes zu jedem Fortbildungstag vor. An zusätzlichem Material erhielten die Teilnehmer aktuelle Zusammenstellungen des regionalen Kursangebotes. Falls sich im Laufe einer Gesundheitsberatung der Bedarf danach zeigte, sollte der beratende Arzt als Schaltstelle zu solchen einschlägigen Veranstaltungen am Ort fungieren. Der jeweils aktuelle Stand dieses Angebotes wurde regional erhoben und den Ärzten zur Verfügung gestellt. Dies fand guten Anklang; das ständige Aktualisieren ist jedoch sehr arbeitsaufwendig.

**1. Kurstag**

Einheit 1:

Kontaktphase - Eröffnung der Fortbildung
- Konzept der Gesundheitsberatung und der Fortbildung
- Selbstbesinnungsübung "Meine letzte Gesundheitsberatung"
- Kontaktregeln

Einheit 2:

Medizinische Anamnese
- Anamneseerhebung und Fragetechniken
- Gesprächsbeispiele
- Übung zu Fragetypen
- Grundlage zur Kommunikation

Einheit 3:

Verhaltensorientierte Exploration
- Prinzipien der verhaltensorientierten Exploration, Demonstration und Training
- Einführung in die Möglichkeiten und Grenzen der Aufklärung
- Selbstbesinnungsübung "Eigenes Risikoverhalten und Motivation"
- Bedeutung der Motivation für die Verhaltensänderung
- Demonstration von Gesprächsverhalten und Übungen zum partnerzentrierten Vorgehen
- Umgang mit Abwehrstrategien

Einheit 4:

Medizinische Untersuchung
- Erläuterung zur körperlichen Untersuchung und zu Indikationsfragen

Einheit 5:

Verhaltensorientierte Beratung
- Die verhaltensorientierte Beratung
- Selbstbesinnungsübung "Eigenes Risikoverhalten ändern"
- Darstellung der Maßnahmen zur VerhaltensänderungTeil I: Selbsthilfemaßnahmen

Einheit 6:

Demonstration einer Gesundheitsberatung
- Fragebogen zum Risikoverhalten
- Demonstration einer Gesundheitsberatung
- Anleitung und Übung zur Dokumentation

Einheit 7:

Auswertung der Fortbildung
- Selbstbesinnungsübung "back home"
- Abschluß

**2. Kurstag**

Einheit 1:

Eröffnung des 2. Fortbildungstages
- Selbstbesinnungsübung "Erfahrungen, Erwartungen"
- Konzept des 2. Fortbildungstages

Einheit 2:

Training von Gesprächsverhalten
- Übung "Kontrollierter Dialog"
- Übung "Empfindungen heraushören"

Einheit 3:

Training von verhaltensorientierter Exploration und Beratung

Einheit 4:

Umgang mit dem Dokumentationsheft

Einheit 5:

Maßnahmen zur Verhaltensänderung im Rahmen der Gesundheitsberatung
- Maßnahmen zur Verhaltensänderung,Teil II: Externe Maßnahmen
- Empfehlungen psychologischer und/oder psychotherapeutischer Maßnahmen
- Compliance/Noncompliance

Einheit 6:

Auswertung der Fortbildung

**3. Kurstag**

Einheit 1:

Eröffnung des 3. Fortbildungstages
- Selbstbesinnungsübung "Erfahrungen, Erwartungen"

Einheit 2:

Aufarbeiten von Erfahrungen nach dem 2. Fortbildungstag
- Rollenspiele
- Handhabung des Dokumentationsbogens

Einheit 3:

Die 2. und 3. Gesundheitsberatung
- Selbstbesinnungsübung "Umgang mit Erfolg und Mißerfolg"
- Gestaltung der 2. bzw. 3. Gesundheitsberatung
- Faktoren, die zum Mißerfolg führen können

Einheit 4:

Überprüfung bzw. Modifikation der bisherigen Vereinbarungen

Einheit 5:

Auswertung der Fortbildung

**Abb. 1.** Ablauf des ursprünglichen Fortbildungsprogramms

Als unterstützendes Material für alle Patienten erhielten die Ärzte Merkblätter zu den einzelnen Risikofaktoren. Diese begründen sehr kurz die Vorteile eines gesünderen Lebensstils und geben allgemeine praktische Hinweise zur Verhaltensänderung. Diese Merkblätter wurden speziell zur Ergänzung der gezielten persönlichen Beratung entwickelt (sie sollten also nicht im Wartezimmer ausgelegt werden), da sich diese Kombination als besonders wirkungsvoll erwiesen hat.

## *Überarbeitung des ursprünglichen Fortbildungsprogramms*

Die unmittelbaren Erfahrungen in der Ärztefortbildung und die Evaluationsergebnisse boten reiches Material, das ursprüngliche Fortbildungsmanual zu verbessern. Zusätzlich bot die Einführung der Gesundheitsberatung in der Kassenärztlichen Vereinigung Niedersachsen die Möglichkeit, das überarbeitete Programm auch gleich praktisch einzusetzen.

### Aufbau des neuen Trainingsmanuals

Das neue Manual enthält sämtliche Informations- und Übungsteile, die zur Abwicklung des Trainings erforderlich sind. Das Programm gliedert sich in 6 thematische Einheiten. Diese enthalten jeweils zur Übersicht für die Kursleiter eine Kennzeichnung der Materialien (z. B. thematische Übersichtsdarstellungen als Folien oder Wandzeitungen für die Teilnehmer, Übungsmaterialien wie Beobachtungsbögen u. ä.), eine Beschreibung der Ziele sowie Hinweise zum Ablauf der Einheit. Die zu behandelnden Themen liegen in Form von ausformulierten Referatstexten vor. Sie stellen keine verbindliche Textvorlage für den Kursleiter dar, sondern dienen dazu, die Vorstellungen der Autoren zu den Programminhalten zu verdeutlichen.

### Die Übungseinheiten im einzelnen

Die oben beschriebenen Themenschwerpunkte des ärztlichen Fortbildungsprogramms werden im Rahmen von 6 Übungseinheiten vermittelt.

*Einheit 1: Einstiegsphase.* Es handelt sich hierbei um einen besonders empfindlichen Teil des Programms, in dem die Ärzte mit einer für sie meist ungewohnten Form der Fortbildung konfrontiert werden. Ein Psychologe in der Rolle des Kursleiters und der stark teilnehmerbezogene Arbeitsstil einer kleinen Gruppe bringen oft Schwierigkeiten mit sich, die zunächst verarbeitet werden müssen. Um dies aufzufangen, soll so deutlich wie möglich an die Vorerfahrungen und Bedürfnisse der teilnehmenden Ärzte angeknüpft werden. Vorgeschlagen wird daher ein überblickartiges Eingehen auf den Fragenkomplex, der die Ärzte erfahrungsgemäß am meisten bewegt, die mangelnde Motivation der Patienten.

Das Konzept der Gesundheitsberatung wird ausführlich und übersichtlich dargestellt. Hierbei werden die prinzipiellen Aspekte der Gesundheitsberatung kurz erläutert. Übersichtsartig werden die Gesprächsbestandteile einer Gesundheitsberatung dargestellt.

*Einheit 2: Verhaltensorientierte Exploration.* In der Art des Explorierens liegt der größte Unterschied zwischen einer präventiven Gesundheitsberatung und einer herkömmlichen medizinischen Anamnese. Die Qualität der Beratungsergebnisse hängt im wesentlichen von der Qualität der Exploration ab. In dieser Einheit sollte, wann immer möglich, das größte Schwergewicht auf praktisches Üben gelegt werden. Dazu sind im Manual 2 Übungen und 1 Explorationsschema vorgegeben. Hier sollte auch das eigene Risikoverhalten der Teilnehmer einbezogen werden. Im Referat zur Exploration wird besonders auf die oft nicht wahrgenommenen positiven Konsequenzen von gesundheitlichen Verhaltensweisen eingegangen.

*Einheit 3: Kommunikation.* Diese Einheit enthält Übersichten zu Fragetechniken und Fragetypen. Außerdem werden Faktoren erläutert, die die Wahrnehmung beeinflussen, die verbalen und die nonverbalen Bestandteile von Kommunikation dargestellt sowie ein anschauliches kommunikationstheoretisches Modell vorgestellt, an dem die unterschiedlichen Kommunikationsebenen erklärt werden (ergänzend zu dieser Einheit s. Einheit 5).

*Einheit 4: Verhaltensorientierte Beratung.* Diese Einheit ist, von der praktischen Umsetzung her gesehen, das Kernstück der Gesundheitsberatung. Der Anleitung zur Verhaltensänderung schließt sich eine Übung zur Entwicklung angemessener Ziele an. Ebenso ist dem Thema "Belohnen, Verstärken" ein eigenes Kapitel gewidmet.

Die Zusammenstellung unterstützender Handlungsangebote zur Verhaltensänderung geht auf die Möglichkeit ein, bestehende Gruppenprogramme und Kursangebote zu nutzen, die von Institutionen der Erwachsenenbildung angeboten werden. Ebenfalls sind hierin auch Selbstlernprogramme und Literaturvorschläge für Patienten aufgenommen.

Ergänzt wird diese Einheit durch gesonderte Abschnitte zu Problemen in der Einhaltung von Vereinbarungen sowie durch ein Analyseschema zum Umgang mit mangelnder Mitarbeit und Zusammenarbeit.

*Einheit 5: Patientenzentrierte Gesprächsführung.* Neben Überlegungen über äußere Beratungsbedingungen wird die Wichtigkeit des Zuhörens hervorgehoben. Die Zusammenstellung der Gesprächsstörer und Gesprächsförderer soll die Sensibilität für diese Verhaltensaspekte im Gespräch fördern. Die Übung "Empfindungen heraushören" ergänzt einen wesentlichen Aspekt patientenzentrierter Gesprächsführung.

*Einheit 6: Streß.* Als einzigem Risikofaktor ist dem Streß ein eigenes ausführliches Kapitel gewidmet. In den Fortbildungsveranstaltungen wurde deutlich, daß einerseits große Widersprüche hinsichtlich der Beurteilung von Streß als Risikofaktor überhaupt bestehen, andererseits über Streßentstehung, Streßbedingungen und Streßverarbeitungsmöglichkeiten viel zu wenig bekannt ist. Da bei gesundheitsschädlichen Verhaltensweisen, die mit Streß im Zusammenhang stehen, die Art und sogar die Richtung der Verhaltensänderung viel weniger klar ist als bei den übrigen Verhaltensweisen und Risikofaktoren, wurde sowohl auf Streßtheorien und psychophysiologische Zusammenhänge als auch auf Bewältigungsmöglichkeiten ausführlich eingegangen.

## *Zur Durchführung der Fortbildung*

Für dieses Programm sind mindestens 3mal 3 Zeitstunden anzusetzen, wobei ein 2- bis 6wöchiger Abstand zwischen den 3 Terminen den Teilnehmern Gelegenheit gibt, erste Erfahrungen in den 2. und 3. Kurstag einzubringen. Als Gruppengröße werden wieder 12 bis maximal 15 Teilnehmer empfohlen. Die Teilnehmer sollen alle Texte der Informationsabschnitte in Form eines Materialienheftes erhalten.

Der Umfang der Referate und das Ausmaß der theoretischen Beschäftigung mit den vorgetragenen Informationen soll im wesentlichen von dem Vorwissen und dem Interesse der Kursteilnehmer abhängig gestaltet werden. Deshalb ist es notwendig, daß der Kursleiter sein Wissen flexibel, d. h. den Teilnehmerbedürfnissen angepaßt anwenden kann. Wegen der oft erheblichen Vorbehalte gegenüber Verhaltensübungen und Rollenspielen wird der Kursleiter auch in der Durchführung von Übungen sehr beweglich bleiben müssen. Die Sicherstellung des Lerneffekts ist im Zweifelsfall höher zu bewerten, als die Übung in der vorgeschlagenen Form durchzuführen.

Damit der Kursleiter die Programmschwerpunkte der jeweiligen Situation des Kurses anpassen kann, werden keine Zeitvorgaben für die einzelnen Kurseinheiten gemacht. Die Reihenfolge der Einheiten sollte am Beginn der einzelnen Kurstage mit den Teilnehmern abgestimmt werden. Hierzu erhalten sie vom Kursleiter eine Übersicht über das gesamte Programm und legen dann die jeweiligen Schwerpunkte fest. Sicher hat der Kursleiter dabei die Aufgabe, die Bedeutung der einzelnen Programmelemente zu begründen und zu rechtfertigen. Dabei haben jedoch die Bedürfnisse und die Motivation der Teilnehmer Vorrang vor einem standardgemäßen "Durchziehen" des Programms.

Diese Ausführungen machen auch die komplexe Aufgabenstellung des Kursleiters in seiner Doppelrolle als Informationsvermittler und Gruppenleiter deutlich. Deshalb ist die Auswahl qualifizierter Kursleiter, die über umfangreiche therapeutische Erfahrungen mit eigenen Patienten verfügen, von größter Bedeutung.

Die Verbesserung des Fortbildungsprogramms ist sicherlich lohnend, denn rückblickend läßt sich feststellen, daß das große Gewicht, das die Fortbildung im Modellversuch innehatte, sich auf das Gesamtprojekt positiv ausgewirkt hat, da die Fortbildungskurse eine Qualitätssicherung für die Gesundheitsberatung bedeuten.

## *Beispiel einer Übungseinheit: die verhaltensorientierte Exploration (Auszug aus dem Manual)*

### Zur verhaltensorientierten Exploration
*(Einstiegsübung)*

Materialien: Wandzeitung zur Auswertung der Teilnehmererfahrungen mit den Rubriken
"wichtige Inhalte",
"Merkmale der Gesprächsführung".

Ziele: Herausarbeiten wichtiger Merkmale einer Exploration bezüglich Inhalt und Gesprächsführung.

Kommentar für den Kursleiter: Informationen über den Stand der Teilnehmer und über mögliche Anknüpfungspunkte für die Referate "Verhaltensorientierte Exploration" (2.2), "Fragetechniken" (3.1), "Patientenzentrierte Gesprächsführung" (5.1).

Ablauf: Der Kursleiter versucht die Teilnehmer für diese Übung zu motivieren, indem er ihnen Sinn, Zweck und Stellenwert erläutert: Die Übung ist gedacht als Einstieg in einen der entscheidendsten Bereiche einer Gesundheitsberatung, der Exploration. Sie erfüllt u. a. den Zweck, die Wahrnehmung der Teilnehmer zu schärfen

- für wesentliche Bereiche, die in einer Exploration erfragt werden müssen und
- für fördernde bzw. hemmende Einflüsse auf den Gesprächsablauf.

Das anschließende Referat zur "Verhaltensorientierten Exploration" soll dann an den Stand der von den Teilnehmern bisher praktizierten Exploration zum Risikoverhalten anknüpfen.

Die Übung ist folgendermaßen gedacht:

1. In Kleingruppen von 4 - 5 Teilnehmern exploriert jeweils ein Teilnehmer das Risikoverhalten eines Kollegen auf gewohnte Weise. Die anderen Teilnehmer beobachten das Gespräch.
2. Dieses wird anschließend in der Kleingruppe ausgewertet, und zwar anhand der Frage: Was fanden Sie inhaltlich und an der Art, wie dieses Gespräch geführt wurde, wichtig?

   Die Kleingruppe wird gebeten, die Ergebnisse dieser Auswertung in Stichworten schriftlich festzuhalten.
3. Die Ergebnisse der Kleingruppenarbeit werden im Plenum ausgetauscht und gesammelt (der Kursleiter hält sie unter der jeweiligen Rubrik der Wandzeitung fest - auf diese Sammlung soll im Referat 3.1 zurückgegriffen werden).
4. Der Kursleiter faßt die Ergebnisse zusammen und zeigt auf, daß die Teilnehmer im Laufe der Fortbildung zu diesen Fragen weitere Informationen erhalten sollen, und zwar zur inhaltlichen Gestaltung einer Exploration im anschließenden Referat "Verhaltensorientierte Exploration", zur Gesprächsführung in den Kapiteln "Fragetechniken" bzw. "Patientenzentrierte Gesprächsführung".

## Verhaltensorientierte Exploration

*(Referat)*

Materialien: Referatsvorlage für den Kursleiter, ausgefülltes Explorationsschema (Übergewicht);

Ziele: Kenntnisse über wesentliche Bestandteile der verhaltensorientierten Exploration;

Ablauf: Referat durch Kursleiter als Einleitung und nachfolgende Diskussion.

Mit einer verhaltensorientierten Exploration soll im wesentlichen drei Fragen nachgegangen werden:

1. Welches spezielle Verhalten bedarf einer Änderung hinsichtlich seiner Häufigkeit und/oder seiner Dauer?

Neben der Eingrenzung des Risikoverhaltens in die bekannten allgemeinen Kategorien Rauchen, Übergewicht, Bewegungsmangel und Streß ist es erforderlich, einzelne konkrete Verhaltensweisen zu explorieren, die als Teilaspekte zu dem Risikoverhalten beitragen. Wenn jemand übergewichtig ist, reicht es nicht aus, das Übergewicht als änderungswürdiges Verhalten zu deklarieren. Vielmehr sollte die Exploration sich auf die Vielzahl einzelner Verhaltensaspekte ausdehnen, die alle einen spezifischen Beitrag zu dem Gesamtrisikofaktor leisten. Beispiele dafür könnten Fragen sein, wie oft am Tag jemand ißt, wie die Kalorienverteilung dabei aussieht, wieviel Zeit jemand sich zum Essen nimmt, wie stark die Konzentration auf das Essen gerichtet ist, ob es eine Unterhaltung während des Essens gibt, mit welchen Themen; weiterhin könnten sich Fragen darauf erstrecken, wer einkauft, wie die Vorratshaltung erfolgt, in welchem Sättigungszustand eingekauft wird, welche Freizeittätigkeiten jemand ausübt, usw.

2. Welches sind die Bedingungen, Situationen, Reize, die das gesundheitsschädigende Verhalten fördern oder auslösen?

Bestimmte äußere Situationen (Raum, Ort, zeit, sonstige Gegebenheiten) und innere Situationen (Gedanken, Körperempfindungen, Gefühle) gehen gesundheitsschädigenden Verhaltensweisen unmittelbar voraus und gelten dann als Auslösereize für das folgende Verhalten.

Die Kenntnis derartiger Zusammenhänge zwischen solchen Auslösereizen und dem nachfolgenden Verhalten (hier: geundheitsschädigendes Verhalten) ermöglicht eine Kontrolle über die auslösenden Situationen. So weiß man aufgrund zahlreicher Untersuchungen, daß Raucher in bestimmten Situationen (z. B. abends beim Fernsehen oder in geselliger Runde) vermehrt Zigaretten rauchen oder daß die Verfügbarkeit (das heißt umfangreiche Vorratshaltung) eine wesentliche Auslösebedingung für vermehrtes Rauchen darstellt. Hierbei bestünden Änderungsmöglichkeiten darin, diese Auslösereize unter Kontrolle zu bringen (z. B. keine Vorratshaltung über die beabsichtigte Anzahl an Zigaretten hinaus durchzuführen). Man nennt dies Reizkontrolle.

Sollte diese Kontrolle über die Auslösebedingungen nicht möglich sein (z. B. Ärger über eine Auseinandersetzung mit einem Kollegen, dem vermehrtes Rauchen folgt), gilt es alternative Verhaltensweisen zur Beruhigung (statt einer Zigarette) zu entwickeln und auszuprobieren.

3. Welches sind die Gewinne, Vorteile oder positiven Konsequenzen (sowohl kurzfristige als auch langfristige), die das gesundheitsschädigende Verhalten momentan aufrechterhalten?

Wir können heute auf den gesicherten Erkenntnissen und Erfahrungen aufbauen, daß es wesentlich von den positiven bzw. negativen Auswirkungen abhängt, ob ein bestimmtes Verhalten aufrechterhalten wird oder nicht.

Folgen auf eine Verhaltensweise positive Konsequenzen, die angenehm sind oder als solche empfunden werden, so tritt dieses Verhalten in Zukunft wahrscheinlich häufiger auf. Solche positiven Konsequenzen werden Verstärker genannt. Was jeweils für eine bestimmte Person als Verstärker zu werten ist, hängt von der subjektiven Bedeutung ab, die individuell sehr verschieden sein kann. Folgt einem Verhalten eine negative Konsequenz, führt dies zu einer vorübergehenden Unterlassung (Unterdrückung) des Verhaltens. Solche negativen Konsequenzen bezeichnet man als Bestrafung. Sie wirken solange verhaltensunterdrückend, wie die Gefahr der negativen Konsequenz weiter besteht.

Schädliches Gesundheitsverhalten wird überwiegend - wie oben ausgeführt - durch kurzfristige Gewinne (unmittelbare positive Konsequenzen) stabilisiert. Diese kurzfristigen Gewinne müssen bekannt sein, wenn man herausfinden will, wie diese Gewinne mit anderen Mitteln erzielt werden können.

Aus einer derartigen Gewinn-Analyse hier ein paar *Beispiele:*

*Rauchen*

Gewinne, die üblicherweise von Rauchern genannt werden:

- Wenn ich mit anderen Menschen zusammenkomme, dann erleichtert das gemeinsame Rauchen den Kontakt.
- Wenn ich rauche, fühle ich mich selbstsicherer.
- Rauchen bedeutet Gemütlichkeit für mich.
- Wenn ich rauche, kann ich mich entspannen.
- Rauchen ist ein "guter Nachtisch" nach dem Essen.
- Rauchen hält mein Körpergewicht in Grenzen.

*Übergewicht/Essen*

- Wenn ich gegessen habe, fühle ich mich wohl und behaglich.
- Essen bedeutet für mich angenehme Kontakte mit meiner Familie.
- Durch Essen kann ich das Alleinsein besser ertragen.
- Wenn ich in einer trüben Stimmung bin, muntert Essen mich wieder auf.

*Bewegungsmangel*

- Nach einem Tag mit soviel Hetze bedeutet Ruhe alles für mich.
- Nichtstun ist beruhigend für mich, wenn ich mich geärgert habe.
- Wenn ich schon so hart arbeiten muß, will ich mich nicht noch am Wochenende zu Leistungen zwingen.
- Wenn ich jetzt auch noch laufe, bin ich morgen zur Arbeit noch erschöpfter als heute ohnehin schon.

*Streß*

- Wenn ich diese Aufgabe termingerecht schaffe, kann man mir nichts anhaben.
- Die Konkurrenz ist groß, und man darf keine Schwächen zeigen.
- Ich bin jemand, der nicht aufgibt, auch wenn es hoffnungslos erscheint.
- Jede gesparte Minute kann ich woanders verwenden.
- Es gibt nichts, was ich nicht in den Griff bekäme.
- Es ist befriedigend, von vielen dringend gebraucht zu werden.

Bei der späteren Entwicklung alternativer Verhaltensweisen (siehe auch Einheit 4) geht es dann darum, für die bei dieser Gewinn-Analyse ermittelten Bedürfnisse alternative Möglichkeiten zur Erfüllung dieser Bedürfnisse zu entwickeln. Kaum jemand ist in der Lage, seine Bedürfnisse zu verändern, die bei der Gewinn-Analyse genannt wurden. Es ist jedoch möglich, andere Möglichkeiten zu deren Befriedigung zu finden und auszuprobieren (z. B. Bedürfnis nach Genuß, nach Entspannung, nach Selbstsicherheit, nach Anerkennung und Attraktivität, nach Ausgeglichenheit).

## Explorieren anhand eines vorbereiteten Schemas

*(Übung)*

Materialien: Verhaltensbeobachtungsbogen (schematisch vorgefertigt) zum Risikoverhalten

Ziele:
- Einübung von Explorationen nach strukturellen Vorgaben
- Festigung der Kenntnisse über wesentliche Explorationsbereiche
- Überwinden der Hemmnisse, Rollenspiele durchzuführen

Ablauf: Der Kursleiter weist darauf hin, daß es gezielter Übungen bedarf, die verhaltensorientierte Exploration nach diesem Schema durchzuführen. Dabei sollte die Exploration kein bloßes Abfragen sein; vielmehr sollte es ein explorierendes - im wahrsten Wortsinne - Gespräch sein, das allerdings bestimmte strukturelle Vorgaben hat.

Für die Durchführung gibt es mehrere Möglichkeiten, über die die Teilnehmer entscheiden sollten.

1. Jeder Teilnehmer füllt für sich einen Bogen zu einem potentiellen oder tatsächlich vorhandenen Risikobereich aus.

2. Danach explorieren sich mindestens je zwei oder mehr Teilnehmer wechselnd gegenseitig und tragen das Explorationsergebnis in ein Beobachtungsblatt ein.

3. Der Kursleiter exploriert einen Teilnehmer, und alle anderen führen ein Explorationsprotokoll über dieses Gespräch auf dem vorliegenden Beobachtungsbogen.
   Abschließend werden die Erfahrungen während der Exploration und bei der Protokollierung im Plenum ausgetauscht und eventuell notwendige Verbesserungsvorschläge erarbeitet.

Schema 5: Verhaltensbeobachtungen und Explorationsschema

Risikobereich: ________

| **Äußere Situation** Raum/Ort/Zeit/Gegebenheiten | **Innere Situation** Gedanken/Empfindungen/ Gefühle | **Verhaltensaspekte** des Risikoverhaltens | **Konsequenzen** (Gewinne/Verluste) |
|---|---|---|---|
| | | | kurzfristige<br><br>langfristige |
| | | | kurzfristige<br><br>langfristige |
| | | | kurzfristige<br><br>langfristige |
| | | | |
| | | | |

Schema 6: Verhaltensbeobachtungen und Explorationsschema — Risikobereich: Übergewicht

| **Äußere Situation** Raum/Ort/Zeit/Gegebenheiten | **Innere Situation** Gedanken/Empfindungen/ Gefühle | **Verhaltensaspekte** des Risikoverhaltens | **Konsequenzen** (Gewinne, Verluste) |
|---|---|---|---|
| Es ist Freitag, 16.30, ich habe einen anstrengenden Tag gehabt. Ich habe extra wenig Essen zur Arbeit mitgenommen, damit ich tagsüber nicht dauernd esse. Ich gehe in den Supermarkt um die Ecke, um mir noch schnell etwas Kalorienarmes zum Abendbrot zu holen. Ich schiebe mit meinem Einkaufswagen an dem Fleisch- und Wurststand vorbei. Ich habe keine Einkaufsliste gemacht. | - Du wolltest heute bedeutend weniger essen<br>- Ich habe schon den ganzen Tag durchgehalten, dann sollte ich mir heute abend etwas gönnen<br>- Der Geruch von Wurst und saftigem Käse und frischem Brot zieht mir durch die Nase<br>- Das untergründig vorhandene Hungergefühl steigert sich schlagartig zum Heißhunger<br>- Ich muß ja nicht alles essen, was ich jetzt einkaufe | - Ich kaufe wieder mal alles, was so herzhaft appetitlich aussieht<br>- Frische Wurst und geräucherte Wurst, Käse, Bier, frisches Brot | - Freude auf das bevorstehende Essen<br>- Die Gewißheit, wenn es mir heute nicht gut geht, habe ich wenigstens etwas zu essen im Haus |
| Am selben Abend, 18.30. Die Straßen waren wieder mal überfüllt, es war sehr nervig, durch den Verkehr nach Hause zu kommen. Ich packe die Einkaufstaschen aus und bin ganz erschöpft, heute bin ich ganz allein zu Hause. | - Das Hungergefühl wird stärker, der Körper zittert schon leicht<br>- Du hast heute so viel leisten müssen, jetzt kannst du dir einen gemütlichen Abend machen<br>- Es ist so langweilig, allein zu Hause zu sein<br>- Mit einem guten Essen kann ich das vielleicht aushalten | Ich sortiere das Eingekaufte geschmackvoll auf den Tisch, esse dann hastig, ohne auf die Menge zu achten, da es so still um mich herum ist, schalte ich den Fernseher ein. Abends um 22.00 hole ich mir noch ein paar gesalzene Erdnüsse aus dem Schrank und esse sie bei einem Kriminalfilm | - Beseitigung des Heißhungergefühls<br>- Das Allein-Sein ist besser ertragbar<br>- Beruhigung und Genuß(Bedürfnis nach körperlichem Wohlbehagen, Geborgenheit, Genuß) |

## Erfahrungen der Ärzte mit diesem Fortbildungsprogramm

Das Fortbildungsprogramm wird von den teilnehmenden Ärzten insgesamt überwiegend positiv beurteilt. Das Thema "Kommunikation" stieß regelmäßig auf großes Interesse, und auch praktische Handreichungen wie Merkblätter, Verstärkerliste oder der Katalog der ergänzenden kommunalen Angebote fanden dankbare Zustimmung.

Es ist allerdings nicht ungewöhnlich, daß zu Anfang eines Kurses bei einigen Teilnehmern Skepsis angemeldet wird, z. B. in der Art "Gesundheitsberatung machen wir doch schon immer und außerdem tagtäglich. Was sollen wir also lernen und wieso ausgerechnet von Psychologen?" Hinzu kommt, daß für viele Teilnehmer Gruppenarbeit und Rollenspiel ungewohnt sind und daher zunächst abgelehnt werden. Die Entkräftung derart vorhandener Skepsis hängt nun im wesentlichen von der Qualifikation der Kursleiter ab. Für unseren Modellversuch wurden Diplompsychologen ausgewählt und in einem speziellen Programm vorbereitet, die selber umfangreiche Erfahrungen mit eigenen Patienten hatten. Wenn diese Kursleiter in der Lage sind, auf die Bedürfnisse der jeweiligen Fortbildungsgruppe flexibel einzugehen, gelingt es ihnen meistens, bei den Ärzten einen "Aha-Effekt" durch das praktische Einüben von Beratungssituationen zu erzielen. Die Ärzte machen dann nämlich die Erfahrung, daß eine Beratung, die auf Änderungen im Alltäglichen gerichtet ist, sich deutlich von ihrer üblichen Anamnese- und Diagnosetätigkeit unterscheidet. In der Rückschau werden diese praktischen Teile des Kurses oft als die wertvollsten bewertet.

Es wurden auch skeptische Stimmen laut, die die Fortbildung als "Schnellkurs in Psychotherapie" mißverstanden. Dies ist natürlich nicht beabsichtigt. Zwar kommen in jedem Kurs auch psychosomatische Problemfälle zur Sprache, z. B. Krebskranke oder Alkoholiker, doch würde ein intensives Eingehen hierauf den Rahmen sprengen. Das Fortbildungsprogramm kann deshalb lediglich die Grenzstelle zur psychotherapeutischen und psychosozialen Versorgung aufzeigen, und der Arzt kann seine Rolle dazu nutzen, Hilfesuchende kompetent weiterzuvermitteln. Andererseits ist es durchaus im Sinne des Konzepts, wenn die riskanten Gewohnheiten von den Patienten als Anknüpfungspunkt genutzt werden, sich über persönliche Belastungen auszusprechen, die sich auch gesundheitlich negativ auswirken. Gerade die Möglichkeit, Zeit für ein intensiveres Gespräch zu haben, war sicher auch ein Grund dafür, daß die Gesundheitsberatung bei Versicherten und Ärzten gut angekommen ist.

In bezug auf das Ziel der Gesundheitsberatung, nämlich der Verringerung von Risikofaktoren, sind allerdings 2 oder 3 Gesundheitsberatungen zu wenig, um den Patienten bei der Änderung hartnäckiger Gewohnheiten zu unterstützen. Würde die Beratungssequenz verlängert, könnte der Arzt seine wichtige Rolle besser wahrnehmen, den Patienten bei Mißerfolgen durch Ursachenanalyse und erneute Strategieplanung zu unterstützen und auch kleine Änderungen in die richtige Richtung mit seiner persönlichen Autorität zu verstärken.

## Ein Beispiel zur Gesundheitsberatung: eine zunächst mäßig motivierte Patientin

(Auszug aus dem Manual)

### Beispiel 2: eine zunächst mäßig motivierte Patientin

Erste Gesundheitsberatung:

| | | |
|---|---|---|
| Patient: | Frau Schulz, 31 Jahre, Hausfrau.<br>3 Kinder: Bettina, 1 1/2 Jahre; Jürgen, 5 Jahre; Kai, 7 1/2 Jahre<br>1,65 m, 71 kg<br>Ehemann: Schichtarbeiter, 33 Jahre | |
| Arzt: | Dr. Zimmer | |

Die Sprechstundenhilfe von Dr. Zimmer holt Frau Sch. aus dem Wartezimmer und führt sie ins Sprechzimmer. Dort sitzt Dr. Z. an seinem Schreibtisch und schaut nochmals die bisher vorliegenden Daten von Frau Sch. durch. Als Frau Sch. eintritt, steht Dr. Z. auf und geht auf Frau Sch. zu.

| | | |
|---|---|---|
| Dr. Z.: | Guten Tag, Frau Schulz. | |
| Frau Sch.: | Guten Tag, Herr Doktor. | |
| Dr. Z.: | Setzen Sie sich doch bitte hierhin<br>(Stuhl schräg vor dem Schreibtisch. Stuhl für Arzt steht über Eck.<br>Pause bis beide sitzen.)<br>Sie haben ja den Brief von der Krankenkasse bekommen mit der Einladung, zu einer Gesundheitsberatung zu gehen.<br>Was haben Sie sich vorgestellt, was da Ihnen bringen kann? | *offene Fragen* |
| Frau Sch.: | Also erbaut war ich nicht, das muß ich Ihnen gleich sagen. Ich habe sowieso so wenig Zeit, das können Sie sich ja vielleicht vorstellen bei 3 Kindern. | |
| Dr. Z.: | Da sind Sie wohl ordentlich eingespannt, mit 3 Kindern. | *Ansprechen von Empfindungen* |
| Frau Sch.: | Das kann man wohl sagen, mit den dreien. | |
| Dr. Z.: | Wie alt sind die drei denn? | *direkte Frage* |
| Frau Sch.: | Der Kai ist 7 1/2, in der 2. Klasse; der Jürgen 5, der ist noch im Kindergarten, und die Bettina ist die Jüngste mit 1 1/2. Die ist noch bei mir. | |
| Dr. Z.: | Da ist immer viel zu machen, was? | *Verbalisieren der Gefühle; Verständnis* |
| Frau Sch: | Oh ja, und dann ist mein Mann noch im Schichtdienst. Also die alle unter einen Hut zu bringen, das ist gar nicht möglich. Die Kleine kriegt um 11 h was zu essen, um 1/2 12 h muß ich den Jürgen vom Kindergarten holen, gegen 1/2 1 h kommt der Kai von der Schule und mein Mann um kurz nach 2 h, wenn er Frühschicht hatte. Ich stehe also fast den ganzen Tag in der Küche. Und dann kommen die von der Kasse und meinen, man solle was für seine Gesundheit tun. So was können sich nur Leute leisten, die Zeit und nicht so viel Arbeit haben wie unsereins. | |

| | | |
|---|---|---|
| Dr. Z.: | Uff, das ist ja wirklich erschlagend, was so alles an Ihnen hängt. Da kommen sie ja eigentlich gar nicht zur Ruhe. | *Ansprechen der Gefühle; Verständnis* |
| Frau Sch.: | Das stimmt. Oft weiß ich nicht mehr, wo mir der Kopf steht. Alle zerren an einem rum, für jeden soll ich da sein. Da ist es eine Wohltat, mal 5 Minuten ein Zigarettenpäuschen zu haben - sonst heißt es immer nur Rennen, Machen, Schaffen . . . | |
| Dr. Z.: | Das ist wirklich viel - eigentlich zu viel, wenn ich das so bedenke. | *Reflexion der vermuteten Empfindungen* |
| Frau Sch.: | Das schon, aber es nimmt mir ja niemand die Arbeit ab und die Kinder wollen auch versorgt sein. | |
| Dr. Z.: | Ich denke gerade, ob Sie sich in dem Zusammenhang vielleicht sogar ein bißchen was versprochen haben, von so einer Gesundheitsberatung? | *offene Frage* |
| Frau Sch.: | Nee, das wirklich nicht; Sie können mir da auch nicht helfen. | |
| Dr. Z.: | Die Arbeit kann ich Ihnen tatsächlich nicht abnehmen. | *Bestätigung, Klarstellung des eigenen Rollenverständnisses* |
| Frau Sch.: | Sehen Sie! | |
| Dr. Z.: | Aber vielleicht können wir mal zusammen schauen, wie Sie ab und an auch mal zu Verschnaufpausen kommen. So ein Streß ist ja auf Dauer nicht gerade gut . . . | *Ermutigung* |
| Frau Sch.: | Ja, Hausfrau und Mutter sein, das ist schon ein ordentlicher Streß, da kommt man ja gar nicht mehr raus. Auf Linie achten oder sich das Rauchen abgewöhnen ist da nicht mehr drin. | |
| Dr. Z.: | Sind das so die Punkte, bei denen Sie nach dem Schreiben von der Kasse dachten:<br>Au, das sind so meine kritischen Punkte, Streß, Rauchen und Figur? | *Zusammenfassen, Klären* |
| Frau Sch.: | Ja, aber da kann mir keiner helfen und außerdem, so schlimm ist es ja nun auch nicht! | |
| Dr. Z.: | Es ist alles so ein bißchen schlecht, hm? Ein bißchen zu viel Arbeitsbelastung, ein bißchen Rauchen, ein bißchen unzufrieden mit der Figur? Ich könnte mir vorstellen, manchmal wird das "bißchen" dann grad zu viel? | *Klären: Verbalisieren der Empfindungen* |
| Frau Sch.: (lacht) | Ja, das stimmt schon, aber wissen Sie, bei der vielen Rennerei kann ich einfach nicht noch eine Diät machen und das Rauchen ist dann direkt entspannend! | |
| Dr. Z.: | Wie viele Zigaretten rauchen Sie denn schätzungsweise am Tag? | *direkte Frage* |
| Frau Sch.: | Na, nicht so viele, vielleicht so 8 - 10?<br>(das klingt eher nach mehr; vermutlich spielt Frau Sch. die wahre Zahl jetzt herunter - dennoch: Ein Nachfragen würde jetzt eher zu Abwehrmechanismen oder Ärger führen) | |

| | | |
|---|---|---|
| Dr. Z.: | Wenn ich mir das so überlege, habe ich den Eindruck, eigentlich wäre es das Wichtigste für Sie zunächst mal, öfters mal eine Verschnaufpause zu haben, damit Sie sich zwischendurch mal wieder von dem Streß und von Ihrer Familie erholen können. Dann läßt sich manches wieder leichter machen und ertragen, nicht wahr? | *Zusammenfassen* |
| Frau Sch.: | Ja, das stimmt. Vor Wochen war ich mal mit meiner Nachbarin in der Stadt. Die mußte zum Arzt und ich zum Einkaufen; dann sind wir anschließend noch ein bißchen durch die Stadt gebummelt und haben einen Kaffee getrunken. Meine Mutter hat nach den Kindern geschaut. Das hat mal so richtig gutgetan. Aber das ist einmal alle Jubeljahre . . . | |
| Dr. Z.: | Mal rauskommen, ohne Familie, das tut einfach gut zwischendurch? | *Verbalisieren der Empfindungen* |
| Frau Sch.: | Ja. | |
| Dr. Z.: | Vielleicht können wir mal zusammen überlegen, wo Sie öfter mal so etwas Zeit für sich rausschinden können? | *Anteilnahme, Ermutigung, Anregung* |
| Frau Sch.: | Das geht nicht, die Arbeit muß ja getan werden. | |
| Dr. Z.: | Wie ist das denn so abends, wenn die Kinder dann im Bett sind? | *offene Frage* |
| Frau Sch.: | Da ist ja mein Mann da, wenn er Frühschicht hat. Wenn er Spätschicht hat, kommt er erst gegen 11 h nachts nach Hause. | |
| Dr. Z.: | Können Sie sich vorstellen, einen Abend in der Woche als Ihren freien Abend zu betrachten? Vielleicht können sie sich mit einigen Nachbarinnen oder Freundinnen zum Schwimmen oder zum Gymnastikkurs verabreden? Das wären gerade so meine Ideen. Was meinen Sie dazu? | *Anregung und Einstieg in Verhaltensänderung; Vorschlag und Rückfrage* |
| Frau Sch.: | Hm, das ist ja gar nicht so einfach. Wär natürlich nicht schlecht; uns Frauen in der Gegend geht's ja allen so: Viel Arbeit, viel Ärger, kein Rauskommen. Aber die Zeit kann ich mir nicht nehmen. Abends bügele ich eben oder stopfe oder nähe. Es ist halt immer was zu tun! | |
| Dr. Z.: | Das glaube ich Ihnen. Wem sagen Sie das! Aber wissen Sie, ich kenne das auch von mir: Wenn ich mir die Zeit nehme, dann habe ich sie auch! Man könnte ja immer mehr tun, als man tatsächlich tut. Aber sich mal was gutes tun, das braucht der Mensch zwischendurch. Dann macht das Leben auch wieder mehr Spaß. | *Einfühlendes Verstehen; Anteilnahme* |
| Frau Sch.: | Das wäre schon nicht schlecht. Manchmal hängt mir wirklich alles zum Hals raus. Aber mein Mann wird wohl dagegen sein, wenn ich abends weggehe. Wissen Sie, der wird so schnell eifersüchtig. | |
| Dr. Z.: | Ich denke, ganz wichtig ist, daß sie davon überzeugt sind, daß Sie den Abend brauchen, damit Sie auch für Ihren Mann und die Kinder wieder besser da sein können. Auch Ihr Mann hat doch mehr von Ihnen, wenn Sie ruhiger und entspannter sind. | *Hinweise auf möglichen "Gewinn"* |

Frau Sch.: Ja, das hat er mir auch schon vorgeworfen, daß ich abends nicht mal richtig zu ihm sitzen kann, sondern immer so hektisch bin.

Dr. Z.: Fänden Sie denn so einen Abend wichtig für sich und was könnten Sie wohl so tun, vielleicht auch um Ihrer Gesundheit und Ihrer Figur etwas gutes zu tun?

*offene Fragen bzgl. Motivation und Zielfindung*

Frau Sch.: An Schwimmen oder Gymnastik habe ich auch schon gedacht. Nur bisher war ich immer zu träge dazu. Vor einem Jahr war ich schon mal zur Gymnastik, nach der Geburt von Bettina, da habe ich einfach nicht mehr abgenommen. Aber nach dem 3. Mal bin ich nicht mehr hin. Das war so anstrengend - mit dem Muskelkater konnte ich gar nicht mehr richtig den Haushalt machen. Und dann war der Kurs schon so früh, um 19 h - das hab' ich einfach nicht geschafft: Abendessen, Kinder zu Bett bringen, Essen für meinen Mann vorbereiten. War einfach nicht drin!

Dr. Z.: Es hat ja wirklich keinen Zweck, wenn Sie sich etwas vornehmen, was gar nicht durchzuhalten ist. Wirklich wichtig ist, daß Sie sich nur kleine Schritte vornehmen, nicht gleich alles auf einmal. Und dann dürfen Sie auch nie vergessen, sich für das, was Sie geschafft haben, zu belohnen (Frau Sch. lächelt).
Sie lächeln. Das geht tatsächlich jedem Menschen so: Wenn etwas Schönes, Angenehmes damit verbunden ist, machen wir's doch viel lieber, stimmt's?

*Aufklärung über lerntheoretische Prinzipien*

Frau Sch.: Ja, da haben Sie schon recht.

Dr. Z.: Mit dem Schwimmen wäre das in mehrfacher Hinsicht eigentlich 'ne ganz gute Sache, meine ich: Sie können die Zeit wählen - die meisten Bäder haben bis 9 h oder 10 h auf. Sie tun sich und Ihrem Körper etwas Gutes, denn Schwimmen ist mit die beste Bewegung, da werden alle Muskeln beansprucht. Sie haben einen freien Abend, also eine Verschnaufpause. Und mit ein paar Freundinnen zusammen macht das Schwimmen auch Spaß.

*Hinweise auf "Gewinne" und Vorteile; Aufklärung*

Frau Sch.: Das kann ich mir auch vorstellen, daß das lustig wird mit ein paar netten Frauen aus der Nachbarschaft.

Dr. Z.: Dazu müßten Sie natürlich die anderen mal ansprechen und die auch ein bißchen motivieren.

*Strategieplanung*

Frau Sch.: Das kriege ich schon hin, ich glaube, im Grunde wollen die auch alle, nur ist jede zu bequem.

Dr. Z.: Ein fester Schwimmabend und eine feste Gruppe - da hält man sein Vorhaben auch eher ein und durch.

*Prinzip zur Motivierung und Einhaltung*

Frau Sch.: Da fühlt man sich eher verpflichtet.

Dr. Z.: Ja. Und vergessen Sie nicht die Belohnung für Ihre ersten Erfolge. Nur: Wählen Sie als Belohnung etwas, das nicht gerade zu den Risikofaktoren gehört, also nicht gerade dann eine Zigarette rauchen oder ein Stück Kuchen essen!

*Prinzip der Verstärkung*

Bevor ich jetzt noch die Untersuchung durchführe, möchte ich Sie fragen, ob noch etwas unklar ist, ob Sie noch Fragen haben.

Frau Sch.: (schüttelt den Kopf)

Dr. Z.: Gut, dann möchte ich Ihnen noch ein paar Fragen stellen, so z. B. welche Krankheiten es in Ihrer Familie gegeben hat usw.

*Überleitung zur Anamnese*

(medizinische Anamnese)

Dann möchte ich Sie bitten, dort hinten Ihre Kleidung abzulegen (Oberkörper bitte freimachen) und sich dann auf die Untersuchungsliege dort zu legen.

(Während sich Frau Sch. entkleidet)
Ich möchte noch schauen, ob alles in Ordnung ist oder ob irgendwelche Erkrankungen vorliegen. In der Gesundheitsberatung achten wir besonders auf Herz, Kreislauf, RR, Lunge und Gewicht. Das sind so die Stellen, auf die sich Risikoverhalten am stärksten auswirken kann. Wenig Bewegung - so gesunde Bewegung, nicht daheim Herumhetzen - kann z. B. zu Herz- und Kreislaufschäden führen.

*Erläuterungen zur Untersuchung*

(Nach der Untersuchung, während sich Frau Sch. wieder ankleidet)
Blutdruck, Herz, Lunge usw. sind in Ordnung. Ihr Gewicht ist etwas zu hoch für Ihre Größe, so ca. 6 kg. Vielleicht beobachten Sie mal eine Zeitlang, bei welchen Gelegenheiten und was Sie essen. Schauen Sie, da gibt es solche Schemata zur Beobachtung des Eßverhaltens: Hier können Sie festhalten, wieviel Sie wann gegessen haben. Manchmal ist es wirklich ganz interessant rauszukriegen, wann man besonders viel oder Unnützes ißt. Gerade bei Ihnen könnte ich mir vorstellen, daß es wirklich schwierig ist, in Ruhe Mittag zu essen, wenn das Mittagessen Ihrer Familie von 11 h bis 14 h dauert. Aus so einem Protokoll können Sie vielleicht mal ersehen, wo Sie Abstriche machen können, ohne gleich eine strenge Diät durchführen zu müssen.

*Erläuterungen zu Untersuchungsbefunden*

*Einführung des Verhaltensbeobachtungsbogens und Erläuterung*

Jetzt habe ich Ihnen ja wirklich einen langen Vortrag gehalten und weiß gar nicht, wie Sie dazu stehen.

*Wiedereinbeziehen der Patientin*

Frau Sch.: Vielleicht ist das eine Möglichkeit, mal dahinterzukommen, warum ich trotz der vielen Arbeit eher zu- als abnehme. Sie müssen mir das aber noch mal erklären, wie das geht.

Dr. Z.: Ja, gern. Schauen Sie, hier ist eine Rubrik für die Uhrzeit und da eine für das, was Sie gegessen haben. Also wenn Sie z. B. mit Ihrem Mann um 6.15 h frühstücken, dann tragen Sie ein: 6.16 h und da z. B. 1 Scheibe Brot mit Wurst, 2 Tassen Kaffee mit Milch und Zucker. Und in dieser Zeile schreiben Sie, was Sie gerade machen. Also bei diesem Beispiel würden Sie da reinschreiben: Frühstück mit Manfred (Mann). Wenn Sie um 7.30 h mit Kai und Jürgen nochmals hinsitzen und ein paar Bissen essen, dann also: 7.30 h, das und das gegessen, Frühstück mit Kai und Jürgen. Wenn Sie z. B. um 10.25 h eine Tasse Kaffee trinken und/oder einen

*Erläuterung zur systematischen Verhaltensbeobachtung und Handhabung des Verhaltensbeobachtungsbogens*

Apfel oder ein Mars, dann: 10.25 h - 1 Mars - nach dem Abspülen oder Staubsaugen. Ist das verständlich?

Frau Sch.: Ja. Also alles soll eingetragen werden, auch jedes Stück Obst oder jedes Bonbon?

Dr. Z.: Ja, alles. Gerade das ist so wichtig, daß Sie wirklich alles protokollieren. Gerade die Kleinigkeiten läppern sich so leicht, und dann wundert man sich, wovon man zunimmt.

*Zusammenfassen*

Vielleicht fass' ich noch einmal kurz zusammen, was wir besprochen haben: Da ist das mit dem Schwimmen, daß Sie schauen wollen, eine Frauen-Schwimmgruppe auf die Beine zu stellen. Und dann das mit dem Essen, daß Sie mal eine Zeitlang beobachten, was Sie wann essen, und dann vielleicht sogar das eine oder andere weglassen. Stimmt das so?

Frau Sch.: Ja.

*Rückversicherung bezüglich Motivation*

Dr. Z.: Ist das so richtig, daß Sie das auch wollen?

Frau Sch.: Ja, das denke ich schon. Heute nachmittag sehe ich sowieso die eine Nachbarin, die könnte ich ja schon mal ansprechen.

*Bestätigung der Patientin*

Dr. Z.: Ja, das ist gut. Je länger man wartet, desto eher läßt man's nämlich sonst wieder schleifen.
Dann gebe ich Ihnen gerade noch ein paar von diesen Beobachtungsbögen mit, und Sie schauen mal einfach für sich, was Sie herausfinden.

*Vereinbarung*

Ich schlage vor, daß wir uns in einiger Zeit nochmals zusammensetzen, um zu besprechen, wie's so gegangen ist. Wenn nicht gleich alles so klappt, wie Sie's gut fänden, ist das auch nicht so tragisch. Vielleicht können wir dann gemeinsam herausfinden, woran's lag. Wollen Sie in etwa 4 - 6 Wochen wieder kommen?

Frau Sch.: Ja.

Dr. Z.: Dann lassen Sie sich doch bitte noch einen Termin geben.
Auf Wiedersehen, Frau Schulz, viel Glück.

Frau Sch.: Auf Wiedersehen, Herr Doktor, vielen Dank!

## Beispiel 2: Zweite Gesundheitsberatung:

Dr. Z.: Guten Tag, Frau Schulz.

Frau Sch.: Guten Tag, Herr Doktor.

Dr. Z.: Bitte setzen Sie sich hierhin . . .
(Pause)
Wie war's so in der Zwischenzeit?

Frau Sch.: Ganz gut!

Dr. Z.: Mhm . . .?

Frau Sch.: Ja, für das Schwimmen hab' ich ein paar Frauen zusammengekriegt. Wir treffen uns jetzt mittwochs im Hallenbad. Es ist wirklich lustig in so einer Clique!

Dr. Z.: Und treffen Sie sich auch schon regelmäßig mittwochs?

Frau Sch.: Das noch nicht immer. Wir haben's zwar immer vor, aber manchmal ruft eine die anderen an und fragt, ob die auch keine Lust haben, und schon lassen wir alle den Abend bereitwillig sausen!

Dr. Z.: Dann ist der Effekt natürlich nicht sonderlich groß, wenn Sie nur ab und zu schwimmen gehen.

Frau Sch.: Das weiß ich ja! Aber die Versuchung ist einfach groß, wenn eine anruft! Es gibt natürlich tausend Gründe, warum man nicht kommen kann!

Dr. Z.: Wie könnte denn Ihrer Meinung nach dem ein Riegel vorgeschoben werden?

Frau Sch.: Wir haben neulich schon im Spaß gesagt, wer nicht kommt oder wer anruft, muß was in eine Kasse zahlen, und davon machen wir mal was Tolles zusammen! Eigentlich ist die Idee gar nicht so schlecht! Vielleicht sollte ich das beim nächsten Mal nochmals vorschlagen!?

Dr. Z.: So könnten Sie sich vorstellen, daß der Schwimmabend nicht so großzügig fallen gelassen wird?

Frau Sch.: Klar, denn wenn's um Geld geht, überlegt man sich's doch eher und wir nehmen's einfach ernster.

Dr. Z.: Dann wollen Sie mal versuchen, dem ganzen mehr den Charakter einer festen Verabredung zu geben?

Frau Sch.: Ja. dann kommen wir sicher eher; man fühlt sich mehr gebunden. Und dann mal von dem Geld gemeinsam was unternehmen ist ja schließlich auch klasse!

Dr. Z.: Ja! Es wäre wirklich gut, wenn Sie so zu einem regelmäßigen Schwimmtreff kommen! -
Wie ist es mit dem Gewicht? Ich habe Ihnen das letzte Mal diese Beobachtungsbögen mitgegeben. Haben Sie mal probiert, Ihr Eßverhalten regelmäßig zu registrieren?

Frau Sch.: Nein, das war mir zu umständlich.

Dr. Z.: Zu umständlich . . .?

Frau Sch.: Ja, immer zwischendurch zu dem Zettel ins Wohnzimmer rennen, Kuli suchen usw., derweil läuft in der Küche ein Topf über oder so . . .

Dr. Z.: Ja, das finde ich auch kompliziert. Einfacher wär's natürlich, wenn Sie den Zettel in der Küche liegen haben; es macht ja nicht's, wenn Flecken draufkommen, auf Schönheit kommt's ja nicht an! Und am besten einen bestimmten Kuli immer daneben. -
Meinen Sie, es liegt nur daran?

Frau Sch.: Ich weiß nicht so recht . . .

Dr. Z.: Was könnte denn noch eine Rolle spielen, daß Ihnen diese Protokolle zu lästig waren?

Frau Sch.: (zögert, dann:) Es ist alles so kompliziert . . .
So für mich alleine verliere ich schnell die Lust dazu.

Dr. Z.: Mit jemandem zusammen könnten Sie's besser durchhalten, meinen Sie das?

Frau Sch.: Ja, vielleicht . . .
z. B. wenn mich mein Mann mehr darin unterstützen würde . . .

Dr. Z.: Was könnte Ihr Mann dazu tun?

Frau Sch.: Wenn er auch abnehmen wollte . . . Aber er will nicht, und dann findet er mich auch ganz in Ordnung so, nicht so dürr!

Dr. Z.: Ah ja, dann ist es wirklich schwierig für Sie.
Möchten Sie's trotzdem nochmals probieren?

Frau Sch.: Ja.

Dr. Z.: Dann ging's darum, daß sie versuchen wollten, daß sich die Schwimmclique wirklich regelmäßig trifft, und Sie möchten einen weiteren Anlauf nehmen, Ihr Essen genau zu beobachten? Stimmt das so?

Frau Sch.: Ja. Mit dem Schwimmen denke ich schon, daß es so zu schaffen ist, mit der Strafe fürs Nicht-Kommen.

Dr. Z.: Und mit dem Protokoll wird's schwieriger?

Frau Sch.: Ja . . .

Dr. Z.: Vielleicht gibt's eine Möglichkeit, wie Sie sich belohnen könnten, wenn Sie tatsächlich mal Protokoll geführt haben?

Frau Sch.: Mal sehen . . .

Dr. Z.: Fällt Ihnen irgendwas ein?

Frau Sch.: Im Augenblick nicht.

Dr. Z.: (Wartet ab.)

Frau Sch.: Beim Schwimmen ist noch eine Frau, die ist auch etwas dicker, vielleicht macht die mit?!

Dr. Z.: Die könnten sie darauf ansprechen, daß sie das beide machen mit dem Protokoll?

Frau Sch.: Ja!

Dr. Z.: Gut! Ich schlage vor, wir treffen uns nochmals in einiger Zeit, um zu schauen, was geklappt hat und wie sie das andere noch schaffen könnten? Ja?

Frau Sch.: Ja.

Dr. Z.: Wann?

Frau Sch.: In vier Wochen, so ungefähr?

Dr. Z.: Ja; machen sie bitte mit meiner Sprechstundenhilfe noch einen Termin in ca. vier Wochen aus.
Dann wünsche ich Ihnen für die weiteren Schritte viel Glück! Auf Wiedersehen, Frau Schulz!

**Beispiel 2: Dritte Gesundheitsberatung:**

Dr. Z.: Guten Tag, Frau Schulz.

Frau Sch.: Guten Tag, Herr Doktor.

Dr. Z.: Setzen sie sich, bitte.
(Pause)
So, wie ist's Ihnen ergangen seit dem letzten Mal?

Frau Sch.: Mit dem Schwimmen haut's nun tatsächlich hin!
Ich habe das mit dem Strafgeld vorgeschlagen, und die anderen fanden das gut. Wir haben schon geplant, daß wir, wenn DM 200,-- zusammen sind, gemeinsam einen Tag eine Fahrt machen nach . . . Mit dem Zug hin und abends sollen uns unsere Männer abholen. Dann gehen wir dort noch essen.

Dr. Z.: Das ist ja prima, daß Sie Ihre Clique mobilisieren konnten. Klappt's bis jetzt auch?

Frau Sch.: Ja, die meisten kommen jetzt fleißig!

Dr. Z.: Gut. Wie ist's Ihnen mit dem Protokollieren gegangen?

Frau Sch.: Das hat nicht geklappt! Das ist einfach zu mühsam.

Dr. Z.: Ist es denn wirklich Ihr Wunsch abzunehmen?

Frau Sch.: Es geht. Etwas dünner zu sein, fände ich ja schön, aber . . .

Dr. Z.: Ja . . .?

Frau Sch.: Es kostet so viel Überwindung. Und wenn ich mir an einem Tag Notizen mache, lasse ich's am nächsten schon wieder.

Dr. Z.: Woran liegt das wohl?

Frau Sch.: Keine Ahnung!

Dr. Z.: (Wartet.)

Frau Sch.: Vielleicht, wenn ich wieder mehr gegessen habe, dann schreib' ich's mir nicht mehr auf. Das so schwarz auf weiß zusehen, ist dann doch zu schlimm!

Dr. Z.: Mhm. Dann wollen Sie lieber gar nicht mitkriegen, was Sie alles gegessen haben?!

Frau Sch.: Ja. Obwohl das blöde ist!

Dr. Z.: Ja.

Frau Sch.: Vor mir selber sollte ich wenigstens so ehrlich sein!

Dr. Z.: Wenn es niemand mitkriegt, dann würden Sie's evtl. packen?

Frau Sch.: Ja, aber wenn wir uns, die eine Frau vom Schwimmen und ich, zusammentun, dann ist's doch mehr Anreiz?! Im Grunde genommen wollen wir beide doch ein paar Kilo runter haben, um dann ein bißchen flotter auszusehen!

Dr. Z.: Mhm.

Frau Sch.: Ich frage sie doch mal, ob sie mitmacht!

Dr. Z.: Gut, Frau Schulz. Vielleicht kriegen sie gemeinsam mit ihr doch noch die Kurve - ich wünsche es Ihnen! Gewöhnen sie sich dann auch an, jeden Morgen auf die Waage zu steigen - vor dem Frühstück - und für sich zu notieren, was Sie wiegen. Haben Sie eine Waage?

Frau Sch.: Ja, die steht im Bad. Nur bisher hat sie keiner benutzt!

Dr. Z.: Ah ja. Dann überlegen Sie zusammen mit Ihrer Bekannten, welche Vereinbarungen Sie miteinander treffen können, um zunächst einmal nur zu registrieren, was Sie wann essen. Später können Sie auch Pläne aufstellen, wie Sie beide weniger essen können und womit Sie sich bei der Stange halten. Ich glaube schon, daß es zu zweit leichter ist als alleine!

Frau Sch.: Ja.

Dr. Z.: Ja, unsere Gesundheitsberatungen sind nun beendet - es bestand ja die Möglichkeit zu drei Gesprächen. Ich denke, daß Sie sich für weitere Hilfen zum Abnehmen an Ihren Hausarzt wenden können. - Es gibt ja auch gute Broschüren und Bücher, aus denen sie Tips bekommen können, wie Sie das mit dem Abnehmen am besten anpacken. Frl. Hannelore, meine Sprechstundenhilfe, zeigt Ihnen mal die Liste - es sind lauter preiswerte Bücher drauf, die man sich auch leisten kann. Also, auf Wiedersehen, Frau Schulz. Alles Gute!

Frau Sch.: Auf Wiedersehen, Herr Doktor. Vielen Dank für Ihre Mühe!

## Zur Übertragbarkeit des Modellversuchs in die Regelversorgung / Anwendung in Niedersachsen

Insgesamt wurden Gesundheitsberatung und Fortbildung also gut akzeptiert. Der geäußerten Kritik und den Anregungen wurde in der Überarbeitung des Fortbildungsprogramms Rechnung getragen. Diese neue Version ist seit Anfang 1984 in Niedersachsen in Gebrauch, wo die Gesundheitsberatung erstmals als kassenärztliche Regelleistung vereinbart wurde. Auch Nordwürttemberg zeigte sich daran interessiert.

In Niedersachsen, wo die Fortbildung nicht obligatorisch ist, wurden bereits ca. 600 Ärzte (Stand: Februar 1987) fortgebildet. Allerdings wurden dort Gesundheitsberatungen erst zögerlich in Anspruch genommen (bei ca. 750000 Versicherten mit Anspruch auf je 2 Gesundheitsberatungen). Dies mag an verschiedenen eher hinderlichen Bedingungen liegen. Die beteiligten Kassen (IKK und BKK) sind kleiner und dezentral organisiert. Möglicherweise hat das Klientel auch andere Bedürfnisse. Außerdem sind die Mitglieder über einen Flächenstaat verteilt, d. h. Mundpropaganda kann nicht unterstützend wirken. Die Ursachen im einzelnen werden z. Z. noch untersucht. Zur Gesundheitsberatung als motivationsfördernder Maßnahme lassen sich 8 Thesen formulieren:

1) Das Wissen über Gesundheitsgefahren allein reicht nicht aus, um Verhaltensänderungen zu bewirken.
2) Es gibt immer gute Gründe für Noncompliance(z. B. Arzneimittelnebenwirkungen, momentaner Lustgewinn, Überforderung).
3) Eine Aktivierung des Patienten zu selbstgewolltem Handeln ist nur möglich, wenn er bei der Therapieentscheidung aktiv beteiligt ist.
4) Eine Fortbildung in patientenzentrierter Gesprächsführung sensibilisiert den Arzt dafür, daß jedes Risikoverhalten durch ganz persönliche Bedingungen aufrechterhalten wird.
5) Geänderte Verhaltensweisen werden nur dann längerfristig beibehalten, wenn sie in das Alltagsleben des Patienten passen.
6) Gesundheitsberatung ist Kooperation zweier Experten:der Arzt als medizinischer Experte und der Patient als Experte seines Alltags.

7) Eine Fortbildung in verhaltensorientierter Exploration und Beratung sensibilisiert den Arzt dafür, daß es keine Patentrezepte, sondern nur individuelle Lösungen gibt.
8) Verhaltensorientierte Beratung heißt:
   - individuelle kleine Änderungsschritte vereinbaren,
   - realistische Zeitplanung,
   - realistische Erfolgsbeurteilung,
   - möglichst Dritte zur Unterstützung einbeziehen.

Eine reizvolle Aufgabe für die Zukunft wäre es, die Gesundheitsberatung noch stärker mit externer Unterstützung zu verknüpfen. Das Modellkonzept sah vor, daß der Arzt als Schaltstelle zum lokalen Kursangebot in Erwachsenenbildung fungierte, d. h. bei Bedarf seine Klienten auf Kurse für Übergewichtige, Lauftreffs, Entspannungstrainings etc. aufmerksam machte. Dies fand auch guten Anklang. Allerdings ist das Erheben des regionalen Angebotes an flankierenden Maßnahmen und danach das ständige Aktualisieren sehr zeitaufwendig. Solange dies nicht zentral geschieht, wäre es schon sehr hilfreich, wenn jeweils eine engagierte Arzthelferin in der Praxis damit betraut würde, sich ständig über das lokale Kursangebot zu informieren und die Patienten darüber ergänzend zu beraten.

Der Modellversuch war als Experiment angelegt. Wie die Begleitforschung zeigt, hat er die Praktikabilität von Gesundheitsberatungen unter den gegebenen Bedingungen gezeigt. Selbstverständlich garantiert die Fortbildung zur Beratungsmethode nicht den Erfolg, sie stellt aber die Bedingungen dafür her, daß mit einer gezielten - an der Alltagswirklichkeit des Klienten orientierten - Verhaltensexploration und -beratung das Schlagwort "Hilfe zur Selbsthilfe" Substanz erhält.

## Literatur

Bengel J, Koch U, Brühne-Scharlau C (1988) Gesundheitsberatung durch Ärzte - Ergebnisse des Modellversuchs in Hamburg und in der Pfalz. Zentralinstitut, Köln (Wissenschaftliche Reihe des Zentralinstituts, Bd 32)

Brühne-Scharlau C (1986) Gesundheitsberatung - gezielt gegen die Risikofaktoren. Dtsch Ärztebl 83: 602 - 606

Franke B, Brühne-Scharlau C, Zielke M (1988) Manual der ärztlichen Fortbildung zum Modellversuch. In: Bengel J et al. (Hrsg) Gesundheitsberatung durch Ärzte - Ergebnisse des Modellversuchs in Hamburg und in der Pfalz, (Teil C). Zentralinstitut, Köln (Wissenschaftliche Reihe des Zentralinstituts, Bd 32, S 257 - 455)

(Goethe JW von Maximen und Reflexionen, Abt 6)

# Therapie und Förderung genußvollen Erlebens und Handelns

Eva Koppenhöfer

## Therapeutisches Handeln und positive Emotion

Therapeutisches Handeln orientiert sich in der Regel an der Krankheit, der Störung, dem Symptom des Betroffenen. Es steht das Bemühen im Vordergrund, Krankheitsbilder angemessen zu beschreiben und daran orientiert entsprechende Behandlungsmethoden zu entwickeln. Gesundheit wird definiert in Abgrenzung zur Krankheit.

Diese Sichtweise findet in der einschlägigen Literatur entsprechenden Ausdruck: Lutz (1983) hat die Suchstichworte für Emotionen im Informationssystem Mödlars II durch Psychologen dahingehend beurteilen lassen, inwieweit sie durch die Dimensionen Lust / Unlust und hohe Erregung bzw. niedrige Erregung gekennzeichnet sind.

So wäre Angst z. B. eine Emotion, die einmal durch hohe Erregung, zum anderen durch Unlust charakterisiert ist. Entspannung wäre dagegen ein emotionaler Zustand, der durch niedrige Erregung und durch Lust bestimmt ist. Für die einzelnen Suchstichworte hat Lutz nun die Anzahl der publizierten Arbeiten angeben lassen. Das Ergebnis ist so eindeutig, daß sich Signifikanztests erübrigen:

1) Es werden entschieden mehr Arbeiten über Emotionen publiziert, die durch eine hohe Erregung gekennzeichnet sind als über solche mit niedriger Erregung.
2) Es werden mehr Arbeiten über mehr unlustbetonte Emotionen als über lustbetonte Emotionen publiziert.
3) Die meisten Arbeiten werden über solche Emotionen publiziert, die durch eine hohe Erregung und durch Unlust gekennzeichnet sind.

Es existiert zwar schon seit langem die Forderung, in die Verhaltensdiagnostik beispielsweise auch die Erfassung von gesunden bzw. bewältigenden Verhaltensweisen eingehen zu lassen (vgl. Kanfer u. Saslow 1974; oder Goldfried u. D'Zurilla 1969 sowie Lutz in diesem Band). Diese Forderungen haben jedoch seither weder bei diagnostischen noch bei therapeutischen Ansätzen einen wesentlichen Niederschlag gefunden.

Andererseits müßte es gerade für den klinischen Psychologen, der verhaltenstherapeutisch orientiert ist, naheliegen, sich intensiver mit dem Aufbau positiver Verhaltensweisen zu beschäftigen: Immerhin ist Skinners Modell der operanten Konditionierung ohne hedonistische Grundannahmen nicht vorstellbar.

Es gehörte auch bereits zu den frühen verhaltenstherapeutischen Behandlungsansätzen, mit "positiven Verstärkern" oder "inkompatiblen Reaktionen mit Angst" zu arbeiten. Die angenehmen Emotionen der Patienten wurden jedoch immer funktional, zum Erreichen eines Zieles eingesetzt und nie um ihrer selbst willen gefördert oder ernst genommen.

## Positive Emotion als Therapieziel

Die hier vertretene Position sieht demgegenüber vor, nicht durch die Arbeit am Symptom das Ausmaß an unangenehmen Zuständen zu verringern, sondern durch den direkten, symptomunspezifischen Aufbau euthymer Verhaltensweisen. Durch die spezifische Wahrnehmung von Stimuli und damit verbundenem Handeln werden die Patienten bei der Genußtherapie angeleitet, einen für sie angenehmen, emotionalen Zustand direkt und nicht über die zielgerichtete Beseitigung eines Symptoms zu erreichen.

Die hierbei seither gemachte klinische Erfahrung mit Depressiven, Alkoholkranken und Patienten mit Psychosomatosen spricht dafür, daß für eine Vielzahl solcher Patienten diese Therapie mindestens ebenso gut geeignet ist wie symptomzentrierte Ansätze, um pathologische Verhaltensweisen einzuschränken und bewältigendes Handeln aufzubauen. Auf längere Sicht haben sie möglicherweise sogar einen noch größeren Wirkungsgrad. Auf jeden Fall scheint es empfehlenswert, ein solches Vorgehen zusätzlich zur störungszentrierten Sichtweise anzubieten.

## 7 Regeln für den Genuß

Die Anleitung für die Art und Weise des Umgangs mit potentiell genußvollen Stimuli stellt eine wesentliche Intention der Genußtherapie dar. Sie läßt sich in 7 Regeln für den Zugang zum Genuß zusammenfassen (Lutz u. Koppenhöfer 1983):

*1) Genuß braucht Zeit*

In Anlehnung an die Gestaltpsychologie ist Genuß - wie jeder andere emotionale Zustand auch - eine Zeitgestalt (vgl. Sander u. Volkelt 1962). Ein emotionaler Zustand, insbesondere ein positiver, will entwickelt sein. Zeit wird nicht nur für die Entfaltung eines emotionalen Zustandes benötigt, auch die basalen Handlungsvollzüge oder Wahrnehmungsprozesse, die Genuß vermitteln, sind an den Zeitfaktor gebunden.

*2) Genuß muß erlaubt sein*

Ob Genuß akzeptiert oder untersagt wird, ist eine Frage der jeweiligen Sozialisation. So wird der familiäre Hintergrund vieler Zwangspatienten von Adams (1973) als ausgesprochen genußfeindlich beschrieben. Berendt et al. (1971) fanden bei Zwangspatienten 2 genußfeindliche Erziehungsstile, nämlich eine "Gängelerziehung" und eine "streng religiöse Erziehung". Aus solchen Beobachtungen schließen Kallinke u. Lutz (1979), daß erhebliche Defizite und Hemmungen in wichtigen Bereichen des sozialen Verhaltensrepertoires bei Zwangspatienten die Folge ihrer genußfeindlichen Erziehung waren.

*3) Genuß geht nicht nebenbei*

Beim Genießen müssen wir unsere Aufmerksamkeit auf einen relativ engen Bereich fokussieren. Dieser Sachverhalt kann zunächst aus dem Aufbau unseres Wahrnehmungssystems abgeleitet werden. Schon James (1891) und Wundt (1922) konnten nachweisen, daß wir nur wenige Inhalte gleichzeitig aufmerksam verarbeiten können. Auch neuere Arbeiten bestätigen, daß unsere Informationsverarbeitungskapazität beschränkt ist (Antrobus 1968; Mackintosh (1975). Unter diesem Gesichtspunkt kann Genuß beschrieben werden als ein Fokussieren der Aufmerksamkeit auf potentiell genußfördernde Reize, wobei gleichzeitig genußstörende Bedingungen ausgeblendet werden.

*4) Jedem das Seine*

Es entspricht Alltagswissen, daß Geschmack eine personenspezifische, altersspezifische, schichtspezifische Angelegenheit ist und sich darüber nicht streiten läßt. Dafür liefert die empirische Forschung vielfältige Belege.

*5) Weniger ist mehr*

Es liegt in der Natur der Sache, daß wir Dinge, die uns gefallen, möglichst unbegrenzt um uns haben wollen. Dieser Gedanke, die Steigerung von Lust sei mit einer ungezügelten Bedürfnisbefriedigung gekoppelt, ist eine prominente Fehlannahme und entspricht einem infantilen Wunsch nach dem "immer mehr". Wesentliche Aspekte von Genuß, wie z. B. Differenzierung oder Fokussierung, sind bei einem Überangebot nicht mehr möglich. Qualität schlägt in Quantität um. Sättigung schließt Genuß aus.

*6) Ohne Erfahrung kein Genuß*

Eine differenzierte Wahrnehmung setzt voraus, daß die eingehenden Informationen auf vielfältige Art und Weise eingeordnet werden. Dies erfordert ein Informationsverarbeitungssystem mit hinreichender Kapazität. Diese kann nur durch vorausgehende Lernprozesse erworben werden. Auch für die Lernprozesse selbst gilt, daß sie durch Vorerfahrung begünstigt werden (vgl. Berlyne 1974). Genuß als eine positive Emotion ist eng damit verknüpft, daß durch eine differenzierte Sprache eine trennscharfe Benennung gewährleistet ist.

*7) Genuß ist alltäglich*

Jedem sind eine Reihe von Alltäglichkeiten geläufig, die er als genußvoll erlebt: Genuß ist im alltäglichen Leben auffindbar. Es bedarf keiner außerordentlichen Ereignisse, damit Genuß erfahrbar wird.

## Die "Kleine Schule des Genießens"

Diese 7 Aspekte zum Genuß stellen einen wichtigen Baustein bei dem hier vorgestellten Gruppentherapieprogramm zum Aufbau positiven Erlebens und Handelns, der "Kleinen Schule des Genießens" (Koppenhöfer u. Lutz 1983) dar.

Über die Sensibilisierung der Sinnesmodalitäten und über das Erlernen eines spezifischen Umgangs mit potentiell genußvollen Materialien soll dem Patienten ermöglicht werden, selbst Urheber von angenehmen Gefühlszuständen und Handlungsimpulsen zu werden. Mit der wiedererlangten oder auch neu entdeckten Genußfähigkeit wird die Beschäftigung mit negativen gedanklichen Inhalten zeitlich eingeschränkt und die Auseinandersetzung mit positiven Aspekten des Lebens ausgedehnt. Sekundär wird dadurch angestrebt, daß aufgrund dieser Verschiebung eine kognitive Umorientierung eingeleitet wird.

Die "Kleine Schule des Genießens" ist als ergänzendes Therapieangebot gedacht (z. B. bei Depressiven zusätzlich zu einem sozialen Kompetenztraining und einem kognitiven Vorgehen zur Veränderung depressionsfördernder Denkstile). So sprechen im Rahmen einer stationären Behandlung Therapeuten mehr oder weniger nachdrücklich eine Empfehlung zur Teilnahme an einem solchen Programm aus. Mitunter müssen negative Phantasien, unspezifische Ängste, Tabus etc. im Vorfeld besprochen und gegebenenfalls abgebaut werden. Das Programm wird für eine feste Gruppe von etwa 8 Patienten angeboten, die sich zweimal pro Woche für etwa 1 1/2 h trifft. Für jeden Sinnesbereich sind durchschnittlich etwa 1 1/2 - 2 1/2 Sitzungen zu veranschlagen, so daß von insgesamt 10 Gruppenterminen ausgegangen werden kann. Dies sollte aber dem jeweiligen Gruppenbedürfnis entsprechen und modifizierbar bleiben. Zur Vorbereitung verschafft sich der Therapeut für jede Sinnesmodalität eine Sammlung von potentiell angenehmen Stimulanzien. Es hat sich als günstig erwiesen, wenn diese alltäglichen Charakter besitzen und/oder jahreszeitlich begründet sind. So wird der aktuelle Bezug am ehesten gewährleistet. Einige können durchaus den persönlichen Vorlieben des Therapeuten entsprechen, um sicherzustellen, daß er selbst beim Umgang damit deutlich angenehme Empfindungen erfährt und diese dadurch auch gut vermitteln kann. Vor jeder Gruppensitzung gehen wir z. B. durch Küche, Keller und Garten und lassen uns selbst anregen, was uns im Augenblick gut tut und angenehm ist. Während der Gruppenstunden sitzen die Teilnehmer auf Stühlen um ein auf dem Boden ausgebreitetes Tuch, auf dem die Animationsmaterialien zusammengetragen wurden.

## Ablauf des Programms

1) In der 1. Stunde erfolgt die Einführung in das Programm und die Erläuterung der oben dargestellten "Genußregeln" für den Aufbau einer entsprechenden Grundhaltung und zur Anleitung für den Umgang mit den Materialien.
2) Beginn mit einem Sinnesbereich, Erläuterung verschiedener Aspekte dieser Sinnesmodalität, erste gemeinsame Erfahrung mit einem Animationsmaterial (z. B. beim Riechen: Es wird eine Schale Erdbeeren in der Runde herumgereicht und nacheinander schnuppern die einzelnen Teilnehmer daran. Oder beim Tasten: Es wird ein glatter, kühler, runder Stein von einem zum anderen weitergereicht).
3) Die Patienten wählen aus dem Angebot ihre bevorzugte Stimulanz aus.
4) Der Therapeut demonstriert modellhaft die den Genußregeln entsprechende Form des Umgangs mit den Materialien, oder er instruiert die Patienten entsprechend.
5) Exploration der Eindrücke, Bilder, Vorstellungen, die dem einzelnen Teilnehmer beim entsprechend sinnesbezogenen Umgang mit der ausgewählten Substanz auftauchten.

6) Hausaufgaben: Der eingeleitete Lernprozeß soll in die alltägliche Umgebung übertragen werden. Die Patienten werden aufgefordert, dort entsprechend dem thematisierten Sinnesbereich wohltuende Stimulanzien ausfindig zu machen und einige Beispiele zur nächsten Therapiestunde mitzubringen.
7) In der darauffolgenden Sitzung werden die mitgebrachten Materialien durch die Patienten vorgestellt. Erläuterung der korrespondierenden Eindrücke, Austausch und Vergleich der jeweiligen Erfahrungen, dadurch Weiterführung und Vertiefung der Anregungen, Vereinbarungen von gemeinsamen Aktivitäten (Schnupperspaziergang, Abendessen etc.) für die Zeit zwischen den Therapiestunden oder ähnliches.
8) Vorstellung eines neuen Sinnesbereiches und entsprechendes, therapeutisches Vorgehen wie oben.

## Zur Struktur des Programms

Es werden hintereinander Übungen zum Riechen, Tasten, Schmecken, Schauen, Horchen durchgeführt. Diese Reihenfolge ist als Vorschlag zu verstehen, sie hat sich bei der Arbeit mit depressiven Patienten als günstig erwiesen.

Bei einigen Sinnesbereichen erfolgt eine inhaltliche Unterteilung, um die Differenzierung der Wahrnehmungsfähigkeit zu erleichtern. Beim Tasten wird zunächst nur geübt, die Struktur der Gegenstände (rauh - glatt, weich - hart, leicht - schwer) zu erspüren. Dann wird angeregt, herauszufinden, wie und wo sich ein Gegenstand anders und letztlich am besten anfühlt (ein Pingpongball fühlt sich an der Stirn anders an als auf den Fingerspitzen ruhend, am besten fühlt er sich in der hohlen Hand an etc.) und die Teilnehmer werden aufgefordert, den ertasteten Gegenstand einem Bewegungsablauf zuzuordnen (eine Haselnuß fordert dazu auf, zwischen Daumen und Zeigefinger hin- und hergerollt zu werden, Watte lädt dazu ein, zerrupft zu werden etc.).

Beim Schmecken wird der Schwerpunkt zunächst auf das Erspüren der verschiedenen Konsistenzen der Nahrungsmittel und deren Auswirkung auf die unterschiedlichen Empfindungen beim Einnehmen, Kauen und Schlucken der Nahrung (eine Banane ist weich und läßt sich mit der Zunge zerdrücken, eine Mandel ist hart und muß mit den Zähnen zermalmt werden). Erst im Anschluß daran wird die Aufmerksamkeit auf die Geschmackskomposition, den Prozeß der Geschmacksentfaltung etc. gerichtet.

Beim Schauen wird eine Aufteilung vorgenommen zwischen der Wahrnehmung von Farben (ein Korb voller gelber Bananen, roter Äpfel, blauer Pflaumen, Ton-in-Ton-Abfolgen, kontrastierende Zusammenstellungen, subjektive Bedeutung von Farben) und dem Registrieren von Strukturen (Maserung eines Baumrindenstücks, Abfolge von Dachziegeln beim gegenüberliegenden Haus, Zusammenstellung einer Serie von Türklinken oder Ikebanaarrangements).

Beim Horchen ist die Konzentration zunächst ausgerichtet auf die Wahrnehmung einzelner Töne (hoch, tief, hell, dunkel, weich, hart), dann auf die Wahrnehmung und Produktion alltäglicher Geräusche (Klicken des Lichtschalters, Scharren der Füße etc.) und dann auf Tonabfolgen.

Nach jedem der hier aufgeführten Teilschritte wird wie oben skizziert Gelegenheit gegeben, persönliche Bilder, Phantasien und Erinnerungen aufkommen zu lassen.

## Zum Verhalten des Therapeuten

Dieses Programm hat den Vorteil, daß durch die Auseinandersetzung mit den vorgegebenen Materialien, die der einzelne Teilnehmer zunächst "ungefährlich" und nur selten problembesetzt erlebt, eine rasche Aktivierung der Gruppe und eine spontane Kontaktaufnahme untereinander erreicht wird. Dadurch wird das Arbeiten für den Therapeuten erheblich leichter und lustbetonter als z. B. in einer Problemlösegruppe oder Kognitionsgruppe.

Es sollte darauf geachtet werden, daß die Gruppe einen jeweils eigenen Rhythmus im Vorgehen entwickelt. Der Therapeut sollte Hilfestellung dafür geben, daß Eindrücke in treffenden Bildern und Worten benannt werden. Er sollte es aber vermeiden, diese durch Nachbohren, Insistieren oder Interpretieren zu zerstören oder zu zerreden. Es sollte immer wieder genügend Raum für "angenehm schweigendes" Erleben zugelassen werden. Unangenehme Empfindungen auf i. allg. als angenehm erlebte Stimulanz (bestimmte Geräusche, Gerüche) sollten als solche benannt, aber nicht weiter vertieft werden. Es kann die Anregung erfolgen, sich aus dem Angebot etwas "weniger Unangenehmes" herauszusuchen.

Da es ein Hauptanliegen des Programmes ist, dem Patienten eine spezifische Art des Umgangs mit den vorgegebenen Materialien zu vermitteln, kommt dem Therapeuten zentrale Modellfunktion zu. Es sollten ihm deshalb selbst Verhaltensweisen, die den "Genußprinzipien" entsprechen, vertraut sein, und er sollte die Fähigkeit besitzen, den Patienten unter dieser Fragestellung differenziert beobachten und entsprechend fördern zu können.

An dieser Stelle kann das konkrete Vorgehen nur beispielhaft verdeutlicht werden. Greifen wir den Geruchssinn heraus. Der Therapeut übernimmt z. B. die Rolle des Modells: Er wählt aus einer mitgebrachten Auswahl von Animationsmaterialien eine Apfelsine aus und beschnuppert sie. Er erläutert und demonstriert, daß er sich dafür Zeit nimmt (Zeitaspekt). Er fordert sich auf, sich ganz auf den Geruch einzulassen und störende Gedanken und Ablenkungen auszublenden, sich genußvolle Empfindungen zu erlauben (Genußtabu aufheben) und die ganze Aufmerksamkeit auf diesen sinnlichen Eindruck auszurichten (Aufmerksamkeitsfokussierung). Er berichtet über seine aktuell auftretenden Empfindungen und läßt dazu ganz persönliche Bilder, Erinnerungen und Phantasien auftauchen (jedem das Seine). Zwischendurch demonstriert er, wie die Intensität des Geruchs durch die Veränderung des Abstands zur Nase variiert. Er legt die Apfelsine auch einmal kurz weg, wenn ihm eine Pause wohltut, um anschließend wieder intensiver empfinden zu können (weniger ist mehr). Weiterhin erläutert er, woher er den Geruch kennt und was seiner Einschätzung nach ähnlich riecht (Erfahrung aufbereiten). Abschließend spricht er davon, wo er in seiner alltäglichen Umgebung diesen Geruch antrifft oder wie er ihn sich dort zugänglich machen kann (Genuß ist alltäglich).

Von solchen Beispielen lernt der Patient, wie er mit potentiell Angenehmem umgehen kann, um größtmöglichen Genuß daraus zu erfahren. Er wird aufgefordert, sich Dingen zuzuwenden, die in ihm Interesse auslösen und die er sich seither versagte, die er als nebensächlich abgetan hat oder die aus seiner aktuellen Erinnerung verschwunden waren. Er wird hierbei durch den Therapeuten und durch die Gruppenmitglieder unterstützt, die ebenfalls ihr Interesse äußern, ähnliche oder kontrastierende Erfahrungen beisteuern und weiterführende Aspekte aufzeigen. Der Patient bekommt über das Vorbild der anderen Mut, Dinge zu tun, die ihm sonst nicht in den Sinn gekommen wären: Bisher nicht wahrgenommene Möglichkeiten, Freude oder Angenehmes zu erfahren, erschließen sich. Er übt sich in Differenzierungen (z. B. Kamillenduft, der von Wiese herüberweht, ist angenehm, aber der Duft von Kamillentee löst unangenehme Erinnerungen aus), er lernt Dinge abzulehnen, die ihn stören, er spürt, wie gut ihm schöne Erinnerungen tun und wie spannend es ist, sich auf ein angenehmes Ereignis zu freuen. Der Patient hat Spaß, er nimmt die sich selbst verstärkenden Qualitäten von dem was ihm guttut wahr: Er lernt zu genießen.

## Genuß und Depression

Aufgrund klinischer Erfahrung gehen wir davon aus, daß die Unfähigkeit zu genießen ein zentrales Problem v. a. depressiver Patienten ist. Wir sehen immer wieder, daß die Umwelt depressiver Menschen entweder wenig Angenehmes bietet oder die vorhandenen Möglichkeiten keinen Verstärkerwert mehr besitzen bzw. dieser von den Patienten nicht erkannt wird. Vormals wirksame Aktivitäten werden nicht mehr als genußvoll empfunden, und es besteht keine Möglichkeit, in der aktuellen Lebenssituation neue angenehme Aspekte zu entdecken oder mit diesen genußvoll umzugehen.

In einigen Depressionstheorien wird die Entstehung und Aufrechterhaltung der depressiven Symptomatik durch diesen Verlust von Verstärkern oder den Verlust ihrer Wirksamkeit erklärt. Dementsprechend werden in der Depressionsbehandlung Verstärker eingesetzt, d. h. Depressive werden aufgefordert, sich ausgeprägter zu verstärken. Die Schwierigkeit, die dabei entsteht, liegt darin, daß Depressive oft gar nicht mehr wissen, was ihnen gut tut: "Ich kann genießen, aber es macht mir keinen Spaß" oder "Ich habe keine Schwierigkeiten mit dem Genießen, aber das hat mit meiner Depression nichts zu tun".

Eine reine Aktivitätserhöhung mit Hilfe von Aktivitäts- bzw. Verstärkerplänen wie sie bei verschiedenen Therapieansätzen vorgeschlagen wird (z. B. Beck 1986; Wolpe 1981; Burgess 1980; De Jong 1980; Lewinsohn 1972) hat sich unter emotionalem Aspekt als unbefriedigend erwiesen. Dies kann sogar zu einer Verschlechterung der depressiven Symptomatik führen (vgl. Hammon u. Glass 1975). Die Tatsache, daß Depressive der Aufforderung, angenehme Dinge zu tun, endlich wieder nachkommen, beweist noch nicht, daß sie diese auch tatsächlich genüßlich ausführen und genußvoll erleben. Die Ausführung einer Handlung und das korrespondierende Erleben müssen scheinbar als getrennte und nicht als korrelierende Einheiten betrachtet werden.

Demgegenüber versucht das Genußprogramm, durch die spezifische Anleitung zum genußvollen Handeln, durch die Begrenzung und Strukturierung der herangetragenen Information eine differenzierte Wahrnehmungsfähigkeit, eine Sensibilisierung der Sinnesmodalitäten zu fördern und entsprechende Einstellungsänderungen vorzubereiten. Gefühle der Teilnahmslosigkeit, Passivität und Müdigkeit sollen zugunsten positiver, mit der Wahrnehmung verbundener Emotionen aufgehoben werden. Der Depressive erlebt ganz aktuell, daß er sich augenblicksweise wohler fühlen und damit die depressive Grundstimmung in den Hintergrund treten lassen kann. Er entdeckt seinen ganz persönlichen Bezug zu den vorgegebenen Materialien, er erfährt sich als Person, die Zeiten der Niedergeschlagenheit, aber auch Phasen der Zufriedenheit, ja Höhepunkte, in ihrer Geschichte zu verzeichnen hat. Er erkundet seine ganz persönlichen Vorlieben und entdeckt Vertrautes und Selbstverständliches als tragfähige "euthyme" Grundlage zur Bewältigung des Alltags.

## Evaluation

Inzwischen liegen erste Untersuchungen zur Evaluation der "Kleinen Schule des Genießens" vor. Zwei Arbeiten, die mit neurotisch depressiven Patienten durchgeführt wurden, sollen hier kurz dargestellt werden. Es handelt sich um empirische Arbeiten mit Kontollgruppendesign. In einer Arbeit wird der Erfolg des Programms zusätzlich gegen eine weitere Treatmentgruppe getestet. Zur Durchführung dieser Studien lagen keine vorherigen Erfahrungen vor. Es war nicht bekannt, auf welchen Skalen sich die Erfolge abzeichnen würden. Die Untersuchungen wurden an der Psychosomatischen Fachklinik in Bad Dürkheim durchgeführt, das Gruppentherapieprogramm umfaßte jeweils 10 Doppelstunden. Die Schätzung des Therapieerfolgs wurde gegen den Erfolg eines bewährten Therapieprogramms, bestehend aus Gruppen- und Einzeltherapien und einem Entspannungstraining nach Jacobson getestet. Die Patienten wurden jeweils nach Alter, Geschlecht, Schweregrad der Störung etc. parallelisiert.

Die Fragestellung der 1. Arbeit (Brotzler 1983) lautete: Werden durch die Genußtherapie neue Möglichkeiten zu positivem Erleben und Verhalten erschlossen, die die depressive Symptomatik verändern? Sind depressive Patienten nach einem Genußprogramm weniger depressiv als vorher, und unterscheiden sie sich nach dieser Behandlung von Patienten der Kontrollgruppe in bezug auf das Ausmaß der depressiven Symptomatik? Als zusätzliche abhängige Variablen, von denen angenommen wurde, daß sie Aufschluß über die Spezifität von neu erworbenen Verstärkerquellen liefern könnten, wurden: "Imaginationsfähigkeit", "Selbstkontrollverlust" und "die Tendenz zur positiven bzw. negativen Selbstbeschreibung" überprüft. Es wurde davon ausgegangen, daß durch eine Erhöhung der Imaginationsfähigkeit auch der Zugang zu subjektiv bedeutsamen, positiven Verstärkern erleichtert wird. Bei einer Verringerung der Selbstkontrollverlustangst könnte die Bereitschaft steigen, sich auf neue Erfahrungen in unbekannten Situationen einzulassen. Die Beschäftigung mit wohltuenden Dingen wirkt sich möglicherweise günstig aus auf die Art, sich selbst zu beschreiben: Die Tendenz, sich positiv zu beschreiben könnte zu-, die Tendenz zur negativen Selbstbeschreibung abnehmen.

Zur Überprüfung dieser Hypothesen wurden die folgenden Verfahren verwandt:

1) Die Depressivitätsskala von von Zerssen (1976);
2) Der Imaginationsfragebogen von Fydrich (1981);
3) Der Fragebogen zur Selbstkontrollverlustangst (Lutz 1981), u. a. mit der Subskala: Genuß / Entspannung;
4) Fragebogen zur Tendenz zur positiven bzw. negativen Selbstbeschreibung aus dem "State-trait"-Angst-Inventar von Spielberger et al. (1970).

Die Untersuchung beruhte auf dem Konzept der Veränderungsmessung mit einer Vorher-Nachher-Messung von Testwerten bei einer Experimentalgruppe mit Genußprogramm und einer Kontrollgruppe ohne Genußprogramm. Es waren 30 Patienten in die Studie einbezogen. Nach Ablauf von 5 Wochen wurden die Patienten der Experimental- und der Kontrollgruppe wieder einbestellt und die gleichen Daten noch einmal erhoben. Nach Testung der Ausgangswerte auf Vergleichbarkeit (der T-Test für unabhängige Stichproben ergab über sämtliche Skalen keine signifikanten Unterschiede in den Ausgangswerten), erfolgte die statistische Analyse mittels Mittelwertvergleich für alle Auswertungskategorien zur Feststellung des allgemeinen "Treatment"-Effekts und dem Vergleich der Differenzen von Ausgangs- und Endwert in Experimental- und Kontrollgruppe. Die Depressionswerte haben sowohl in der EG als auch in der KG hoch signifikant abgenommen. Die Selbstkontrollverlustangst (SKVA) hat sich in der EG hoch signifikant, in der KG signifikant verringert. Die Imaginationsfähigkeit hat sich über alle 3 Skalen bei der EG hoch signifikant verändert. Die Werte der KG bleiben unverändert. Es liegt nahe, die hoch signifikanten Resultate der EG auf den Einfluß des Genußprogramms zurückzuführen: Die subjektive Bedeutsamkeit des positiven Erlebens in der Genußgruppe fördert neben Spaß an neuen Ideen und Erfahrungen auch das Gefühl von Kontrolle über die Umwelt. Der Patient entwickelt Wissen über das, was ihm wohltut, bzw. über das, was ihm schadet. Er lernt somit, Einfluß zu nehmen auf das, was ihm widerfährt.

Die Werte der Tendenz zur positiven Selbstbeschreibung haben sich bei der EG im Gegensatz zu den unveränderten Werten der KG signifikant verändert. Die Tendenz zur negativen Selbstbeschreibung hat sich in der EG jedoch nicht in korrespondierendem Maße verringert. Es scheint plausibel, daß die Beschäftigung mit genußvollen Dingen zu einer positiveren Einschätzung der eigenen Person führt. Interessant ist, daß sich nicht gleichzeitig die seither kritisierten Aspekte aufheben. Dies bestätigt eine Untersuchung von Bradburn (1969), die gezeigt hat, daß positive und negative Effekte unabhängig voneinander variieren. Für das therapeutische Vorgehen bedeutet dies, daß die Fähigkeit zur Selbstkritik durch positives Erleben nicht verwischt wird: Unsere klinische Erfahrung geht vielmehr dahin, daß eine Steigerung der positiven Wertschätzung der eigenen Person die wesentliche Grundlage für die Bearbeitung veränderungswürdiger Verhaltensweisen darstellt. Die alleinige Ausrichtung auf notwendig zu Veränderndes blockiert den depressiven Patienten und läßt ihn in fataler Weise auf der Stelle treten: Er geht davon aus, daß erst Probleme gelöst werden müßten, bevor er sich schönen, genußvollen Dingen zuwenden kann.

Im 2. Auswertungsschritt wurden die Differenzen der Vorher-nachher-Messung zwischen EG und KG verglichen (Kovarianzanalyse). Es zeigt sich, daß die Depressionswerte der EG hoch signifikant niedriger sind als die der KG. Weiterhin unterscheiden sich EG und KG signifikant auf der Skala Genuß-/Entspannungsfähigkeit und hoch signifikant bezüglich der Tendenz zur positiven Selbstbeschreibung. Keine signifikanten Unterschiede zeigten sich bei den Variablen Imaginationsfähigkeit, Selbstkontrollverlustangst sowie Tendenz zur negativen Selbstbeschreibung.

**Tabelle 1.** Veränderungen in Experimental- und Kontrollgruppe

| | Vorher | | Nachher | | Differenz |
|---|---|---|---|---|---|
| | EG | KG | EG | KG | vorher/nachher p |
| Depression (von Zerssen) | 24,8 | 24,7 | 12,7 | 19,1 | 0,005 |
| SKVA | 45,5 | 42,9 | 34,4 | 33,9 | ----- |
| Genuß / Entspannung | 39,2 | 39,2 | 48,8 | 42,8 | 0,02 |
| Positive Selbstbeschreibung | 44,5 | 49,9 | 33,9 | 46,8 | 0,001 |
| Negative Selbstbeschreibung | 51,7 | 54,5 | 44,0 | 50,1 | ----- |

EG = Experimentalgruppe; KG = Kontrollgruppe

Die Genußtherapie vermittelt demnach Erlebens- und Verhaltensweisen, die geeignet sind, die depressive Symptomatik zu verringern, die Genuß- und Entspannungsfähigkeit sowie die positive Wertschätzung gegenüber der eigenen Person zu erhöhen.

In der 2. Untersuchung (Bausch 1984) wurde versucht festzustellen, inwieweit sich das Genußprogramm und eine weitere gezielte Therapie für Depressive, die Aktivitätstherapie, unterschiedlich auf das Selbstkonzept depressiver Patienten auswirkt. Die Aktivitätsgruppe hatte zum Ziel, durch die Unterstützung der Patienten bei der Ausführung verschiedenster, nicht spezifischer Tätigkeiten deren passiver Grundhaltung entgegen zu wirken und dadurch die Wahrscheinlichkeit zu erhöhen, in der Ausführung solcher Handlungen Selbstbefriedigung oder durch die Reaktionen anderer, positive Rückmeldungen zu erfahren.

Es wurden folgende Meßinstrumente verwandt: Die "Eigenschafts-Wörter-Liste" (EWL) von Janke u. Debus (1978), der Gießen-Test (GT) von Beckmann u. Richter (1972), der Fragebogen "Kognitionen in Situationen" (KIS) von De Jong u. Treiber (1980), die Depressivitätsskala von von Zerssen (1976) und das Depressionsinventar (BDI) von Beck (1978). Es nahmen 50 Patienten an der Studie teil.

In den Ergebnissen zeichnet sich kein genereller Therapieeffekt ab. Es treten jedoch in bestimmten unterschiedlichen Teilaspekten der Einschätzung des Selbstbildes bei allen Gruppen interessante Veränderungen auf. Der im Rahmen dieser Untersuchung gemessene Depressionsscore hat sich bei den Patienten beider Therapiegruppen signifikant verkleinert. In der Kontrollgruppe treten in einem bestimmten Bereich der Selbstkonzeptmessung Verbesserungen auf. Hier manifestiert sich sicherlich v. a. der Einfluß des Kliniksettings. Alle Patienten haben in annähernd gleicher Ausprägung eine normale, sehr intensive und zeitlich umfassende Einzel- und Gruppentherapie erhalten. Genuß- und Aktivitätstherapie stellten dagegen nur eine zusätzliche Gruppentherapie dar. Es kann also angenommen werden, daß sich einige spezifische Effekte, die sich evtl. bei den beiden Therapiegruppen gezeigt hätten, durch den Einfluß der routinemäßig angewandten Therapie verwischt haben.

In diesem Sinne können die gefundenen Effekte in den beiden Therapiegruppen auch als ergänzende positive Einflüsse auf das Selbstkonzept depressiver Patienten gewertet werden. So sollte in der Aktivitätstherapie v. a. durch eine positive Verstärkung Situationen eine Beeinflussung negativer Emotionen angestrebt werden. Dies scheint sich in der Einschätzung der "sozialen Potenz" der Patienten dieser Gruppe auszudrücken. Die häufigeren Veränderungen in der Genußgruppe bewegen sich dagegen in anderen Bereichen. Ein Ziel der Genußtherapie ist es ja, den Patienten, der überwiegend negative Emotionen hat, wieder Zugang zu angenehmen und lustbetonten Empfindungen zu verschaffen. Entsprechende Verbesserungen der Meßwerte sind in den Befindlichkeitsbereichen: Benommenheit, Introversion, allgemeines Wohlbehagen sowie Ärger (der EWL) festzustellen.

Es sollen im einzelnen dazu folgende Überlegungen Berücksichtigung finden:

- Aus der Tatsache, daß bei dieser Patientengruppe das Gefühl der "Benommenheit" deutlich abnahm, könnte geschlossen werden, daß die Genußtherapie einen positiven Einfluß im Sinne von gedanklicher Strukturierung sowie Verbesserung des körperlichen Befindens bewirkt (vgl. Janke u. Debus 1978).
- Die Abnahme des Gefühls der "Introvertiertheit" weist darauf hin, daß Aspekte der sozialen Zurückgezogenheit, der fehlenden Mitteilsamkeit, der Passivität entscheidend entgegen gewirkt werden konnte.
- Der Anstieg des Gefühls "allgemeines Wohlbefinden" spricht dafür, daß es, wie erwartet, zu einer Verschiebung von unlust- zu lustbetonten Empfindungen gekommen ist. Da sich diese Skala jedoch durch die Kombination der Subskalen: "gehobene Stimmung" und "Selbstsicherheit" ergibt, finden wir unseren klinischen Eindruck bestätigt, daß durch das Genußprogramm auch auf eine ganz bestimmte Art selbstbewußtes Verhalten gefördert und stabilisiert wird (jedem das Seine).
- Eine Erklärung dafür, daß Gefühle des "Ärgers" stark abgenommen haben, sehen wir darin, daß durch die Therapie die Bereitschaft und Fähigkeit gefördert wird, sich auf sich selbst zu konzentrieren und sich mit sich selbst wohl zu fühlen. Dadurch könnte überhöhten Erwartungen an diesbezügliche Funktionen anderer Personen vorgebeugt und mit Ärger verbundene Enttäuschungserlebnisse verhindert werden.

Insgesamt kann festgestellt werden, daß das Erleben subjektiv bedeutsamer Verstärker einen wichtigen Einfluß auf die affektive Komponente des Selbstkonzepts hat.

Die weitere Annahme, daß über eine Beeinflussung der Emotionen auch die damit verbundenen Kognitionen verändert werden und positive Selbstgefühle entstehen, kann teilweise durch die Ergebnisse im KIS untermauert werden.

Daß keine generelle Überlegenheit des Genußprogramms nachgewiesen werden konnte, mag auch daran liegen, daß - um Fehlergrößen über die Therapeutenvariable auszuschalten - die Genußgruppe und die Aktivitätsgruppe von der gleichen Therapeutin geleitet wurden und dadurch sehr viele genüßliche Anregungen in die Inhalte der Aktivitätsgruppe einflossen. Eine weitere Einschränkung kann sich durch die Schwäche der angewandten Meßmethoden ergeben haben: Es besteht eine große Schwierigkeit bei der Auswahl adäquater Meßinstrumente zur Erfassung des Selbstkonzepts. Es zeigt sich bei der Auswertung, daß lediglich die "Eigenschafts-Wörter-Liste" eine Reihe signifikanter Ergebnisse aufwies. Dieser Fragebogen scheint besonders sensibel für kurzfristige therapeutische Veränderungen zu sein. Es entspricht der Erfahrung, die bei der Durchführung der Untersuchung gemacht wurde, daß die Patienten in beiden Experimentalgruppen von ihrer Therapie profitiert haben. Dabei sind die Wirkungen der Aktivitätstherapie im Gegensatz zur Genußgruppe als eher kurzfristig und von der Existenz der Gruppe abhängig anzusehen. Hier bestand ein besonders starker Gruppenzusammenhalt, der eine wesentliche Voraussetzung für die Teilnahme an den gemeinsamen Aktivitäten darstellte. Als die Gruppe sich, nach Beendigung der Therapie, aufgelöst hatte, ließ die Bereitschaft zur Aktivität bei den einzelnen Patienten erheblich nach. Das gelernte, aktive Verhalten ließ sich außerhalb der geschützten Gruppe mit anderen Menschen oder in der eigenen Umwelt nur unzulänglich aufrechterhalten.

Im Gegensatz dazu schien dieser Schritt von den Patienten der Genußgruppe bereits vollzogen. Das Gelernte wurde größtenteils auch außerhalb der Therapie beibehalten. Der Grund dafür liegt vermutlich in der intensiven Konzentration auf die eigene Person, die eigenen Gefühle während der Gruppensitzungen. Das Umsetzen des Gelernten in die natürliche Umgebung fällt leichter, da schon während der Therapie ganz persönliche Genüsse entdeckt werden. Zusätzlich können oft mit Genuß verbundene Gewohnheiten, die vor der Erkrankung gepflegt wurden, wieder erinnert und als Grundlage für neue Erfahrungen verwendet werden. Vor allem bei schwer depressiven Patienten, die in den ersten Sitzungen apathisch und teilnahmslos wirkten, hatte die Genußtherapie einen sensibilisierenden Effekt. Diesen Patienten, die keinerlei Zugang mehr zu ihren Gefühlen hatten, wurde im Verlauf der Therapie durch die Konfrontation mit persönlich bedeutungsvollen Materialien ein intensives Erleben ihrer eigenen Emotionen und ihrer Umwelt wieder ermöglicht.

Da die Bedeutung von euthymen Erlebens- und Verhaltensweisen sicherlich für jede Art von Therapie und Symptomatik anzuerkennen ist, erübrigt sich die Frage, für welche spezifischen Krankheitsbilder das Genußprogramm letztlich geeignet ist. Der Erfolg liegt sicher nicht allein in der Reduktion von Symptomen, wie das in den referierten Untersuchungen der Fall war. Vielmehr ist anzunehmen, daß der Aufbau von Genußfähigkeit zu demjenigen Teil von seelischer Gesundheit beiträgt, der es möglich macht, psychische Belastungen konstruktiv zu bewältigen.

## Literatur


Adams PL (1973) Obsessive children: A socialpsychiatric study. Butterworth, New York

Antrobus JS (1968) Information theory and stimulus-independent thought. Br J Psychiatry 59: 423 - 430

Bausch I (1984) Das Selbstbild depressiver Patienten in Abhängigkeit von angewandter Therapie. Diplomarbeit, Universität Konstanz

Beck AT (1978) Depression inventory (BDI). Center for Cognitive Therapy, Philadelphia

Beck AT, Rush AJ, Shaw BF, Emery G (Hrsg) (1978) Kognitive Therapie der Depression. Urban & Schwarzenberg, München

Beckmann D, Richter HE (1972) Gießen-Test (GT). Ein Test für Individual- und Gruppendiagnostik. Huber, Bern

Berendt H, Neumärker M, Nickel B (1971) Typenanalyse bei 80 neurotischen Patienten (Zwang). Psychiatr Neurol Med Psychol 23: 40-7

Berlyne DE (1974) Konflikt, Erregung, Neugier. Klett, Stuttgart

Bradburn NM (1969) The structure of psychological wellbeing. Aldine, Chicago

Brotzler D (1983) Empirische Untersuchung eines Therapieprogramms zur Entwicklung von "Genußfähigkeit" bei Depressiven. Diplomarbeit, Universität Heidelberg

Brugess EP (1980) Verhaltensmodifikation bei depressiven Störungen. In: De Jong R, Hoffmann N, Linden M (Hrsg) Verhaltensmodifikation bei Depressionen. Urban & Schwarzenberg, München (Fortschritte der Klinischen Psychologie, Bd 23, S 41 - 47

Fydrich T (1981) Imagination: Experimentelle Untersuchung über Bedingungsfaktoren mit dem Schwerpunkt der Entwicklung eines Imaginationsfragebogens. Diplomarbeit, Universität Marburg

Goldfried MR, D'Zurilla TJ (1969) A behavioral-analytic model for assessing competence. In: Spielberger CD (ed) Current topics in clinical and community psychology. Academic Press, New York, S 151 - 196

Gössl R (1981) Entwicklung eines Fragebogens zur Selbstkontrollverlustangst. Diplomarbeit, Universität Marburg

Hammon DL, Glass PR (1975) Depression, activity, and evaluation of reinforcement. J Abnorm Psychol 84: 718-21

James W (1981) The principles of psychology. Macmillan, London

Janke W, Debus G (1978) Die Eigenschafts-Wörter-Liste (EWL). Hogrefe, Göttingen

De Jong R, Treiber P (1980)Kognitionen in Situationen (KIS). Unveröffentl. Fragebogen Max-Planck-Institut für Psychiatrie, München

De Jong R, Hoffmann N, Linden M (Hrsg) (1980) Verhaltensmodifikation bei Depressionen. Urban & Schwarzenberg, München (Fortschritte der Klinischen Psychologie Bd 23)

Kallinke D, Lutz R (1979) Verhaltensdiagnostik und interventionsorientierte Klassifikation von zwanghaften Störungen. Schlußfolgerungen für die Planung von verhaltenstherapeutischen Interventionen. In: Kallinke D, Lutz R, Ramsay RW (Hrsg) Die Behandlung von Zwängen. Urban & Schwarzenberg, München (Fortschritte der Klinischen Psychologie, Bd 21, S 13 - 22)

Kanfer FH, Saslow G (1974) Verhaltenstherapeutische Diagnostik. In: Schulte D (Hrsg) Diagnostik in der Verhaltenstherapie. Urban & Schwarzenberg, München

Koppenhöfer E, Lutz R (1984) Therapieprogramm zum Aufbau positiven Erlebens und Handelns bei depressiven Patienten. Weissenhof, Weinsberg

Lewinsohn PM (1972) The use of activity schedules in the treatment of depressed individuales. University of Oregon, Minnesota

Lutz R (1983) Betonen des Positiven im Erleben und Handeln. In: Lutz R (Hrsg) Genuß und Genießen. Zur Psychologie des genußvollen Erlebens und Handelns. Beltz, Weinheim, S 30 - 41

Lutz R, Koppenhöfer E (1983) Kleine Schule des Genießens. In: Lutz R (Hrsg) Genuß und Genießen. Zur Psychologie des genußvollen Erlebens und Handelns. Beltz, Weinheim

Mackintosh NJ (1975) A theory of attention: Variations in the associability of stimuli with reinforcement. Psychol Rev 82: 276-98

Sander F, Volkelt H (1962) Ganzheitspsychologie. Beck, München

Spielberger CD, Porsuch RL, Lushene RH (1970) State-trait-anxiety inventory. Consulting Psychologists Press, Palo Alto (Dt. Fassung: Laux L, Glanzmann P, Schaffner P, Spielberger CD (1981) State-Trait-Angstinventar (STAI). Beltz, Weinheim

Wolpe J (1981) Die neurotische Depression: Experimentelles Analogon, klinische Syndrome und Behandlung. In: Blösch L (Hrsg) Verhaltenstherapie depressiver Reaktionen. Huber, Bern, S 255 - 265

Wundt W (1922) Grundriß der Psychologie, 15. Aufl. Kröner, Leipzig

Zerssen D von (1976) Paranoid-Depressivitäts-Skala. Beltz, Weinheim

# Selbstkontrollprogramm zur stationären Behandlung der Adipositas permagna

Susanne Stadler, Manfred Zielke, Wolfgang Gottfried, Hans-Peter Olivet

## Rahmenbedingungen der stationären Adipositastherapie

### *Dauer der Behandlung*

Die Patienten werden größtenteils über die Kranken- und Rentenversicherungsträger zur stationären Therapie überwiesen. Die Behandlung wird zunächst für 6 Wochen genehmigt. Im Einzelfall besteht die Möglichkeit zur Verlängerung der Maßnahme, jedoch ist generell von einer Behandlungsdauer von 6 Wochen auszugehen. Erfahrungsgemäß ist dieser Zeitraum zur Gewichtsabnahme auch bei mäßiger Motivation gut zu bewältigen. Schwere Beeinträchtigungen des psychischen Befindens durch eine Gewichtsabnahme, die sich vorwiegend als Depressionen äußern, stellen sich meistens erst nach 4 - 6 Wochen konsequenter Gewichtsreduktion ein. Nicht ausreichend motivierte Patienten tendieren dann eher dazu, die Behandlung nach 6 Wochen zu beenden. Die Adipositasgruppe findet neben weiteren Gruppentherapien (Selbstsicherheitstraining, Problemlösegruppe) und Einzelgesprächen mit den Bezugstherapeuten statt. Die Adipositasgruppe trifft sich 2mal pro Woche für 90 min.

### *Klientel*

Das zur Adipositastherapie eingewiesene Klientel weist meistens ein *erhebliches* Übergewicht auf, wobei sich in vielen Fällen schon medizinische Beeinträchtigungen manifestiert haben, die eine Gewichtsreduktion unter Diätbedingungen (1000 kcal) erforderlich machen. Bei der medizinischen Eingangsuntersuchung zu Beginn der Therapie zeigten sich in der Regel schon erhöhte Laborparameter, wie erhöhte Blutfette, erhöhte Leberwerte oder ein erhöhter Blutzuckerspiegel. Diese Werte bedürfen der regelmäßigen Kontrolle und ggf. einer medikamentösen Therapie, z. B. zur Blutdrucksenkung. Ein Großteil der Patienten kommt mit psychiatrischen Begleitdiagnosen, überwiegend soziale Ängste und depressive Erscheinungsbilder, die die Motivation zur Mitarbeit erschweren können. Dies betrifft z. B. Motivationsmängel in der Erledigung von Hausaufgaben oder fehlende Experimentierfreudigkeit im Umgang mit neuen Verhaltensregeln. Die meisten Patienten haben kein Interesse an theoretischen Ausführungen wie beispielsweise lerntheoretischen Grundlagen des Eßverhaltens und dürften somit eher durch praktische Übungen zu motivieren sein.

## *Kliniksetting*

Durch den stationären Aufenthalt sind die Patienten zunächst von ihrer gewohnten Umwelt etwas abgeschirmt, so daß einige Auslöser für ungeplantes Essen wegfallen dürften sowie die daraus hervorgehenden Aktivitäten. Die Struktur des Klinikalltags steht einem oft als Leerlaufhandlung empfundenen Essen aus Langeweile entgegen.

Aus Gründen der Notwendigkeit im Versorgungsablauf erhalten die Patienten insbesonders zum Mittagessen eine vom Personal zugeteilte kalorienreduzierte Essensportion. Für das Frühstück sowie das Abendessen können sich die Patienten ihre Kost selbst kalorienbewußt zusammenstellen. Diese Art der Essensversorgung schränkt die Veränderung des Eßverhaltens insofern etwas ein, als bestimmte Versuchungsreize wie z. B. Einkauf oder herumliegende Süßigkeiten weitgehend entfallen und somit auch verhaltenstherapeutische Maßnahmen wie Reizkontrolle nur schwer durchführbar sind. Auch Selbstbeobachtung des Eßverhaltens und Protokollierung der Nahrungsaufnahme scheinen durch fest zugeteilte Kost weniger gut möglich. Die Aufforderung zur Selbstbeobachtung und Protokollierung der Nahrungsaufnahme wird meistens von den Patienten mit der Begründung abgelehnt, zu den Mahlzeiten würde sowieso immer das Gleiche eingenommen. Die Nahrungsaufnahme erweist sich bei der näheren Betrachtung jedoch durchaus als unterschiedlich. Außerdem können Ernährungsprotokolle und Selbstbeobachtungsbogen als Übungen im Umgang mit der Kalorientabelle nützlich sein.

Die Art der Essensversorgung und die Abwesenheit von der gewohnten Umgebung stellen für die stationäre Therapie andere Schwerpunkte in den Vordergrund: Zum einen eine Konzentration auf praktische Einübung von Eßverhalten und anschließend daran die Bearbeitung von Schwierigkeiten im Umgang mit dem Essen, die weitgehend außerhalb der Klinik auftreten.

## *Schlußfolgerungen für die stationäre Therapie*

Im folgenden soll die Notwendigkeit einer stationären Adipositastherapie begründet und die inhaltlichen Schlußfolgerungen für das Therapieprogramm zusammengefaßt werden.

Die Notwendigkeit zur stationären Adipositastherapie ergibt sich z. T. aus dem bereits Gesagten: Die Patienten haben in der Regel eine längere Krankheitsdauer aufzuweisen und leiden meist unter neurotischen Störungen, so daß eine begleitende Psychotherapie erforderlich ist. In der Regel handelt es sich um soziale Ängste und depressive Erscheinungsbilder, die in Einzelgesprächen und Gruppen behandelt werden. Die besondere Aufgabe der Einzeltherapie besteht außer in der Motivation zur Mitarbeit in der Gruppe darin, eine individuelle Problemanalyse der Eßstörung vorzunehmen. Dazu zählen v. a. gezielte Informationen über den Beginn der Störung, die damals auslösenden sozialen und emotionalen Bedingungen sowie die Analyse der aktuell das Eßverhalten auslösenden und aufrechterhaltenden Bedingungen. Auch die z. T. individuell recht gravierenden Folgen des Übergewichts, z. B. auf Partnerschaft, sind ein wichtiger Bestandteil der Problemanalyse. Dieser Abschnitt zu Beginn der Therapie dürfte ein wesentlicher Faktor zur Schaffung eines Problembewußtseins und zur Motivierung des Patienten sein. Während einer stationären Therapie können auch Motivationseinbrüche, die häufig zur Beendigung einer zuhause begonnenen Diät führen, aufgefangen und bearbeitet werden. Weiterhin kann bei der stationären Gruppentherapie das Schwergewicht der Behandlung auf eine Veränderung des Eßverhaltens gelegt werden: Gezielte Übungen zur Modifikation des Eßvorgangs lassen sich zunächst ohne störende Alltagsbedingungen (z. B. Essen unter Zeitdruck) durchführen. Selbst solche kleinen Verhaltensänderungen benötigen eine relativ lange Übungsphase, da ein teilweise sehr lang eingewöhntes, falsches Eßverhalten schrittweise umgelernt werden soll. Während jeder Mahlzeit in der Klinik besteht genug Zeit, neues Eßverhalten einzuüben, so daß später die Wahrscheinlichkeit für fehlerhaftes Eßverhalten immer geringer wird. Das Thema Eßverhalten soll in den Gruppen sehr ausführlich behandelt werden, da Unzufriedenheit mit dem Essen, z. B. durch übermäßiges Essen, wieder zu Motivationseinbrüchen führen kann. Außer einer intensiven Auseinandersetzung mit dem Eßverhalten hat der Patient während einer stationären Therapie genug Zeit, sich mit emotionalen oder sozialen Defiziten auseinanderzusetzen und geeignete Gruppen zu besuchen.

Inhaltlich andere Schlußfolgerungen ergeben sich durch die im Gegensatz zur ambulanten Therapie kürzere Behandlungsdauer. Lerntheoretische Therapiebausteine sollten deshalb so kurz wie möglich gehalten werden. Dies betrifft z. B. die Darstellung langfristiger und kurzfristiger positiver und negativer Konsequenzen des Übergewichts, sowie die Vermittlung von kognitiven Techniken wie z. B. Selbstgespräche. Stattdessen erscheint es sinnvoll, möglichst früh mit praktischen Übungen (Bestimmung des Zielgewichts, des Kalorienbedarfs, Einübung von Eßverhalten) zu beginnen, wodurch auch weniger motivierte Teilnehmer zu aktivieren wären. Die Überlegungen zur Bewältigung von internen und externen Versuchungssituationen sollten mehr am Schluß des Trainings stehen, wenn individuelle Problemsituationen angesprochen werden. Die Bearbeitung von Versuchungssituationen ist erfahrungsgemäß zu Beginn der Therapie weniger aktuell, da die Patienten durch die veränderte Umgebung zunächst abgelenkt sind und sich weniger solchen Situationen ausgesetzt sehen.

## Therapiebausteine und Erfahrungen der stationären Adipositastherapie

### *Vorgespräch*

Das Vorgespräch dient in erster Linie der Abklärung von Indikation und Motivation. Die Indikation mag zunächst vielleicht eindeutig erscheinen, häufig gelangen aber auch übergewichtige Bulimiepatientinnen in die Gruppe. Für diese Patientengruppe steht jedoch zunächst nicht so sehr die Gewichtsreduktion und Gewichtsstabilisierung im Vordergrund, sondern eher die Bearbeitung der Freßattacken.

Weiterhin sind fremdmotivierte Patienten für die Gruppe nicht geeignet. Fremdmotivation besteht z. B. dann, wenn Patienten vom Bezugstherapeuten in die Gruppe geschickt werden, ohne zu wissen, was dort besprochen wird. Solche Patienten haben oft sehr unrealistische Erwartungen an die Gruppe und sind häufig von der Vorgehensweise enttäuscht. Günstig für die Motivation zur Teilnahme an der Gruppe ist es, wenn der Bezugstherapeut mit dem Patienten das Programm und seine inhaltlichen Bestandteile kurz bespricht.

Weiterhin sind Patienten problematisch, die über keine Gruppenerfahrung verfügen und sozial sehr gehemmt sind, da sie sehr wenig Mitarbeit zeigen, was sich wiederum auf die Motivation der gesamten Gruppe auswirkt.

Weitere Themen des Vorgesprächs sind: aktuelles Gewicht, Körpergröße, Art und Zahl der Reduktionsversuche, Gründe für das Scheitern der bisherigen Bemühungen, kurze Schilderung der Lebensumstände, Erwartungen an die Gruppe, bisherige Erfahrungen mit Gruppen sowie, ob eine Eigen- oder Fremdmotivation vorliegt.

Die nun folgenden Abschnitte orientieren sich weniger an einer starren Stundeneinteilung, sondern stellen vielmehr Therapiebausteine dar, die je nach Zahl und Bedarf der Teilnehmer unterschiedlich viel Zeit beanspruchen können.

## *Baustein 1: Kennenlernen*

### a) Vorstellen der Teilnehmer

Zunächst stellen sich die Kursleiter vor und geben noch einmal die Gruppentermine bekannt. Da sich die Patienten untereinander nicht kennen, befragen sie sich zunächst in Zweiergruppen zu folgenden Themen:

- Name, Alter, Beruf, Familienstand.

- Seit wann besteht Übergewicht?

- Wie ist es entstanden?

- Was habe ich bisher dagegen unternommen?

- Was möchte ich hier in der Gruppe erreichen?

Die beiden Interviewpartner tragen anschließend die Informationen, die sie vom anderen bekommen haben, der ganzen Gruppe vor. Danach fotografieren sich die Teilnehmer gegenseitig mit einer Sofortbildkamera, was meistens etwas Unruhe auslöst. Wir ermutigen die Teilnehmer mit der Überlegung, daß sie bisher nur allzu gern an ihrem Problem vorbeigeschaut hätten und dies nun mit diesem Foto beenden sollen.

### b) Austausch über bisherige stationäre Behandlungsschritte

Besonders die Patienten, die schon etwas länger an der Klinik sind, haben bereits Erfahrungen mit Selbstbeobachtung, Führen von Eßprotokollen, Anwendung von Kalorientabellen und dem Führen einer Gewichtskurve. Der Kursleiter erfragt von jedem Teilnehmer die vorangegangenen Behandlungsschritte, gibt ggf. Selbstbeobachtungsbogen und Kalorientabelle aus oder bespricht das Wiegen und in welchen zeitlichen Abständen es geschehen soll. Wir schlagen meistens eine Gewichtskontrolle 2mal pro Woche vor, um eine übermäßige Fixierung auf die Gewichtsreduktion auf tägliches Wiegen zu vermeiden.

**c) Gruppengewichtskurve**

In der 1. oder 2. Kursstunde sollte eine Gruppengewichtskurve angelegt werden, die den Gewichtsverlauf der Gruppe wiedergibt. Dazu werden bei jedem Treffen die Gewichte aller Teilnehmer addiert und in eine Gruppengewichtskurve eingetragen. Auf diese Weise kann zu Beginn jeder Stunde die Gesamtabnahme der Gruppe errechnet werden, was sich auf die Gruppenmotivation steigernd auswirkt. Ferner kann jeder Teilnehmer überprüfen, ob er unter oder über der durchschnittlichen Gruppengewichtsabnahme liegt und welche Gründe das hat. Hierbei ergibt sich dann oft die Gelegenheit, über Erfolge oder Mißerfolge zu sprechen.

**d) Motivationsfrage**

Anschließend stellt sich jeder Teilnehmer die Frage: "Weshalb will ich eigentlich gerade jetzt abnehmen?". Mit dieser Frage sollen die negativen Konsequenzen des Übergewichtes auf das Leben jedes Teilnehmers möglichst "hautnah" und eindrücklich erfragt und geschildert werden. Wir bitten die Patienten, sehr genau auf die ausgelösten Gefühle zu achten und die Schlüsse daraus dann in einem Leitsatz zu formulieren, der auf eine Karte geschrieben wird. Jeder Teilnehmer sollte seinen persönlichen Leitsatz zur Aufrechterhaltung der Motivation möglichst immer bei sich tragen.

**e) Besprechung des Klinikumfeldes**

Häufig wird in den ersten Stunden von den Teilnehmern vorgebracht, daß sie hier ja gut abnehmen könnten, da in der Klinik "alles ganz anders als zuhause" sei. Wir bearbeiten diesen Einwand in der Regel so, daß wir die Patienten zunächst zusammenstellen lassen, welche Bedingungen denn genau ihnen das Abnehmen in der Klinik erleichtern.

Die konkreten "Erleichterungen" sind in der folgenden Übersicht (Ergebnis einer Gruppenarbeit) zusammengefaßt:

- Ansprechpartner in Krisensituationen;
- gemeinsam geht's leichter;
- geregelte Essenszeiten;
- Eßvertrag
- stärkere Auseinandersetzung mit Eßverhalten (Diätberatung, vielseitige Ernährung);
- festgesetzte Menge an Essen;
- abschreckende Beispiele;

- Ansporn durch die Gruppe;
- mehr Ablenkung (z. B. Sport);
- tägliche Gewichtskontrolle durch die Klinik;
- Diätessen;
- Lob und Anerkennung.

Im Anschluß an die Zusammenstellung dieser Liste überlegen wir gemeinsam mit der Gruppe, welche der genannten Bedingungen sich zuhause durchsetzen lassen, welche leicht realisierbar sind (z. B. geregelte Essenszeiten) und welche weniger leicht realisierbar sind (z. B. Gruppe finden, Gruppendruck). Erfahrungsgemäß brauchen die meisten Patienten eine gewisse externe Kontrolle, so daß etwa ein wöchentlicher Wiegetermin beim Hausarzt einen guten Kompromiß darstellt.

## *Baustein 2: Wissenswertes zum Abnehmen*

### Medizinische Begleiterscheinung des Übergewichts

In diesem Abschnitt findet eine ausführliche Aufklärung über Risikofaktoren des Übergewichts statt (Materialien: BfA-Film "Wenn ich schlank wäre"). Oft wissen einige Teilnehmer schon recht gut über die Auswirkungen des Übergewichts Bescheid, dennoch fällt auf, daß bei der Besprechung des Themas sehr lebhaftes Interesse besteht.

Besonders stark Übergewichtige können aus eigener Erfahrung über Beeinträchtigungen sprechen (z. B. Atemnot, Gelenkschmerzen). Darüber hinaus dient die Auseinandersetzung mit den Risikofaktoren der Stärkung der eigenen Motivation: Man kann sich so, wenn auch nicht dauerhaft, die Notwendigkeit der Gewichtsreduktion vor Augen halten und hat dafür "handfeste" medizinische Gründe. Daß dieses Wissen allein nicht dauerhaft ausreicht, ist klar. Hautzinger (1978) unterscheidet daher beim Problem Übergewicht in kurzfristige und langfristige, positive und negative Konsequenzen. Medizinische Beeinträchtigungen zählen zu den langfristig negativen Konsequenzen, da diese erst nach Jahren spürbar werden. Kurzfristig positiv wäre die meist erlebte Spannungsreduktion durch Essen. Hautzinger schlägt nun vor, sich kurzfristig und unmittelbar die negativen Konsequenzen des Übergewichts vorzustellen, etwa in Form eines Selbstgesprächs. Wir haben mit den kognitiven Methoden die Erfahrung gemacht, daß sie nur von einigen wenigen, sehr motivierten Teilnehmern aufgegriffen werden, so daß wir davon Abstand genommen haben.

Statt dessen arbeiten wir stärker auf die Themen Zielgewicht und realistische Zeitperspektive hin, z. B. auf die Frage, wieviel täglich unter einer 1000-kcal-Diät abgenommen werden kann. Zur Veranschaulichung dient das folgende Beispiel. Die verwendeten Größen sind z. T. etwas gerundet, um das Rechnen zu erleichtern.

**Beispiel für Energieverbrauch und Gewichtsreduktion**

Täglicher Energiebedarf des Menschen:
33 kcal pro kg Körpergewicht.

Bei einem Körpergewicht von 95 kg benötigt man täglich
95 x 33 = 3135 kcal.

Unter einer 1000-kcal-Diät werden täglich 2135 kcal vom Körper als abgebrannte Fettdepots verbrannt. (3135 kcal Energiebedarf zur Erhaltung der 95 kg - 1000 kcal, die durch Diät aufgenommen werden).

| | | |
|---|---|---|
| 1 g Fett | = | 10 kcal |
| 2315 kcal | = | 213,5 g Fett, |

d. h. man nimmt bei 95 kg Körpergewicht unter einer 1000-kcal-Diät täglich ca. 200 g Fett ab.

Ein weiteres, häufig von der Gruppe angesprochenes Thema sind die Ursachen für Gewichtsstillstand. Da es sich bei den Teilnehmern in der Regel um "Diätexperten" handelt, lassen wir die Gründe für Gewichtsstillstand von der Gruppe zusammenstellen:

- Diät nicht eingehalten,
- falsche Ernährung (z. B. zu viel Salz),
- keine Verdauung gehabt,
- zu wenig Bewegung,
- Menstruation,
- Alkohol,
- andere Kleidung,
- schon sehr viel abgenommen (Gewichtsstillstand über einige Zeit möglich).

Diese Zusammenstellungen werden dann von den Teilnehmern noch nach Wahrscheinlichkeit geordnet, so daß also auf jeden Fall die Ernährungsfehler oder der Punkt "Diät nicht eingehalten" an die erste Stelle rücken.

Meistens kommen die Teilnehmer beim Thema realistisch geplante Gewichtsreduktion (etwa 1 kg/Woche) auf bisherige Diätversuche zu sprechen, die sich häufig auf einseitig zusammengesetzte Diäten und rapide Gewichtsreduktion beschränken und deshalb in der Regel zu einem starken Gewichtsanstieg nach der Diät geführt haben. Wir besprechen die Nachteile dieser Diäten sehr ausführlich mit den Patienten, da wir diese weder für dauerhaft wirksam noch für medizinisch vertretbar halten. Das Thema Diäten bildet dann den Übergang zur nächsten Einheit, dem Eßverhalten.

**Eßverhalten**

Viele Patienten erklären schon im Vorgespräch, daß sie ihr Eßverhalten verändern wollen. Die Gruppe trägt zunächst die Verhaltensweisen zusammen, die verändert werden sollen.

"Fehlerhaftes Eßverhalten" (Ergebnis einer Gruppenarbeit):

- zu schnell essen,
- Ablenkung beim Essen,
- 2 - 3 Mahlzeiten statt 5 - 6 Mahlzeiten,
- sehr hungrig essen,
- große Portionen aufhäufen,
- wenig kauen,
- aus Zeitdruck das Falsche essen,
- Teller immer leer essen,
- kalorienreiche Getränke zu sich nehmen,
- zu fettes Essen,
- versteckte Kalorien,
- unkontrolliert (ungeplant essen),
- nachts essen.

Die meisten der zusammengetragenen Merkmale betreffen den Eßvorgang selbst. Nur wenige beziehen sich auf die Planung oder die Zusammenstellung der Mahlzeiten. Aus den genannten Punkten erarbeiten wir mit der Gruppe Eßregeln, die wir je nach Bedarf auch begründen (z. B. Sättigung wird erst nach 15 - 20 min zurückgemeldet, deshalb ist es sinnvoll, langsam zu essen).

Unserer Erfahrung nach ist die Gruppenaktivität viel lebhafter, wenn sich die Gruppe ihre eigenen Eßregeln zusammenstellt, es sollten allerdings nicht mehr als 10 - 12 Regeln sein, da es ansonsten für den Einzelnen zu unübersichtlich wird.

Weiterhin sind Verhaltensregeln, die sich unmittelbar auf den Eßvorgang beziehen für die stationäre Therapie gut geeignet, da sie die aktuelle Situation des Patienten betreffen. Diese Eßregeln können von einem Teil der Gruppe auf einen großen Zeichenkarton geschrieben werden, damit sie für den nächsten Therapiebaustein "praktische Einübung von Eßverhalten" gut verfügbar sind.

## *Baustein 3: Praktische Einübung von Eßverhalten*

Dieser Abschnitt setzt sich aus Diätberatung, Zubereitung von kalorienarmen Speisen und anschließendem praktischen Einüben der erarbeiteten Eßverhaltensregeln zusammen.

### Diätberatung

Die Teilnehmer der Gruppen erhalten vom Diätkoch der Klinik Hinweise zu folgenden Stichworten:

- Zusammensetzung der Nahrung (Bausteine: Kohlehydrate, Fette und Eiweiß. Wo sind die Stoffe enthalten?);
- Vollwerternährung;
- Möglichkeiten der kalorienarmen Zubereitung von Speisen (beschichtete Pfannen, kalorienarme Zubereitung von Soßen, grillen in Folie);
- Flüssigkeitsbedarf unter 1000-kcal-Diät.

### Zubereitung kalorienarmer Speisen und Eßverhaltenstraining

Einmal pro Woche haben die Gruppenteilnehmer die Gelegenheit, zusammen zu kochen und zu essen. Die Gruppe wählt aus einem Diätkochbuch ein Menü von ca. 500 kcal aus. Bei der Menüplanung wird besonders beim 1. und 2. Mal die benötigte Lebensmittelmenge stark überschätzt, was sich aber rasch einpendelt, wenn die Teilnehmer merken, daß sie durch langsames Essen schneller satt werden. Meist kann sogar ein Menü aus der Gesamtberechnung herausgenommen werden. Die notwendigen Zutaten können beim Klinikkoch abgeholt werden. In einer speziell für Kleingruppen zur Verfügung stehenden Küche bereitet ein Teil der Gruppe das Essen vor. Während des Essens versucht jeder Teilnehmer, die von ihm vor dem Essen festgelegten Regeln umzusetzen. Spätestens hierbei sollte der Therapeut als Modell anwesend sein, um weitere Anregungen z. B. zur Geschmackswahrnehmung zu geben. Die Erfahrung, wie schnell man bei langsamem Essen satt werden kann, ist für die meisten Patienten sehr verblüffend. Sicherlich sind hier auch soziale Kontrollmechanismen wirksam, wenn Patienten in Anwesenheit von Therapeuten essen, jedoch sind die meisten Patienten ausreichend motiviert, die beim gemeinsamen Essen gemachten Erfahrungen auch auf andere Mahlzeiten anzuwenden. Häufig besprechen wir mit den Patienten auch die Rahmenbedingungen des Essens, wie z. B. Tischdekoration, da viele Übergewichtige oft heimlich und auch im Stehen essen. Die Rahmenbedingungen des Essens, angefangen von der Planung des Essens, über das Eßverhalten bis hin zur Tischdekoration sind Schritte, die den Eßvorgang bewußt machen und die Wahrscheinlichkeit für ungeplantes und meist auch ungewolltes Essen herabsetzen. Hierbei machen wir ausführlich auf Lerneffekte aufmerksam, etwa in der Weise, daß wenn man oft genug langsam ißt, man das Schlingen sozusagen "verlernt" und es einem entsprechend schwerfällt.

## *Baustein 4: Transfer auf die gewohnte Umwelt*

Wie bereits gesagt, hat sich eine ausführliche Besprechung der Schwierigkeiten außerhalb der Klinik im Umgang mit dem Essen zu Beginn der Therapie nicht bewährt, da dies an der aktuellen Realität der Patienten meist vorbeigeht.

Wir haben uns deshalb für ein Vorgehen entschieden, das sich zunächst mehr auf praktische Übungen konzentriert und gegen Ende der Behandlung, im Hinblick auf die Entlassung, sich wieder mehr den Problemen des häuslichen Alltags zuwendet. Dabei gehen wir so vor, daß wir in einer der vorangehenden Stunden die Teilnehmer bitten, sich auf die Situation zu konzentrieren, die wir bisher nicht ausreichend behandelt haben. Dabei werden in der Regel Themen genannt wie:

- Diätmanagement und Verteilung der Mahlzeiten bei Berufstätigen;
- Umgang mit Gefühlen wie Ärger und Langeweile;
- "Was kann ich tun, wenn es zu einem Tief in der Motivation beim Abnehmen kommt?"
- "Wie überwinde ich stereotype Versuchungssituation wie z. B. Über-Essen nach Feierabend?"
- Wie kann ich die hier erleichternden Bedingungen wie Ablenkung und tägliches Wiegen unter Kontrolle auch zuhause realisieren?"

Zu diesen häufig genannten Problembereichen sollen nun kurz noch Möglichkeiten der Bearbeitung dieser Themen vorgestellt werden. Bei Berufstätigen ergeben sich vorwiegend in der Mittagszeit Probleme. Häufig möchten sie trotz ihres Übergewichts nicht auf die Kantinenkost verzichten, da sie die Vorbereitung kalorienarmer Mitnehmmenüs als sehr aufwendig empfinden. Hieran zeigt sich häufig die Einsatzbereitschaft der Patienten, zur Bewältigung ihres Problemverhaltens mehr Aufwand auf sich zu nehmen. Die Vorteile der selbst zusammengestellten Kost erarbeiten wir in Gruppenarbeit:

- eigene Vorlieben werden berücksichtigt;
- kalorienbewußt essen;
- "mehr essen", dafür weniger Kalorien zu sich nehmen (z. B. bei Gemüse, Obst oder Joghurt).

Die andere, etwas weniger aufwendige, aber möglicherweise auch unbefriedigendere Lösung wäre, das Kantinenessen nur teilweise zu sich zu nehmen.

Beim Thema Umgang mit Gefühlen eignen sich Selbtsicherheits- oder Kommunikationsübungen sowie kognitive Methoden wie z. B. Überprüfung der zugrundeliegenden gefühlsauslösenden Kognitionen, aber auch Übungen aus dem Anti-Diät-Buch II von Orbach (1985) (z. B. Übung "Gefühlen nachgehen").

Motivationseinbrüche werden in der Gruppe durch Äußern ähnlicher Erfahrungen von anderen Gruppenteilnehmern aufgefangen. Anregungen zum Umgang mit "Tiefs" bietet Hautzinger (1978). Die Gruppe kann sich auch in Gemeinschaftsarbeit einen "Notfallplan" zusammenstellen.

Die Frage nach der Überwindung stereotyper Versuchungssituationen versuchen wir durch eine möglichst präzise Tages- und Feierabendplanung zu lösen, z.

B. durch Pläne wie "wenn ich abends heimkomme, stehen meine Joggingschuhe schon an der Haustür". Präzise Tagespläne werden von den Teilnehmern oft als sehr hilfreich empfunden und fördern oft auch die Mängel der Patienten im Freizeitbereich zutage. Bei der Aktivitätenplanung haben wir bisher gute Erfahrungen mit der Liste zur Erfassung von Verstärkern gemacht, aus der die Patienten Anregungen zur Freizeitgestaltung entnommen haben.

Zum Thema "Umsetzung von in der Klinik als erleichternd empfundenen Bedingungen auf den häuslichen Bereich" lassen wir die Teilnehmer zunächst noch einmal die in Baustein 2 aufgestellte Liste "Was erleichtert mir das Abnehmen in der Klinik" durchgehen, unter dem Gesichtspunkt, wie schwer die Umsetzung der einzelnen Aspekte zuhause wäre. In der Regel sind Ablenkungen sehr schwer zu finden, wegen der bereits genannten Einschränkungen im Freizeitbereich. Hier kann noch einmal die Bedeutung von Sport zur Gewichtsregulation angesprochen werden. Schwierigkeiten ergeben sich oft auch durch die höhere Verfügbarkeit von Nahrung im häuslichen Bereich. Bezüglich Süßigkeiten finden es Frauen mit Kindern oft hilfreich, den Kindern einen festen Betrag für Süßigkeiten zukommen zu lassen und somit die Süßigkeiten aus der Küche zu beseitigen. Im Zusammenhang mit Verfügbarkeit von Nahrung sprechen wir häufig auch über den Einkauf und die Bedeutung einer vorherigen Planung der einzukaufenden Ware.

## Erfahrungen mit dem stationären Behandlungsprogramm

Neben den bereits genannten Motivationsproblemen bei einem Teil der Patienten und der Bedeutung des Bezugstherapeuten bei der Schaffung einer anfänglichen Motivation haben wir die besten Erfahrungen mit den Patienten gemacht, die auch in der Einzeltherapie intensiv an ihrem Übergewicht und den damit zusammenhängenden Schwierigkeiten gearbeitet haben. Dem Bezugstherapeuten kommt also auch während der Zeit, in der sein Patient an der Adipositastherapie teilnimmt, die Aufgabe zu, das Thema Übergewicht zum Gegenstand der Gespräche zu machen.

Weiterhin halten wir es aufgrund der teilweise eingeschränkten Realität der Patienten während des Klinikaufenthaltes für notwendig, längere Verhaltenserprobungen im häuslichen Bereich vorzunehmen, sofern sich diese Verhaltenserprobungen durchführen lassen. Schwierigkeiten ergeben sich besonders bei den Patienten, die nur über einen kurzen Zeitraum bei uns bleiben.

Eine weitere Frage, die sich durch vorzeitiges Ausscheiden aus der Gruppe, etwa durch Abreisen stellt, ist die Überlegung, ob neue Patienten in die bestehende Gruppe aufgenommen werden sollen und durch Teilnehmer, die schon länger in der Gruppe sind, über bereits besprochene Inhalte informiert werden können. Bisher haben wir die Adipositastherapiegruppen mit etwa 6wöchiger Dauer durchgeführt, wobei wir oft die Erfahrung gemacht haben, daß von seiten der Patienten noch länger Interesse bestanden hätte, an diesem Thema zu bleiben. Die Gruppenleiter stehen vor der Situation, in relativ kurzen Abständen wieder dieselben Inhalte beim Aufbau einer Gruppe vorbringen zu müssen. Dies führt nach einer gewissen Zeit zu einem Nachlassen des Engagements auf Seiten der Gruppenleiter, nicht so sehr wegen der sich immer wiederholenden Inhalte, sondern weil der Aufbau einer Gruppe viel Engagement erfordert. Nach unseren Erfahrungen stehen sich die Gruppenteilnehmer zunächst sehr ablehnend gegenüber. Manche Teilnehmer sagen auch recht unverblümt, daß Dicke nichts mit Dicken zu tun haben wollen und ihre Freizeit lieber mit Schlanken verbringen. Positive Erfahrungen bezüglich der Gruppenkohäsion haben wir durch Gemeinschaftsaufgaben, wie z. B. Zusammenstellung von Kollagen, z. B. eine Kollage zum Thema Essensdarbietung in der Werbung.

Deshalb überlegen wir gegenwärtig, ob wir die Gruppen als halboffene Gruppe gestalten sollten, d. h. daß dann, wenn einige Teilnehmer die Gruppe verlassen, wieder neue aufgenommen werden können. Eine weitere Möglichkeit zur besseren Integration neuer Teilnehmer wäre, von jeder Gruppenstunde die wichtigsten Ergebnisse in einem Gruppenbuch festzuhalten, anhand dessen die neuen Teilnehmer dann Einblick in bisher besprochene Themen gewinnen könnten.

## Literatur

Hautzinger M (1978) Verhaltenstraining bei Übergewicht. Müller. Salzburg

Orbach S (1985) Anti-Diätbuch II. Eine praktische Anleitung zur Überwindung von Eßsucht. Frauenoffensive, München

# Stationäre Behandlung der Bulimia nervosa

Bernt Schmitz

## Krankheitsbild

Das Krankheitsbild der Bulimia nervosa hat in den letzten 10 Jahren in der Klinik, Forschung und Öffentlichkeit zunehmend an Bedeutung gewonnen. Es ist anzunehmen, daß diese Entwicklung nicht nur ein vermehrtes Interesse an diesem Krankheitsbild widerspiegelt, sondern auch Ausdruck einer tatsächlichen Zunahme der Erkrankungshäufigkeit ist (Fichter 1985).

Trotz intensiver Forschungsbemühungen ist die wissenschaftliche Literatur zu diesem Krankheitsbild durch verwirrende und unklare diagnostische Kriterien, Begriffe und Zuordnungen gekennzeichnet. Die zahlreichen neuen Wortschöpfungen wie "Bulimarexie" (Boskind-Losdahl 1976), "Bulimia nervosa" (Russell 1979; American Psychiatric Association 1987), "Dietary chaos syndrome" (Palmer 1979), "Bulimia" (American Psychiatric Association 1980) oder "abnormal normal weight control syndrome" (Crisp 1981) geben dem Ausdruck. Einige Autoren haben das zentrale Leitsymptom des Störungsbildes, die Bulimie (im deutschen Sprachgebrauch wird oft von "Freßattacke" oder "Heißhungeranfall" gesprochen) zur Namensgebung verwandt. Mit den unterschiedlichen Kennzeichnungen sind auch kontroverse Standpunkte in bezug auf die Eigenständigkeit des Krankheitsbildes der Bulimia nervosa und seine Abgrenzung oder Nähe zur Anorexia nervosa verbunden.

Obwohl noch viele Fragen offen stehen, wird in den meisten neueren Untersuchungen davon ausgegangen, daß die Bulimia nervosa als ein eigenständiges Krankheitsbild anzusehen ist, das v. a. bei normalgewichtigen jüngeren Frauen auftritt. Fichter (1985) vermutet, daß ca. 2 - 4 % der jüngeren Frauen zwischen 18 und 35 Jahren an einer Bulimie erkrankt sind.

Die Aufnahme des Syndroms 1980 in das DSM III als "Bulimia" (American Psychiatric Association 1980) dokumentiert den Stellenwert als eigenständige Krankheitsgruppe und stellt einen Versuch dar, die klinische und wissenschaftliche Beschäftigung durch verbindliche diagnostische Kriterien zu vereinheitlichen.

Bulimische Episoden im Sinne unkontrollierbaren, hastigen Verzehrs großer Nahrungsmengen sind nicht ausreichend zu einer sicheren Diagnose des Syndroms der Bulimia. So finden sich bulimische Episoden als Symptome ebenfalls bei Anorexia nervosa und Adipositas, bei neurologischen Störungen, aber auch bei der - vorwiegend weiblichen - Normalbevölkerung. (Stunkard 1959; Loro u. Orleans 1981; Halmi et al. 1981; Fairburn u. Cooper 1982; Clarke u. Palmer 1983).

Hauptmerkmale des Störungsbildes sind nach dem DSM III wiederkehrende Phasen von Heißhunger, in denen große Speisemengen in relativ kurzer Zeit (gewöhnlich in weniger als 2 h) verschlungen werden, das Bewußtsein, daß die Eßgewohnheiten abnorm sind, die Furcht, das Essen nicht willentlich beenden zu können, sowie depressive Verstimmungen und Selbstvorwürfe nach den Episoden. Die bulimischen Episoden sollten nicht auf Anorexia nervosa oder irgendeine bekannte körperliche Krankheit zurückzuführen sein.

Während eines Heißhungeranfalls werden hochkalorische, leicht aufzunehmende Nahrungsmittel bevorzugt, die Nahrungsaufnahme erfolgt gewöhnlich so unauffällig wie möglich, die Episoden werden meist beendet durch Bauchschmerzen, Schlaf, Unterbrechung durch andere oder selbstprovoziertes Erbrechen. Dieses Verhaltensmuster ist gewöhnlich eingebettet in eine extreme Angst vor der Gewichtszunahme, die zu wiederholten Versuchen führt, durch strenge Nahrungsrestriktion (Fasten oder Diät), Erbrechen oder die Anwendung von Abführmitteln und Diuretika die kalorischen Konsequenzen des Überessens zu vermeiden. Aufgrund der abwechselnden Phasen von "Fressen" und "Fasten" treten meist Gewichtsschwankungen auf.

Im Unterschied zu anorektischen Patientinnen sind bulimische Patientinnen meist normalgewichtig, zeigen in der Regel einen starken Leidensdruck und eine deutlich verminderte Impulskontrolle, so daß Drogen- und Alkoholmißbrauch, Diebstahlshandlungen, Suizidversuche und Stimmungslabilität in dieser Krankheitsgruppe gehäuft auftreten (Brand-Jacobi 1984).

Die diagnostischen Kriterien des DSM III haben sich zwar in vielen Untersuchungen durchgesetzt, Unklarheiten, offene Fragen und kontroverse Standpunkte existieren jedoch weiterhin. So wird kritisiert, daß sich die Diagnosen der Bulimia und Anorexia nervosa gegenseitig ausschließen (Abraham u. Beumont 1982) und unklar ist, welche psychopathologische Bedeutsamkeit die einzelnen diagnostischen Kriterien haben, auch in Abgrenzung zur Normalbevölkerung (Johnson et al. 1984). In den letzten Jahren sind eine Reihe von Untersuchungen veröffentlicht worden, welche eine Unterteilung der Anorexia nervosa in eine bulimische und eine nichtbulimische Form rechtfertigen (Beumont et. al. 1976; Casper et. al. 1980; Garfinkel et. al. 1980; Garfinkel u. Garner 1982; Strober et. al. 1982; Halmi 1983) und die auf eine große Ähnlichkeit zwischen bulimischen Anorexien und normalgewichtigen Bulimien hinweisen (Johnson et. al. 1984). Wir haben diesen Zusammenhang in 2 eigenen Untersuchungen zu psychiatrischen Störungen nach DSM III bzw. DSM III R (Achse I und II) bei Patientinnen mit Anorexia und Bulimia nervosa ebenfalls bestätigen können (Franik u. Schmitz im vorliegenden Band; Hagen et. al. 1986). Diese Untersuchungen weisen auf die besondere Bedeutung der bulimischen Symptomatik hin als Kriterium zur Bildung von Subgruppen.

Weitere Kritik an den DSM-III-Kriterien bezieht sich auf die Überintensivität der Kriterien oder darauf, daß eine extreme Angst vor der Gewichtszunahme ein notwendiger Aspekt der Störung sei (Garner et al. 1987).

Die kritischen Beurteilungen haben die American Psychiatric Association veranlaßt, in der DSM-III-R-Ausgabe von 1987 die diagnostischen Kriterien für das jetzt "Bulimia nervosa" genannte Syndrom zu überarbeiten, wie sie die folgende Übersicht darstellt:

- Wiederkehrende Phasen von Heißhunger (schnelle Aufnahme einer großen Speisenmenge innerhalb einer bestimmten Zeitspanne);

- während der Freßanfälle besteht ein Gefühl des Kontrollverlustes über das Eßverhalten;
- der Betroffene benutzt regelmäßig entweder selbstinduziertes Erbrechen, Laxanzien oder Diuretika, strenge Diät, Fasten oder extreme Körperübungen, um eine Gewichtszunahme zu verhindern;
- durchschnittlich mindestens 2 Freßanfälle pro Woche, mindestens 3 Monate lang;
- andauernde übertriebene Beschäftigung mit der Figur und dem Gewicht.

Im Vergleich zur DSM-III-Ausgabe von 1980 wurden die diagnostischen Kriterien auf wesentliche Hauptmerkmale reduziert, und es wurde das psychopathologische Kriterium einer übermäßigen Beschäftigung mit der eigenen Figur und dem Gewicht neu aufgenommen. Die differentialdiagnostische Abgrenzung zur Anorexia nervosa wird wesentlich auf das Gewicht bezogen, wobei auf die Möglichkeit hingewiesen wird, beide Diagnosen bei einer Patientin anzugeben.

## Übergreifendes Klinikkonzept

Im Unterschied zu Einrichtungen, die ausschließlich Eßstörungen behandeln, wird über die Behandlung in einer Klinik mit breiter psychosomatisch-psychiatrischer Indikationsstellung berichtet. Das Behandlungskonzept der Klinik ist orientiert an den neueren Entwicklungen der klinischen Verhaltensmedizin.

Übergeordnetes Ziel der Behandlung ist es, den Patienten in seinen Möglichkeiten und Fähigkeiten zu fördern, sich aktiv mit jenen körperlichen, seelischen und sozialen Problemen und Beschwerden auseinanderzusetzen, denen er zuvor meint hilflos ausgeliefert zu sein oder ausweichen zu müssen. Organische, psychologische und soziale Faktoren und deren Wechselwirkungen werden im Sinne eines biopsychosozialen Krankheitsmodells für die Entstehung und Aufrechterhaltung von psychosomatischen Störungen gleichermaßen berücksichtigt und in den diagnostisch-therapeutischen Prozeß einbezogen.

Entsprechend der Mehrdimensionalität und Heterogenität der Störungen wurde ein hochindividualisiertes, multimodales Behandlungskonzept entwickelt. Einzeltherapeutische Maßnahmen, ein differenziertes Angebot an Gruppentherapien, Partner- und Familientherapie, sport-, ergo- und soziotherapeutische Maßnahmen sowie medizinische Interventionen haben zwar, je nach Problemstellung und Phase im Behandlungsverlauf, einen wechselnden, aber grundsätzlich gleichwertigen Anteil.

Die einzelnen Maßnahmen sind eingebettet in einen mehrstufigen Behandlungsprozeß:

- Vorgespräch vor der stationären Aufnahme zur Klärung der Indikation und Motivation für eine stationäre Maßnahme und zur Information des Patienten über das Behandlungskonzept;
- stationäre Phase mit den Behandlungsschritten medizinische Aufnahmeuntersuchung, Aufbau einer therapeutischen Beziehung, umfassende Motivations-,

Verhaltens- und Bedingungsanalyse, Erstellung eines Therapieplans und Durchführung der Maßnahmen, Überprüfung der Therapiefortschritte und Vorbereitung zur Entlassung bis hin zur

- ambulanten Nachbetreuung.

Ausgangspunkt des Behandlungsangebots sind die therapeutischen Einzelkontakte des Patienten mit seinem Bezugstherapeuten (Arzt oder Psychologe).

Der Bezugstherapeut ist für die gesamte Therapiedauer der primäre Ansprechpartner, auf ihn bezieht der Patient die diagnostische und therapeutische Leistung der Klinik; der Therapeut ist einerseits kompetenter Ansprechpartner in den einzeltherapeutischen Sitzungen, andererseits moderiert er die Integration anderer diagnostisch-therapeutischer Elemente in den therapeutischen Gesamtprozeß. Dabei ist es zunächst unerheblich, ob der Bezugstherapeut primär ärztlich oder psychologisch geschult ist - in die adäquate Bedingungsanalyse einer Problematik gehen regelrecht derart komplexe Informationen aus so unterschiedlichen Disziplinen ein, daß kein Bezugstherapeut auf die Ressourcen komplementärer Kompetenzen verzichten kann.

Der integrative Ansatz ist gewährleistet durch eine enge Kooperation in den interdisziplinär zusammengesetzten Behandlungsteams (Ärzte, Psychologen, Kotherapeuten, Mitarbeiter der Sozio-, Sport- und Ergotherapie), durch regelmäßige Supervisionen, die unter der Leitung des psychologischen und des ärztlichen Supervisors (klinischer Psychologe / Facharzt) gemeinsam durchgeführt wird und durch die Teilnahme am regelmäßigen Aus- und Weiterbildungsangebot der Klinik.

## Schwerpunkte der stationären Behandlung der Bulimia nervosa

Die Klinik hat ca. 200 Therapieplätze, der Anteil der Patientinnen mit Eßstörungen liegt bei durchschnittlich 10 % des Gesamtklientels der Klinik.

Indikationen für eine stationäre Behandlung von Patientinnen mit Bulimia nervosa sind: medizinische Komplikationen, krisenhafte Zustände der Hilflosigkeit und Überforderung bis hin zur Suizidalität oder das Scheitern ambulanter Behandlungsversuche.

Bei den überwiesenen Patientinnen handelt es sich in der Regel um Patientinnen mit langer und schwerer Krankheitsentwicklung und oft mehreren ambulanten und/oder stationären Vorbehandlungen. Neben dem gestörten Eßverhalten werden zusätzliche Störungen aus dem affektiven, Abhängigkeits- und Persönlichkeitsbereich und eine erhebliche Beeinträchtigung der sozialen Anpassung festgestellt (vgl. Franik u. Schmitz im vorliegenden Band; Hagen et al. 1986).

Infolge Erbrechen, Laxanzien- und Diuretikamißbrauch kommt es häufig zu Elektrolytstörungen. Kaliummangel kann zu Tetanie, tubulären Nierenstörungen, kardialen Arhythmien und sogar zum Tode führen (Garfinkel u. Garner 1982). Zu den somatischen Komplikationen gehören weiterhin akute Dilatationen des Magens, Schwellungen der Speicheldrüsen, speziell der Parotis, Erkrankungen der Zähne etc. (s. Tabelle 1). Schweiger et al. (1988) berichten über neuere Forschungsergebnisse zum Zusammenhang von pathologischem Eßverhalten und Fertilitätsstörungen.

**Tabelle 1.** Somatische Komplikationen bei Bulimia nervosa. Nach Fairburn 1985)

<table>
<tr><th>Heißhungeranfall</th><th>Gewolltes Erbrechen</th><th>Abführmittelmißbrauch</th></tr>
<tr><td>Akute Dilation des Magens</td><td colspan="2">Metabolismusstörungen (besonders Hypokaliämie)</td></tr>
<tr><td>Menstruationsstörung</td><td colspan="2">Herzrhythmusstörungen<br>Nierenschäden</td></tr>
<tr><td>Schmerzlose Speicheldrüsenvergrößerung (speziell der Parotis)</td><td colspan="2">Tetanie und periphere Parästhesien;<br>epileptische Anfälle;<br>Dehydration</td></tr>
<tr><td></td><td>Erosion des Zahnschmelzes<br>Chronische Heiserkeit<br>Gastrointestinaler Rückfluß</td><td>Steatorrhoe<br>Trommelschlegelfinger<br>(Wasserspeicherungs-rebound)</td></tr>
</table>

Im folgenden werden die Schwerpunkte eines multimodalen Behandlungskonzepts skizziert, die zu unterschiedlichen Zeitpunkten im therapeutischen Prozeß dominieren. Dem Behandlungskonzept liegt eine biopsychologische Sichtweise der Störung zugrunde (vgl. Schmitz 1987).

## Modifikation des gestörten Eßverhaltens

Neben ernährungsphysiologisch begründeten Maßnahmen (vgl. Garner et. al. 1985; Rudermann 1986; Laesle et. al. 1987) dominieren in der 1. Behandlungsphase kognitiv-verhaltenstherapeutische Interventionen (vgl. Fairburn 1985; Garner u. Bemis 1985).

Die therapeutischen Maßnahmen in der 1. Behandlungsphase verfolgen das Ziel, das Eß- und Brechverhalten der bulimischen Patienten zu modifizieren, bzw. den Teufelskreis von Nahrungseinschränkung, Heißhungeranfällen und Erbrechen zu unterbrechen und der Patientin erste Erfolgserlebnisse durch Kontrolle ihrer Nahrungsaufnahme zu ermöglichen. Dies ist v. a. deshalb indiziert, um die Auswirkungen der chronischen Mangelernährung auf das Denken, Fühlen und Verhalten zu verringern, bzw. rückgängig zu machen. Klinische Erfahrungen zeigen, daß besonders Patientinnen mit schwerer Bulimia nervosa zu Beginn der Therapie durch ihren dauernden Kontrollverlust so demoralisiert sind, daß sie unzugänglich sind für komplexe therapeutische Interventionen. Erst nachdem eine relative Kontrollfähigkeit stabilisiert ist, erste Erfolgserlebnisse die Stimmung und Behandlungsmotivation verbessert haben, sind weitergehende und differenzierte Interventionen möglich.

Auf der Basis einer umfassenden Verhaltens- und Bedingungsanalyse, in die auch Informationen aus der täglichen Selbstbeobachtung der Patienten eingehen, werden gemeinsam die individuellen Therapieziele entwickelt und therapeutische Vorgehensweisen geplant.

Die therapeutischen Maßnahmen lassen sich unterteilen in:

1) Aufklärung und Information,
2) Aufbau eines geregelten Eßverhaltens und Entwicklung von Selbstkontrolle,
3) Lockerung der strengen Nahrungsrestrektion.

## *Aufklärung und Information*

Als einen der ersten therapeutischen Schritte informierten wir die Patientin über die körperlichen und psychischen Folgen der Unterernährung und des bulimischen Verhaltens. Die Patientin sollte die wesentliche Bedeutung physiologischer Faktoren für die Aufrechterhaltung der Störung erkennen können und die Attribuierung ihrer Mißerfolge in der Bewältigung der Krankheit nicht auf ihre eigene Insuffizienz und Minderwertigkeit beziehen, sondern auf einen physiologisch begründeten Widerstand des Organismus gegenüber einer Gewichtsmanipulation. Es wir betont, daß das Körpergewicht keine individuell manipulierbare Größe sei, die je nach Bedürfnis und gesellschaftlichem Ideal variiert werden könne. Ganz im Gegenteil verfüge der Organismus über eigengesetzliche, intern kontrollierte Regulationsmechanismen im Sinne einer arterhaltenden Funktion, auf Nahrungsdeprivation und Mangelernährung mit Widerstand zu reagieren und versuche, durch körperliche und psychische Prozesse das Körpergewicht in einem biologischen Gleichgewicht zu halten, bzw. wenn dies nicht der Fall sei, den Status quo wiederherzustellen. Die Betonung physiologischer Faktoren für die Aufrechterhaltung der Eßstörung ist in der 1. Behandlungsphase nicht nur eine dem körperlichen Zustand angemessene Attribuierung, sondern entlastet auch die Patientin.

## *Aufbau eines geregelten Eßverhaltens und Entwicklung von Selbstkontrolle*

Ein wesentliches Ziel ist, der Patientin zu ermöglichen, ihr gezügeltes und bulimisches Eßverhalten durch eine regelmäßige und ausgewogene Nahrungsaufnahme zu ersetzen und alternative Bewältigungsstrategien im Umgang mit aversiven inneren und äußeren Zuständen und Befindlichkeiten zu entwickeln. Die grundsätzliche Abstinenz bezüglich des bulimischen Verhaltens stellt keine Vorbedingung der Behandlung dar, wie es von verschiedenen Autoren gefordert wird (z. B. Mitchell et al. 1985).

Klinische Erfahrungen zeigen, daß viele Patientinnen - besonders die mit langjährigem, chronifiziertem Krankheitsverlauf - nur allmählich im Verlauf der Behandlung ihre symptomatischen Verhaltensweisen aufgeben können. Ein zu forsches und forderndes Vorgehen kann sehr nachteilig die Versagensgefühle der Patientin, ihre Gefühle der Minderwertigkeit und Schuld verstärken und führt dann eher zur Verschlechterung oder auch zur Vortäuschung falscher Tatsachen. Wenn die Patientinnen nicht deutlich übergewichtig sind, weisen wir sie darauf hin, daß die Behandlung zum Ziel haben kann, einem oft vorhandenen Gewichtsabnahmewunsch zu entsprechen. Die Behandlung ihrer Eßstörung sei nur dann sinnvoll, wenn sie bereit seien, ihr Gewicht zu halten bzw. auch eine Gewichtszunahme während der Behandlung zu akzeptieren, die sich meist als Folge des regelmäßigen Eßverhaltens ergibt. Wir vereinbaren mit den Patientinnen, sich einmal wöchentlich zu wiegen. Im täglichen Wiegen sehen wir die Gefahr, die extreme Beschäftigung der Patientinnen mit ihrem Gesicht und Aussehen zu verstärken. Seltener auf die Waage zu gehen, birgt die Gefahr der Vermeidung einer Auseinandersetzung mit dem gewichtsphobischen Verhalten. Wir erläutern den Patientinnen, daß sich das individuelle Körpergewicht mit einer ausgewogenen Ernährung und ausgeglichenen Lebensweise von selbst einstellt und daß ihre Eßprobleme wesentlich dadurch entstanden sind, daß sie aufgrund ihrer extremen Schlankheitsnormen ständig ein Körpergewicht zu erreichen versuchen, was unterhalb des biologischen Gleichgewichts ihres Körpers liegt.

Dementsprechend vereinbaren wir mit ihnen einen strukturierten Eßplan mit regelmäßigen Mahlzeiten, am besten 5 auf den Tag verteilt. Die Mitarbeit bezüglich dieser Vereinbarung sehen wir als notwendige Voraussetzung an für das Gelingen der Therapie. Als Hilfestellung empfehlen wir den Patientinnen, im voraus einen Eßplan aufzustellen, unabhängig vom Hunger- und Sättigungsgefühl in der Situation der Nahrungsaufnahme. Damit sollen Entscheidungen kurz vor oder während des Essens vermieden werden, die zur Verunsicherung führen und in dieser Phase eine Überforderung darstellen.

Die Vorteile dieses Vorgehens werden von Laessle et al. (1987, S. 309 f.) zusammengefaßt:

- Eßverhalten (sowohl Fasten als auch Freßattacken) wird aus den bislang gültigen Kontingenzen gelöst und zeitlich und inhaltlich neu strukturiert. Essen erfolgt zeitfixiert unabhängig von affektiven und kognitiven Bedingungen;
- Die nach physiologisch günstigen Zeitabschnitten geplanten Mahlzeiten erhöhen die Wahrscheinlichkeit, körperliche Hungersignale als adäquate Auslösereize für Essen zu etablieren;
- Mit ausgewogenen und kalorisch angemessenen Mahlzeiten kann der körperliche Deprivationszustand gelindert und entsprechende Konsequenzen (wie Heißhunger und Erleben von Kontrollverlust) vermieden werden;
- Der Körper kann sich an normale Portionsgrößen in normaler Zeitabfolge gewöhnen;
- Die Patienten erfahren beim Essen weniger Schuldgefühle oder Kontrollverlust, da sie sich vorab eine ausreichende Menge zu bestimmten Zeiten "erlauben";
- Die Patienten erleben, daß bei normaler Ernährung nur geringe Gewichtsschwankungen drohen und das Gewicht in bestimmten Grenzen auch ohne willkürliche Kontrolle stabil bleibt.

Zusätzlich geben wir Hilfestellungen, die direkt oder indirekt die Verfügbarkeit, Zugänglichkeit und Situation der Nahrungsaufnahme beeinflussen, um damit die Wahrscheinlichkeit des bulimischen Verhaltens einzuschränken. Entsprechend dem suchtähnlichen Charakter der Störungen sind zu Beginn der Behandlung diese Maßnahmen, falls notwendig, auch mit Fremdkontrolle verbunden, die mit der zunehmenden Veränderungsbereitschaft und Selbstkontrolle der Patientin aufgegeben wird.

Mit Patientinnen, die sich zu Therapiebeginn extrem überfordert fühlen, mit den angebotenen therapeutischen Hilfen Einfluß auf ihr Eßverhalten zu nehmen, vereinbaren wir auch mehrtägige Klausuren mit starkem Ausmaß an Fremdkontrolle. Auf diesen Erfahrungen aufbauend, gelingt es den Patientinnen meistens, mit deutlich verbesserter Veränderungsbereitschaft und Erfolgserwartung Selbstkontrolle schrittweise aufzubauen. Die Patientin wird von Beginn der Therapie ab angehalten, ein Tagebuch zu führen, zur Beobachtung und Beschreibung des konkreten Eßverhaltens und der vorausgehenden und nachfolgenden Reizbedingungen. Dem Heißhungeranfall gehen meist aversive innere oder äußere Reizbedingungen voraus, die sich in Ärger, Enttäuschung, Langeweile, Traurigkeit, Angst, körperlicher Unruhe oder Reizbarkeit äußern können. Eine Analyse dieser Bedingungen mit Hilfe des Tagebuchs und die Erarbeitung von Alternativverhalten kann der Patientin helfen, ihr Verhalten "Freßanfall" oder "Erbrechen" durch eine adäquatere Verhaltensweise zu ersetzen. Übungen zur Wahrnehmung von Gefühlen können der Patientin helfen, herauszufinden, welche emotionalen Probleme und Bedürfnisse sie vor einem Freßanfall hat, und zeigen andere Wege zur Bedürfnisbefriedigung oder Problemlösung auf. Zur Vermeidung und Reaktionsverhinderung von Freßanfällen und Erbrechen werden auch für kritische Situationen vorher alternative Aktivitäten geplant, die mit dem Verhalten unvereinbar sind, wie ein Treffen mit Freunden oder Kotherapeuten, Gymnastik oder Baden.

Eine Vereinbarung, vor der unangemessenen symptomatischen Verhaltensweise eine möglichst angenehme Tätigkeit wie z. B. Briefeschreiben durchzuführen, um damit den Freßanfall oder das Erbrechen hinauszuzögern, hat sich bei einigen Patientinnen bewährt, ebenso die Einübung sog. "Coping"-Phrasen (z. B. "Ich muß die Nahrung zu mir nehmen wie ein Medikament") als kognitive Bewältigungsstrategien. Der gezielte Einsatz von Entspannungsverfahren ergänzt diese Vorgehensweisen.

Um den Teufelskreis nach dem Freßanfall oder Erbrechen zu unterbrechen, ist es auf der Verhaltensebene notwendig, daß die Patientinnen nach einem Freßanfall trotzdem die nächste vereinbarte Mahlzeit zu sich nehmen, um nicht wieder in den Kreislauf von Nahrungseinschränkung, Freßanfall und Erbrechen zu geraten.

Im Sinne kognitiver Bewältigungsstrategien ist es deshalb angeraten, Freßanfall oder Erbrechen, wenn sie geschehen sind, zu entdramatisieren, evtl. positiv umzudefinieren als Lernerfahrung und Hinweis auf unbewußte Bedürfnisse oder Probleme zur Verhinderung des sonst zwangsläufig folgenden Teufelskreises. Dieses Vorgehen hat auch einen zentralen Stellenwert für die Rückfallprophylaxe.

## *Lockerung der selbstauferlegten Nahrungsrestriktion*

Zum therapeutischen Vorgehen mit dem Ziel der Lockerung der strengen Nahrungsrestriktion gehören u. a. Methoden der kognitiven Umstrukturierung mit dem Ziel, irrationale Einstellungen zum Körpergewicht und Aussehen, zur Gewichtsreduktion und zur Nahrung zu verändern. Auf der Verhaltensebene sollten kalorienreiche Nahrungsmittel, die die Patientin vermeidet zu essen, bzw. wenn sie sie ißt, zu Kontrollverlust führen, zunehmend in den alltäglichen Essensplan einbezogen werden. Verbotene Nahrungsmittel müssen dann als erlaubte, ja sogar therapeutisch erwünschte umdefiniert werden, auch um gegen ihren pathologischen Einfluß zu immunisieren. Hier finden sich Parallelen zum feministischen Ansatz von Orbach (1978) und zu paradoxen Interventionen. Übungen zum genußvollen Eßverhalten können dieses Vorgehen in einer fortgeschrittenen Therapiephase ergänzen (Pearson u. Pearson 1973).

## Einbeziehung der sozialen Realität in die stationäre Behandlung

Im geschützten Raum der Klinik bieten sich zahlreiche Möglichkeiten an, eigenes Verhalten zu beobachten, zu reflektieren und Alternativen zu erproben. Angesichts der längeren stationären Behandlungsdauer von Patientinnen mit Bulimia nervosa, die sich zwischen 2 und 6 Monaten in der Klinik aufhalten, ist darüber hinaus ein ständiger Realitätsbezug gefordert zur Vermeidung ungünstiger Hospitalisierungseffekte. Dem verhaltenstherapeutischen bzw. -medizinischen Konzept entsprechend wird möglichst frühzeitig die soziale Realität der Patientinnen in die Behandlung einbezogen.

Verhaltensbeobachtungen und -erprobungen im häuslichen Milieu (im Rahmen von ein- oder mehrtägigen Beurlaubungen, mit oder ohne therapeutische Begleitung) fördern eine differenzierte Wahrnehmung der Auslöser des eigenen gestörten Eßverhaltens. Sie ermöglichen den Transfer neuer Kompetenzen in die Alltagssituation, verhindern eine unrealistische Überschätzung des Behandlungserfolgs im geschützten Raum der Klinik und stellen eine wesentliche Erfahrung dar zur Entwicklung einer realitätsbezogenen Einschätzung und Bewältigung des Rückfallgeschehens.

Stationäre Behandlung bedeutet in diesem Kontext einen sukzessiven Prozeß der Zurücknahme des institutionellen Angebots an entlastenden, stützenden und mehr oder weniger grundkontrollierten Maßnahmen und eine zunehmende Konfrontation mit den realen Bedingungen der eigenen Lebenswelt.

Möglichst frühzeitig werden auch relevante Bezugspersonen in die Behandlung einbezogen. Dies gilt insbesondere für jene Patientinnen, deren bizarre Verhaltensweisen der Umwelt schon länger bekannt sind, die ihre Verhaltensmuster als Form der Kommunikation benutzen und die in komplexe sekundäre Krankheitsgewinne und Beziehungsprobleme verstrickt sind.

So legen beispielsweise Beobachtungen im Rahmen von Familiengesprächen oft nahe, daß das bulimische Verhalten und die damit verbundene Krankenrolle der Patientin ermöglicht, den Eltern gegenüber Verletzung, Ärger und Opposition zu zeigen, häufig gegenüber einer dominanten und überprotektiven Mutter, ohne sich mit den altersentsprechenden Anforderungen an die eigene Selbständigkeit und Autonomie auseinandersetzen zu müssen. Die bulimische Symptomatik kann unterschiedliche Bedeutung gewinnen im familiären Kontext (vgl. Schwartz et al. 1985). Sie kann als Entschuldigung dienen für Leistungsversagen oder Niedergeschlagenheit in einer Familie, die diese Verhaltensweisen sonst ablehnt. Sie kann als passive Auflehnung verstanden werden gegen überbeschützende und in alles eindringende Eltern, in einer Familie, in der das Essen eine hohe Bedeutung einnimmt. Häufig stellt die Symptomatik auch einen neuen Fokus dar, der von den eigentlichen Problemen und Konflikten der Eltern und der ehelichen Beziehung ablenkt und damit jene vor Auseinandersetzungen schützt. Oder sie kann als Versuch verstanden werden, sorgende Aufmerksamkeit zu erhalten und die Ernsthaftigkeit der Erkrankung als Problem derart zu verdeutlichen, da sonst jedes Problem innerhalb der Familie verleugnet wird und/oder die Geschwister in ständiger Konkurrenz miteinander stehen.

Familiengespräche werden durchgeführt mit dem Ziel, die Kommunikations- und Konfliktfähigkeit in der Familie zu erhöhen, klare Grenzen zwischen den Individuen in der Familie aufzurichten und die Autonomie und Ablösung der Patientin zu fördern (vgl. Minuchin et al. 1978; Schwartz et al. 1985). Den Familienmitgliedern soll die Erfahrung ermöglicht werden, daß das Verfolgen eigener Bedürfnisse zu vereinbaren ist mit der Berücksichtigung der Bedürfnisse der familiären Gemeinschaft. Da viele Patientinnen ihre Herkunftsfamilie bereits verlassen haben, ist die Einbeziehung der Familie nicht grundsätzlich indiziert. Der wichtigste Schritt für die Aufgabe der Symptomatik ist allerdings nicht der Auszug von Zuhause, sondern die innere Loslösung von den Eltern. Nach Auszug und kurzfristiger Euphorie über die gewonnene Freiheit werden die Patientinnen konfrontiert mit den Schwierigkeiten einer eigenständigen Lebensführung. Die Symptomatik kann sich verschlechtern und die Familie kann der Patientin nahelegen, wieder zurückzukehren. Die Ablösung sollte behutsam vorbereitet werden durch die Förderung der Eigenständigkeit der Patientin (z. B. Aufbau eines Freundeskreises) im familiären Kontext und nicht abrupt erzwungen werden. Sind die Voraussetzungen für eine Ablösung gegeben und erfährt die Patientin eine krisenhafte Verschlechterung der Symptomatik nach dem Auszug, so sollte sie ermutigt werden, der Rückkehr zu widerstehen und sich auf die Hilfe ihres Freundeskreises zu stützen.

Anstatt der Familie bietet sich oft auch die Einbeziehung eines Partners in die Therapie an, wenn es scheint, daß die symptomatischen Verhaltensweisen auch wesentlich durch die partnerschaftliche Beziehung und Interaktion aufrechterhalten werden. So berichten viele Patientinnen über symptomatisches Verhalten im Zusammenhang mit Beziehungserlebnissen in einer engen Partnerschaft. Häufig werden asymmetrische Beziehungen beschrieben, in denen die Patientinnen sich abhängig und hilflos erleben im Ausdruck eigener Wünsche und Bedürfnisse auf dem Hintergrund ausgeprägter weiblicher Rollen- und Identitätsunsicherheit.

Bei vielen Patientinnen zeigen sich auch Zusammenhänge zwischen der Ausbildungs- bzw. Berufssituation und dem gestörten Eßverhalten. So berichten einige Patientinnen über eine generelle Unzufriedenheit und Unsicherheit hinsichtlich der Berufswahl. Andere erleben eine erhebliche Leistungsverminderung infolge des gestörten Eßverhaltens und haben Angst vor Kündigung und Arbeitslosigkeit oder schieben Prüfungen im Studium immer weiter hinaus und entwickeln zunehmende Versagensängste. Wieder andere überfordern sich ständig durch eine übermäßige Orientierung an den Erwartungen ihrer Kollegen und Vorgesetzten oder durch die eigene hohe Leistungsmotivation oder haben Berufe gewählt, die die Entwicklung des gestörten Eßverhaltens durch vielerlei Merkmale (überwertiges Schönheits- und Schlankheitsideal, leichte Zugänglichkeit von Nahrungsmitteln etc.) begünstigen bzw. verstärken (Nahrungsmittel- oder Modebranche etc.).

Die Probleme erfordern in vielen Fällen eine enge Zusammenarbeit zwischen Bezugstherapeut und Soziotherapeut. Es werden Ausbildungs- und Berufsinteressen abgeklärt, interne und externe Belastungs- und Arbeitserprobungen durchgeführt und gegebenenfalls Kontakte mit dem Arbeitgeber oder mit zuständigen Arbeitsämtern hergestellt zur Förderung der beruflichen Rehabilitation.

Die Einbeziehung der sozialen Realität in die Behandlung bedeutet nicht zuletzt auch die Förderung einer kritischen Auseinandersetzung der Patientin mit dem soziokulturellen Kontext der Eßstörungsentwicklung (vgl. Schwartz et al. 1982; Wooley u. Wooley 1985; Striegel-Moore et al. 1986). Thematisch werden diese Zusammenhänge insbesondere in der Eßstörungsgruppe aufgegriffen und durch individuelle Erfahrung und Auseinandersetzung vertieft (s. unten).

## Entwicklung eines positiven, differenzierten Selbstkonzepts

Im Behandlungsverlauf offenbaren sich zunehmend grundlegende Problembereiche der Patientinnen.

Allen gemeinsam scheint

a) ein durchgehendes Gefühl der Unfähigkeit zur Kontrolle über die eigenen Lebensumstände und Beziehungen,
b) eine Unfähigkeit, eigene Bedürfnisse, Gefühle und Wünsche wahrzunehmen und auszudrücken,
c) eine verzerrte Körperwahrnehmung ("body size distortion") und/oder extreme Unzufriedenheit mit dem eigenen Körper ("body dissatisfaction") und
d) Denk-, Affekt- und Verhaltensmuster, die v. a. die Extrembereiche (alles oder nichts, entweder - oder) betreffen (vgl. Bruch 1973; Garner u. Bemis 1985; Cash u. Brown 1987; Schmitz 1987).

Die Veränderung der körperlichen Wahrnehmung wie auch das Erwachen eigener Empfindungen, Gefühle und Wünsche kann wirksam erreicht werden, wenn der Körper und das Erleben zum Mittelpunkt der Behandlung wird. Die notwendigen Kompetenzen müssen meistens erst im Rahmen der Therapie aufgebaut werden. Dies beginnt beim Erwerb von Fähigkeiten zur Differenzierung innerer emotionaler Zustände, auch in Abgrenzung zu Hungergefühlen, und geht bis zum Erwerb von Fähigkeiten zur Entspannung, zur Streßbewältigung und Problemlösung. Für die jeweiligen therapeutischen Schritte stehen eine Reihe von Gruppenangeboten in der Klinik zur Verfügung. Neben Einzelkontakten nehmen die meisten Patienten der Klinik an einer Problemlösungsgruppe (Grawe 1980) teil, die von ihrem Bezugstherapeuten geleitet wird. Hier werden auf der Basis verhaltenstherapeutisch orientierter Konzepte die besonderen Bedingungen der Gruppe zur Weiterentwicklung und Erprobung der individuellen Therapieschritte genutzt. Die Gruppe soll für den einzelnen Hilfe geben, das Spektrum seiner Problemlösungsmöglichkeiten zu erweitern.

Je nach den Erfordernissen der einzelnen Störungen und der damit verbundenen Problembereiche besteht darüber hinaus die Möglichkeit, an einer Standardgruppe oder einer themenzentrierten Gruppe teilzunehmen. Standardgruppen dienen der Vermittlung von nicht störungsspezifischen Fertigkeiten wie beispielsweise soziale Kompetenz, Kommunikation, Wahrnehmung und Ausdruck von Emotionen, Erlernen von Entspannung u. ä. In den themenzentrierten Gruppen werden Patienten mit einem relativ homogenen Störungsbild zusammengefaßt, beispielsweise Patienten mit angstbesetzten kardiovaskulären Syndromen, Eßstörungen, psychischen Problemen nach Krebsoperation, chronischen Schmerzen, problematischem Umgang mit Streß u. ä. Patienten mit Anorexia und Bulimia nervosa sollten auf jeden Fall an der kontinuierlich angebotenen Eßstörungsgruppe teilnehmen. Die Teilnahme an der homogenen Eßstörungsgruppe fördert in besonderer Weise die frühzeitige Konfrontation mit der eigenen Krankheit und ermöglicht die für die eigene aktive Krankheitsbewältigung bedeutsame Erfahrung, daß das eigene Problem nicht einzigartig ist. Darüber hinaus ermöglicht die homogene Gruppenzusammensetzung eher, das eigene, oftmals fassadenhafte, intellektualsierende oder psychologisierende Verhalten aufzugeben zugunsten einer zunehmenden Selbstoffenbarung von persönlichen Informationen und Gefühlen. Das therapeutische Ziel der Gruppe knüpft an den Defiziten anorektischer und bulimischer Patientinnen im emotionalen, kognitiven und Verhaltensbereich an und besteht übergreifend im Aufbau eines positiven, differenzierten Selbstkonzepts und der Förderung der Erfahrung der eigenen Selbstwirksamkeit und persönlichen Identität.

Die thematischen Schwerpunkte des halbstrukturierten Gruppenprogramms sind: individuelle Krankheitsentwicklung und Problemverständnis, Bedeutung von Körpergewicht und Attraktivität für das eigene Selbstwertgefühl, persönliche Identität und Frauenrolle, Körperwahrnehmung, Wahrnehmung und Kommunikation, der Zusammenhang zwischen Selbstwertgefühl, Perfektionismus und Depression, Familienbeziehungen und Genußfähigkeit.

Erfahrungen zeigen, daß die Vorgabe thematischer Schwerpunkte und strukturierter Übungen die therapeutische Arbeit an den relevanten Problembereichen wesentlich fördert und erleichtert, daß aber oftmals ein flexibles Vorgehen angebracht ist und daß für prozeßorientierte Interventionen genügend Zeit und Raum vorhanden sein sollte. So wird auch die Auswahl und Reihenfolge der thematischen Schwerpunkte flexibel gehandhabt und richtet sich u. a. nach der Zusammensetzung der Gruppe, der individuellen Problematik der Patientinnen und nach prozeßorientierten Kriterien. In der Gruppe arbeiten wir mit Phantasieübungen, wie sie Orbach (1982) entwickelt hat, mit szenischen und psychodramatischen Elementen, z. B. in Form der szenischen Bearbeitung der Situation am Familientisch, mit gestalt- und körpertherapeutischen Elementen, z. B. in Form von Wahrnehmungsübungen und Übungen vor dem Spiegel (Stevens 1976; Wooley u. Wooley 1985), mit gruppendynamischen Interventionen, die die Selbst- und Fremdwahrnehmung fördern (Vopel 1976) wie auch mit kognitiv-verhaltenstherapeutischen Vorgehensweisen (Garner u. Bemis 1985; Fairburn 1985).

## Der therapeutische Prozeß unter den Gesichtspunkten des Lernens, der Motivation und der therapeutischen Beziehung

Die Inanspruchnahme therapeutischer Hilfe und die Aufnahme einer therapeutischen Beziehung wird von den meisten Patientinnen mit sehr ambivalenten Gefühlen und Einstellungen erlebt. Als Endpunkt einer oft langjährigen Krankheitskarriere mit zunehmenden Kontrollverlusten, Selbstzweifeln und Depressionen bedeutet der Beginn einer Behandlung nicht nur Entlastung aus der Verantwortlichkeit für das eigene Verhalten oder Hoffnung auf Hilfe und Unterstützung.

Behandlung heißt ebenfalls Verzicht auf kurzfristige Möglichkeiten zur Spannungsreduktion und Bedürfnisbefriedigung durch Essen oder Infragestellung und Aufgeben des extremen Schlankheitsideals und dokumentiert mehr oder weniger öffentlich eigenes Versagen, Schwäche und Minderwertigkeit. Diese bedrohlichen und beängstigenden Aspekte der Behandlung müssen darüber hinaus von der Patientin in Kauf genommen werden angesichts eines ungewissen Behandlungsausgangs und angesichts therapeutischer Interventionen, die verstärkt zu einer Auseinandersetzung mit bisher gemiedenen Problemen, Konflikten, Gefühlen etc. auffordern. Oft sind es auch die Angehörigen oder Partner, die auf die Patienten Druck ausüben, sich behandeln zu lassen.

Es ist eine naive und unzutreffende Annahme, daß das Aufsuchen einer therapeutischen Behandlung gleichzusetzen ist mit dem Wunsch nach einer Verhaltensänderung.

Für den Therapeuten bedeutet dies, daß Motivationsklärung und -förderung nicht nur beschränkt werden können auf den Behandlungsbeginn, sondern immer wieder indiziert sind. So muß der Therapeut auch immer wieder überlegen, ob er stärker den unterstützenden Aspekt der Behandlung betont (Mitgehen, Akzeptieren etc.) oder ob es angebracht ist, Strukturierung und Anforderung zu vermitteln.

Da die Patientinnen aufgrund ihres Insuffizienzerlebens sich meistens sozial überangepaßt verhalten und bemüht sind, den Erwartungen anderer möglichst zu entsprechen im Sinne sozialer Erwünschtheit, sollte der Therapeut v. a. zu Beginn der Behandlung behutsam sowohl mit therapeutischen Ansprüchen wie auch mit therapeutischer Verstärkung umgehen.

Ein zu forsches und forderndes Vorgehen kann sehr nachteilig die Versagensgefühle der Patientin, ihre Gefühle der Minderwertigkeit und Schuld verstärken und führt dann eher zur Verschlechterung oder auch zur Vortäuschung falscher Tatsachen. Ohne Strukturierung und Anforderung besteht die Gefahr, daß entscheidende Veränderungen und Lernchancen verpaßt und Mißerfolge verursacht werden. Eine annehmende Haltung und eine echte Sorge um die Patientin ist notwendig, v. a. auch, weil die Patientinnen meist starke Befürchtungen haben, wegen ihres bizarren Verhaltensmusters abgelehnt zu werden, und selbst die größten Schuld- und Schamgefühle erleben, weil sie den geforderten Verhaltensnormen nicht entsprechen können.

In der 1. Behandlungsphase sollten die Rollenerwartungen, die Spielregeln der gemeinsamen Arbeit und die dazu notwendigen Bedingungen geklärt werden. Neben diesen Aufgaben ist es notwendig, Hoffnung durch ein neues Problemverständnis zu erzeugen, neue Perspektiven zu entwickeln, Ziele in Unterziele zu zerlegen und erste Schritte als lösbar erscheinen zu lassen.

Die Patientin muß lernen, zu ertragen, daß langfristig bestehende Probleme keiner von außen kommenden Sofortlösung zugeführt werden können; es gilt für sie auch zu akzeptieren, daß der diagnostisch-therapeutische Prozeß trotz vielfältigen Gelegenheiten nicht zu einer Fortsetzung der neurotischen Lerngeschichte werden darf, sondern daß das Reflektieren der Problemdefinition und nachfolgender, auf Eigenaktivität beruhender Lösungsschritte von spezifischer Bedeutung für das zukünftige Verhalten sein wird, in analogen oder auch in anderen Problemkonstellationen; es gilt zu erkennen, daß Therapie nicht als passive Korrektur bzw. von außen kommende Linderung eines Leidens verstanden wird; eher geht es darum, Krankheit als Chance zu verstehen, durch reflektierte Selbstmodifikation die Gegenwart und Zukunft aktiv zu beeinflussen. Dieser Prozeß der "geleiteten Selbsthilfe" beginnt nicht erst bei der Erarbeitung therapeutischer Strategien; bereits der diagnostische Prozeß wird, je nach Problemkonstellation, mehr oder weniger vom Patienten aktiv mitgetragen (Schmitz u. Mark 1988).

Zur Information der Patientin sollte ihr ausführlich erläutert werden, warum ein starkes Verlangen nach Nahrung und Exzesse bei der Nahrungsaufnahme wesentlich durch die vorausgegangenen selbstauferlegten Ernährungsrestriktionen bedingt sind. Die Betonung physiologischer Faktoren für die Aufrechterhaltung der Eßstörung ist in der 1. Behandlungsphase nicht nur eine dem körperlichen Zustand angemessene Attribuierung, sondern entlastet auch die Patientin, die die bisherigen Mißerfolge in der Bewältigung ihrer Krankheit wesentlich ihrer eigenen Schwäche und Minderwertigkeit zuschreibt und starke Ängste vor Ablehnung und Zurückweisung entwickelt hat. Oft behindern auch hohe Erfolgserwartungen von Patient und Therapeut bezüglich einer raschen und vollständigen Symptombefreiung oder -aufgabe eine adäquate Problembewältigung. Die Verpflichtung zur Mitarbeit sollte weniger auf eine sofortige erfolgreiche Kontrolle des symptomatischen Verhaltens bezogen sein, sondern auf eine aktive Mitarbeit an der schrittweisen Einführung "präventiver" Maßnahmen zur Verhinderung des symptomatischen Verhaltens wie regelmäßige Nahrungsaufnahme, Tagesplanung oder aktive Auseinandersetzung mit auslösenden Bedingungen. Passive Heilerwartungen sollten abgebaut werden, ohne daß die Patientin unter Leistungsdruck gerät. Statt dessen sollte der Therapeut der Patientin helfen, die eigenen Bedürfnisse zu entdecken oder zu klären und das Akzeptieren der eigenen Erfahrung zu fördern. Dies verlangt auch immer wieder eine Konfrontation mit den aktuellen Gefühlen, Wahrnehmungen und Gedanken, da die Patientinnen oft rigide festhalten an ihrem selbstbeschuldigenden und rationalisierenden Verhalten.

Wenn dies nicht geschieht, kann es zu Therapieverläufen kommen, in denen die Patientin in den Sitzungen über ihre Therapieerfolge berichtet, obwohl sie in Wirklichkeit enorme Schwierigkeiten hat. Je mehr Schein und Wirklichkeit auseinanderklaffen, desto schwieriger ist dann die Umkehr v. a. bei einem leistungsorientierten Therapeuten, den sie nicht enttäuschen möchte. Wichtig ist deshalb auch, frühzeitig in der Behandlung "Schuld- und Schamgefühle" anzusprechen und der Patientin zu helfen, eine offene und ehrliche Beziehung einzugehen.

Eine Patientin, die sich überangepaßt verhält, verstellt den Blick für das Wesentliche. Eine Patientin, die den Therapeuten durch ihre große Mitarbeitsbereitschaft verstärkt, kann ihn auch damit fesseln und wird ihn stark enttäuschen, wenn der Widerspruch von Schein und Wirklichkeit offen zutage tritt. Der Therapeut sollte diese Erlebnisse in der Supervision besprechen und ein angemessenes Umgehen mit empathischen und konfrontativen Interventionen erlernen.

Die angesprochenen Probleme tragen wesentlich dazu bei, daß die Behandlung bulimischer Patientinnen oft schwierig, langwierig und häufig auch durch Rückfälle gekennzeichnet ist und daß auch nach einer mehrmonatigen Behandlung meist eine ambulante Nachbetreuung notwendig ist.

## Zusammenfassung

Gegenüber einer ambulanten Behandlung bietet der stationäre Rahmen weitaus mehr Möglichkeiten für eine multimodal angelegte Behandlung, wie sie für bulimische Patientinnen mit langjährigem, chronifiziertem Krankheitsverlauf und gescheiterten ambulanten Behandlungsversuchen oft erforderlich ist. Das symptomatisch definierte Syndrom der Bulimia nervosa stellt sich als ein komplexes Störungsbild dar (häufig auch mit zusätzlichen psychiatrischen Störungen verbunden), das durch vielfältige soziale, psychologische und organische Faktoren ausgelöst und aufrechterhalten wird.

Als Wirkfaktoren der stationären Behandlung kommen nicht nur Aspekte der therapeutischen Beziehung oder die aus einer umfassenden Bedingungsanalyse der Störung abgeleiteten Maßnahmen und Interventionen zum Tragen. Es müssen gleichermaßen die spezifischen institutionellen und organisatorischen Bedingungen der Klinik, Aspekte des therapeutischen Klimas und der Begegnung der Patienten untereinander oder die Einbettung der Klinik in die regionale Versorgung als Veränderungsfaktoren berücksichtigt werden.

Zu einer erfolgreichen Behandlung sind v. a. in der 1. symptomorientierten Behandlungsphase besondere therapeutische Unterstützung und strukturierende Maßnahmen (Nahrungsaufnahme, Tagesablauf etc.) erforderlich. Die stationäre Behandlung ermöglicht in zeitlich begrenztem Rahmen einen intensiven, koordinierten und supervidierten Einsatz verschiedenster Interventionsbereiche (Einzel- und Gruppentherapien, medizinische Interventionen, Maßnahmen im Rahmen der Sozio-, Ergo- und Sporttherapie), je nach Problemstellung und Phase im therapeutischen Verlauf. Es wurde ein therapeutisches Setting gestaltet, das der Patientin Entlastung und Akzeptierung ermöglicht in einer überfordernden Lebensphase, gleichzeitig aber durch die aktivierende Gestaltung und Organisation der Behandlung, durch die konkrete und schrittweise Konfrontation mit gemiedenen Elementen der eigenen Lebenswelt und durch die Bereitstellung von Informationen, Hilfen und Fertigkeiten zur Problembewältigung die Eigenaktivität und die Erfahrung der eigenen Selbstwirksamkeit fördert. Nach Bandura (1977) ist es in erster Linie diese Erfahrung der eigenen Fähigkeiten, die eine erfolgreiche Therapie ausmacht.

Klinische Erfahrungen zeigen, daß viele Patientinnen - besonders die mit langjährigem, chronifiziertem Krankheitsverlauf - nur allmählich im Verlauf der Behandlung ihre symptomatischen Verhaltensweisen aufgeben können. Dies gilt v. a. auch für Patientinnen mit schweren Persönlichkeitsstörungen, für Patientinnen, die eher fremdmotiviert in die Behandlung kommen oder auch für jene, deren bizarre Verhaltensweisen der Umwelt schon länger bekannt sind, die ihre Verhaltensmuster als Form der Kommunikation benutzen und in komplexe sekundäre Krankheitsgewinne verstrickt sind. Der erfolgreiche Verlauf hängt wesentlich davon ab, inwieweit es gelingt, eine gute therapeutische Beziehung aufzubauen, ein geregeltes Eßverhalten zu etablieren, den eigenen Verhaltensspielraum zu erweitern, alternative Bewältigungsstrategien zu entwickeln und ein positives Selbstwertgefühl aufzubauen.

Im Unterschied zu Kliniken, die ausschließlich Eßstörungen behandeln, haben wir über die stationäre Behandlung in einer Klinik mit breiter psychosomatisch-psychiatrischer Indikationsstellung berichtet. Die Vorteile liegen nicht nur in der

Möglichkeit, das gesamte therapeutische Angebot und die umfassende Fachkompetenz aller Mitarbeiter für die individuelle Behandlung zu nutzen. Darüber hinaus stellt die Beziehungsgestaltung und Auseinandersetzung der Patienten untereinander und ihre gegenseitigen Hilfestellungen und Modellfunktionen im therapeutischen Milieu der Klinik nicht nur für Patientinnen mit Bulimia nervosa einen bedeutsamen Wirkfaktor dar.

Die Begegnung mit jüngeren und älteren Patientinnen und Patienten, ähnlicher und unterschiedlicher Herkunft und Problematik, in therapeutischen Veranstaltungen und außerhalb, ermöglicht vielfältige neue Erfahrungen, die in der Behandlung direkt nutzbar gemacht werden können.

Im geschützten Raum der Klinik bieten sich zahlreiche Möglichkeiten an, neues Verhalten zu erproben. Durch die frühzeitige Einbeziehung der sozialen Realität des Patienten in die Behandlung (Einbeziehung von relevanten Bezugspersonen, Beurlaubungen unter therapeutischen Zielsetzungen, Arbeitserprobungen etc.) wird der Transfer neuer Kompetenzen in die Alltagssituation gefördert. Aus diesen Gründen wie auch im Hinblick auf die Praktikabilität von ambulanten Vorgesprächen und die Möglichkeit einer ambulanten Nachsorge ist die Einbettung der Klinik in die regionale Versorgung von besonderer Bedeutung. Die Wirksamkeit des stationären Behandlungskonzepts konnte in einer prozeßdiagnostischen Evaluationsstudie mit breiter Kriteriumsmessung nachgewiesen werden, eine Einjahreskatamnese belegt die Stabilität der Ergebnisse (Schmitz et al. 1988).

## Literatur


Abraham S, Beumont PJV (1982) How patients describe bulimia or binge eating. Psychol Med 12: 628 - 635

American Psychiatric Association (1980) Diagnostic and statistical manual for mental disorders (DSM III). American Psychiatric Association, Washington

American Psychiatric Association (1987) Diagnostic and statistical manual for mental disorders (DSM III R). American Psychiatric Association, Washington

Bandura A (1977) Social learning theory. Prentice-Hall, New York

Beumont PJV, George G, Smart D (1976) "Dieters" and "vomiters and purgers" in anorexia nervosa. Psychol Med 6: 617 - 622

Boskind-Lodahl M (1976) Cinderella's step-sisters: a feminist perspective on anorexia nervoa and bulimia. Signs: J Women Culture Soc 2: 342 - 356

Brand-Jacobi J (1984) Bulimia nervosa: ein Syndrom süchtigen Eßverhaltens. Psychother Psychosom Med Psychol 34: 151 - 160

Bruch H (1973) Eating disorders: obesity, anorexia nervosa and the person within. Basic books, New York

Cash TF, Brown TA (1987) Body image in anorexia nervosa and bulimia nervosa. A review of the literature. Behav Modif 11/4: 487 - 521

Caspar RC, Eckert ED, Halmi KA, Goldberg SC, Davis JM (1980) Bulimia. Its incidence and clinical importance in patients with anorexia nervosa. Arch Gen Psychiatry 37: 1030 - 1035

Clarke MG, Palmer RC (1983) Eating attitudes and neurotic symptoms in university students. Br J Psychiatry 142: 299 - 304

Crisp AH (1981) Anorexia nervosa at normal body weight! The abnormal normal weight control syndrome. Int J Psychiatry Med 11: 203 - 234

Fairburn DG (1985) Cognitive-behavioral treatment for bulimia. In: Garner DM, Garfinkel PE (eds) Handbook of psychotherapy for anorexia nervosa and bulimia. Guilford, New York

Fairburn CG, Cooper PJ (1982) Self-induced vomiting and bulimia nervosa: an undetected problem. Br Med J 284: 1153 - 1155

Fichter MM (1985) Magersucht und Bulimia. Springer, Berlin Heidelberg New York Tokyo

Garfinkel PE, Garner DM (1982) Anorexia nervosa: a multidimensional perspective. Brunner & Mazel, New York

Garfinkel PE, Moldofsky H, Garner DM (1980) The heterogeneity of anorexia nervosa: bulimia as a distinct subgroup. Arch Gen Psychiatry 37: 1036 - 1040

Garner DM, Bemis KM (1985) Cognitive therapy for anorexia nervosa. In: Garner DM, Garfinkel PE (eds) Handbook of psychotherapy for anorexia nervosa and bulimia. Guilford, New York

Garner DM, Garfinkel PE (1983) An overview of socicultural factors in the development of anorexia nervosa. In: Darby P, Garfinkel PE, Garner DM, Coscina DV (eds) Anorexia nervosa: recent developments in research. Liss, New York

Garner DM, Rockert W, Olmsted MP, Johnson C, Coscina DV (1985) Psychoeducational principles in the treatment of bulimia and anorexia nervosa. In: Garner DM, Garfinkel PE (eds) Handbook of psychotherapy for anorexia nervosa and bulimia. Guilford, New York

Garner DM, Fairburn CG, Davis R (1987) Cognitive-behavioral treatment of bulimia nervosa. Behav Modif 11/4: 398 - 431

Grawe K (1980) Die diagnostisch-therapeutische Funktion der Gruppeninteraktion in verhaltenstherapeutischen Gruppen. In: Grawe K (Hrsg) Verhaltenstherapie in Gruppen. Urban & Schwarzenberg, München Wien Baltimore

Hagen C, Schmitz B, Wittchen H-U (1986) Personality disorders in anorexia nervosa and bulimia. (Paper presented at the 16th Congress of the European Association for Behavior Therapy, Lausanne)

Halmi KA (1983) Diverse courses of binging and fasting anorectics. (Paper presented at the VII World Congress of Psychiatry, Vienna)

Halmi KA, Falk JR, Schwartz E (1981) Binge-eating and vomiting: a survey of a collage population. Psychol Med 11: 697 - 706

Johnson C, Lewis C, Hagman J (1984) The syndrome of bulimia. Psychiatr Clin North Am 7: 247 - 273

Lacey JH (1985) Time-limited individual and group treatment of bulimia. In: Garner DM, Garfinkel PE (eds) Handbook of psychotherapy for anorexia nervosa and bulimia. Guilford, New York

Laessle RB, Waadt S, Schweiger K, Pirke KM (1987) Zur Therapierelevanz psychobiologischer Befunde bei Bulimia nervosa. Verhaltensmodif Verhaltensmed 4: 297 - 313

Loro AD, Orleans CS (1981) Binge eating in obesity - preliminary findings and guidelines for behavioral analysis and treatment. Addict Behav 6: 155 - 166

Minuchin S, Rosman BL, Baker L (1978) Psychosomatic families. Harvard Univ Press, Cambridges

Mitchell JE, Hatsumaki D, Grechen G, Pyle RL, Eckert ED, Davis LE (1985) Intensive outpatient group greatment for bulimia. In : Garner DM, Garfinkel PE (eds) Handbook of psychotherapy for anorexia nervosa and bulimia. Guilford, New York

Orbach S (1978) Fat is a feminist issue. Paddington, London

Orbach S (1982) Fat is a feminst issue II. Berkley, New York

Palmer RL (1979) The dietary chaos syndrome: a useful new term? Br J Med Psychol 52: 187 - 190

Pearson L, Pearson L (1973) The psychologist's eat-anything diet. Weyden, New York

Potreck-Rose F (1987) Anorexia nervosa und Bulimia: Therapieerfolg und Therapieprozeß bei stationärer verhaltenstherapeutischer Behandlung. Deutscher Studien Verlag, Weinheim

Ruderman A (1986) Dietary restraint: A theoretical and empirical review. Psychol Bull 99: 247 - 262

Russel G ( 1979) Bulimia nervosa: an ominous variant of anorexia nervosa. Psychol Med 9: 429 - 448

Schmitz B (1987) Ein integrativer verhaltensmedizinisch orientierter Ansatz zur Pathogenese und stationären Behandlung der Bulimie. Verhaltensmodif Verhaltensmed 8/1: 27 - 62

Schmitz B, Dehmlow A (im Druck) Evaluation der stationären Behandlung der Bulimia nervosa. Verhaltensmodif Verhaltensmed

Schmitz B, Mark N (im Druck) Wirkfaktoren eines stationären verhaltensmedizinischen Behandlungsansatzes am Beispiel der Bulimie. In: Lang H (Hrsg) Wirkfaktoren der Psychotherapie. Springer, Berlin Heidelberg New York Tokyo

Schmitz B, Dehmlow A, Greitemeyer M (1988) Evaluation eines stationären multimodalen Behandlungskonzepts für Patientinnen mit Bulimia nervosa. Verhaltensmod Verhaltensmed 9/4: 275 - 296

Schwartz DM, Thompson MG, Johnson CB (1982) Anorexia nervosa and bulimia: The sociocultural context. int Eating Disord 1/3: 20 - 36

Schwartz RC, Barrett MJ, Saba G (1985) Family therapy for bulimia. In: Garner DM, Garfinkel PE (eds) Handbook of psychotherapy for anorexia nervosa and bulimia. Guilford, New York

Schweiger K, Laessle RG, Pirke KM (1988) Eßverhalten und Fertilitätsstörungen; Perspektiven für eine verhaltensmedizinisch orientierte Therapie von funktionellen Störungen reproduktiver endokriner Funktionen. Verhaltensmdif Verhaltensmed 1: 3 - 10

Stevens JO (1976) Die Kunst der Wahrnehmung. Kaiser, München

Striegel-Moore R, Silberstein L, Rodin J (1986) Toward an understanding of risk-factors for bulimia. Am Psychol 41: 246 - 263

Strober M, Salkin B, Burroughs J, Morell W (1982) Validity of the bulimia restrictor distinction in anorexia nervosa. J Nerv Ment Dis 170: 345 - 351

Stunkard A (1959) Obesity and the denial of hunger. Psychosom Med 21: 281 - 298

Vopel KW (1976) Interaktionsspiele. Isko-Press, Hamburg

Wooley SC, Wooley OW (1985) Intensive outpatient and residential treatment for bulimia. In: Garner DM, Garfinkel PE (eds) Handbook of psychotherapy for anorexia nervosa and bulimia. Guilford, New York

# Angstbewältigung im Rahmen eines verhaltensmedizinischen Gruppenkonzeptes bei Herzphobikern

Margit Ehrhardt, Jochen Sturm

## Beschreibung der Problembereiche

Das nachfolgend beschriebene verhaltensmedizinische Gruppenkonzept zur Behandlung von Herzphobikern wird seit mehreren Jahren in der psychosomatischen Fachklinik Bad Dürkheim durchgeführt. In unserer Darstellung konzentrieren wir uns auf die praktische Durchführung der Gruppentherapie und verweisen lediglich auf die umfangreiche verhaltenstherapeutische Grundlagenliteratur, aus der unser Programm abgeleitet wurde.

Zuweisungskriterien für die Aufnahme in die Gruppe sind die Diagnosen Herzphobie, Panikattacke, angstbesetztes funktionelles kardiovaskuläres Syndrom, funktionelle Herz-Kreislaufstörungen. Aufgenommen werden Patienten, die über häufig anfallsartig auftretendes Herzklopfen, Herzschmerzen, Schwindelgefühle, Atembeklemmungen bis hin zu Hyperventilationstetanien, Schweißausbrüche, weiche Knie ect. klagen.

Diese körperlichen Beschwerden werden häufig als Zeichen einer ernstzunehmenden Krankheit vom Patienten bewertet (medizinische Attribuierung). Sie treten situationsspezifisch auf (in Menschenansammlungen, Kaufhäusern, beim Autofahren, in öffentlichen Verkehrsmitteln usw.) d. h. es gibt konkrete auslösende Situationen. Langfristig haben die Symptome zur Folge, daß die Patienten die oben genannten Situationen vermeiden und in ihrem Aktionsradius stark eingeschränkt sind.

Die Patienten werden durchschnittlich 6 - 8 Jahre nach dem ersten Auftreten dieser Symptomatik zu uns in die Klinik eingewiesen. Vorweggegangen sind mehrfache medizinische Untersuchungen, ohne daß eine organische Ursache der Beschwerden festgestellt worden wäre.

Zum Zeitpunkt der Einweisung haben wir es daher schon häufig mit einem iatrogen chronifizierten Krankheitsbild zu tun, das gekennzeichnet ist durch ein Festhalten an medizinisch-organischen Verursachungshypothesen, passiver Erwartungshaltung, ängstlicher Selbstbeobachtung, Vermeidungs- und Schonverhalten als Bewältigungsstrategien sowie häufig einem nicht unerheblichen sekundären Krankheitsgewinn. In zeitlichem Zusammenhang mit der genannten Störung finden wir depressive Entwicklungen sowie diverse Abhängigkeiten (Alkohol, Medikamente, Essen).

## Externe Rahmenbedingungen

Angesichts der Schwere mancher Krankheitsbilder ist die vorzustellende Gruppentherapie, die über die Dauer von ca. 5 Wochen läuft, als ein zentraler und initialer Baustein im Rahmen eines mehrwöchigen bis mehrmonatigen und mehrere Problembereiche umfassenden Gesamttherapiekonzepts zu sehen.

Idealerweise wird der Patient nach einer intensiven medizinischen Aufnahmeuntersuchung und einem bald darauf durchgeführten Belastungs-EKG, das eine organische Ursache für die geklagten Beschwerden ausschließt, sowie nach der Erstellung einer ausführlichen Verhaltensanalyse, die vom Bezugstherapeuten des Patienten durchgeführt wird, in den ersten Wochen des stationären Aufenthaltes für die Angstgruppe angemeldet.

Wir bieten diese Gruppe regelmäßig in 4- bis 6wöchigen Abständen als geschlossenes themenzentriertes Angebot für die Gesamtklinik an. Durchschnittlich nehmen 8 - 9 Patienten teil. Die Gruppe wird jeweils von einem Arzt und/oder Psychologen (in der 1. Sitzung immer zusammen mit einem Arzt), einem Sporttherapeuten und einem Kotherapeuten geleitet.

Trotz des hohen personellen und zeitlichen Einsatzes (durchschnittlich 6 - 7 h pro Woche) halten wir die Durchführung dieser Therapieform in Gruppen für ökonomischer und besser als die Einzelbetreuung solcher Patienten, da die unterstützenden Funktionen der Gruppe, insbesondere beim Übergang zum selbständigen Aufsuchen der angstauslösenden Situationen sehr wichtig ist. Die Patienten sollten neben der Angstgruppe nur noch die Einzelgespräche beim Bezugstherapeuten wahrnehmen und ansonsten keine weiteren Klinikveranstaltungen besuchen.

## Therapiebausteine

Die Therapiebausteine sind aufeinander abgestimmt und gehen ineinander über, daher ist es beispielsweise wichtig, daß der Sporttherapeut bei den Gruppensitzungen und Übungseinheiten anwesend ist und der Psychotherapeut zumindest teilweise an der Sporttherapie teilnimmt.

**Tabelle 1.** Bausteine des Angstbewältigungstrainings im Gesamtverlauf der stationären Behandlung

| Stationäre Aufnahme | Angstbewältigungsgruppe | Weitere Behandlungsmaßnahmen nach Abschluß der Gruppe |
|---|---|---|
| – medizinische Abklärung | – Gruppentherapie (2mal wöchentlich je 1 1/2 h): physiologisches Modell, Exposition, Beziehungsaspekte | – Einzelgespräche |
| – individuelle Verhaltensanalyse mit dem Bezugstherapeuten | – Sporttherapie (2mal wöchentlich 1 - 1 1/2 h): Ausdauertraining, Exposition in Labor- und realen Angstsituationen, Gymnastik und Atemübungen | – Problemlösegruppe |
| | – Zirkeltraining (2mal wöchentlich je 1 h): Durchlaufen verschiedener sportlicher Übungen im Stationsbetrieb | – Sportprogramm |
| | – Entspannung nach Jacobson (2mal wöchentlich 45 min) | – Ergotherapie |
| | – Einzelgespräche mit dem Bezugstherapeuten (ca. 2mal wöchentlich 1/2 h): Partner- bzw. Familiengespräch, Bearbeitung anderer Probleme | – Soziotherapie |

## Zeitlicher und inhaltlicher Ablauf der Gruppe

| 1. Woche | 2. Woche | 3. Woche | 4. Woche | 5. Woche |
|---|---|---|---|---|
| "Physiologisches Modell" | | | | |
| | Expositionstraining | | | |
| | | | Sekundärer Krankheitsgewinn | |
| | | | | Ausblick Neudefinition der Therapieziele |

**Abb. 1.** Inhaltliche Schwerpunkte im Verlauf der Angstgruppe

Das erste Gruppentreffen findet in der Sporthalle (in Trainingsbekleidung) statt.

Nach einer Vorstellungsrunde mit ausführlicher Beschwerdeschilderung der Patienten erläutert der Arzt im Vortragsstil den Patienten das sog. "physiologische Modell" d. h. er gibt anhand eines praktischen Beispiels (Schreckreaktion nach dem Überqueren einer Straße und Heranrasen eines vorher nicht bemerkten Autos) ein Erklärungsmodell, das die Symptome der Patienten im Sinne einer Energiebereitstellungsreaktion als notwendiges lebenserhaltendes Reagieren, als körperlichen "Alarm" in einen anderen Zusammenhang stellt, als bisher von dem Patienten wahrgenommen. Dabei werden die Beschwerden der Patienten ernst genommen und einzeln durchgesprochen; es wird dargestellt, was sich im Körper physiologisch während eines Angstanfalles abspielt.

Wichtig ist hierbei, das Kausalitätsbedürfnis der Patienten zu befriedigen und ihre Symptome als zwar vorhandene Körpersignale, nicht jedoch als ernsthafte Krankheit, sondern als Alarmreaktion des Körpers auf die "falschen" Reize anzubieten. Dabei kommt es weniger auf wissenschaftliche Exaktheit sondern eher auf die Verstehbarkeit der Erläuterungen und die daraus abzuleitenden Handlungskonsequenzen an. Wir erklären die überschießende kardiovaskuläre Aktivität als Luxusausstattung ("Sie sind ein Mensch, der körperlich sehr sensibel und schnell reagiert, leicht lernt.") und vergleichen verschiedene Konstitutionstypen ähnlich der Gegenüberstellung eines Porsches und eines Traktors: Beim Luxusgefährt Porsche erzeugt ein geringer Druck auf das Gaspedal eine überschießende Reaktion. Ziel der Theapie ist daher, "den Porsche besser fahren zu lernen" d. h. die eigenen körperlichen Reaktionen anzuerkennen und anders als bisher mit ihnen umzugehen.

Nach dieser ca. 1stündigen Informationsphase, in der auf Fragen der Patienten bezüglich ihrer Symptomatik eingegangen wird, können die Patieten anhand einer kurzen praktischen Demonstration selbst die Parallelität ihrer vermeintlichen Krankheitssymptome mit den körperlichen Erscheinungen nach einer Kreislaufbelastung erproben.

Sie werden in der Sporthalle einer kurzen intensiven Kreislaufbelastung ausgesetzt und werden danach zu ihren Körpererfahrungen befragt, die häufig den Beschwerden gleichkommen, da es sich hier ebenfalls um eine Bereitstellungsreaktion handelt.

Daran anschließend wird auf die Bedeutung der Attributionsvorgänge und der Ursachenzuschreibung bei körperlichen Beschwerdebildern eingegangen.

Häufig haben die Erläuterungen der 1. Stunde erleichternde und entlastende Wirkung, es kommt zu einem "Aha-Erlebnis", wenngleich im Anschluß daran noch viele Fragen offen sind, auf die im Verlaufe der Gruppe immer wieder eingegangen wird.

In der 2. Sitzung werden auf leichtverständlichem Niveau die lerntheoretischen Grundlagen (Erwerb durch klassische Konditionierung, Aufrechterhaltung durch operantes Lernen) für die Entstehung und Aufrechterhaltung der Störung erläutert. Wir zeigen auf, daß durch Koppeln von Situationen und Körperreaktionen sowie Vermeidungslernen ein Problem entstanden ist, das durch Neulernen (d. h. hier: Aushalten in einer schwierigen Situation, z. B. im Kaufhaus solange bleiben, bis die körperliche Reaktion abgeklungen ist) wieder verlernt werden kann und fordern die Patienten auf, sich in bisher gemiedene Situationen mittlerer Schwierigkeit hineinzubegeben und die Angst kommen zu lassen. Anweisung: Man kann nur mit der Angst umgehen lernen, wenn man sie hat. Hier kommt das verhaltenstherapeutische Prinzip zum Tragen, daß die eigentliche Therapie zwischen den Sitzungen stattfindet, d. h. es wird aktives Handeln vom Patienten verlangt.

Entsprechend der verhaltenstherapeutischen Methode der Reizüberflutung (Reizkonfrontation in vivo, Expositionstraining) suchen wir in den nächsten Gruppensitzungen mit Kleingruppen patientenkritische Situationen auf und fordern sie auf, ihre erfahrungsgemäß höhergradigen körperlichen Reaktionen mittels der Methode des Körperchecks anzugehen, d. h. wir leiten die Patienten an, ihren Körper immer wieder durchzugehen und anzugeben, wie hoch die jeweilige körperliche Erregung ist. Wir verhindern damit ein kognitives Hineinsteigern in die Symptomatik und leiten zu differenzierten Wahrnehmungen von Körpersensationen an; dabei können Veränderungen stärker wahrgenommen werden, außerdem verhindern wir eine Ablenkung. Statt dessen leiten wir die Patienten zur exakten Situationsbeschreibung an.

Wir verbleiben - dies ist vorher mit den Patienten abgesprochen und vereinbart - mit den Patienten beispielsweise im Kaufhaus, bis sich die körperlichen Parameter an die Situation habituiert haben. Vermeidungsverhalten (Flucht, kognitives Vermeiden, Entspannung) wird vom Therapeuten aktiv verhindert. Wir ermöglichen dem Patienten somit das Erleben des Rückgangs dieser Angst, das Nichteintreffen von erwarteten bedrohlichen Ereignissen sowie eine kognitive Neubewertung der Situation. Die Zeitdauer solcher Expositionen bis zum Rückgang der körperlichen Erregung beträgt zwischen 15 min bis ca. 2 h.

Später schwärmen die Patienten ohne Therapeuten zunächst in Kleingruppen, dann in Paaren und später allein aus, um in realen Situationen zu üben. Die Übungssituationen werden gegen Ende der Gruppe bewußt in das persönliche Umfeld der einzelnen Patienten gelegt, z. B. Aufsuchen des Supermarktes, in dem die erste Panikattacke auftrat, Fahren im Auto zum Wohnort bzw. zum Arbeitsplatz.

Angesichts der hohen Kohäsion in diesen Gruppen eignen sich die Mitpatienten gut als Kotherapeuten und können auch z. T. erfolgreich Fluchtverhalten verhindern.

Nachdem die ersten Übungssequenzen resümiert, nachbesprochen und neue Planungen zur Ausweitung des Aktionsradius ohne Therapeuten stattfinden können, wird in den Gruppensitzungen der Schwerpunkt auf den sekundären Krankheitsgewinn gelegt.

Mittels Partnerinterwievs und z. B. dem sog. "Energieverteilungskuchen" (Schwäbisch u. Siems 1974) wird thematisiert, was sich durch die Symptomatik im Leben des Patienten verändert hat, wie wichtige Bezugspersonen reagiert haben und reagieren.

Dabei werden die Vorteile der Angst direkt angesprochen und die Symptome als Nothelfer in einer schwierigen Situation angeboten, die jedoch nun die Chance eines Neubeginns beinhalten und den Blick freimachen, beispielsweise für neue Kommunikationsformen zwischen den Ehepartnern. Mögliche Lösungswege werden in der Gruppe besprochen. Allerdings haben wir in dieser Therapiephase lediglich das Ziel, dem Patienten bewußt zu machen, daß durch die Minderung der Angst, die gewonnene Selbstsicherheit durch Ausweitung ihres Handlungsspielraumes und den Einblick in die Funktionalität ihres bisherigen Verhaltens der Blick frei wird für andere, "ursächliche" Probleme; deren ausführliche Bearbeitung delegieren wir jedoch an die Einzeltherapie.

## Sporttherapie

**Tabelle 2.** Sporttherapeutisches Vorgehen bei Kardiophobien

| | |
|---|---|
| Herz-Kreislauf-Aktivierung durch sportliche Übungen | Symptomsimulation<br>Demonstrieren der Parallelität von körperlichen Korrelaten bei Angst und Sport |
| Ausdauertraining, z. B. Dauerlauf | Verbesserung der körperlichen Leistungsfähigkeit<br>Zutrauen zum eigenen Körper |
| Zirkeltraining | |
| Gezielte gymnastische Übungen<br>Atemübungen | Aktives Lösen von körperlichen Verspannungen |
| Exposition in Labor- und Realsituationen | Umgang mit und Bewältigung von herzphobischer Symptomatik |

Parallel zu den Gruppensitzungen finden 2mal wöchentlich ca. 1 1/2 h Sporttherapie nur für die Teilnehmer der Gruppe statt.

Hier werden jeweils zu Beginn der Stunde sog. "Symptomstimulationen" durch intensives Aufwärmen (Ausdauerphase) mit anschließendem Körpercheck durchgeführt. Auch hier erklären wir den Patienten die Sinnhaftigkeit einer sympatikotonen Aktivierung, z. B. erhöhter Puls, schnelle Atmung muß sein, um erhöhten Sauerstoffbedarf zu decken und die Muskulatur, die arbeiten muß, mit Blut und Nährstoffen zu versorgen. Eine Herbeiführung dieser körperlichen Aktivierung ist nötig, um einen Trainingsgewinn zu erzielen und damit eine kreislaufstabilisierende Wirkung zu errreichen.

Die Körpercheckmethode wird hier eingeübt, nicht zuletzt um zu demonstrieren, wie schnell sich körperliche Parameter beruhigen können, wenn eine angemessene Attribution dieses Körperzustandes gelingt.

Im Zentrum der Sporttherapie stehen jedoch Übungssituationen, die denen der angstauslösenden Situation entsprechen, wie beispielsweise für Höhenphobiker das sog. "Höhentraining", Besteigen von Kästen, Leitern; für Sozialphobiker sportliche Übungen, bei denen der Einzelne im Mittelpunkt der Aufmerksamkeit einer Gruppe steht; für Klaustrophobiker das Schaffen von Engesituationen, daneben Aufsuchen des Schwimmbades usw. Hier können die Patienten in der "Laborsituation Sporthalle" Strategien zum Umgang mit der Angst einüben, die sie später in realen Angstsituationen anwenden können. Das Vorgehen entspricht dem der Expositionsbehandlung.

Zum Abschluß der Sporttherapiestunde werden Entspannungs- und Atmungsübungen durchgeführt; Ziel ist es, u. a. die Bauchatmung zu erlernen, um den bei dieser Patientengruppe häufig vorhandenen Hyperventilationsanfällen vorbeugen zu können.

Die letzte Sporttherapiestunde findet regelmäßig auf einem Trimm-dich-Pfad im Pfälzer Wald, fernab der Klinik statt. Die Patienten sollen diesen allein durchlaufen. Damit werden gleich mehrere, früher angstauslösende Reize dargeboten: Ein Arzt ist nicht direkt erreichbar, die Patienten üben allein und außerdem im Wald. Zusätzlich geht es um den Umgang mit körperlichen Aktiviertheitszuständen, die man bis vor kurzem noch als krankhaft interpretiert hat. Wir verstehen diesen Ausflug als Konditionstest und Rückmeldung des Therapieerfolges.

Daneben nehmen die Patienten regelmäßig am Zirkeltraining, einem systematischen Aufbautraining teil, durch das in kurzer Zeit ein Konditionsgewinn zu verzeichnen ist. Hierbei geht es um eine Stabilisierung der Herz-Kreislauf-Funktionen; die Patienten können durch das Erleben der vollen körperlichen Belastbarkeit und das nach kurzer Zeit sichtbare gesteigerte körperliche Leistungsvermögen mehr Zutrauen zu ihrem Körper gewinnen - eine Erfahrung, die mit einer Krankheitshypothese unvereinbar erscheint.

Mit dem Ende der Gruppe haben die meisten Patienten eine erhebliche Ausweitung ihres Aktionsradius, körperliche Fitness und Stabilität erreicht und damit ihr Schonverhalten deutlich reduziert.

## Abschließende Bewertung

Erfahrungsgemäß kann für die chronifizierten Patienten nun eine Neudefinition der Therapieziele erfolgen, wie beispielsweise die Bearbeitung der häufig vorhandenen Partner- oder Ablöseproblematik, während für Patienten mit kürzerer Krankheitsdauer die 5wöchige Gruppentherapie ausreicht, um zu einer Stabilisierung des körperlichen und psychischen Befindens zu gelangen.

Circa 1/2 Jahr nach Abschluß der Gruppe findet ein sog. "Nachhelfen" der mittlerweile entlassenen Patienten in der Klinik statt, bei dem die Patienten ihre nachklinischen Erfahrungen austauschen. Diese Rückmeldungen der Patienten können sicherlich eine ausführliche Katamneseuntersuchung nicht ersetzen, es bestätigt sich jedoch häufig unser Eindruck, daß bei diesen Treffen das Thema "Angst" keine Rolle mehr spielt, d. h. daß die Patienten mit ihren vorher geklagten Beschwerden umgehen können, ihren Handlungsspielraum ausgeweitet haben und sich während und nach der Behandlung auf andere Problembereiche konzentrieren und diese angehen können.

## Literatur

Ehrhardt M (1986 a) Sport und Verhaltenstherapie in der Psychosomatik, Teil 1. Sportther Theor Prax 3: 12 - 13

Ehrhardt M (1986 b) Sport und Verhaltenstherapie in der Psychosomatik, Teil 2. Sportther Theor Prax 4: 1 - 3

Ehrhardt M (1987) Sport und Verhaltenstherapie in der Psychosomatik, Teil 3: Sportther Theor Prax 2: 9 - 11

Schwäbisch L, Siems M (1974) Anleitung zum sozialen Lernen für Paare, Gruppen und Erzieher. Rowohlt, Reinbek

Sturm J, Ehret A (1982) Psychotherapie der Angst. Medica 1

Sturm J, Ehrhardt M, Müller C (1987) Ein multimodales verhaltensmedizinisches Gruppenkonzept für die Behandlung von Herzphobikern. In: Nutzinger DO (Hrsg) Herzphobie. Enke, Stuttgart, S 136 - 144

# Gruppentherapie zur Behandlung sexueller Funktionsstörungen bei Frauen in einem stationären Behandlungssetting - Konzeptdarstellung und Erfahrungsbericht

Adelaide Trierweiler

## Klinische Bedeutung sexueller Funktionsstörungen

Über sexuelle Schwierigkeiten oder Funktionsstörungen in der Allgemeinbevölkerung gibt es kaum Untersuchungen (vgl. Schnabel 1973; Schorsch u. Schmidt 1976, S. 224 - 233; Arentewicz und Schmidt 1980). Für klinische Populationen neurotischer und psychosomatischer Patienten gibt es noch weniger Daten (vgl. Bankroft 1985). Ergebnisse der neueren Sexualforschung lassen die Schlußfolgerung zu, daß sexuelle Funktionsstörungen Schwierigkeiten sind, die auf mangelnder Aufklärung, ängstigenden Tabus oder Kommunikationsstörungen in Partnerbeziehungen beruhen. Molinsky (1981) hat den Begriff der "larvierten Sexualstörung" geprägt, d. h. manifestes aber verborgenes Verhalten beim Geschlechtsverkehr, z. B. geheime Interaktionen und Verhaltensweisen - diskrete depotenzierende Verhaltensweisen der Frau oder geheime quälende, angsterregende oder entwürdigende Verhaltensweisen des Mannes führen zu einer Behinderung der wechselseitigen Lustphysiologie und damit zu den Symptomen der funktionellen Sexualstörung. In diesem Sinne sind sexuelle Funktionsstörungen auch immer als Kommunikationsstörungen zu verstehen.

Bei der Einweisung in die psychosomatische Fachklinik wird in den seltensten Fällen die Diagnose einer sexuellen Funktionsstörung angegeben. Erst im Verlauf der Therapie bei einer detaillierten Beschreibung des sexuellen Erlebens und Verhaltens und gezielter Exploration berichten Patientinnen häufig über sexuelle Probleme. Bei den regelmäßig durchgeführten gynäkologischen Konsiliaruntersuchungen in der Klinik werden oftmals psychosomatische Störungen diagnostiziert, bei denen es sich entweder um eine psychische Reaktion auf oder um ein psychisches Korrelat zu den somatischen Veränderungen handelt, z. B. psychogener Fluor, Harninkontinenz, Amenorrhoe, unklare Unterbauchschmerzen, Blutungsstörungen und andere.

Die beschriebenen Erfahrungen lassen die Schlußfolgerung zu, daß die Häufigkeit von sexuellen Funktionsstörungen bei Patientinnen im stationären Behandlungssetting wesentlich abhängig ist von der Erhebung einer genauen Sexualanamnese. Diese stellt ihrerseits eine notwendige Bedingung im Rahmen der ärztlichen und psychologischen Ausbildung zur Enttabuisierung des noch immer kritischen Bereiches der Sexualität dar.

Lambert u. Möhr (1986) haben in ihrer Diplomarbeit zur "Erfassung von sexuellen Funktionsstörungen bei psychosomatischen Patienten in Abhängigkeit von Vorinformation", die an der Psychosomatischen Fachklinik Bad Dürkheim 1985 - 1986 durchgeführt wurde, nachgewiesen, daß sexuelle Funktionsstörungen oder

Schwierigkeiten mit der Sexualität bei den untersuchten Patienten sehr viel häufiger sind, als nach der Literatur zu erwarten gewesen wäre. Zusammenfassend haben die Autorinnen festgestellt, daß mehr Frauen als Männer sexuelle Schwierigkeiten angeben, was mit der größeren Verbreitung von Sexualstörungen bei Frauen in dieser Untersuchung übereinstimmt. Der größte Teil der befragten Patienten mit sexuellen Funktionsstörungen oder anderen sexuellen Schwierigkeiten ist der Meinung, daß diese behandelt werden sollten. Über die Hälfte der Frauen und Männer sehen einen Zusammenhang mit den Problemen, derentwegen sie sich in stationärer Behandlung befinden. Auch wird ein Zusammenhang von Partnerstörungen und sexuellen Schwierigkeiten deutlich.

Die Verteilung der Diagnosen der 60 Patientinnen, die im Verlauf ihrer stationären Behandlung in den letzten 5 Jahren an der Sexualgruppentherapie teilgenommen haben, gliedern sich bei der Entlassung folgendermaßen auf:

- neurotische Depression (19),
- Angstneurose (8),
- Anorexia nervosa (9),
- Bulimie (5),
- Persönlichkeitsstörung (6),
- Anpassungsstörung (5),
- körperliche Funktionsstörungen psychischen Ursprungs (3),
- Frigidität (3).

Es ergeben sich einige interessante Fragestellungen:

1) Hat sich ein bestimmtes körperliches Symptom als Vermeidung von Sexualität stabilisiert?
2) Ist das körperliche Symptom Ausdruck von chronifizierten Verspannungen, die z. B. bei dem Vorliegen einer Anorgasmie zu ständig unbefriedigendem sexuellen Erleben führen?
3) Ist die sexuelle Störung Ausdruck einer gestörten Kommunikation innerhalb der Partnerschaft?

Den oben genannten Patientinnen war eine mangelnde Wahrnehmung von Körpersensationen bzw. deren Unterscheidung, eine ängstlich-hypochondrische Beobachtung des Körpers, Körperbildverzerrungen, ein negatives Selbstbild, ein mangelnder Ausdruck von Gefühlen und das Fehlen von Genußfähigkeit gemeinsam. Bei dem Vorliegen chronifizierter Neurosen wurden von den Patientinnen häufig traumatisierende Erlebnisse in der früheren sexuellen Lerngeschichte geschildert im Zusammenhang mit Inzest, sexueller Nötigung, Schwangerschaftsabbrüchen in der Adoleszenz, anderen operativen gynäkologischen Eingriffen. Diese Erlebnisse, begleitet von erheblichen Schuld- und Schamgefühlen, kommen in der Regel nur dann zur Sprache, wenn sie ausdrücklich von therapeutischer Seite gezielt exploriert werden. Die unterschiedlichen Schwierigkeiten, die die Patientinnen aufweisen, beeinträchtigen ein gesundes sexuelles Erleben und können sich zu einer primären oder sekundären Funktionsstörung etablieren.

## Klinische Entwicklung und theoretische Grundlage des Programms

Die klinische Entwicklung eines gezielten Therapieprogramms zur Behandlung von sexuellen Störungen erfolgte zunächst aus den Erfahrungen der Einzeltherapie. Im Verlauf der stationären Behandlung und bei fortgeschrittener Therapie und gezielter Exoration des Bereiches Sexualität berichten viele Patientinnen über Ängste und Schwierigkeiten im Umgang mit der Sexualität und in der Partnerschaft. Häufig schildern sie traumatische Früherlebnisse in der sexuellen Lerngeschichte und trauen sich nicht, diese z. B. in einer gemischten Gruppentherapie oder manchmal gegenüber einem männlichen Bezugstherapeuten anzusprechen. Bei gynäkologischen Untersuchungen nutzen diese Patientinnen die Gelegenheit, erstmals ihre Probleme anzusprechen und werden entsprechend von der Frauenärztin auf psychologische Ursachen ihrer körperlichen Beschwerden im Zusammenhang mit sexuellen Problemen hingewiesen. Die Notwendigkeit für die Patientinnen, über Sexualität reden zu lernen, eine Enttabuisierung zu erreichen und die Vorteile der moralischen Unterstützung im Austausch mit anderen Frauen in einer Gruppe zu nutzen, waren der Ausgang der Überlegungen, in der Klinik am Gruppenkonzept zu arbeiten.

Die Überprüfung bisheriger Gruppentherapieprogramme (vgl. Wendt 1979, Barbach 1974, Arentewicz u. Schmidt 1980) zeigte eine Erprobung der Programme an ambulanten Patienten, die sich freiwillig an eine speziell für die Behandlung von sexuellen Störungen ausgerichtete Institution gewandt haben, z. B. Pro Familia, Sexualberatungsstelle - eine relativ homogene Klientel. Für unser Behandlungssetting ergab sich die Notwendigkeit, Frauen unterschiedlicher Primärdiagnosen, bei denen sich im Verlauf der stationären Therapie eine primäre oder sekundäre sexuelle Funktionsstörung, Störungen der sexuellen Erlebnisfähigkeit in Folge von Partnerkonflikten und reaktiven Belastungen oder sexuelle Unerfahrenheit zeigten, in einem gruppentherapeutischen Konzept zusammenzufassen. Dabei mußten unterschiedliche technische und organisatorische Bedingungen, wie z. B. Dauer und Beginn der Therapie, Integration der speziellen Gruppentherapie in das gesamte Behandlungssetting und spezielle Indikation, berücksichtigt werden.

Nachfolgende Überlegungen waren bei der Entwicklung des Programmes von Bedeutung:

1) Um gezielt in einer Gruppe das Thema Sexualität bearbeiten zu können,sollte das Symptom einer Patientin, aufgrund dessen sie eine Behandlung angestrebt hat, oder tiefgreifende emotionale Störungen einhergehend mit sexuellen Problemen als Ausdruck dieser Problematik, bekannt bzw. akzeptiert (z. B. psychogene Eßstörungen, chronische Kopf- und Rückenschmerzen) und eine entsprechende Motivation zur Auseinandersetzung mit dem Thema Sexualität vorhanden sein.
2) Eine gewisse emotionale Stabilität sollte erreicht sein, bestimmte Kompetenzen, z. B. in einer Gruppe über sich zu sprechen, ebenfalls erworben sein.
3) Im Hinblick auf das Konzept unserer Klinik des Bezugstherapeuten sollte eine tragfähige therapeutische Beziehung vorhanden sein, damit das Thema Sexualität in der begleitenden Einzeltherapie weiterhin von der Patientin offen bearbeitet werden kann.

Die sexuellen Schwierigkeiten, die die Patientinnen angeben, sind vielfältig und gehen in der Regel einher mit anderen Problemen und Defiziten. Sie können diffus erlebt werden oder sich auf konkrete Inhalte beziehen. Zur Klärung der Indikation für die Teilnahme an der speziellen Gruppentherapie ist eine breit angelegte Diagnostizierung, wie sie nach Arentewicz u. Schmidt (1980) beschrieben wird, angezeigt. Die Autoren unterscheiden sexuelle Aversionen von Störungen der sexuellen Erregung, des Koitus, des Orgasmus und nachorgastische Reaktionen. Im Hinblick auf die Heterogenität der geschilderten Probleme wurden bei den Frauen, die an der Gruppentherapie teilnahmen, nachfolgende gemeinsame Aspekte herausgearbeitet:

1) Der Begriff Sexualität ist verbunden mit Angst und Schuld;
2) Tabuisierung des Bereiches Sexualität;
3) eingeschränktes Sprachrepertoire hinsichtlich des Bereiches Sexualität;
4) Fehlen von medizinischen und psychologischen Informationen;
5) eingeschränkte Wahrnehmung von Körpersensationen;
6) gestörtes Körperbild und Körperbildverzerrungen;
7) negative Einstellung zum Körper;
8) körperliche Verspannungen im Bereich Becken und Bauch;
9) körperliche Rigidität und Unbeweglichkeit;
10) Kommunikationsstörungen in der Partnerschaft.

Die Therapieziele, die mit den Patientinnen jeweils herausgearbeitet wurden, lassen sich stichwortartig aufgliedern in: reden lernen über Sexualität und Austausch mit dem Partner, Verbesserung der Wahrnehmung von Körpersensationen, größere Akzeptanz des Körpers, spüren lernen, Steigerung der Genußfähigkeit, Abbau von Angst, Flexibilität des Körpers und Bewegungsfähigkeit, Verbesserung der Atmung. Bei näherer Analyse dominieren die Aspekte "Körper", "verbal", "kognitiv".

In Anlehnung an die Körpertherapie von Lowen (1975) wird der Körper als Hauptelement in die Therapie integriert. Der Autor betont, daß chronische Muskelverspannungen und Schmerzen die normale Atmung und normale Bewegungsfähigkeit behindern und in der Folge die Intensität des sexuellen Empfindens und die Orgasmusreaktion vermindern. Übungen zur Aktivierung und Entspannung entsprechend dem sexuellen Reaktionszyklus, der Anspannung und Entspannung mit der Zentrierung auf Bewegung, Atmung und Stimme sowie Konzentration auf Bauch und Becken im Stehen und im Liegen wurden entsprechend ausgewählt.

Zur Förderung einer differenzierten Wahrnehmung, Unterscheidung von Wahrnehmung und Vorstellung, Differenzierung von inneren Sinneswahrnehmungen wurden spezielle Übungen nach dem Konzept der "sensory awareness" von Selwers (1977) sorgfältig ausgewählt. Die Autorin definiert in ihrem Ansatz, daß die allmähliche Entfaltung und Kultivierung der Wahrnehmungsfähigkeit, die Beschäftigung mit dem Spüren eine größere Breite und Feinheit des Empfindens in den Geweben unter der Haut, in Muskeln und Gelenken zugleich ein Erwecken und Befreien der inneren Energien bewirkt.

Im Rahmen einer umfassenden Aufklärung über den sexuellen Reaktionszyklus ist die Vermittlung physiologischer Aspekte der Beckenbodenmuskulatur notwendig. Die Aufklärung wird ergänzt durch ein gezieltes Literaturstudium (vgl. Heiman u. Lo Piccolo 1978).

Die Bedeutung der Verhaltenstherapie bei der Behandlung sexueller Funktionsstörungen hebt den Angstbewältigungsaspekt hervor, indem bestimmte Angstreaktionen abgebaut werden nach dem Prinzip der sukzessiven Annäherung, der systematischen Desensibilisierung, der kognitiven Umstrukturierung und somit bestimmte Angstreize und bestehende negative Emotionen neutralisiert werden (vgl. Kockott 1977). Der Aufbau von Emotionen positiver Erregungsqualität wurde in der Verhaltenstherapie sexueller Störungen bisher vernachlässigt (vgl. Wendt 1979). Der Autor betont neben dem Abbau von Ängsten eine gezielte Anregung zum Erleben von Spaß, Lust und Freude in Verbindung mit sexuellen Stimuli durch ein gezieltes emotionales Training und Akzentuierung des Themas "sexuelle Phantasien".

Bei den Überlegungen, wie Gruppentherapie in therapeutisch-technischer Hinsicht von der Anwendung verhaltenstherapeutischer Prinzipien profitieren kann, haben wir uns nach den Aspekten der Kommunikation nach Grawe (1980) orientiert.

## Vorbereitungsphase

In der Vorbereitungsphase wird eine weitere diagnostische Abklärung der sexuellen Problematik angestrebt. Dabei werden verschiedene Bedingungen zur Teilnahme an der Gruppentherapie überprüft und eine standardisierte Voruntersuchung durchgeführt. Die Teilnahme an der Gruppe erfolgt in der Regel gegen Ende der insgesamten Behandlungszeit, um die bereits erwähnten Bedingungen des Symptomverständnisses, der Gruppenkompetenz und der therapeutischen Beziehung zu gewährleisten.

## Beginn der Therapie

Zu Beginn der Gruppe wird in der 1. Sitzung versucht, eine *Gruppenkohäsion* herzustellen, eine *offene* und *vertrauenswürdige Atmosphäre* zu schaffen und eine *Arbeitshaltung* zu fördern. Strukturierte Übungen zum Sichkennenlernen unterstützen diese Ziele. In einem Zweiersetting tauschen sich zunächst die Teilnehmerinnen über ihre sexuellen Schwierigkeiten aus. In der Großgruppe erfolgt eine gegenseitige Vorstellung. Danach erfolgt ein Austausch über die Ängste und Erwartungen hinsichtlich der Gruppe, und die genannten Behandlungsziele werden auf einem größeren Blatt Papier aufgelistet. Dieser Schritt leitet über zum Thema "*Bedeutung der Sexualität*", wobei ein erweiteter Begriff der Sexualität im Zusammenhang mit Genußfähigkeit, positivem Körperausdruck, positivem Selbstbild und Selbstakzeptanz, Lebendigkeit vermittelt wird. Im Anschluß daran erfolgt eine theoretische Einführung in die körpertherapeutischen Übungen. Zum Schluß dieser Sitzung werden Aufwärm- und Lockerungsübungen durchgeführt.

## Verlauf der Therapie und Programmbausteine

Im Verlauf der Therapie sind die Sitzungen strukturiert. Zu Beginn und am Ende jeder Sitzung wird in einem Blitzlicht die momentane Befindlichkeit erfaßt. Nach der Besprechung der Hausaufgaben werden die bereits erwähnten körpertherapeutischen Übungen durchgeführt. Anschließend werden verschiedene Themen, die zunehmend für die Patientinnen von Bedeutung wurden, in der genannten Reihe vorgegeben.

*Die Auseinandersetzung mit dem Körper* wird in einer Übung gefördert, indem die Frauen ohne weitere Anweisung aufgefordert werden, ihren Körper auf einen Zeichenblock zu malen. Durch gegenseitige Rückmeldung über die Zeichnungen kann schon eine Korrektur vorhandener verzerrter Wahrnehmungen vorgenommen werden.

Die Körperübungen zielen zunächst auf sehr einfache Bewegungen im Raum ab und konzentrieren sich auf die Atmung (vgl. folgende Übersicht).

Konzept der stationären Gruppentherapie

| | | |
|---|---|---|
| 1) Vorbereitungsphase (3 - 4 Wochen): | - Ankündigung, Erläuterung der Bedingungen;<br>- schriftliche Anmeldung;<br>- Vorgespräch, standardisierte Voruntersuchung. | |
| 2) Beginn der Therapie (Sitzung 1: Dauer ca. 5 h, Intensiveinstieg). | - Vorstellung der Therapeuten, der Patientinnen; Austausch über Ängste und Erwartungen; strukturierte Übungen;<br>- Auflistung der Therapieziele, Thema: Bedeutung der Sexualität, Vermittlung eines erweiterten Begriffes. | |
| 3) Verlauf der Therapie (Sitzung 2 - 7: Dauer 4 h, 20 min Pause, 1mal pro Woche): | a) Blitzlicht;<br>b) Besprechung der Hausaufgaben; | |
| | c) körpertherapeutische Übungen | Aufwärmübungen;<br>Ausdrucksübungen zur Bewegung;<br>Atmung, Stimme;<br>Konzentration auf Bauch, Becken im Stehen;<br>Konzentration auf Bauch, Becken im Liegen; |
| | **Pause** | |
| Strukturiertes Vorgehen | d) Thema | bewußte Auseinandersetzung mit dem Körper;<br>sexuelle Lerngeschichte<br>Verhaltensanalyse in der Gruppe<br>Aufklärung;<br>gegenwärtiges sexuelles Erleben;<br>Selbstbefriedigung; |
| | e) Absprache über neue Hausaufgaben:<br>f) Abschlußblitzlicht, Stundenbegleitbogen. | |
| 4) Abschluß der Therapie (Sitzung 8): | - Austausch über Veränderungen;<br>- gegenseitige Rückmeldung;<br>- standardisierte Nachuntersuchung. | |

Die Hausaufgaben beinhalten Beobachtungen der Sinneseindrücke und des Körpergefühls im Klinikalltag, bei Aktivitäten, die den Frauen Spaß machen, z. B. Sport und Bewegung. Dabei sollen die Frauen jeweils bis zur nächsten Sitzung mindestens eine positive Erfahrung schildern. Gefördert wird die sensorische Wahrnehmung zusätzlich durch die Verschreibung von Perlbädern, Wassergymnastik, Massagen und Sauna.

Bei der Bearbeitung der *sexuellen Lerngeschichte* werden wichtige Phasen während der Entwicklung, Kindheit, Pubertät, Adoleszenz und Erwachsenenalter durchgegangen. Kritische Situationen werden bearbeitet, Gemeinsamkeiten und Unterschiede in Prägungen und Normen betont.

Die Patientinnen lernen dann, ihr *Verhalten* in kritischen Situationen auf der körperlichen, emotionalen und kognitiven Ebene zu *analysieren*, die Entstehung und Aufrechterhaltung von Vermeidungsverhalten zu erkennen und herauszufinden, wie sexuelle Erregung in kritischen angstbesetzten Situationen gedanklich blockiert werden kann. Dabei wird eine Verhaltensanalyse zu einer bestimmten kritischen Situation in der Gruppe aufgezeichnet.

Im Verlauf der Therapie werden dann konkrete *Informationen zur Aufklärung* vermittelt. Dies verhindert ein theoretisches Psychologisieren zum Beginn der Therapie und erlaubt eine spontane offene Selbsterfahrung mit dem Thema Sexualität. Den Patientinnen wird ein Überblick über den sexuellen Reaktionsablauf, die Orgasmuskurven bei der Frau und beim Mann sowie die sexuellen Funktionsstörungen nach dem Schema von Arentewicz u. Schmidt (1980) vermittelt. Die Teilnehmerinnen werden ermutigt, ihre persönliche Erregungskurve versuchsweise aufzumalen.

Im Austausch über das *gegenwärtige sexuelle Erleben* werden störende Kommunikationsmuster in der Partnerschaft näher analysiert. Ein intensiver Einbezug des Partners in die Therapie wird überlegt. Partnergespräche können parallel zur Gruppentherapie im Rahmen der Einzeltherapie erfolgen. Möglichkeiten zur Bereicherung der Partnerschaft durch ein gemeinsames Literaturstudium und aktive Freizeitgestaltung werden diskutiert.

Da es schwierig für die Frauen in der Gruppe ist, über das Thema *Selbstbefriedigung* und *sexuelle Phantasien* zu sprechen, wird dieses Thema häufig erst gegen Ende der Gruppe eingebracht. Obwohl die Therapie entsprechend aufgebaut ist, den Körper schrittweise besser kennenzulernen und im Rahmen der Hausaufgaben Erfahrungen mit der Masturbation zu machen, wird dieses Ziel im Verlauf von 6 - 8 Wochen nicht expliziert gefordert, der jeweilige Erfahrungsstand der Frauen wird berücksichtigt und akzeptiert.

## Abschluß der Therapie

Die Therapie kann auf Wunsch der Patientinnen und nach Stand der Gruppe bis maximal um 2 Sitzungen erweitert werden. Beim Abschluß der Therapie werden in einer erweiterten Rückmeldung Veränderungen in Einstellung und Verhalten durch die Gruppe besprochen, gegenwärtiges Feedback gegeben und die Notwendigkeit einer ambulanten Nachsorge zur Weiterbearbeitung des Themas Sexualität überlegt.

## Technische und inhaltliche Erfahrungen mit dem Programm

Das Gruppenprogramm ist ein Orientierungsmuster, in dem einzelne Themen - in Abhängigkeit von der Zusammensetzung der Gruppe - unterschiedliche Gewichtung haben.

Von besonderer Bedeutung sind die Themen Aufklärung, Auseinandersetzung mit dem Körper, Körperbild dann, wenn vorwiegend jüngere Patientinnen, die primär wegen einer psychogenen Eßstörung oder einer verzögerten Reifungskrise stationär behandelt werden, an der Gruppe teilnehmen und oftmals noch keine oder wenig sexuelle Erfahrungen haben oder auch keinen Partner haben (vgl. Trierweiler 1984; Vogt-Heyder 1985).

Nehmen an der Gruppe vorwiegend Patientinnen teil, die verheiratet sind und primär wegen einer neurotischen oder funktionellen Störung zugewiesen werden, werden schwerpunktmäßig die Themen Vermeidungsverhalten in der sexuellen Beziehung, Kommunikation in der Partnerschaft bearbeitet. Die sexuellen Probleme werden als Ausdruck einer gestörten Partnerbeziehung definiert. Im Hinblick auf die Heterogenität der Störungen bedarf es einer besonderen Flexibilität im Umgang mit dem Gruppenprogramm und dem therapeutischen Vorgehen.

Aus den Erfahrungen der letzten 5 Jahre, in denen insgesamt 10 Gruppentherapien durchgeführt wurden, wurden zunächst Veränderungen im Hinblick auf den zeitlichen Umfang und Ablauf der Sitzungen vorgenommen. Entsprechend dem gesamten gruppentherapeutischen Konzept der Klinik wurden zu Beginn 2 Sitzungen in der Woche von 90 min Dauer abgehalten.

Die 1. Sitzung der Therapie, welche die Ziele des Aufbaus einer Gruppenkohäsion, des Sichkennenlernens, der Vertrauensherstellung und der Förderung einer Arbeitshaltung beinhaltet, machte zur Erreichung dieser Ziele einen Intensiveinstieg erforderlich mit einer zeitlichen Ausdehnung auf ca. 4 - 5 h und einer Pause von 30 min. Dadurch konnte schon zu Beginn der Gruppe eine vertrauliche Atmosphäre entstehen und recht schnell Selbstverständnis für die Gruppe entwickelt werden.

Technische und organisatorische Probleme bedürfen wiederholt in den verschiedenen Gruppensitzungen einer Erklärung, z. B. Einhaltung der Schweigepflicht, Neugier von anderen Mitpatienten, Probleme des Einzelzimmmers in Abhängigkeit vom Belegungsplan, Dauer der Kostenzusage und andere.

Die Struktur des Programms sieht zunächst einen Austausch über die vereinbarten Hausaufgaben vor, danach die Durchführung der Körperübungen und Bearbeitung eines speziellen Themas. Um einen intensiven Austausch in der Gruppe zu gewährleisten, in dem ähnliche und unterschiedliche Erfahrungen bearbeitet werden, wurden die nachfolgenden Sitzungen im Verlauf ebenfalls zeitlich ausgedehnt.

Die Teilnehmerinnen hatten in ihrem Rückmeldebogen am Ende der Gruppe wiederholt auf die Notwendigkeit hingewiesen, auf die Probleme jeder einzelnen Frau einzugehen, da die Problematik jeweils umfassend sei und jede Frau sich zu dem besonderen Thema äußern können müßte, um das Vertrauen weiterhin zu fördern und die Sitzungen jeweils themenzentriert abschließen zu können. Die Besprechung der Hausaufgaben ist wichtig, um bestehendes Vermeidungsverhalten aufzudecken. Gleichzeitig erfordern die gestellten Hausaufgaben zwischen den Sitzungen Zeit, sich in Ruhe mit dem Thema Sexualität befassen zu können und diese Arbeit mit den weiteren Terminen in der Therapie abzustimmen. Dies entsprach ebenfalls unseren therapeutischen Erfahrungen, und die endgültige Durchführung wurde auf 1 Sitzung in der Woche zu 3 h mit einer 20minütigen Pause festgelegt. Der Vorschlag der Frauen, die Gruppe auf 5 Teilnehmerinnen zu begrenzen, konnte im Hinblick auf das gesamte Setting und die erforderliche Indikation nicht verwirklicht werden.

Die technischen Veränderungen basieren letztendlich auf den inhaltlichen Erfahrungen. Inhaltliche Veränderungen beschränken sich ausschließlich auf die Durchführung der körpertherapeutischen Übungen in den verschiedenen Sitzungen. Bei der Bearbeitung des Themas "sexuelle Lerngeschichte" wird in der Regel eine umfassende Problematik erkennbar. Erstmalig werden von den Frauen traumatische Erlebnisse in Zusammenhang mit Inzest, sexueller Nötigung, Schwangerschaftsabbrüchen, anderen gynäkologischen operativen Eingriffen geschildert und bedürfen einer intensiven einzeltherapeutischen Bearbeitung in der Gruppe und Unterstützung durch die Gruppe. Die Teilnehmerinnen fühlten sich zeitweise erschöpft und überfordert und empfanden eine Erleichterung dabei, in diesen speziellen Sitzungen die Körperübungen auszuklammern und in einer gesonderten Sitzung durchzuführen. Da bei einzelnen Frauen, die eine extrem eingeschränkte Wahrnehmung von Körpersensationen aufweisen, auch erhebliche Widerstände bei den Übungen deutlich werden, ist ein sehr geduldiges und behutsames therapeutisches Vorgehen mit häufigem Wiederholen einzelner Übungen erforderlich.

Ein schwieriges Thema stellt der Austausch über *"Selbstbefriedigung"* dar. Dieses Thema wird in der Regel gegen Ende der Gruppe eingeführt in Abstimmung mit der Literatur und konnte oftmals zeitlich nicht mehr so intensiv bearbeitet werden. Die Frauen wünschten sich jedoch immer wieder eine Ausdehnung des Programms um weitere 2 Sitzungen, um diesem Thema - obwohl schwierig und schamauslösend - eine größere Bedeutung zukommen zu lassen.

Ein besonderes Interesse gilt dem dynamischen Anpassungsprozeß der einzelnen Frauen untereinander und zum Gesamtsetting. Das behutsame Vorgehen in der Gruppe und die Entwicklung einer vertrauensfördernden Atmosphäre helfen den Frauen recht schnell, Selbstverständnis für die Gruppe zu entwickeln. Mit der Zeit wird die Gruppe für die Patientinnen eine identifizierte Gruppe. Der ständige Austausch, die intensive Arbeitshaltung und die Beschäftigung mit dem Thema Sexualität fördern das Identifikationsgefühl mit der Gruppe und den anderen Frauen.

Der Therapieerfolg wird im wesentlichen auf Faktoren zurückgeführt, die bereits von anderen Autoren (vgl. Barbach 1974; Wendt 1979) erwähnt wurden und zwar:

- moralische Unterstützung durch die Gruppe;
- moralische Entlastung und Ermunterung zu einem offenen Umgang mit dem Thema Sexualität durch die Therapeutinnen und Gruppe;
- Konfrontation mit den weiblichen Therapeuten, die gleichzeitig als Modell fungieren;
- eindeutige Benennung des Prinzips der Selbstverantwortlichkeit;
- die bewußte Auseinandersetzung mit dem Körper und Förderung der Stimulierung und des Spürens als wesentliche sexuelle Lernhilfe.

Diese Erfahrungen werden statistisch in der kontrollierten Untersuchung von Platz (in diesem Band) belegt.

Während der Teilnahme an der speziellen Gruppentherapie werden die Patientinnen regelmäßig in der Einzeltherapie 2mal in der Woche von ihrem Bezugstherapeuten betreut. Um die Frauen in ihren speziellen Erfahrungen im gesamten Therapieprozeß zu unterstützen und die Ergänzung der sexualtherapeutischen Themen in der Einzeltherapie zu gewährleisten, findet ein regelmäßiger Austausch der Therapeuten statt, damit der Bezugstherapeut die Erfahrungen seiner Patientin in der Einzeltherapie mit einbauen kann. Für den Gruppenleiter ist die Kenntnis über den Stand der Einzeltherapie ebenfalls für den Gruppenprozeß bedeutsam.

## Klinische Bewertung aus der Sicht des Praktikers

Ich möchte 4 mir wichtig erscheinende Schlußfolgerungen aus den therapeutischen Erfahrungen zusammenfassen:

1) Die klinischen Erfahrungen aus der Einzeltherapie, die ein häufiges Vorkommen sexueller Störungen bei unserer psychosomatischen Klientel bestätigen und durch die neueren Untersuchungen (s. Kommer et al. in diesem Band) belegt wurden, geben der speziellen Gruppentherapie gegenüber der einzeltherapeutischen Arbeit einen deutlichen Vorzug. Die Gruppe ersetzt den häufig fehlenden unterstützenden Austausch mit weiblichen Modellen in der Sozialisation der Patientinnen, die in der Regel in einer Atmosphäre der strengen Tabuisierung des Bereiches Sexualität aufgewachsen sind. Die Bedeutung der positiven Atmosphäre in der Gruppe und der zärtliche Umgang mit Sexualität scheint die Nachreifung der Frauen zu fördern.

2) Der Abbau von Angst und Hemmungen im Umgang mit der Sexualität reicht allein nicht aus, lustvolles sexuelles Erleben gleichzeitig aufzubauen. Die Voraussetzung dafür ist das Erlernen von Grundkompetenzen einer differenzierten Selbstwahrnehmung, des Spürens nach dem Konzept "sensitivity awareness", eingebettet in körpertherapeutische Übungen. In der herkömmlichen Sexualtherapie wurde die tiefenpsychologisch orientierte Arbeit zwar durch übende Verfahren ergänzt bzw. toleriert (vgl. Sigusch 1981), jedoch auftretende Schwierigkeiten m. E. zu leicht als Widerstand gedeutet - ohne daß die erheblichen Wahrnehmungsdefizite, die mit sexuellen Störungen einhergehen, genügend berücksichtigt wurden. Das alleinige Reden über Sexualität und dazu perfekt überlegte Techniken hebt die Spaltung Körper - Verstand nicht auf.

3) Ängste und Hemmungen in der Sexualität, Tabuisierung, körperliche Verspannungen, chronifizierte Störungen gehen häufig einher mit sexuell traumatisierenden Erlebnissen in der sexuellen Lerngeschichte. In anbetracht der häufigen Schilderung von sexuellem Mißbrauch bei unseren Patientinnen, die an der Gruppentherapie teilgenommen haben und häufig mit der Diagnose "Angstneurose" eingewiesen wurden, ist die z. Z. intensiv geführte Diskussion um die Inzestproblematik äußerst notwendig.

4) Im Hinblick auf die Heterogenität der Probleme bei den Patientinnen muß sowohl eine Flexibilität im therapeutischen Vorgehen wie auch eine entsprechende Ausbildung, Arbeit unter Supervision und Selbsterfahrung bei den Therapeuten gewährleistet sein.

## Literatur


Arentewicz G, Schmidt G (1980) Sexuell gestörte Beziehungen - Konzept und Technik der Paartherapie. Springer, Berlin Heidelberg New York

Bankroft J (1985) Grundlagen und Probleme menschlicher Sexualität. Enke, Stuttgart

Barbach L (1974) Group treatment of preorgasmic women. J Sex Marital Ther 1: 139 - 145

Barbach L (1982) For yourself. Ullstein, Berlin

Barbach L, Levine L (1984) Der einzige Weg, Oliven zu essen. Ullstein, Berlin

Grawe K (1980)Verhaltenstherapie in Gruppen. Urban & Schwarzenberg, München

Heiman J, Lo Piccolo L, Lo Piccolo J (1978) Gelöst im Orgasmus. Flach, Frankfurt am Main

Hertz DG, Molinsky H (1981) Psychosomatik der Frau. Springer, Berlin Heidelberg New York

Kockott G (1977) Sexuelle Störungen. Urban & Schwarzenberg, München

Lambert M, Möhr J (1986) Erfassung von sexuellen Funktionsstörungen bei psychosomatischen Patienten in Abhängigkeit von Vorinformationen. Psychol. Diplomarbeit, Universität Heidelberg

Lowen A (1975) Bioenergetik. Rowohlt, Reinbeck

Nigs P (1981) Masters' und Johnson's Sexualtherapie: (Anti-)Psychotherapie? Die psychosomatische Sprechstunde (Septemberheft: "Notabene medici")

Schnabel S (1973) Intimverhalten, Sexualstörungen und Persönlichkeit. Berlin

Schorsch E, Schmidt G (Hrsg) (1976) Ergebnisse zur Sexualforschung - Arbeiten aus dem Hamburger Institut für Sexualforschung. Ullstein, Berlin

Selwers C (1977) Sensory awareness. In: Petzold H (Hrsg) Psychotherapie und Körperdynamik. Jungermann, Paderborn, S 59 - 78

Sigusch V (1981) Was heißt Sexualtherapie? Sexualmedizin 6: 208 - 212

Trierweiler A (1984) Sexualtherapeutische Aspekte bei der Behandlung von magersüchtigen Patientinnen in einem stationären verhaltenstherapeutischen Setting. Erfahrungsbericht. (Mitteilungen der Gesellschaft für praktische Sexualmedizin, Nr 5)

Vogt-Heyder B (1985) Uneins mit dem eigenen Körper. Sexualmedizin 7: 388 - 394

Wendt H (1979) Integrative Sexualtherapie. Pfeiffer, München

# Erfahrungen mit der Integration einer gynäkologischen Sprechstunde in einer psychosomatischen Fachklinik

Brigitte Scheidt

Nach Abschluß der Facharztausbildung zur Frauenärztin arbeite ich seit Sommer 1981 in der Psychosomatischen Fachklinik Bad Dürkheim. Mein Aufgabengebiet umfaßt die gynäkologische Konsiliartätigkeit; ich beteilige mich an der ärztlichen und psychotherapeutischen Versorgung der Patienten meines Teams. Ich stehe kurz vor Abschluß meiner Ausbildung als Psychotherapeutin.

## Besonderheiten des hausinternen Konsiliardientes

Die Zuweisungen erfolgen einerseits durch ärztliche Kollegen, die die Aufnahmeuntersuchung machen, und zwar aufgrund von nicht ausreichend abgeklärten gynäkologischen Krankheitsbildern oder kontrollbedürftigen Befunden. Andererseits infolge interkurrent auftretender Beschwerden, oder es werden bestimmte Fragen erst im Laufe der Therapie aufgeworfen, z. B. Fragen der Empfängnisverhütung. Der Vorteil zu einem außer Haus niedergelassenen Gynäkologen besteht meiner Meinung nach darin, daß ich selber als Therapeutin arbeite, somit die Besonderheiten unserer Patientinnen kenne und die Vorgehensweise meiner Kollegen. Ferner ist die persönliche Kontaktaufnahme zwischen Therapeut und Arzt vor oder nach einer Untersuchung wesentlich einfacher als dies bei einem außer Haus tätigen Frauenarzt wäre.

## Untersuchungsgang

Nach Anamneseerhebung erfolgt die gynäkologische Untersuchung, während der Untersuchung erkläre ich meist, was ich tue und kommentiere, was ich sehe und taste. Nachdem die Patientin wieder angekleidet ist, wird ihr der Befund nochmals mit seinen Konsequenzen erklärt und, falls nötig, der Therapieplan besprochen.

## Häufige Fragestellungen

### *Ältere Frauen*

Durch die Altersstruktur unserer Patientinnen sehe ich selten Patientinnen, die über 60 Jahre alt sind. Bei den Frauen um die Menopause, also von ca. 45 - 55 Jahren, kommen häufig klimakterische Beschwerden, Blutungsstörungen sowie Blasenbeschwerden vor. Seltener sind Frauen, die zur Kontrolluntersuchung nach behandeltem Brust- und Genitalkarzinom kommen.

### *Jüngere Frauen*

Bei den jüngeren Frauen bis ca. 45 Jahren sind die Fragestellungen vielfältiger: Häufig sind Blutungsstörungen, die v. a. bei Patientinnen mit Eßstörungen auftreten, ebenfalls häufig Scheidenentzündungen, Dysmenorrhoe, chronische oder akute Unterbauchschmerzen. Leider relativ häufig kommen Frauen, die schon früh, manchmal schon vor dem 30. Lebensjahr die Gebärmutter entfernt bekommen haben. Ein weiterer Grund für eine Untersuchung ist die Angst vor ungewollter Schwangerschaft oder der Wunsch einer Beratung bezüglich Empfängnisverhütung oder auch Sterilität. Oft kommen Frauen auch wegen eines Knotens, den sie in der Brust getastet haben, häufig wegen Brustschmerzen, welche oft im Rahmen eines prämenstruellen Syndroms auftreten. Schwangerschaftskontrollen sind eher eine Seltenheit.

### *Patientinnen mit sexueller Problematik*

Patientinnen, bei denen die sexuelle Problematik, verbunden mit körperlichen Beschwerden, Hauptgrund der Untersuchung ist, sind in der Minderzahl. Hier sind es v. a. Patientinnen, die in die Frauengruppe aufgenommen werden sollen, bei denen also sexuelle Probleme im Vordergrund stehen. Unter diese Gruppe fallen auch Frauen, die spezielle Fragen über Sexualität haben und bei männlichen Bezugstherapeuten ein Gespräch mit einer Ärztin vorziehen.

Häufiger kommt es vor, daß v. a. Frauen mit chronischen Unterbauchschmerzen, chronischem Fluor und Miktionsstörungen in der Untersuchungssituation ängstlich sind und oft so angespannt, daß sie erst nach entsprechenden Entspannungsinstruktionen gut zu untersuchen sind. In diesen Fällen liegt der Verdacht nahe, daß diese Frauen auch sexuelle Probleme haben. Ich beziehe mich auf ihr Verhalten in der Untersuchungssituation und frage nach Schwierigkeiten im sexuellen Bereich. Ich habe die Erfahrung gemacht, daß dies meist zutrifft, daß die Frauen immer bereit sind, über ihre Probleme zu reden und oft erleichtert scheinen, daß dieses Thema angesprochen wird. In diesen Gesprächen wird oft klar, daß das Thema Sexualität zwar in der Therapie angesprochen wurde, aber daß andere Problembereiche von Therapeut und Patientin als wichtiger eingestuft wurden und das therapeutische Vorgehen bestimmten. Häufig meinen die Frauen selbst, daß ihnen ihre Schwierigkeiten beim sexuellen Kontakt nicht so wichtig erschienen seien und daß ihnen erst durch gezieltes Fragen die Bedeutung dieser Tatsache klar wurde. Das Gespräch endet meistens in dem Konsens, die sexuelle Problematik mit dem Bezugstherapeuten zu besprechen.

Da ich in meinen eigenen Therapien die Erfahrung gemacht habe, daß eine Patientin durch "Ablenkmanöver" oder beschwichtigendes "Da ist alles in Ordnung" es dem Therapeuten oft zunächst schwer macht, sexuelle Probleme in ihrer Tragweite adäquat einzuordnen, denke ich, daß die gynäkologische Untersuchungssituation eine gute Chance bietet, nochmals auf diese Problematik einzugehen. Durch das Verhalten der Patientin kann auf das Ausmaß der Störung geschlossen werden; dadurch, daß das Verhalten evident ist, kann es schwer von der Patientin nachträglich bagatellisiert werden. Die Patientin hat durch die Untersuchungssituation ihre Ängste und ihre Abwehr vor sexuellem Kontakt nochmals erfahren und ist auch unter dem Eindruck ihrer Gefühle eher bereit, über das Ausmaß ihrer sexuellen Probleme zu sprechen.

In diesem Zusammenhang möchte ich die Frage zur Diskussion stellen, ob die Patientinnen leichter eine Frauenärztin als Gesprächspartnerin beim Thema Sexualität akzeptieren als einen Psychologen oder eine Psychologin. Dabei könnte vielleicht eine Rolle spielen, daß die Frauen es gewohnt sind, wenn sie überhaupt Rat wegen sexueller Probleme suchen, dies bei ihrem Frauenarzt zu tun und daß demnach die Schwelle, auf dieses Thema einzugehen, in der gynäkologischen Untersuchungssituation niedriger sein könnte als beim Bezugstherapeuten oder der Therapeutin, wenn diese Psychologen oder Psychologinnen sind.

## Rückmeldung zum Bezugstherapeuten

Der ausgefüllte Konsiliarschein mit Untersuchungsbefund, Diagnose und Therapievorschlag wird dem jeweiligen Bezugstherapeuten übermittelt. Fällt die Patientin durch ängstliches Verhalten auf oder berichtet sie von anderen Sachverhalten, die mir für die Therapie wichtig erscheinen, nehme ich zusätzlich persönlichen Kontakt mit dem Bezugstherapeuten auf. Dabei mache ich öfters die Erfahrung, daß sexuelle Probleme zwar bekannt sind, aber bisher in der Therapie noch nicht bearbeitet wurden. Oft ist die gynäkologische Untersuchung der Anlaß, daß die sexuelle Problematik in die weitere Therapie verstärkt einbezogen wird.

# Evaluation und methodische Aspekte

# Evaluation eines Modellversuchs zur ärztlichen Gesundheitsberatung*

Jürgen Bengel, Uwe Koch

## Einleitung

Die Gesundheitserziehung in der BRD bietet ein heterogenes Feld mit verschiedenen theoretischen Konzepten und praktischen Modellen unter Beteiligung verschiedenster Berufsgruppen. Die ärztliche Gesundheitsberatung kann als Teilbereich der Gesundheitserziehung verstanden werden. Letztlich werden in jedem Arzt-Patient-Kontakt Fragen der gesunden Lebensführung angesprochen bzw. sind implizit Inhalt des Gesprächs. Eine Reihe von Gründen hat in den letzten Jahren zu einer verstärkten gesundheitspolitischen und wissenschaftlichen Diskussion über Stellenwert und Konzept der ärztlichen Gesundheitsberatung geführt:

- Erweiterung präventivmedizinischer Angebote über Früherkennung hinaus;
- Vorliegen sozialwissenschaftlicher Konzepte zur Gesundheitserziehung;
- Neuordnung der Gebührenordnung zugunsten einer besseren Honorierung sog. zuwendungsintensiver Leistungen;
- berufspolitische Diskussion um Stellenwert der ärztlichen Gesundheitsberatung.

Der vorliegende Beitrag geht nach einer kurzen Übersicht zur derzeitigen Situation der ärztlichen Gesundheitsberatung auf die Ergebnisse eines Modellversuchs in der Praxis des niedergelassenen Arztes ein. Zunächst wird das Konzept des Modellversuchs und das Evaluationsdesign beschrieben; die Ergebnisdarstellung gliedert sich in Bewertung der ärztlichen Fortbildung, Ablauf der Gesundheitsberatungen, Inanspruchnahme und Akzeptanz sowie risikofaktorenbezogene und allgemeine Effekte. Abschließend wird auf die Übertragbarkeit der Modellbedingungen in die Regelversorgung eingegangen.

Die Ergebnisse werden aus Sicht der Evaluationsteams dargestellt, die als Psychologen und Mediziner in der Gesundheitserziehung interdisziplinäre Versorgungskonzepte favorisieren und der alleinigen Dominanz des Arztes in diesem Feld kritisch gegenüberstehen.

Der Beitrag gibt eine Zusammenfassung der bei Bengel et al. (1988) vorgelegten ausführlichen Darstellung der Evaluationsergebnisse; für eine vertiefte und differenzierte Darstellung sei deshalb auf diesen Band verwiesen.

---

* Eine ausführliche Darstellung des Programms zur Gesundheitsberatung erfolgt in dem Beitrag von Meye und Brühne-Scharlau in diesem Band.

## Gesundheitsberatung in der ärztlichen Praxis

### *Die Rolle des Arztes als Gesundheitsberater*

Bei der Frage der Zuständigkeit für die Gesundheitsberatung vertreten v. a. ärztliche Autoren die Ansicht, daß der Arzt für die gesundheitserzieherische Tätigkeit prädestiniert sei, da er den größten Überblick über Lebensumstände und Risikofaktoren seiner Patienten hat (Jakob 1979; Affemann 1979; Scheuermann u. Nüssel 1985), als Hausarzt Kenntnisse über Lebens- und Arbeitsbedingungen besitzt über ein durch lange Erfahrung gewachsenes psychologisches Einfühlungsvermögen verfügt (s. auch Troschke u. Stößel 1981).

Jork (1985) dagegen beklagt die mangelnde Kooperation von Ärzten mit nichtärztlichen Begrufsgruppen in Projekten der Gesundheitserziehung und -beratung: "... das in der kurativen Medizin erlernte und geübte Verhalten des Sachkompetenten reicht bei der Gesundheitsberatung nicht aus" (1985, S. 443). Schwartz (1985) betont die Notwendigkeit der Fortbildung von Ärzten in "themenzentrierter, nondirektiver Gesprächsführung" durch Psychologen. Eine Sammlung von Argumenten für und wider eine ärztliche Gesundheitsberatung sind in folgender Übersicht zusammengestellt.

| | |
|---|---|
| *Vorteile:* | - Funktion des Hausarztes,<br>- Ausbildung des Arztes/Ätiologiekenntnis,<br>- langjährige Kenntnis der Arbeits- und Lebensbedingungen,<br>- Tradition ärztlicher Gesundheitsberatung,<br>- Arztbesuch motivational günstiger Zeitpunkt,<br>- Vertrauen in ärztliche Autorität bei der Bevölkerung. |
| *Nachteile:* | - naturwissenschaftlich ausgerichtete kurative Medizin,<br>- Spezialistentum bei niedergelassenen Ärzten,<br>- fehlende Zeit in der Arztpraxis,<br>- keine Vergütung der Gesundheitsberatung,<br>- mangelnde Kooperation mit anderen Berufsgruppen und Organisationen,<br>- bessere Beratungskompetenzen bei anderen Berufsgruppen. |

Die Übersicht macht einerseits deutlich, daß der niedergelassene Arzt insbesondere als Hausarzt einen Informations- und Vertrauensvorsprung für die Gesundheitsberatung besitzt, andererseits zeigt sie die möglichen Hemmnisse in Form fehlender Zeit und mangelnder Kooperationsmöglichkeiten sowie fehlender spezifischer Kompetenz des Arztes auf.

Die Einbindung der ärztlichen Gesundheitsberatung in die Ausbildung zum Arzt und in die ärztliche Weiter- und Fortbildung fehlt weitgehend (Seidler 1981; Henkelmann u. Karpf 1982). Auf seiten der Ärzte besteht ein Bedarf nach gezielten Fortbildungsangeboten zur Gesundheitserziehung und -beratung. In entsprechenden Befragungen geben in der Regel ca. 2/3 - 3/4 der Ärzte an, daß sie auch unter zeitlichen und ökonomischen Belastungen an solchen Fortbildungsveranstaltungen teilnehmen würden (Weber-Falkensammer 1986). Allerdings besteht zwischen der Interessenbekundung und dem tatsächlich verfügbaren Zeitkontingent eine erhebliche Diskrepanz (Hildebrand u. Troschke 1981 b; Koch u. Bengel 1988 a).

## *Gegenstandsbereiche ärztlicher Gesundheitsberatung*

Die Situation der ärztlichen Gesundheitsberatung in der Bundesrepublik stellt sich weder im Hinblick auf ihren Gegenstandsbereich und ihre Methoden noch auf ihre Theoriebildung und Forschungsaktivitäten einheitlich dar (s. Bengel 1988). In der Literatur werden vorwiegend die Rahmenbedingungen ärztlicher Gesundheitsberatung diskutiert und Forderungen für eine präventivmedizinische Tätigkeit des niedergelassenen Arztes gestellt (Jork 1987). Hildebrand u. Troschke (1981 a S. 29) geben eine Definition, die dies deutlich illustriert:

> Wir bezeichnen als ärztliche Gesundheitsberatung alle Maßnahmen, mit denen sich Ärzte an ihre Patienten richten, um deren Gesundheit insgesamt oder in Teilbereichen zu fördern und zu erhalten. Hierzu können sie verschiedene Methoden anwenden: vom beratenden Einzelgespräch bis zum Gruppegespräch, von der Verteilung von Informationsbroschüren bis zum Einsatz von audio-visuellen Medien. Wichtig dabei ist, daß diese Maßnahmen von den Ärzten selber oder ihren Mitarbeitern (unter ärztlicher Kontrolle) durchgeführt werden.

Diese Definition läßt offen, was unter "Förderung der Gesundheit" zu verstehen ist. Ärztliche Gesundheitsberatung bleibt danach nicht auf den präventiven Bereich beschränkt, sondern kann im Rahmen kurativer und rehabilitativer Maßnahmen relevant werden. Andere Autoren wie Jork (1985) begrenzen den Gegenstandsbereich eindeutig auf die Prävention:

> Gesundheitsberatung bedeutet, Möglichkeiten präventiver Maßnahmen in ihrer Bedeutung darzustellen, sie methodisch aufzubereiten, anzuwenden und auf ihren Erfolg hin zu bewerten (S. 443).

Auch Schwartz (1985) ordnet die ärztliche Gesundheitsberatung der Prävention zu. Er löst jedoch das Problem der Abgrenzung zu kurativen und rehebilitativen Maßnahmen mit der Hierarchisierung präventiver Aktionsebenen. Nach Nasseri (1979) lassen sich im medizinischen Handeln verschiedene Zielgruppen und Aktionsebenen unterscheiden. Die Zielgruppen umfassen Gesunde, Exponierte, Früherkrankte, fortgeschritten Erkrankte und chronisch Behinderte. Für jede dieser Zielgruppen sind präventive Interventionen denkbar, um das Absinken des Betroffenen auf eine tiefere Stufe des Wohlbefindens und der "Gesundheit" zu verhindern.

Nach Troschke (1987) wird auf der Basis eines verhaltensmedizinischen Ansatzes folgendes Vorgehen in der ärztlichen Gesundheitsberatung gefordert:

- Bewußtmachung des bisherigen Gesundheitsverhaltens,
- Aufklärung über gesundheitsschädigende Wirkungen,
- Analyse der individuellen Verhaltensdeterminanten;
- Erarbeiten von Verhaltensalternativen,

- selbstverantwortliche Entscheidung über das zukünftige Verhalten,
- Entwicklung von Veränderungsplänen,
- Kontrolle der Verhaltensänderung.

Implizit sind auch hier mit "gesundheitsschädigenden Verhaltensweisen" meist nur die oben besprochenen Risikofaktoren gemeint. Die Forderungen basieren auf dem Prinzip der Selbstverantwortlichkeit des Patienten und einer verhaltenstheoretischen Beratungskonzeption. Von anderen Autoren werden Beziehungs- und Interaktionsparameter stärker betont; nach Jakob (1979), Affemann (1979) und Ferber (1981) sind Hauptbestandteile ärztlicher Gesundheitsberatung:

- partnerschaftliches Verhältnis von Arzt und Patient;
- Einbeziehung soziobiographischer Zusammenhänge;
- Einbeziehung von Familienmitgliedern und Bezugspersonen;
- Hilfe zur Selbsthilfe und Initiierung von Selbsthilfegruppen.

Die genannten Aspekte, die für eine ärztliche Gesundheitsberatung gefordert werden, sind in der Regel in ihrem Einfluß für den Bereich des niedergelassenen Arztes nicht näher untersucht. Bourmer et al. (1985) nennen bei einer Zeitdauer von in der Regel 30 min folgende Inhalte einer Gesundheitsberatung:

Anamnese, eingehende körperliche Untersuchung, Durchführung bestimmter Laborparameter, Beurteilung und Gewichtung von Risikofaktoren, eingehendes Gespräch über mögliche Risikodeterminanten, Beratung und Motivation des Patienten durch individuelle Empfehlungen zur Vermeidung und zum Abbau gesundheitsschädigender Verhaltensweisen (S. 3679).

Neben der zeitlichen Belastung und der fehlenden spezifischen Beratungskompetenz sind es v. a. ökonomische Gründe, die ein verstärktes Engagement der niedergelassenen Ärzte in der Gesundheitsberatung verhindern. Wekel (1987) sieht im Rahmen der kurativen Medizin bisher keine Honorierungsmöglichkeit, da eine ärztliche "Gesundenberatung" keine Behandlung eines Kranken darstellt. Die Gebührenordnung sieht nur die Honorierung der Ziffer 1 als allgemeine Beratung vor. Nach Bourmer et al. (1985) muß sich die Bewertung an den Praxiskosten, dem Zeitaufwand, dem Schwierigkeitsgrad, der Zahl der Beratenen, der Zahl der Risikofaktoren und der eventuell notwendigen Kooperation orientieren.

## Konzeptionelle und organisatorische Vorgaben aus Sicht der Evaluation

In Ergänzung zur Modellbeschreibung der Träger (s. Meye u. Brühn-Scharlau, in diesem Band) sollen hier zum besseren Verständnis der Ergebnisdsrstellung die organisatorischen und inhaltlichen Vorgaben für die Durchführung der Beratungen aus der Sicht der Evaluation zusammengefaßt werden.

*Organisatorische Aspekte:*

- Gesundheitsberatungstermine möglichst außerhalb der Sprechstundenzeit,
- Erstberatungsdauer ca. 45 min,
- bei Erstberatung gründliche Anamnese und körperliche Untersuchung.

*Beratungsprinzipien:*

- Verhaltensorientierte Eploration von Risikofaktoren,
- Aktivierung von Selbsthilfepotential,
- Festlegung individueller Verhaltensziele,
- Entwicklung von individuellen Veränderungsplänen,
- Einbeziehung von Dritten zur Verhaltensänderung (z. B. Familie),
- Unterstützung durch externe Angebote (Gruppen und Kurse).

Den Ärzten wird empfohlen, im Beratungsgespräch auch die Vorstellungen des Patienten über die Entstehung und Veränderungsmöglichkeiten der Risikofaktoren (Laienätiologie) mitzuberücksichtigen. Der Arzt soll im Gespräch klären, ob der Patient bereits in der Vergangenheit zumindest teilweise erfolgreiche Änderungsstrategien entwickelt hat und prüfen, ob er seine Beratungsempfehlungen hierauf aufbauen kann. Für die im Beratungsgespräch gemeinsam entwickelten Veränderungspläne wurde Konkretheit gefordert, d. h. in klaren Verhaltensbegriffen sollten Schritte definiert werden, die dem Patienten zeigen, wie er sein Ziel erreichen kann. Dabei sollte auf Eigenverantwortlichkeit und Eigenengagement des Patienten aufgebaut werden. Selbsthilfe sollte eindeutig den Vorrang vor professioneller Hilfe haben. Die Möglichkeit, sich selbst zu helfen, sollte durch die Nutzung von Materialien und Broschüren (mit Selbsthilfeprogrammen) und den Anschluß an Selbsthilfegruppen unterstützt werden. Weiterhin sollten im Beratungsgespräch die Möglichkeiten einer familiären Unterstützung beim Versuch der Änderung der Risikofaktoren ausführlich erkundet werden. Für den Fall, daß die bisher geschilderten Überlegungen keine erfolgreichen Ansatzpunkte für eine Veränderung bieten, bestand die Möglichkeit, den Versicherten auf externe Kursangebote (z. B. eine an der Volkshochschule angebotene Gruppe für Übergewichtige) zu verweisen.

Das Konzept sieht ferner bei Vorliegen von chronischen Erkrankungen eine Überweisung an den Hausarzt oder an einen Spezialisten, bei schwerer psychischer Problematik an den Psychotherapeuten vor. Die medikamentöse Behandlung gehört nicht in den Rahmen der Gesundheitsberatung; sollte eine solche notwendig sein, ist im Einzelfall an den Hausarzt zurückzuüberweisen.

## Evaluationskonzept zum Modellversuch

Die Hauptzielsetzungen der Evaluation von seiten des Auftraggebers bestanden in der Untersuchung der "Durchführbarkeit der Gesundheitsberatung unter den gegebenen Bedingungen" und der "Ergebnisse der Gesundheitsberatung - ihrer Wirksamkeit, soweit dies kurzfristig festzustellen ist" (Zentralinstitut für die kassenärztliche Versorgung 1981 a). Eine Langzeitkontrolle möglicher Effekte der Beratungen im Hinblick auf die Risikofaktoren bzw. das Gesundheits- und Vorsorgeverhalten war nicht Ziel der Evaluation; vielmehr wurde eine unmittelbar nach Abschluß der Laufzeit des Modellversuchs vorliegende Bewertung angestrebt. Übergeordneter Gesichtspunkt der Evaluation war die Frage der Übertragbarkeit der Modellbedingungen auf die Regelversorgung des niedergelassenen Arztes (Zentralinstitut für die kassenärztliche Versorgung 1981 b). Mit der Evaluation wurde die Abteilung Rehabilitationspsychologie am Psychologischen Institut der Universität Freiburg beauftragt. Durch diese vom Auftraggeber unabhängige Begleitforschung ist eine Grundvoraussetzung externer Evaluation erfüllt. Auf der Basis eines vom Auftraggeber vorgegebenen Zeitrahmens von zunächst 2 und später 3 Jahren wurde ein Forschungskonzept entwickelt, das nur durch zeitliche und finanzielle Rahmenbedingungen limitiert war und die folgenden Teilstudien beinhaltete (Tabelle 1, vgl. Koch u. Bengel 1988 b):

**Tabelle 1.** Teilprojekte der Evaluation

| Zielgruppe | Studie | Fragestellung |
|---|---|---|
| Ärzte | Ärztestudie zum Fortbildungsprogramm | Wirksamkeit und Angemessenheit der Fortbildung |
| | Ärztestudie zur Übertragbarkeit der Modellbedingungen | Einschätzung des Angebots und Nutzen für die Praxis |
| Fortbilder | Fortbilderstudie | Wirksamkeit und Angemessenheit der Fortbildung aus der Sicht der Kursleiter |
| Teilnehmende Versicherte | Versichertenstudie - Teilnehmer | Gründe für Inanspruchnahme, Effekte und Nutzen der Beratung |
| | Basisdokumentation | Ausgangsbedingungen der Teilnehmer, Effekte der Beratung |
| Nicht teilnehmende Versicherte | Versichertenstudie - Nichtteilnehmer | Gründe für die Nichtinanspruchnahme, Unterschiede zu Teilnehmern |
| Vertreter der Ersatzkassen und Kassenärztlichen Vereinigungen | Koordinatorenstudie | Durchführung, Ablauf und Organisation des Modells |

In den beiden Ärztestudien wurden mit 3 korrespondierenden Fragebögen Daten zu Beginn und direkt nach Abschluß der Fortbildung, sowie nach Abschluß der Beratungstätigkeit erhoben (Tabelle 2). Unmittelbar nach dem 1. und 2. Fortbildungstag wurde von den Teilnehmern ein Kurzfeedback gegeben, ebenso von den Fortbildern selbst (Fortbilderstudie).

**Tabelle 2.** Design der Ärzte- und Fortbilderbefragung

| | Februar bis Mai 1982 | | | | Juli 1984 |
|---|---|---|---|---|---|
| | Informationsveranstaltung | 1. Fortbildungstag | 2. Fortbildungstag | 3. Fortbildungstag | Nach Abschluß der Beratungen |
| Ärzte | 1. Fragebogen (n = 148) | Rückmeldefragebogen (n = 117) | Rückmeldefragebogen (n = 155) | 2. Fragebogen (n = 145) | 3. Fragebogen (n = 106) Gruppendiskussion (n = 24) |
| Fortbilder | | Berichtsbogen (n = 16) | Berichtsbogen (n = 16) | Berichtsbogen (n = 15) | |

Die Rücklaufquoten lagen zwischen 87 und 92 %, nur bei der 3. Ärztebefragung konnten lediglich 66 % erreicht werden. Bei den zusätzlich durchgeführten Gruppendiskussionen mit den Ärzten nahmen insgesamt 24 (15 %) teil.

Die sog. Versichertenstudie richtete sich an Teilnehmer und Nichtteilnehmer an den Beratungen; Tabelle 3 zeigt Zielgruppen, Erhebungszeitpunkte und Erhebungsinstrumente.

**Tabelle 3.** Design der Versichertenstudie

| Zielgruppe | Zeitpunkt | Erhebungsinstrumente | n | Rücklauf [%] |
|---|---|---|---|---|
| Teilnehmer | 2 - 18 Monate nach der Beratung | Fragebogen<br>Interview | 445<br>169 | (36)<br>* |
| Ärzte | Direkt nach der Beratung | Fragebogen<br>Fragebogen | 224 | (59) |
| Teilnehmer | 2 Monate nach der Beratung | Fragebogen | 107 | (72) |
| Nichtteilnehmer | 2 - 18 Monate nach der Einladung | Fragebogen<br>Interview | 550<br>80 | (11)<br>* |
| Kontrollpersonen | Variabel | Fragebogen | 332 | (42) |
| Teilnehmer | Beratung | Basisdokumentationsheft | 2271 | ** |
| Interviewte Teilnehmer<br>Interviewte Nichtteilnehmer | 10 - 20 Monate nach der Beratung bzw. Einladung | Fragebogen | 152<br>67 | (93)<br>(88) |
| Kontrollpersonen | 10 - 12 Monate nach der 1. Befragung | Fragebogen | 57 | (32) |

** Zufallsstichprope aus n = 12000; * Zufallsauswahl von Teilnehmern (n = 200) und Nichtteilnehmern (n = 222), die zum Interview bereit waren.

Der Forschungsansatz beinhaltete eine Datenerhebung mittels Fragebogen und Interview, ergänzt durch die Basisdokumentation des beratenden Arztes. Eine teilnehmende Beobachtung, die insbesondere das Arzt-Patient-Verhältnis und die Umsetzung verhaltensmedizinischer Prinzipien in der Beratung genauer hätte analysieren können, war nicht möglich. Die eingesetzten Fragebogen und Interviewleitfäden erlauben nur indirekte Aussagen über die tatsächlich vor und während der Beratung ablaufenden Prozesse. Die Diskrepanz zwischen den im Fragebogen ausgedrückten Einstellungen und dem tatsächlichen Verhalten läßt sich mit diesem Ansatz nicht erfassen. Der in den Analysen vorgenommene Vergleich von Teilnehmern, Nichtteilnehmern und Kontrollgruppe führte zu erheblichen stichprobentechnischen Problemen; hinzu kommt, daß die Aussagen zu Gründen und Motivation der Inanspruchnahme und Nichtinanspruchnahme wegen ihres retrospektiven Charakters vorsichtig zu interpretieren sind.

Ein Hauptproblem der Begleitforschung - die mangelnde Festlegung auf eindeutige Erfolgskriterien - konnte auch durch eine empirische Zielanalyse nicht völlig gelöst werden (Bengel, im Druck). Die Ergebnisse belegen jedoch, daß sich auch Experten aus dem Gesundheitswesen nur wenig präzise auf Ziele ärztlicher Gesundheitsberatung festlegen können oder wollen und die Frage einheitlicher Erfolgskriterien kontrovers diskutiert wird.

Die der Forschungsgruppe zugänglichen Daten unterliegen auf mehreren Ebenen Selektionsprozessen. Die Abschätzung dieser Selektionsprozesse kann nur unvollständig gelingen, da dem Zugriff auf Krankenkassenstatistiken methodische und datenschutzrechtliche Grenzen gegenüberstehen.

Ein weiteres Problem der Begleitforschung liegt darin, daß die Veränderungen der Risikofaktoren und des Gesundheitsverhaltens nur über einen relativ kurzen Beobachtungszeitraum verfolgt werden konnten. Aussagen zur Konsistenz dieser Befunde bzw. zum weiteren Verlauf können im Rahmen dieser Evaluation nicht gemacht werden. Trotz der genannten Einschränkungen sind wir jedoch der Meinung, daß es in anbetracht der vorgegebenen finanziellen Mittel und des Forschungszeitraums weitgehend gelungen ist, ein adäquates Evaluationsdesign zu realisieren.

## Ergebnisse der Evaluation

Die im folgenden gegebene Zusammenfassung der Ergebnisse orientiert sich nicht an den einzelnen Teilstudien, sondern gliedert sich thematisch wie folgt:

- Bewertung des Fortbildungsprogramms aus ärztlicher Sicht,
- Organisation und Ablauf der Beratungen,
- Inanspruchnahme und Akzeptanz des Angebots,
- Veränderung der Risikofaktoren,
- Risikofaktorunabhängige Effekte.

Der Umfang dieses Beitrags erfordert notwendigerweise eine verkürzende zusammenfassende Darstellung, die auf methodische Einzelheiten nicht eingehen kann; für eine weitergehende Vertiefung siehe Bengel et al. 1988.

## *Bewertung des Fortbildungsprogramms aus ärztlicher Sicht* [1]

Die folgenden Ergebnisse basieren auf den beiden Ärztebefragungen vor und direkt nach Abschluß der Fortbildung, sowie auf einer weiteren Befragung und einer Gruppendiskussion mit den Ärzten nach Abschluß der Beratungstätigkeit (Tabelle 2). Die Mehrzahl der befragten Ärzte fühlt sich im Rahmen der bisherigen Aus-, Weiter- und Fortbildung nur mangelhaft auf praktische Aufgaben in der Gesundheitsberatung und der Präventivmedizin vorbereitet, d. h. bei einem Teil der niedergelassenen Ärzte besteht Bedarf an verhaltens- und präventivmedizinischer Fortbildung; bei der hier untersuchten Stichprobe muß allerdings einschränkend angenommen werden, daß in dieser Hinsicht besonders motivierte Ärzte am Modellversuch teilgenommen haben und deshalb diese Ergebnisse nicht auf die Grundgesamtheit der niedergelassenen Ärzte dieser Fachgruppen generalisierbar sind.

Die bisherige Praxis der Gesundheitsberatung wird von den am Modellversuch teilnehmenden Ärzten eher negativ beschrieben. Die überwiegende Zahl der Ärzte fühlt sich nur mangelhaft auf Aufgaben der präventiven Medizin vorbereitet. Damit wird die Bereitschaft zur Teilnahme am Modellversuch erklärt. Neben positiven Erwartungen an Fortbildung und Modellversuch besteht auch Skepsis gegenüber der Beratungskonzeption.

Die Fortbildung wird dann insgesamt positiv aufgenommen, der notwendige zeitliche Aufwand jedoch von vielen als zu hohe Belastung (4 Fortbildungstage mit insgesamt 20 h) beschrieben. Nach anfänglichen Vorbehalten werden Psychologen als Fortbilder zunehmend akzeptiert.

Das Fortbildungsprogramm wird von den teilnehmenden Ärzten insgesamt überwiegend positiv beurteilt, verhaltenstheoretisch orientierte Explorations- und Beratungstechniken werden angenommen und als hilfreich betrachtet. Es ist anzunehmen, daß die positive Bewertung einer psychologischen Fortbildung mit dem Ausmaß des Einlassens auf Übungen und Rollenspiele, aber auch mit dem Umfang der eigenen präventiven Beratungstätigkeit ansteigt. Derartige Fortbildungen müssen aus der Sicht der Ärzte stark praxisorientiert sein und an die spezifischen Bedingungen der täglichen Sprechstunde anknüpfen. Eine wichtige Barriere für eine Teilnahme an einer solchen Fortbildung ist die zeitliche Belastung. Gerade psychologisch-verhaltensmedizinische Fortbildungen erfordern jedoch einen größeren zeitlichen Aufwand als die den Ärzten vertrauten Fortbildungsveranstaltungen.

Eine ähnliche Diskrepanz zwischen Erwartungen der Ärzte an die psychologische Fortbildung und die begrenzten zeitlichen Möglichkeiten, die die Ärzte dafür aufbringen wollen und/oder können, findet sich in der Evaluation vergleichbarer Ärzteseminare im Rahmen des Modellversuchs "Gesundheitsberatung und Gesundheitsförderung" (Wengle et al. 1981). Wichtig erscheint zu betonen, daß im Verlauf der Kurse die Akzeptanz der psychologischen Fortbildungsinhalte und der Rolle des Psychologen als Fortbilder zunimmt. Künftige Fortbildungsprogramme müssen aufgrund der uns vorliegenden Ergebnisse an ihrem Pflichtcharakter festhalten. Die für Ärzte für solche Veranstaltungen verfügbare Zeitdauer bleibt das Hauptproblem. Ein mit der Fortbildung beauftragter Psychologe muß zumindest zu Beginn der Veranstaltung bei Themen wie Gesprächsführung, Kommunikation und Selbsterfahrung mit Widerstand bei den teilnehmenden Ärzten rechnen.

---

[1] Die überarbeitete Fassung des Fortbildungsmanuals findet sich bei Franke et al. 1988.

## *Organisation und Ablauf der Beratungen*

Im folgenden wird die Organisation und der Ablauf der Gesundheitsberatung aus Sicht der Ärzte und der Versicherten dokumentiert. Zum Vergleich mit den Bedingungen im Modellversuch wird zunächst auf die bisherige Praxis ärztlicher Gesundheitsberatung eingegangen.

### Praxis der ärztlichen Gesundheitsberatung vor Beginn des Modellversuches

Die Ärzte schreiben allen genannten Risikofaktoren einen hohen Stellenwert im Hinblick auf die Entwicklung koronarer Herzerkrankungen zu.

Sie berichten, daß sie in der Regel Patienten beim Vorliegen der Risikofaktoren Übergewicht, Hypertonie und Rauchen darauf ansprechen; bei Bewegungsmangel und Streß ist dies nur bei 3 von 4 Ärzten der Fall. Die meisten Ärzte begnügen sich nach ihren eigenen Aussagen nicht damit, die Patienten auf ihr Risiko aufmerksam zu machen, sondern bemühen sich um eine gezielte Beratung, um im individuellen Falle Veränderungsmöglichkeiten mit dem Patienten zu erarbeiten. Dies gilt insbesondere für Übergewicht und Hypertonie. Verbunden ist dies häufig mit einer eindringlichen Warnung vor lang anhaltenden Folgen (bei Rauchen, Hypertonie und Übergewicht). Tips und Ratschläge werden am ehesten bei Übergewicht gegeben; konkrete Verweise auf Angebote machen die Ärzte ebenfalls am ehesten bei Übergewicht, Rauchen und Bewegungsmangel, während Hypertonie erwartungsgemäß als eigene Behandlungsdomäne erkannt wird.

60 % der Ärzte geben an, daß die von ihnen praktizierte Gesundheitsberatung mehr als 10 min in Anspruch nimmt, im Mittel 15 min. Bei der hohen Verbreitung der Risikofaktoren (s. unten) ist dieses zeitliche Budget mit dem Bild der sog. "Fünfminutenmedizin" kaum vereinbar.

Die Probleme bei der Beeinflussung der Risikofaktoren sind in Tabelle 4 zusammengefaßt.

Im Hinblick auf das Übergewicht werden v. a. die hohe Zahl der Rückfälle und die mangelnde Motivation und Mitarbeit der Patienten sowie die schwere Beeinflußbarkeit der Persönlichkeitsstruktur ("Suchtcharakter") genannt. Parallel zum Übergewicht ergeben sich dieselben Probleme für die Beeinflussung des Rauchens; dies mag der ähnlichen Sichtweise der beiden Risikofaktoren entsprechen. Bei Bewegungsmangel dominiert als Problem die mangelnde Motivation; genannt werden weiterhin die schwierige Beeinflußbarkeit der Persönlichkeit, die häufigen Rückfälle und die Unbeeinflußbarkeit aufgrund der sozialen Rahmenbedingungen.

Bei der Hypertonie wird neben mangelnder Motivation der fehlende Leidensdruck als Problem genannt. Hier fällt - ähnlich wie auch bei Bewegungsmangel und Streß - auf, daß ein hoher Prozentsatz keine Probleme nennt. Beim Streß wird nicht nur die Unbeeinflußbarkeit der Persönlichkeit, sondern auch die der sozialen Rahmenbedingungen in den Vordergrund gestellt.

**Tabelle 4.** Probleme bei der Beeinflussung der Risikofaktoren (1. Ärztefragebogen, n = 145)

| | Übergewicht [%] | Rauchen [%] | Bewegungsmangel [%] | Hypertonie [%] | Streß [%] |
|---|---|---|---|---|---|
| Mangelnde Motivation und Mitarbeit | 23 | 26 | 51 | 52 | 7 |
| Fehlender Leidensdruck | 4 | 6 | 3 | 15 | 4 |
| Unbeeinflußbarkeit der Persönlichkeitsstruktur | 23 | 36 | 15 | 1 | 20 |
| Unbeeinflußbarkeit aufgrund organmedizinischer Krankheitskonzepte des Patienten | 4 | 1 | | 5 | 2 |
| Häufige Rückfälle | 51 | 33 | 13 | 5 | 2 |
| Unbeeinflußbarkeit aufgrund sozialer Bedingungen | 4 | 7 | 10 | 1 | 60 |
| Fehlende Behandlungsangebote | | 1 | 6 | | 4 |
| Keine Angabe | 7 | 12 | 24 | 23 | 29 |

Mehrfachnennungen möglich; die Spaltensummen können 100 % überschreiten.

## Gesundheitsberatungen im Rahmen des Modellversuchs

Die Kontaktaufnahme des Versicherten mit dem beratenden Arzt geschieht meist innerhalb 4 Wochen nach Erhalt der Einladung durch die Kasse. Zwischen Kontaktaufnahme und Beratungstermin liegen im Mittel 14 Tage. Insgesamt sind in 3/4 der Fälle 6 Wochen nach der Einladung die Erstberatungen durchgeführt. 60 % der Beratungen werden außerhalb der Sprechstunde, 40 % innerhalb der ärztlichen Sprechstunde durchgeführt, wobei die durchschnittliche Wartezeit 10 min beträgt. Die zeitliche Distanz zwischen 1., 2. und 3. Beratungstermin beträgt jeweils durchschnittlich ca. 2 Monate. Diese Distanz erweist sich als unabhängig von der Art des vorliegenden Risikofaktors.

In 1/4 der Fälle ist der gewählte Arzt mit dem sonst behandelnden Arzt (Hausarzt) identisch. Der Grund, weshalb die Versicherten einen anderen Arzt wählen, liegt hauptsächlich darin, daß sich der Hausarzt nicht auf der Liste der beratenden Ärzte befand; rund jeder zehnte gibt an, keinen Hausarzt zu haben. Andere Versicherte wollen die Gelegenheit zu einem Arztwechsel nutzen.

Die mittlere Beratungsdauer wird sowohl von Versicherten wie auch von Ärzten mit 38 min angegeben und bleibt damit unter dem empfohlenen Richtwert von 45 min. Das Beratungsgespräch dauert nach Angaben der Versicherten in 2/3 der Fälle deutlich länger als die körperliche Untersuchung.

Die Interviews mit den Versicherten zeigen, daß es dem beratenden Arzt nur ansatzweise gelingt, die empfohlenen und in der Fortbildung als Themenschwerpunkte behandelten verhaltensmedizinischen Beratungsprinzipien - wie Eingehen auf Vorstellungen des Versicherten, Anknüpfen an frühere Veränderungsversuche und Nutzung familiärer Unterstützung - zu verwirklichen. Die Entwicklung konkreter Veränderungspläne kann nach Aussagen der Versicherten nur in 20 % erreicht werden. Dieses Beratungsprinzip überfordert unter den gegenwärtigen Bedingungen offensichtlich die Möglichkeiten der beratenden Ärzte und Versicherten.

Zur Vereinbarung von Maßnahmen kommt es am häufigsten beim Risikofaktor Übergewicht (87 %), es folgen Rauchen (74 %),körperliche Bewegung (71 %), Streß (56 %) und Hypertonie (26 %). Der zuletztgenannte Wert ist aufgrund der Stellung der Hypertonie zwischen Risikofaktor einerseits und eigenständigem Krankheitsbild andererseits unsicher.

Als Maßnahme werden bei allen Risikofaktoren weitaus am häufigsten Selbstkontrolltechniken (v. a. Selbstlernprogramme) eingesetzt. Von den übrigen Maßnahmen sind Selbsthilfegruppen bei Bewegungsprogrammen und Kursangeboten bei Streß gegenüber ihrer Nutzung bei anderen Risikofaktoren erhöht. Bei Hypertonie ist ein relativ hoher Anteil von eingeleiteten kurativen Maßnahmen anzunehmen. Die meist nur sehr grobe oder nicht vorhandene Beschreibung der Zwischenziele und der durchgeführten Beratungsmaßnahmen erlaubt keine weitere Präzisierung der konkreten Vorgehensweise der Ärzte.

Die in der Beratung aufgetretenen Schwierigkeiten beziehen sich auf bestimmte Begrenzungen der Indikation von Maßnahmen zur Veränderung von Risikofaktoren. Die Ärzte kritisieren am häufigsten die mangelnde Veränderungsmotivation der Versicherten. Von den Versicherten selbst werden ebenfalls eine Reihe von Barrieren wie Krankheit, unveränderbare soziale und familiäre Gegebenheiten oder psychische Probleme beschrieben.

## *Inanspruchnahme und Akzeptanz des Angebots*

Das Beratungsangebot wird von 18,1 % der Versicherten in Anspruch genommen. 26 % der Erstberatenen nehmen auch die Möglichkeit einer Zweitberatung wahr; die letztgenannten gehen in knapp der Hälfte auch noch zu einer dritten Beratung. Bezogen auf die eingeladene Grundgesamtheit nehmen damit 4,7 % das Zweitberatungsangebot und 2,2 % das Drittberatungsangebot in Anspruch. Das Verhältnis weiblicher zu männlichen Versicherten in der Gruppe der Teilnehmer an der Gesundheitsberatung verschiebt sich gegenüber der Grundgesamtheit (Kassenstatistik) leicht zugunsten der Frauen, außerdem sind in der Teilnehmergruppe 41- bis 45jährige über-, 36- bis 40jährige unterrepräsentiert; ältere Versicherte nehmen auch eher Zweit- und Drittberatungen wahr.

Rund 30 % der an der Beratung teilnehmenden Versicherten weisen keinen Risikofaktor auf; ein Drittel ist mit 1 Risikofaktor belastet und ein weiteres Drittel mit 2 oder mehr Risikofaktoren. Die Risikofaktorenbelastung erweist sich als abhängig vom Geschlecht; bei den Frauen sind Personen mit keinem oder nur 1 Risikofaktor überrepräsentiert, bei den männlichen Versicherten diejenigen mit mehr als 1 Risikofaktor.

Als häufigster Risikofaktor in der beratenen Population tritt Bewegungsmangel (36 %) auf, es folgen Streß und Übergewicht mit jeweils 27 %, Rauchen mit 23 %

und Bluthochdruck mit 10 %. Der Anteil von Rauchern, Übergewichtigen und Versicherten mit Bluthochdruck ist in der männlichen Teilgruppe jeweils signifikant höher als in der weiblichen. Beim Risikofaktor Rauchen zeigt sich ein kontinuierlicher Abfall des relativen Anteils von jüngeren zu älteren Altersjahrgängen. Für die Risikofaktoren Übergewicht und Bluthochdruck läßt sich eine Steigerung des Anteils der Versicherten mit zunehmendem Alter erkennen. Weiterhin zeigen sich regionale Unterschiede. Der Anteil der Raucherinnen ist in Hamburg deutlich höher als in der Pfalz; Übergewichtigkeit, Bewegungsmangel und Bluthochdruck liegen dagegen in der Pfalz höher.

Als Grund für die Teilnahme an der Gesundheitsberatung steht der Wunsch nach einer Überprüfung des Gesundheitszustandes eindeutig an erster Stelle. Die Nichtteilnehmer nennen v. a. Zeitmangel und organisatorische Gründe, die ausreichende Versorgung durch den behandelnden Arzt bzw. die laufende ärztliche Behandlung sowie ihren guten Gesundheitszustand und die eigene Vorsorge. Der Vergleich Teilnehmer und Nichtteilnehmer zeigt, daß in der 1. Gruppe Frauen überrepräsentiert sind. Nichtteilnehmer zeigen zumindest tendenziell ein ausgeprägteres Vorsorgeverhalten und suchen den Arzt auch unabhängig von einer Krankheit zur Vorsorge auf, während die Teilnehmer häufiger erst bei anhaltenden und stärkeren Beschwerden zum Arzt zu gehen scheinen. Die Teilnehmer und Nichtteilnehmer unterscheiden sich nicht hinsichtlich der bisherigen schweren Erkrankungen, ihrer Gesundheitssorgen und der Zahl der Beschwerden im Allgemeinbefinden und im Herz-Kreilauf-System. Auch die Risikofaktorenbelastung zeigt keine signifikanten Unterschiede zwischen beiden Gruppen.

## *Veränderung der Risikofaktoren*

### Risikofaktor Rauchen

Bei Vorliegen des Risikofaktors Rauchen werden in der Beratung in 74 % der Fälle Maßnahmen zwischen Versichertem und Arzt vereinbart. 16 % der Betroffenen erscheinen zur 2. und 13 % zur 3. Gesundheitsberatung. Damit kann aufgrund der Basisdokumentation nur in ca. 1 von 3 Fällen eine Aussage über den weiteren Verlauf gemacht werden. Wer die Zweitberatung aufsucht, reduziert entsprechend eigener Angaben in 50 % der Fälle seinen Zigarettenkonsum (unabhängig von der Menge der Reduktion). Die durchschnittliche tägliche Verringerung der Zahl der Zigaretten wird von ihnen mit 3,1/ Tag angegeben. In der Gruppe der Drittberatenen liegt die Quote derer, die reduzieren, bei 67 %. Sie berichten eine durchschnittliche Reduktion von 7,9 Zigaretten/Tag.

Eine Hochrechnung des Anteils der Raucher, denen eine Reduktion gelingt (unabhängig vom Ausmaß), auf die Gesamtheit der Raucher, führt zu einer "Erfolgsquote" von 17 %. Diese Schätzung beruht auf den Daten der Basisdokumentation und dürfte eher den unteren Grenzwert beschreiben, weil hier diejenigen Versicherten, die nach der 1. Beratung erfolgreich ohne weitere ärztliche Hilfe zurechtkommen, nicht mit eingerechnet werden können. Dementsprechend liegt der Prozentsatz der Angaben zum Erfolg im Fragebogen, in dem auch die Veränderungen der Raucher mit nur 1 Beratung erfragt werden, mit 37 % deutlich höher. Allerdings ist der Effekt, wenn nur eine einzige Beratung durchgeführt wird, deutlich geringer ausgeprägt als bei Zweit- und Drittberatungen.

Die Analyse der Veränderungen zeigt weiter, daß stärkere Raucher mehr von der Gesundheitsberatung profitieren als schwächere Raucher. Der Effekt der Gesundheitsberatung auf den Zigarettenkonsum erscheint wenig zeitstabil. Die "Erfolgsquote" verringert sich von 40 % ca 3 Monate nach der Beratung auf 20 % ca. 1 Jahr später. Vergleicht man parallele Angaben von Teilnehmern und Nichtteilnehmern, so berichten auch nicht an der Beratung teilnehmende Raucher in 8 % erfolgreiche Änderungsversuche; der entsprechende Wert bei den Teilnehmern liegt somit deutlich höher.

## Risikofaktor Übergewicht

Beim Risikofaktor Übergewicht werden in 87 % der Fälle Maßnahmen oder Vereinbarungen zwischen Versichertem und Arzt getroffen. Der Anteil derer, die 2 oder 3 Beratungen wahrnehmen, liegt bei 20 bzw. 22 %. Diejenigen, die eine Zweitberatung wahrnehmen, können ihr Gewicht um 1,8 kg verringern; die Versicherten, die auch noch zur 3. Beratung gehen, verdoppeln ihre Gewichtsabnahme und erzielen eine Reduktion um 3,6 kg. Bei der zuletztgenannten Gruppe (3 Beratungen) ist die Gewichtsabnahme auch abhängig von dem eingangs bestehenden prozentualen Übergewicht. Liegt dies über 10 % (Broca), so ist die durchschnittliche Gewichtsabnahme 6,2 kg. Für Teilnehmer mit Übergewicht von 0 - 10 % beträgt die Reduktion lediglich 3,3 kg. Wer wenigstens 2 Beratungen besucht, hat eine Erfolgschance (Reduktion unabhängig vom Ausmaß) von 62 %, bei 3 Beratungen von 73 %. Hochgerechnet auf den Gesamtanteil der Übergewichtigen sind - unabhängig vom Ausmaß der erreichten Reduktion - mindestens 28 % erfolgreich. Der obere Grenzwert liegt bei 53 %. Hierin sind auch all diejenigen enthalten, die nur an 1 Beratung teilnehmen und nur eine sehr geringe durchschnittliche Reduktion (0,9 kg) erreichen. Weiterhin ist zu berücksichtigen, daß auch 26 % der übergewichtigen Nichtteilnehmer im Veränderungszeitraum eine erfolgreiche Gewichtsabnahme erzielen.

## Risikofaktor Bewegungsmangel

Beim Risikofaktor Bewegungsmangel erfolgt bei 64 % der hier betroffenen Teilnehmer nur 1 Beratung, 2 Beratungen bei 19 % und 3 bei 16 %. Die Objektivierung dieses Risikofaktors und v. a. seiner Veränderungen erweisen sich als schwierig. Gemäß der Basisdokumentation übt der durchschnittliche Risikoträger hier im Schnitt 3 Aktivitäten pro Woche von jeweils ca. 50 min Dauer aus. Der Fragebogen zeigt, daß Fahrradfahren und Gymnastik die häufigsten Sport- und Bewegungsarten sind (jeweils ca. 25 %), es folgen mit jeweils ca. 10 % Wandern / Spazierengehen, Schwimmen und Konditionstraining.

Sowohl die Analysen der Daten der Basisdokumentation wie auch die des Fragebogens zeigen nur geringfügige Steigerungen in der Zahl und Dauer der körperlichen Aktivitäten. Entsprechend gering sind die Auswirkungen dieser Aktivitäten auf den Ruhepuls (die Senkung des Ruhepulses wurde als Parameter regelmäßiger kreislaufwirksamer Bewegungen verwandt). Eine relative Zunahme läßt sich am ehesten beim Schwimmen erkennen. Vergleicht man im Rahmen der Teilnehmerbefragung Risikoträger mit Bewegungsmangel, die eine Beratung in Anspruch nehmen, mit solchen, die Zweit- oder Drittberatungen erhalten, so werden hier kaum höhere Effekte durch eine größere Zahl von Beratungen sichtbar.

### Risikofaktor Streß

Die Operationalisierung des Risikofaktors Streß beruht auf Fragen zum Streßerleben. Inhaltlich bezieht sich die Streßbelastung v. a. auf den familiären und beruflichen Bereich. Veränderungen in diesem Bereich konnten nur indirekt erfaßt werden. Bei 56 % der Streßbelasteten werden Maßnahmen eingeleitet. 63 % dieser Gruppe nehmen 1, 20 % und 18 % 3 Beratungen in Anspruch. In den Basisdokumentationen werden die eingesetzten Maßnahmen bei der Bewältigung von Streß für Zweit- und Drittberatene von ca. 90 % der Betroffenen als hilfreich empfunden; ca. 60 % dieser Teilgruppe berichten, daß das vereinbarte Zwischenziel erreicht worden sei.

Aufgrund der Aussagen im Teilnehmerfragebogen gelingt es etwa 1/4 der Versicherten mit sehr hohem Streß, ein mittleres Niveau zu erreichen, 7 % weisen nach der Beratung ein geringes Ausmaß auf. Die Möglichkeit der Streßreduktion korreliert mit der Zahl der Beratungen. Der Effekt wächst außerdem mit dem zeitlichen Abstand zu den Beratungsterminen. Eine Befragung der Nichtteilnehmer zeigt, daß auch hier 23 % stark streßbelastet sind; ihnen gelingt nach eigenen Angaben nur in 4 % eine Verringerung der Streßbelastung. Der Effekt - bezogen auf diesen Risikofaktor - scheint also bei den Teilnehmern deutlich ausgeprägter zu sein.

### Risikofaktor Bluthochdruck

In 10 % aller Beratungsfälle wird die Diagnose Bluthochdruck gestellt. Der diagnostizierte erhöhte Blutdruck ist in 44 % dieser Fälle bisher unbekannt. In 65 % der Fälle wird nur 1 Beratung, in 20 % werden 2 Beratungen, in 16 % 3 Beratungen in Anspruch genommen. Diejenigen, die 2 Beratungen in Anspruch nehmen, weisen eine durchschnittliche Senkung des systolischen Blutdrucks von 147 mm HG auf 140 mm Hg und des diastolischen von 98 auf 91 mm Hg auf; bei Teilnehmern mit 3 Beratungen senkt sich der systolische Blutdruck von durchschnittlich 155 mm Hg auf 136 mm Hg und der diastolische Blutdruck von 100 mm Hg auf 89 mm Hg. Diese Senkungen lassen sich wahrscheinlich weniger durch eingeleitete verhaltensmedizinische Maßnahmen (wie Entspannungstechniken und Streßreduktion) als durch kurative Maßnahmen (antihypertensive Medikation) erklären. Allerdings fehlen hier präzise Eintragungen der Ärzte in den Dokumentationsheften. Die hier erreichten Senkungen können unter Umständen auch durch die mittels der Beratung verbesserte Compliance der Medikamenteneinnahme erklärt werden.

### *Risikofaktorenunabhängige Effekte*

Die Beratungsatmosphäre wird vom Arzt und Versicherten zumeist als offen und persönlich geschildert. Die Beurteilung des Kommunikationsverhaltens des Arztes unmittelbar nach Ende der Beratung zeigt, daß im Hinblick auf Kategorien wie "ausreden lassen", "verständliche Sprache", den "Versicherten ernstnehmen", "Begründung der Untersuchungen und Vorschläge" etc. das Kommunikationsverhalten sehr positiv beurteilt wird. Dies gilt allerdings auch für eine entsprechende Beurteilung der Nichtteilnehmer an der Gesundheitsberatung, bezogen auf deren behandelnden Arzt.

Wenn der gesundheitsberatende Arzt mit dem Hausarzt des Versicherten nicht identisch ist und der Versicherte beide Ärzte vergleichen soll, schneidet der gesundheitsberatende Arzt in den meisten gewählten Kommunikationskategorien günstiger ab. Trotzdem meinen 3/4 der Versicherten, daß der Hausarzt die Gesundheitsberatung ebenso qualifiziert hätte durchführen können.

Das Beratungsangebot kann in etwa der Hälfte der Fälle bestehende Sorgen und Ängste um die Gesundheit, v. a. durch die mit der Gesundbeitsberatung verbundene Untersuchung, verringern. Weiterhin werden Reduktion von Beschwerden und Verbesserung der Befindlichkeit sowie positive Auswirkungen auf Freizeit, Familie und Beruf berichtet.

In etwa 1/3 der Beratungsfälle gibt es eine Diskrepanz zwischen den Erwartungen der Versicherten an die beratenden Ärzte und dem Erleben der Beratung. Diese Gruppe hätte sich entweder eine intensivere allgemeine Durchuntersuchung gewünscht oder es wird ein stärkeres Eingehen auf Verhaltens- und Erlebensprobleme sowie eine weniger starke Betonung von Eigeninitiativen erwartet.

Ein Viertel derer, bei denen der gesundheitsberatende Arzt nicht mit dem Hausarzt identisch ist, erwägt einen Arztwechsel. Zum Befragungszeitpunkt (im Mittel 9 Monate nach der Befragung) hat 1/3 von diesen den Arztwechsel meist aus Unzufriedenheit mit dem früheren Hausarzt vollzogen. Bei jedem 2. Teilnehmer wird in der körperlichen Untersuchung mindestens 1 pathologischer Befund erhoben. Nach Meinung der beteiligten Ärzte ist die Einleitung kurativer Maßnahmen in 20 % aller Beratungsfälle notwendig.

## Übertragbarkeit der Modellbedingungen

Die Frage nach der "Durchführbarkeit der Gesundheitsberatung durch den Vertragsarzt" bildet ein zentrales Thema der Begleitforschung (Zentralinstitut für die kassenärztliche Versorgung 1981 a). Im folgenden sollen die Einstellungen und Bewertungen der Versicherten, der beratenden Ärzte und der Evaluatoren zur Übertragbarkeit des Modellversuchs in die Regelversorgung zusammenfassend dargestellt werden.

## *Übertragbarkeit aus ärztlicher Sicht*

Das Beratungsmodell wird von den beteiligten Ärzten insgesamt positiv bewertet. Neben einem wichtigen ärztlichen Beitrag zur Prävention wird auch der persönliche Nutzen durch Fortbildung und Beratungserfahrung gesehen. 58 % der Ärzte glauben, daß Gesundheitsberatungen in der im Rahmen des Modellversuchs vorgegebenen Länge und Qualität in die ärztliche Praxis integriert werden könnten; Bedingung hierfür sei allerdings eine gute zeitliche Organisation der Beratungstermine. Die Beratungsdauer wird überwiegend für sinnvoll gehalten; unterschiedliche Anregungen finden sich bezüglich der Beratungsfrequenz. Während einige für eine generelle Streichung der Zweit- und Drittberatung plädieren, fordern andere die Aufhebung der Limitierung der Beratung und schlagen eine generelle Regelung, wie z. B. 1 Beratung pro Jahr, vor. Wieder andere möchten die Beratungsdauer und -frequenz von der Schwierigkeit der Beratungsaufgabe abhängig machen.

Bei den Beratungsinhalten wird gelegentlich die Streichung des Risikofaktors Hypertonie gefordert, da bei diesem im Rahmen der ärztlichen Praxis kaum Möglichkeiten der Verhaltensbeeinflussung bestünden. Zusätzlich wird die Einbeziehung weiterer Gesundheitsprobleme wie Alkohol und Drogen genannt.

Die Mehrzahl der Ärzte beurteilt den Modellversuch retrospektiv positiv; allerdings bestehen bei den Ärzten Zweifel, inwieweit die anfangs erhoffte Effektivität der Beratungen erreicht werde. Gründe für einen mangelnden Erfolg sehen sie v. a. in der mangelnden Motivation auf seiten der Versicherten.

Die Ärzte betonen, daß das Beratungsangebot einem Bedürfnis der Versicherten entspricht, jedoch wird problematisiert, inwieweit die Zielgruppe von Versicherten mit Risikofaktoren tatsächlich erreicht wurde. Auch wenn die Möglichkeiten einer Beeinflussung der Risikofaktoren in der niedergelassenen Praxis nicht mehr so optimistisch wie zu Beginn des Modellversuchs beurteilt werden, plädiert jedoch die Mehrzahl der Ärzte für eine Übernahme des Modells in die Regelversorgung.

## *Übertragbarkeit aus Sicht der Versicherten*

In der abschließenden retrospektiven Beurteilung durch die Versicherten wird das Angebot insgesamt sehr positiv bewertet. An künftigen Gesundheitsberatungen würden sich 81 % der Versicherten beteiligen; 14 % lehnen eine nochmalige Teilnahme ab. Der Nutzen wird v. a. in der Gelegenheit zur grundlegenden körperlichen Kontrolluntersuchung und im intensiven Arztkontakt gesehen (Tabelle 5).

**Tabelle 5.** Nutzen der Gesundheitsberatung aus retrospektiver Sicht (Teilnehmerinterviews, n = 169)

| | Zustimmung [%] |
|---|---|
| Gelegenheit zur gründlichen körperlichen Untersuchung | 58 |
| Intensiver Arztkontakt | 27 |
| Abbau von Unsicherheit bezüglich der eigenen Gesundheit | 7 |
| Erfolg bei der letzten Gesundheitsberatung | 4 |
| Kennenlernen eines neuen Arztes | 4 |

## *Übertragbarkeit aus Sicht der Evaluation*

Der Modellversuch stand primär unter der Zielsetzung, zu prüfen, ob ein solches Beratungsangebot durch niedergelassene Ärzte praktikabel und nützlich ist; die Begleitforschung sollte Entscheidungshilfen zur Frage einer Einführung des Modells in die Regelversorgung liefern.

Das Beratungsgespräch im Modellversuch steht im Einklang mit von verschiedener Seite in der Literatur skizzierten Forderungen an eine ärztliche Gesundheitsberatung. Das Beratungsmodell ist primär- und sekundärpräventiv orientiert und basiert auf dem Risikofaktorenmodell. Obwohl die Risikofaktorentheorie in der wissenschaftlichen Diskussion nicht als unbestritten gelten kann, gibt es z. Z. kein alternatives Modell für einen präventiven Ansatz, der seinen Schwerpunkt im Herz-Kreislauf-Bereich hat.

Die festgestellte Inanspruchnahmequote von 18 % Erstberatungen wird von den Auftraggebern und Organisatoren als sehr zufriedenstellend bewertet; die Inanspruchnahmequoten für Zweit- und Drittberatungen liegen im Modellversuch bei 25 bzw. 12 % der Erstberatungen. Wie sich die Inanspruchnahmequoten im Falle eines regelhaften Angebots einer Gesundheitsberatung entwickeln, ist schwer vorhersehbar. Einerseits kann damit gerechnet werden, daß der Neuheitswert des Angebots abnimmt, andererseits aber auch durch die Regelmäßigkeit des Angebots eine vermehrte Inanspruchnahme bewirkt werde.

Neben den Inanspruchnahmequoten muß sich die Evaluation mit dem Erreichen der relevanten Zielgruppen befassen. Da der Modellversuch sich sowohl an Risikofaktorenträger als auch an Versicherte ohne jeglichen Risikofaktor wendet, ist die Zielgruppe identisch mit der Gesamtgruppe der eingeladenen 30- bis 50jährigen Versicherten. Im Einladungsschreiben an die Versicherten richtet sich jedoch der Appell zur Teilnahme stärker an Personen mit Risikofaktoren. Hinzu kommt, daß die Beratungskonzeption für die Ärzte keine Handlungsanweisungen für ein Vorgehen bei Nichtvorliegen von Risikofaktoren enthält. Die Teilnehmer an der Beratung repräsentieren in etwa die Risikofaktorenprofile in der Gesamtbevölkerung für diese Altersgruppe. Legt man jedoch als primäre Intention des Modellversuchs das Erreichen von Risikofaktorenträgern zugrunde, so würde man einen höheren Anteil dieser Gruppe bei den Teilnehmern erwarten. Das Angebot in dieser Form spricht also nicht gezielt stark risikobelastete Versicherte an. Die Beschränkung auf die 30- bis 50jährigen Versicherten mag insgesamt gerechtfertigt erscheinen; für einzelne Risikofaktoren wie Rauchen oder Übergewicht bzw. Hypertonie sind jedoch jüngere oder ältere Personen als Zielgruppe ebenso relevant.

Nach den vorliegenden Informationen - beruhend auf Aussagen der Versicherten und Ärzte - erwies sich das Beratungskonzept unter Modellbedingungen als praktikabel. Die Ergebnisse sprechen auch dafür, daß die organisatorischen Vorgaben (z. B. zeitliche Dauer, schnelle Terminabsprache etc.) von den beteiligten Ärzten eingehalten wurden. Die dem Beratungsmodell zugrunde liegende (d. h. verhaltensmedizinisch fundierte) Exploration und Entwicklung von Plänen zur Veränderung des Risikoverhaltens, stellt dagegen zumindest für einen größeren Teil der beteiligten Ärzte eine Überforderung dar. Hier werden einerseits Grenzen einer so zeitlich limitierten Fortbildung, andererseits auch die durch die Beratungssituation vorgegebenen Grenzen sichtbar (Zeitdauer, fehlende Überweisungsmöglichkeiten und Erwartungen der Versicherten).

Bei den Risikofaktoren Rauchen und Übergewicht lassen sich eindeutige Veränderungen im Sinne einer Risikominderung nachweisen. Das Niveau der beschriebenen Veränderungen liegt unterhalb des von Experten im Gesundheitswesen formulierten Anspruchsniveaus. Dabei ist allerdings zu berücksichtigen, daß die Experten bei ihrer Einschätzung von der Notwendigkeit der Nutzung externer Angebote, wie Übergewichtsgruppen und Antiraucherkurse, ausgehen, d. h. jedoch auch, daß der Gesundheitsberatung keine hinreichende Effektivität zur Veränderung der Risikofaktoren zugesprochen wird.

Eine vergleichende Bewertung der Stärke der risikofaktorenspezifischen Behandlungseffekte des Gesundheitsberatungsmodells und anderer alternativer Beeinflussungsmaßnahmen des Gesundheitsverhaltens ist schwierig, da ein solcher Vergleich Variablen wie Ausmaß der Risikobelastung, Zielgruppe, Art, Dauer und Stärke der Intervention etc. berücksichtigen muß. Aufgrund eigener Studien unserer Arbeitsgruppe läßt sich z. B. für den Risikofaktor Übergewicht die Notwendigkeit spezialisierter Behandlungsangebote belegen (Gromus et al. 1985). Dies gilt v. a. für stark übergewichtige Versicherte. Hier kann die ärztliche Gesundheitsberatung allenfalls die Funktion einer Indikationsstellung, Motivierung und Zuweisung haben. Allerdings müßte dann gewährleistet sein, daß solche Angebote vorhanden, den beratenden Ärzten bekannt und für die Versicherten zugänglich sind. Anzunehmen ist, daß für die anderen Risikofaktoren ähnliche differentielle Überlegungen notwendig sind.

Die Gesundheitsberatung entspricht den Bedürfnissen der überwiegenden Anzahl der Versicherten. Die Teilnehmer bewerten die Erfahrungen in den Beratungen insgesamt positiv; diese Bewertung gründet sich auf die Tatsache, daß viele Teilnehmer diesen Arztkontakt ohne Zeitdruck und Hektik begrüßen.

Eine Funktion der Beratungen als Gesundheitsscreening in Form der körperlichen Untersuchung und Erhebung einiger weniger Laborparameter wird von den teilnehmenden Versicherten gewünscht und begrüßt. Ein Nutzen dieser Gesundheitsberatung unter dem Gesichtspunkt der Aufdeckung behandlungsbedürftiger Gesundheitsstörungen kann kaum geleugnet werden, allerdings muß neben diesem positiven Aspekt des Screenings auch bedacht werden, daß solche Untersuchungen immer eine Tendenz zur Überdiagnose haben, d. h. die Breite und Sensitivität geht zu Lasten der Spezifität der eingesetzten diagnostischen Verfahren. Dies muß auch bei Kostenkalkulationen als sog. Nachfolgekosten in Rechnung gestellt werden.

Im Zusammenhang mit der Aufdeckung behandlungsbedürftiger Befunde im Rahmen der Gesundheitsberatungen ist ferner anzumerken, daß bei einer möglichen Übernahme von kurativen Aufgaben durch den beratenden Arzt, der nicht gleichzeitig der behandelnde Arzt ist, die Gefahr von kollegialen Konflikten gegeben ist. Der Wunsch des Versicherten, vom beratenden Arzt behandelt zu werden, stellt diesen vor das Problem, die Versorgung ablehnen zu müssen.

Die hier vorgelegten Ergebnisse der Begleitforschung gelten für die Bedingungen eines Modellversuchs. Sie lassen die Frage offen, ob bei Übernahme des Gesamtmodells oder von Modellkomponenten eine Übertragbarkeit der Befunde unterstellt werden kann. Die Evaluation war sowohl bezüglich der teilnehmenden Ärzte als auch der teilnehmenden bzw. befragten Versicherten mit einem Selektionsproblem konfrontiert, das die Sicherheit evaluativer Aussagen begrenzt.

Während bei der Stichprobe der Versicherten versucht wurde, diese Selektionsprozesse zu beschreiben bzw. mit einer Kontrollgruppe abzuschätzen, bestand diese Möglichkeit bei der Ärztestichprobe nicht. Im Hinblick auf eine Übertragbarkeit der Ergebnisse muß also bedacht werden, daß sich am Modellversuch vermutlich im Bereich der Präventivmedizin besonders engagierte Ärzte beteiligt haben und ferner solche, die aus berufspolitischen Gründen die Notwendigkeit einer Unterstützung solcher Maßnahmen sehen. Bei der Einbeziehung aller für die Gesundheitsberatung in Frage kommenden Ärzte ist eine Einbuße der Leistungsfähigkeit der Intervention wahrscheinlich.

Einen wichtigen Entscheidungsfaktor bei der Einführung eines Versorgungsmodells stellen die durch die Maßnahme anfallenden Kosten dar. Vorläufige interne Berechnungen des Evaluationsteams für eine Einführung des Gesundheitsberatungsangebots in der Praxis ergeben Kosten von rund 55 Mio. DM pro Jahr; die Zahl geht von derselben Zielgruppe wie im Modellversuch und der empirisch festgestellten Inanspruchnahmequote von 18 % aus. Der Hauptanteil der Kosten geht mit 52 Mio. DM zu Lasten der Arzthonorare. Für die Krankenkassen bedeutet dies in der Leistungsart "Vorbeugung" eine Kostensteigerung von 47 %, in den Gesamtausgaben von 0,16 %. Diese Berechnungen zeigen, daß mit der Einführung einer Abrechnungsziffer eine erhebliche Aufwertung der Leistungsart "Vorbeugung" verbunden wäre. Bezogen auf die Gesamtausgaben der Ersatzkassen erscheinen u. E. die zusätzlichen Aufwendungen jedoch vergleichsweise gering. Nicht eingerechnet sind hier die im Zusammenhang mit der Screeningfunktion erwähnten potentiellen Folgekosten der Beratungen.

Bezüglich der Effizienz der Interventionen wird entschieden werden müssen, unter welchen Bedingungen der Nutzen als so hoch angesehen wird, um den Aufwand und die Kosten zu rechtfertigen; dies erfordert eine Gewichtung und Bewertung der unterschiedlichen Erfolgskriterien.

Die nach Abschluß der Begleitforschung dem Evaluationsteam von verschiedener Seite immer wieder gestellte Frage danach, ob es "sich lohnt", ob die ärztliche Gesundheitsberatung als abrechnungsfähige Leistung eingeführt werden sollte, läßt sich in dieser Form nicht beantworten. Die Evaluation kann nur Informationen für eine gesundheitspolitische Entscheidung bereitstellen, die so komplexe Aspekte beinhaltet wie:

- Welchen Wert messen verschiedene Interessengruppen präventivmedizinischen Gesichtspunkten generell bei?
- Welchem Konzept der Prävention will man Vorrang einräumen?
- Welche Rollenzuweisungen erfolgen für die in der Prävention tätigen Berufsgruppen?
- Ab wann wird ein Erfolg einer präventiven Maßnahme angenommen?

## Zusammenfassung

Die Gesundheitsberatung als Aufgabenbereich des niedergelassenen Arztes gewinnt zunehmend an wissenschaftlicher und gesundheitspolitischer Bedeutung. In einem Modellversuch wurde ein auf gesprächstherapeutischer und verhaltenstherapeutischer Grundlage basierendes Beratungskonzept in der Praxis erprobt. Nach einer kurzen Einführung in den aktuellen Diskussionsstand zur ärztlichen Gesundheitsberatung werden Konzeption des Modellversuchs und Evaluationsdesign dargestellt. Die wichtigsten Ergebnisse der Evaluation zum Ablauf der Beratungen, Inanspruchnahme und Akzeptanz, Veränderung der Risikofaktoren, weitere Effekte der Intervention und zum Fortbildungsprogramm werden berichtet. Abschließend wird auf die Übertragbarkeit der Modellbedingungen in die Regelversorgung eingegangen.

## Literatur

Affemann R (1979) Durch Gesundheitserziehung zur Gesundheitsbildung. Dtsch Ärztebl 33: 2099 - 2102

Bengel J (1988) Ärztliche Gesundheitsberatung im Rahmen der Präventivmedizin. In: Bengel J, Koch U, Brühne Scharlau C (Hrsg) Gesundheitsberatung durch Ärzte. Ergebnisse eines Modellversuchs in Hamburg und in der Pfalz. Deutscher Ärzte-Verlag, Köln, S. 47 - 88 .

Bengel J (im Druck) Zielsetzungen ärztlicher Gesundheitsberatung. MMW

Bengel J, Koch U, Brühne-Scharlau C (Hrsg) (1988) Gesundheitsberatung durch Ärzte - Ergebnisse eines Modellversuchs in Hamburg und in der Pfalz. Deutscher Ärzte-Verlag, Köln

Bourmer H, Kreuter H, Schlauß H-J (1985) Ärztliche Gesundheitsberatung - Leistungen und Abrechnungsmöglichkeiten. Dtsch Ärztebl 82: 3675 - 3680

Ferber C von (1981) Die AOK-Gesundheitszentren aus der Sicht der Medizinsoziologen. In: AOK-Mettmann (Hrsg) Grundlagenbericht zur Aktion Gesundheit. AOK-Mettmann, Velbert, Schriften der AOK für den Kreis Mettmann, Bd 11, S 79 - 86

Franke B, Brühne-Scharlau C, Zielke M (1988) Manual der ärztlichen Fortbildung zum Modellversuch. In: Bengel J, Koch U, Brühne-Scharlau C (Hrsg) (1988) Gesundheitsberatung durch Ärzte - Ergebnisse eines Modellversuchs in Hamburg und in der Pfalz. Deutscher Ärzte-Verlag, Köln, S 257 - 455

Gromus B, Kahlke W, Koch U (Hrsg) (1985) Interdisziplinäre Therapie der Adipositas - Forschungsbericht. Kohlhammer, Stuttgart (Schriftenreihe des BMJFFG, Bd 177)

Henkelmann T, Karpf D (1982) Gesundheitserziehung - gestern und heute. Gentner, Stuttgart

Hildebrand N, Troschke J von (1981 a) Ärztliche Gesundheitsberatung in der Bundesrepublik Deutschland. In: Troschke J von Stössel J (Hrsg) Möglichkeiten und Grenzen ärztlicher Gesundheitsberatung. Gesomed, Freiburg, S 29 - 48

Hildebrand N, Troschke J von (1981 b) Was kann der praktische Arzt zum Gesundheitsverhalten seiner Patienten beitragen? In: Fassbender CF (Hrsg) Arzt, Patient, Zusammenarbeit. Boehringer, Mannheim, S 46 - 61

Jakob W (1979) Der Arzt und das Thema Gesundheit. Dtsch Ärztebl 76; 2197 - 2201

Jork K (Hrsg) (1985) Gesundheitsberatung in der Allgemeinmedizin. MMW 127: 443 - 444

Jork K (Hrsg) (1987) Gesundheitsberatung. Einführung und Leitfaden für Ärzte und Studierende der Medizin. Springer, Berlin Heidelberg New York Tokyo

Koch U, Bengel J (1988 a) Bewertung des Fortbildungsprogramms zum Modellversuch aus ärztlicher Sicht. In: Bengel J, Koch U, Brühne-Scharlau C (Hrsg) (1988) Gesundheitsberatung durch Ärzte - Ergebnisse eines Modellversuchs in Hamburg und in der Pfalz. Deutscher Ärzte-Verlag, Köln, S 129 - 148

Koch U, Bengel J (1988 b) Das Evaluationskonzept zum Modellversuch. In: Bengel J, Koch U, Brühne-Scharlau C (Hrsg) (1988) Gesundheitsberatung durch Ärzte - Ergebnisse eines Modellversuchs in Hamburg und in der Pfalz. Deutscher Ärzte-Verlag, Köln, S. 89 - 120

Nasseri K (1979) Letters to the editor. Int J Epidemiol 8: 389 - 390

Scheuermann W; Nüssel E (1985) Prävention als Aufgabe des Arztes. Med Mensch Gesellschaft 10: 85 - 91

Schwartz FW (1985) Prävention in der Praxis. Aufgaben einer ärztlichen Gesundheitsberatung. MMW 127, 445 - 447

Seidler E (1981) Gesundheit für alle bis zum Jahr 2000. Prävention 4: 61 - 71

Troschke J von (1987) Inhalte und Beispiele ärztlicher Gesundheitsberatung. In: Jork K (Hrsg) Gesundheitsberatung. Einführung für Ärzte und Studierende der Medizin. Springer, Berlin Heidelberg New York Tokyo, S 69 - 83

Troschke J von, Stößel U (Hrsg) (1981) Möglichkeiten und Grenzen ärztlicher Gesundheitsberatung. Gesomed, Freiburg

Weber-Falkensammer H (Hrsg) (1986) Gesundheitsberatung als ärztliche Aufgabe. Deutscher Ärzte-Verlag, Köln

Wekel W (1987) Rahmenbedingungen der Gesundheitsberatung im Sozialversicherungssystem. In: Jork K (Hrsg) Gesundheitsberatung. Ein Leitfaden für Studierende und Ärzte. Springer, Berlin Heidelberg New York Tokyo, S 36 - 42

Wengle E, Burkhardt P, Reye I (1981) Planung, Durchführung und Evaluierung von Fortbildungsseminaren für Ärzte im Rahmen des Modellversuchs "Gesundheitsberatung und Gesundheitsförderung". IFT, München (IFT-Berichte, Bd 20)

Zentralinstitut für die kassenärztliche Versorgung (1981 a) Modellversuch "Präventive Gesundheitsberatung durch Ärzte". Beschreibung eines Projektes des VdAK, des AEV und der KBV. ZI, Köln

Zentralinstitut für die kassenärztliche Versorgung (1981 b) Evaluationskonzept zum Modellversuch "Gesundheitsberatung durch Ärzte". ZI, Köln

# Evaluation eines Selbstkontrollprogramms für stationäre Adipositasbehandlung

Manfred Zielke, Margit Köpfle, Susanne Stadler, Hans-Peter Olivet, Wolfgang Gottfried

## Problemstellung

Ein Selbstkontrollprogramm zur Übergewichtsbehandlung hat zum Ziel, über die Veränderung des Eßverhaltens und die Kontrolle von Versuchungssituationen, eine Gewichtsabnahme zu erreichen. Eine Überprüfung der Wirksamkeit dieser Therapie wurde in zahlreichen Studien bereits durchgeführt. Doch meist wurden Therapien evaluiert, die ambulant durchgeführt wurden, die Teilnehmer waren meist nur leicht übergewichtig (20 - 40 % Übergewicht, Stunkard 1983) und hatten keine medizinischen oder psychiatrischen Begleitdiagnosen oder es wurden keine Diagnosen gestellt. Auch fehlen häufig Nachkontrollen und als einziges Erfolgskriterium wird die Abnahme während der Therapie herangezogen.

Verhaltensorientierte Konzepte, wie sie in der Psychosomatischen Fachklinik Bad Dürkheim durchgeführt werden, lehnen sich stark an das Selbstkontrollprogramm von Hautzinger u. Kaul (1978) an.

Unsere Studie geht der Frage nach, ob dieses bereits für den ambulanten Bereich evaluierte Selbstkontrollprogramm (Hautzinger 1980) auch stationär, bei mässig bis stark übergewichtigen Patienten ( 40 % Übergewicht), mit psychiatrischen und/oder somatische Diagnosen, erfolgreich angewendet werden kann.

Das Erlernen von Selbstkontrolle bei einer stationären Behandlung bringt einige Schwierigkeiten mit sich, die die Brauchbarkeit dieser Methode für den stationären Bereich in Frage stellt. So kann z. B. der Therapiebaustein "Stimuluskontrolle" nur ungenügend eingeführt werden, da die Patienten weniger Eßstimuli ausgesetzt sind als zu Hause, denn sie müssen sich nicht um die Essenszubereitung kümmern und haben meist keine Nahrungsmittel auf den Zimmern. Eine Folge könnte sein, daß Regeln wie "fester Eßplatz" und "keine Nahrungsmittel herumliegen lassen" wegen mangelnder Konfrontation damit keine Bedeutung beigemessen und somit zu Hause nicht eingehalten werden. Das bedeutet, daß die Versuchung zum Essen hoch bleiben würde; ein Mißerfolg wäre wahrscheinlicher.

Auch die erste besonders wichtige Phase, das Protokollieren der täglich aufgenommenen Nahrungsmenge, wann, wo und unter welchen Begleitumständen, wird dadurch erschwert, daß die Patienten von Anfang an ihre festen Essenszeiten haben und auch in der Regel bereits vom 1. Tag an kalorienreduziertes Essen erhalten.

Schließlich ist das Einüben von Alternativverhalten, um in Belastungssituationen nicht zu essen, vermutlich nur dann effektiv, wenn typische Belastungssituationen wie Ärger, Streß, Kummer, Langeweile etc. in der Klinik auch auftreten. Man kann jedoch durchaus annehmen, daß die Belastungssituationen in der Klinik eine andere Qualität und Quantität als zu Hause haben. So fällt z.B. der Ärger mit dem Partner weg und die Langeweile; dafür können in der Klinik der Ärger mit dem Zimmernachbarn oder die anstrengenden Gespräche mit dem Therapeuten auftreten.

Aus dem bisher Angeführten kann man die Frage ableiten, ob eine Veränderung des Eßverhaltens während der Therapie auch noch nach der Therapie zu beobachten ist und ob ein Zusammenhang zur Gewichtsentwicklung besteht. Außerdem schließen sich Fragen nach fördernden Umständen in der Klinik, die die Gewichtsabnahme erleichtern bzw. Umstände zuhause, die die Gewichtsabnahme erschweren, sowie Fragen bezüglich der Bewältigung von Versuchungs- und Belastungssituationen an.

Der Grund dafür, weshalb die Patienten stationär behandelt werden, ist ihre ausgeprägte psychische und/oder physische Symptomatik. Deshalb ist es, um den Erfolg einer solchen Therapie beurteilen zu können, wichtig, mögliche Veränderungen der psychischen und physischen Parameter ebenfalls zu erfassen und auch im Zusammenhang mit der Gewichtsentwicklung zu betrachten.

Ein weiterer Punkt, der leider häufig in der Literatur in Verbindung mit Übergewichtsbehandlung unberücksichtigt blieb, betrifft die Steigerung des Aktivitätsniveaus der Patienten. Es ist äußerst schwierig, die Patienten zu motivieren, auch nach der Therapie weiter körperlich aktiv zu bleiben. Es stellt sich die Frage, ob die Patienten, die in der Klinik vielfältige Angebote zur körperlichen Aktivierung wahrnehmen, auch noch nach dem Klinikaufenthalt ein höheres Aktivitätsniveau als vor der Therapie aufweisen und ob dies ihre Gewichtsentwicklung günstig beeinflußt.

Bevor wir die Ergebnisse unserer Studie zur stationären Adipositastherapie darstellen und diskutieren, sei noch ein Überblick über den derzeitigen Stand der Therapieevalutionsforschung bei Übergewicht gegeben.

## Effektivitätsstudien zu Selbstkontrollprogrammen

In einer Katamnese 3 Jahre nach der Therapie hat Hautzinger (1980) die Effektivität seines Programms überprüft. Von den ursprünglich 56 Teilnehmern nahmen 21 an der Nachuntersuchung teil. Diese 21 waren ausschließlich aus der Therapiegruppe (ursprünglich 31 Teilnehmer), keiner aus der Kontrollgruppe erklärte sich bereit, an der Nachuntersuchung teilzunehmen. Die durchschnittliche Gewichtsabnahme dieser 21 Teilnehmer nach der Therapie betrug 6,9 kg. Innerhalb der folgenden 3 Jahre nahmen sie im Durchschnitt weitere 4,4 kg ab. Insgesamt entspricht dies also einer durchschnittlichen Abnahme von 11,3 kg. Da keine Nachuntersuchung der Kontrollgruppe möglich war, ist eine Beurteilung der Effektivität dieses Programms nur mit Vorbehalt möglich. Man kann aber vermuten, daß dieses Trainingsprogramm eine dauerhafte Gewichtabnahme wahrscheinlich macht.

Im Vergleich zu anderen ambulanten Verhaltenstherapien mit Selbstkontrollansatz ist die durch die 10wöchige Therapie mit dem Hautzinger-Programm erzielte durchschnittliche Abnahme von 6,9 kg ein gutes Ergebnis.

Ebenfalls nach 10wöchiger Therapie wurden Gewichtsabnahmen von durchschnittlich 5,5 kg (Brownell, et al. 1979), 2,0 kg (Carroll u. Yates 1981) und 3,3 kg (Straw u. Terre 1983) erreicht.

**Tabelle 1.** Therapiestudien

| | Therapie | | | | | Follow-up | |
|---|---|---|---|---|---|---|---|
| Studie | 1 | 2 | 3 | 4 | 5 | 6 | 7 |
| Brownell et al. 1979 | 60,8 | 91,7 | 10 | 5,0 | 0,5 | 6 | -4,1 |
| Stunkard et al. 1979 | 78,0 | ---- | 12 | 10,1 | 0,84 | 60 | +4,8 |
| Götestam 1979 | 36,2 | 87,0 | 16 | 9,4 | 0,58 | 36 | +7,7 |
| Hautzinger 1980 | | 83,8 | 10 | 6,6 | 0,66 | 36 | -4,4 |
| Gormally et al. 1980 | 23,8 | 80,3 | 16 | 5,5 | 0,34 | -- | ---- |
| Gormally u. Rardin 1981 | 34,9[1] | 80,0 | 10 | 2,0 | 0,2 | -- | --- |
| Carroll u. Yates 1981 | 27,5 | | | | | 8 | -2,5 |
| Kessler 1982 | 34 | 79,4 | 12 | 5,9 | 0,5 | 12<br>24 | +2,1<br>+3,6 |
| Straw u. Terr 1983 | | 88,8 | 10 | 3,3 | 0,33 | 9,5 | -2,25 |
| Perri et al. 1984 | 57[1] | 88,6 | 15 | 7,5 | 0.5 | 12 | +1,22 |
| Jordan et al. 1985 | ---- | ---- | 20 | 8,4 | 0,42 | | |
| Wadden u. Stunkard 1986 | 91,8 | 112 | 12 | 9,6 | 0,8 | 12 | +4,8 |
| Gromus et al. 1985 | 42,7 | -- | 24 | 12,2 | 0,51 | 6<br>12 | +1,7<br>+3,8 |

[1] über Idealgewicht

**Spalte 1**: durchschnittliches Übergewicht (%);
**Spalte 2**: Durchschnittsgewicht (kg);
**Spalte 3**: Dauer der Therapie (Wochen );
**Spalte 4**: durchschnittlicher Gewichtsverlust (kg );
**Spalte 5**: durchschnittlicher Gewichtsverlust (kg/Woche);
**Spalte 6**: Nachuntersuchungen x Monate nach Therapie;
**Spalte 7**: durchschnittliche Gewichtsveränderung nach Therapie.

Nach 12 Wochen Therapie erzielten die Teilnehmer der Studie von Wadden u. Stunkard (1986) eine durchschnittliche Abnahme von 9,6 kg und die Teilnehmer bei Perri et al. (1984) in 15 Wochen 7,5 kg.

In 16 Wochen nahmen die Teilnehmer der Therapie von Götestam (1979) 9,4 kg, Gormally et al. (1980) 5,5 kg und Gormally u. Rardin (1981) 7,9 kg ab.

Jordan et al. (1985) konnten in ihrer 20wöchigen Therapie eine durchschnittliche Gewichtsabnahme von 8,44 kg verzeichnen und Gromus et al. (1985) in 24wöchiger Therapie eine Abnahme von 12,2 kg.

Die von Hautzinger in der Katamnese gemessene weitere Abnahme von 4,4 kg ist allerdings erstaunlich, wenn man die ernüchternden Ergebnisse von anderen Nachuntersuchungen damit vergleicht.

Götestam (1979), dessen Nachkontrollzeitpunkt ebenfalls 3 Jahre nach der Therapie war, registrierte eine Zunahme von 7,7 kg!

Wadden u. Stunkard (1986) stellten in ihrer Nachuntersuchung 1 Jahr nach der Therapie eine Zunahme von 4,8 kg , Perri et al. (1984) von 1,2 kg und Gromus et al. (1985) von 3,8 kg fest. Abnahmen konnten Carroll u. Yates (1981) (2,5 kg) und Straw u. Terre (1983) (2,25 kg) feststellen, die Katamnesezeitpunkte befanden sich jedoch nur 8 bzw. 9 1/2 Monate nach der Therapie.

In Tabelle 1 sind die Studien, mit den Angaben des durchschnittlichen Übergewichts und der durchschnittlichen Gewichtsabnahme pro Woche, zur Übersicht noch einmal zusammengestellt.

## Ergebnisse aus Therapieevaluationsstudien

Ob und inwieweit eine Therapie zur Gewichtsreduktion als erfolgreich zu bezeichnen ist, ist nicht allein von der zu verzeichnenden Gewichtsabnahme abhängig. Entscheidend ist auch, ob diese Abnahme langfristig gehalten werden kann bzw. ob die Gewichtsreduktionsphase auch nach der Therapie anhält. Außerdem ist zu berücksichtigen, wie das allgemeine psychische Wohlbefinden der Patienten während bzw. nach einer Therapie ist, ob es eventuell eine Symptomverschiebung gibt, welche anderen Faktoren, die nicht auf die Therapie zurückzuführen sind, zu einem Erfolg beigetragen haben, etc. Hinzu kommt, daß das primäre Ziel einer Adipositastherapie nicht immer die Gewichtsabnahme ist. So wollen die meisten verhaltenstherapeutischen Therapiemethoden zunächst das Eßverhalten ändern, dem dann automatisch eine Gewichtsabnahme folgen soll.

Die divergierenden Zielsetzungen, die verschiedenen Methoden, die unterschiedlichen Patientenpopulationen (Dauer der Erkrankung, prozentuales Übergewicht, Begleiterkrankungen usw.), die unterschiedliche Dauer der Therapie und der Nachbetreuung sind alles Faktoren, die die Vergleichbarkeit von Therapiestudien erschweren. Nicht nur das Auffinden der "besten" therapeutischen Methode sowie der individuell geeignetsten Therapie sollte vor diesem Hintergrund betrachtet werden, sondern auch der im folgenden dargestellte Vergleich bestimmter Teilergebnisse, die sich vielleicht nur aufgrund unterschiedlicher Patientenpopulationen widersprechen.

## Das Problem der Therapieabbrecher und Verweigerer bei Nachuntersuchungen

Ob eine Therapie geeignet ist, hängt natürlich auch davon ab, wieviele Personen bereit sind, eine solche Therapie zu machen, bzw. wieviele dann tatsächlich bis zum Ende dabeibleiben.

"Large weight losses become less impressive if the programm appeals to few or if most of the participants drop out" (Wilson u. Brownell 1980, in Brownell 1982 a, S. 234).

Dies ist umso bedeutsamer, als nach Stunkard 1975 (in Brownell 1982 b, S. 829) die Rate der Therapieabbrecher bei traditioneller Adipositastherapie (Reduktionsdiäten) und in Selbsthilfegruppen und kommerziellen Gruppen zwischen 20 % und 80 % liegt. Zur Problematik der Definition eines sinnvollen Kriteriums für den Therapieabbruch s. Nemec u. Bengel (1985).

Wilson u. Brownell (1980) fanden eine durchschnittliche Abbrecherrate bei 17 verhaltenstherapeutischen Therapiestudien von nur 13,5 %. Verglichen mit anderen Therapiearten ist die Abbrecherrate in der Verhaltenstherapie deutlich reduzierter. Follow-up-Studien von Therapien zur Gewichtreduktion sind immer noch selten. Ein Grund dafür mag sein, daß viele ehemalige Teilnehmer nicht mehr erreichbar sind, bzw. sich nicht bereit erklären, an einer Nachuntersuchung teilzunehmen. So nehmen beispielsweise bei Brownell et al. (1979) 48 % und bei Jordan et al. (1986) 84 % der Teilnehmer an der Nachuntersuchungen teil. Auch die Art der Nachbefragung bzw. der Aufforderung daran teilzunehmen, spielen sicherlich eine wesentliche Rolle.

Eine geringe Teilnehmerrate bei der Katamnese führt zu Schwierigkeiten bei der Interpretation der Daten, da vermutet werden kann, daß die Nichtteilnehmer sich in bestimmten Variablen signifikant von den Teilnehmern unterscheiden. Um zu überprüfen, ob es sich bei den Verweigerern um eine andere Gruppe handelt, verglichen Foreyt et al. (1982), Hall et al. (1978) und Brownell et al. (1979) die Eingangsgewichte von Respondern und Nonrespondern. Sie fanden keine signifikanten Unterschiede hinsichtlich des Eingangsübergewichtes zwischen Teilnehmern der Nachuntersuchung und Verweigerern. Lediglich in der Untersuchung von Brownell et al. hatten die Teilnehmer an der Nachuntersuchung während der Therapie signifikant mehr an Gewicht abgenommen.

## Psychische Auswirkungen der Adipositastherapie, oder: macht Adipositastherapie krank?

Stunkard u. Rush (1974) stellten in einer Überblicksstudie über Adipositasbehandlung durch Reduktionsdiät fest, daß viele Patienten während der Therapie emotionale Störungen entwickeln. Diese Störungen reichen von Reizbarkeit, Schwäche, Angst, Depression bis hin zur Psychose. Besonders betroffen davon seien Patienten, deren Übergewicht seit der Kindheit bestünde. Außerdem finden sich solche Symptome gehäuft bei ambulanter Therapie und eher bei Therapie mit strenger Kalorienrestriktion als bei Nulldiät. Die hohe Abbrecherrate bei solchen Therapien erklären sich die Autoren damit, daß die Patienten die Therapie abbrechen, um sich vor einer aufkommenden Depression zu schützen.

Neun Jahre später (in der Zwischenzeit wurde vermehrt Verhaltenstherapie zur Behandlung der Adipositas eingesetzt) verglichen Wing et al. (1983) 8 Studien, die die Beziehung zwischen Gewichtsverlust in verhaltenstherapeutischen Gruppenprogrammen und Veränderungen der Stimmungslage analysierten. Fünf dieser acht Studien stellten signifikante Verbesserungen bei Angst und Depression fest (vgl. auch Linet u. Metzler 1981). Wing et al. fanden auch keinen Beweis dafür, daß Patienten, deren Übergewicht schon vor dem 18. Lebensjahr bestand, negativer auf die Behandlung reagierten, als Patienten die erst als Erwachsene übergewichtig wurden. Wie Linet u. Metzler (1981) stellten sie keine Zunahme von emotionalen Störungen bei Patienten fest, die die Therapie vorzeitig abgebrochen haben.

Diese Untersuchungen sprechen dafür, daß die Gruppenverhaltenstherapie bei emotionalen Störungen eher positive Veränderungen bewirkt. Dies könnte jedoch auch auf die soziale Unterstützung durch die Gruppe und nicht auf den Gewichtsverlust oder die speziellen verhaltenstherapeutischen Programmpunkte zurückgeführt werden. Weitere Untersuchungen, die z. B. überprüfen, ob diätetische Beratung in Form von Seminaren ebenfalls positive Ergebnisse zeigt, sind notwendig.

## Indikation und Erfolgsprädiktoren

Bekanntlich gibt es große Unterschiede hinsichtlich der erfolgreichen Teilnahme an Therapien zur Gewichtsreduktion. Ein Teil der Teilnehmer verliert viel an Gewicht und kann das erreichte Gewicht auch nach der Therapie halten bzw. sogar noch weiter abnehmen; der überwiegende Teil verliert nur wenig an Gewicht oder nimmt nach der Therapie gleich wieder zu oder aber bricht die Therapie vorzeitig ab.

Ein wesentlicher Fortschritt wäre es, wenn der Erfolg bereits vor der Therapie vorhergesagt werden könnte. Dies würde die vermeintlichen Teilnehmer, die ja häufig schon viele erfolglose Abnahmeversuche hinter sich haben, vor neuen Mißerfolgen bewahren und unnötige Kosten für die Teilnehmer bzw. die Krankenkassen ersparen. Das Finden solcher sog. Prädiktoren, die die Gruppe der Erfolgreichen von den Nichterfolgreichen bereits vor der Therapie trennt, könnte die Indikation zu einer bestimmten Behandlungsweise erleichtern oder das therapeutische Konzept könnte so umgestaltet werden, daß auch "Nichterfolgreiche" davon profitieren könnten.

Kompliziert wird die Suche nach den Erfolgsprädiktoren dadurch, daß der Erfolg nicht nur durch die Gewichtabnahme definiert sein darf, sondern die subjektive Zufriedenheit des Patienten sollte ebenfalls berücksichtigt werden. Auch z. B. medizinische Kriterien oder die Einhaltung bestimmter Eßverhaltensregeln (bei Verhaltenstherapie) sollten die Definition mitbestimmen.

Mehrere Erfolgskriterien sind in der Literatur nur bei Gromus u. Koch (1981, in Gromus et al. 1985) zu finden. Diese fanden signifikante Zusammenhänge zwischen dem Erfolgskriterium "Eßverhalten" und den Prädiktoren "Geschlecht" (männliche Teilnehmer befolgten eher die Eßverhaltensregeln), "Therapiemotivation" und "Selbstverstärkung". Zwischen dem Erfolgskriterium "subjektive Zufriedenheit" und dem Prädiktor "Anzahl bisheriger Abnahmeversuche" (Personen mit

4 - 7 Abnahmeversuchen waren unzufriedener als Personen mit weniger Abnahmeversuchen) sowie dem Prädiktor "Selbstverstärkung" ergab sich ebenfalls ein signifikanter Zusammenhang.

Prädiktoren für den Abnahmeerfolg am Ende der Therapie waren die "Zufriedenheit mit dem Partner" und die "Heterogenität der Gruppe" hinsichtlich Geschlecht und Sozialschicht. Mit dem Abnahmeerfolg 6 Monate nach der Therapie korrelierte die Variable "Selbstverstärkung".

Zu den Erfolgskriterien "Abnahme während der Therapie" und "Abnahme nach der Therapie" liegen auch Ergebnisse aus anderen Untersuchungen vor.

So fanden Brownell et al. (1979) und Wadden u. Stunkard (1986), daß Männer sowohl während der Therapie, als auch nach der Therapie signifikant mehr an Gewicht abgenommen haben. Brownells ältere Teilnehmer nahmen in der Zeit nach der Therapie signifikant mehr Gewicht ab, als die jüngeren. Dieser Unterschied konnte während der Therapie nicht gefunden werden. Darüber hinaus konnten Brownell et al. keinerlei Zusammenhang zwischen Schulausbildung und Gewichtsabnahme feststellen. Hinsichtlich des Familienstandes ergab sich nach den Daten von Brownell et al. daß in der Zeit nach der Therapie Unverheiratete mehr abgenommen haben als Verheiratete.

Die Bedeutung des Eingangsgewichts untersuchten Kincey (1981), Gormally et al. (1980), Wadden u. Stunkard (1986) und Brownell et al. (1979). Gormally et al. und Kincey fanden, daß erfolgreicher Gewichtsverlust nicht mit dem Eingangsgewicht korreliert, wohingegen Wadden und Stunkard sowie Brownell et al. bei ihren Teilnehmern eine positive Korrelation feststellten, d. h. je mehr Übergewicht die Teilnehmer hatten, desto mehr nahmen sie während der Therapie ab. Diese positive Korrelation bleibt jedoch nicht für die Zeit nach der Therapie bestehen, im Gegenteil: Brownell et al. stellten eine negative Korrelation zwischen Eingangsübergewicht und Abnahme während des "follow-up" fest.

Björntorp (1974, in Bradley et al. 1980) fand bei einer Untersuchung, an der 90 Frauen beteiligt waren, eine inverse Beziehung zwischen Fettzellenanzahl und Gewichtsreduktion bzw. Beibehalten der Gewichtsabnahme nach der Therapie.

Fußgänger (1980) geht davon aus, daß sich in der Kindheit vor allem die Fettzellen vermehren und im Erwachsenenalter die Vergrößerung der Fettzellen eine bedeutsamere Rolle spielt. Eine Prädiktorvariable könnte also auch das Alter bei Beginn des Übergewichts sein. Doch auch hier sind die Ergebnisse widersprüchlich: Jeffrey et al. (1978, in Wing et al. 1985) fanden, daß Patienten, die seit ihrer Kindheit übergewichtig waren, mehr an Gewicht verloren als Patienten, die erst als Erwachsene übergewichtig wurden.

Diese widersprüchlichen Ergebnisse führen Wing et al. auf die unterschiedliche Definition der "early-onset obesity" und "maturity-onset obesity" und der fehlenden Kontrolle möglicher anderer Unterschiede zwischen Patienten, die seit ihrer Kindheit übergewichtig sind oder erst im Erwachsenenalter übergewichtig wurden, zurück.

## Fördernde motivationale und kognitive Faktoren

Hartigan et al. (1982) gingen von der Hypothese aus, daß Personen, die Gewichtsprobleme einem Mangel an der Fähigkeit abzunehmen ("ability") oder zufälligen Faktoren ("luck") oder der Schwierigkeit, überhaupt Gewicht zu verlieren ("task difficulty"), attribuieren, nicht erfolgreich abnehmen werden, wohingegen diejenigen, die der Meinung sind, daß es an ihrer Anstrengung ("effort") liegt, eher erfolgreich abnehmen werden. In einem Vortest wurden die individuellen Vorstellungen über die Ursache des Übergewichts mit Hilfe einer 7stufigen Likert-Skala, wobei die 4 oben erwähnten Kausalattribuierungen Grundlage waren, eingeschätzt. Ein hoher Wert in diesem Fragebogen spiegelte die Einstellung, daß das Gewichtsproblem an der bisherigen mangelnden Anstrengung liegt, wider. Am Ende der Therapie (es wurde neben dem Selbstkontrollansatz mit Diättherapie, eine nur Diätgruppe, sowie eine Wartegruppe evaluiert) füllten die Patienten den Fragebogen noch einmal aus. Außerdem wurde ein Fragebogen vorgegeben, der überprüfen sollte, inwiefern sich die Patienten aufgrund ihres Übergewichts persönlich beeinträchtigt fühlten.

Die einzige der untersuchten Variablen zur Ursachenzuschreibung, die mit dem Eingangsgewicht korrelierte, war die Variable "ability", d. h. man kann annehmen, je höher das Gewicht einer Person ist, desto eher vermutet diese, daß ihre Gewichtsprobleme aufgrund ihrer mangelnden Fähigkeit abzunehmen, bestehen. Die Auswertung der Frage, ob durch die Therapie eine Verschiebung der Ursachenzuschreibung zu verzeichnen ist, ergab, daß die Personen, die in der verhaltenstherapeutisch behandelten Gruppe waren, nicht mehr so häufig zufällige Faktoren für den Gewichtsstatus verantwortlich gemacht haben (Die VT-Gruppe verzeichnete auch den größten Gewichtsverlust).

Mit Hilfe einer multiplen Regressionsanalyse wurden Variablen bestimmt, die den Gewichtsstatus am Ende der Therapie und 4 Monate nach der Therapie am besten vorhersagen können. Die Vorstellung der Personen, daß sie unfähig sind, Gewicht abzunehmen, war der beste Prädiktor für einen hohen Gewichtsstatus nach der Therapie und bei der Nachuntersuchung. Die Einschätzung, daß das Übergewicht keine persönlichen Nachteile im Sinne einer Reduzierung von befriedigenden sozialen Beziehungen und einer Beeinträchtigung der individuellen Fähigkeiten, nach sich zieht, scheint mit einem geringeren Gewichtsstatus vor und nach der Therapie einherzugehen. Die Einstellung, daß die Anstrengung keine Auswirkung auf das Ergebnis der Therapie hat, war Prädiktor für ein hohes Gewicht nach der Therapie und bei der Nachuntersuchung.

Die Ergebnisse dieser Studie weisen darauf hin, daß besonders die Einschätzung der eigenen Fähigkeit, abzunehmen, und die subjektiv empfundenen Benachteiligungen aufgrund des Übergewichts, die individuelle Fähigkeit und/oder den Willen Gewichtsreduktionsmaßnahmen aufrechtzuerhalten, beeinflussen. Dies bedeutet, daß individuell unterschiedliche Vorstellungen über die eigenen Fähigkeiten eine besondere Rolle bei einer Übergewichtstherapie spielen.

Inwieweit eine generelle Vertrauensbereitschaft in die eigenen Fähigkeiten einen Gewichtsabnahmeerfolg vorhersagen kann, überprüften Carroll et al. (1980) in ihrer Studie. Personen, die ihre eigenen Einschätzungen, die sie bei einer abstrakten Aufgabe abgeben sollten, als positiv bewerteten, verloren in der darauffolgenden Verhaltenstherapie mit Selbstkontrollansatz mehr an Gewicht, als diejenigen, die ihre Schätzungen als ungenau beurteilten.

Die Personen sollten die Dauer von 20 kurzen (zwischen 5 und 15 s) Zeitintervallen, die mit Start begannen und mit einem Klingelton aufhörten, schätzen. Nach jeder Schätzung sollten sie die Genauigkeit ihrer Schätzung nach einer 5stufig vorgegebenen Einteilung beurteilen. Die Genauigkeit ihrer Schätzungen erfuhren sie nicht.

Eine inverse Beziehung wurde bei Diättherapie festgestellt. Eine mögliche Erklärung für dieses Ergebnis ist, daß die Messung im Vorexperiment ein Index dafür ist, inwieweit die Personen positive Selbsteinschätzungen gebrauchen und vielleicht auch inwieweit sie sich selbst verstärken. Da die Verhaltenstherapie die Patienten dahingehend trainiert, ihr Verhalten nur dann positiv zu bewerten und zu verstärken, wenn damit ein angestrebtes Ziel erreicht wurde, könnte es sein, daß die Personen, die einen hohen Wert in dem Vorexperiment erzielten, sich folglich positiver beurteilen und verstärken, wenn sie aufgrund der in der Verhaltenstherapie geübten Selbstbeobachtung erfahren, daß sie ihre Verhaltensziele einhalten.

In der Diättherapie hingegen lernen die Patienten nicht, auf ihr Eßverhalten zu achten. Personen, die nun generell ihre Anstrengungen als positiv bewerten, könnten auch eine Reihe von Verhaltensweisen, die die Gewichtsreduktion verzögern, positiv bewerten und sich dafür verstärken, d. h. wenn die Ziele und das Feedback vage sind, werden diejenigen, die ihre Anstrengungen generell positiv bewerten, am wenigsten Gewicht verlieren.

Vielleicht belohnen sich Personen, die sich positiver bei der Selbsteinschätzungsmessung beurteilten, bei verschiedenen Leistungen häufiger mit Essen. Da in der Verhaltenstherapie gelernt wird, daß nur bestimmte vorher festgesetzte Ziele belohnt werden dürfen und die Belohnung kein zusätzliches Essen sein darf, könnten diese Personen dieses Verhaltensmuster, das vielleicht ihr Übergewicht mitbedingt hat, verändern. Diese zweite Erklärungsmöglichkeit kann überprüft werden, indem vor der Therapie beobachtet wird, ob Personen mit positiven Selbsteinschätzungsmaßen Essen als Verstärker einsetzen. Ob dieses Selbsteinschätzungsmaß auch den Gewichtsverlust nach einer Verhaltenstherapie vorhersagen kann, muß in weiteren Studien überprüft werden. (vgl. auch Kincey 1981)

In dieser Studie wurde das Zusammenwirken von individuellen Eigenschaften der Patienten und Therapieelementen deutlich. Auch eine Therapie, die die besten durchschnittlichen Ergebnisse im Vergleich zu anderen Therapiearten bei Gewichtsreduktion gezeigt hat, muß nicht für jeden Patienten die optimale Therapieform sein. Vielleicht ist für Patienten, die ein geringes Selbstvertrauen in ihre Fähigkeiten besitzen, eine Diättherapie eher indiziert? Oder ist es sinnvoller, das Selbstvertrauen der Patienten zu stärken, damit eine verhaltenstherapeutische Maßnahme zur Gewichtsreduktion auch bei diesen Patienten langfristige Erfolge zeigt? Hier würde man wohl eher letzteres befürworten, doch bei der Suche nach Eigenschaften und Einstellungen von Übergewichtigen, die einen Therapieerfolg begünstigen, werden sicherlich noch andere Fälle auftauchen, in denen die Frage nicht so leicht zu beantworten ist, d. h. die Therapie individuell auf die Bedürfnisse des Patienten abgestimmt werden sollte. Inwiefern eine solche individuelle Vorgehensweise auch in Gruppentherapien verwirklicht werden kann, muß Gegenstand weiterer Forschungen sein.

## Sport als Therapieerfolgsprädiktor

Die Bedeutung körperlicher Betätigung bei der Entstehung und Aufrechterhaltung einer Adipositas wurde vielfach diskutiert (Thompson et al. 1982; Brownell 1982 b; Stern u. Lowney 1986). Ein direkter Zusammenhang konnte bisher jedoch noch nicht eindeutig nachgewiesen werden. Diese Tatsache bedeutet aber nicht, daß eine Erhöhung der körperlichen Aktivität keinen positiven Einfluß bei einer Adipositastherapie haben wird. Thompson et al. (1982) betonen:

"It is not necessary to demonstrate an association between inactivity and the development of obesity in order to evaluate the role of exercise in the treatment of the disorder" (S. 60).

Woo et al. (in Stern u. Lowney 1986, S. 149) überprüften bei 6 übergewichtigen Frauen, inwieweit ein veränderter Aktivitätsgrad einen Einfluß auf die Nahrungsaufnahme hat. Die Energiebilanz der Frauen wurde in 3, jeweils 9 Tage dauernden Perioden unterschiedlicher Aktivität (gar keine Übung, mäßige Übung und vermehrte (moderate) Übung auf einem Lauftrainer) registriert. Sie fanden, daß sich die Nahrungsaufnahme nicht veränderte, aber der Energieverbrauch stieg, so daß sich eine negative Energiebilanz von - 423 kcal bei vermehrter Aktivität, im Gegensatz zu - 152 kcal bei mäßiger und - 41 bei keiner Aktivität ergab.

Eine andere Studie (Edholm et al., in Stern u. Lowney 1986), in der Kadetten 14 Tage beobachtet wurden, stellte fest, daß die Nahrungsaufnahme an Tagen gesteigerter körperlicher Aktivität verringert war und an den restlichen Tagen erhöht. Nahrungsaufnahme und Energieverbrauch korrelierten 2 Tage später positiv miteinander.

Graham et al. (1983), Katahan et al. (1982), Gormally u. Rardin (1981) und Kessler (1982) stellten in ihren Follow-up Untersuchungen übereinstimmend fest, daß Patienten, die körperlich aktiv waren, signifikant mehr an Gewicht nach der Therapie verloren, bzw. signifikant weniger häufig wieder an Gewicht zunahmen, als Patienten, die keine sportlichen Aktivitäten ausübten.

Inwieweit Sport die psychische und physische Gesundheit bei einem Gewichtsreduktionsprogramm für stark übergewichtige Patienten (150 - 300 % über dem Idealgewicht) verbessert, überprüften Lampman et al. (1986). Die Patienten wurden randomisiert auf 2 Gruppen verteilt. Die eine Gruppe erhielt eine hypokalorische Diät und ein körperliches Trainingsprogramm (Experimentalgruppe). Die andere Gruppe, die als Kontrollgruppe dienen sollte, erhielt hypokalorische Diät und Beschäftigungstherapie. Die durchschnittliche Gewichtsabnahme unterschied sich bei beiden Gruppen nicht signifikant. Die Experimentalgruppe wies jedoch, im Vergleich zur Kontrollgruppe, eine geringere Abnahme der fettfreien Körpermasse auf. Die Sauerstoffaufnahme stieg bei beiden Gruppen signifikant an, die Insulinsensitivität nur bei der Experimentalgruppe. Zur Bedeutung des Sauerstoffwechsels bei Reduktionsdiät s. Rieckert et al. (1984); vgl. auch Koschinsky (1984).

Der Cholesterinspiegel sank signifikant in der Experimentalgruppe, wohingegen er bei der Kontrollgruppe sogar leicht anstieg.

Besonders eindrucksvoll ist, daß sich psychologische Parameter, die mit der SCL 90-R ("Symptom Check List-90 Revised"), einer Liste von 90 Items, die die psychologischen Symptome von psychiatrischen und medizinischen Patienten erfaßt, in fast allen Dimensionen nur bei der Experimentalgruppe verbesserten. Es verbesserten sich folgende Parameter: Somatisierung, zwanghafte Eßanfälle, Depression, Angst und Aggression. Die Bedeutung des Sports für die Adipositastherapie ist nach den oben dargestellten Ergebnissen evident. Da die Abbrecherquote bei derartigen Bewegungsprogrammen sehr hoch liegt (bei ca. 50 %, Brownell 1982 b) sollten zukünftige Forschungen sich darauf konzentrieren, wie die Motivation übergewichtiger Patienten, sich sportlich zu betätigen, erhöht werden kann, bzw. wie solche Programme attraktiver gestaltet werden können, um die hohe Abbrecherrate zu senken.

## Soziale Unterstützung und Nachsorgemaßnahmen

Die Tatsache, daß viele Teilnehmer an einer Adipositastherapie ihr verlorenes Gewicht nach der Therapie wieder zunehmen, bzw. andere ihr Wunschgewicht noch nicht erreicht haben und weiter abnehmen möchten, läßt fragen, inwieweit die Familie, der Ehepartner oder Freunde in die Therapie miteinbezogen werden können, um einem möglichen Rückfall während oder nach der Therapie vorzubeugen, bzw. um die Patienten nach der Therapie bei ihren weiteren Abnahmeversuchen zu unterstützen.

Murphy et al. (1982) überprüften, inwieweit die Einbeziehung des Ehemanns in die Therapie einen Effekt auf den Therapieerfolg hat. Sie stellten in einer 1jährigen und einer 2jährigen Follow-up-Untersuchung fest, daß diejenigen, die ihren Partner bei den Sitzungen dabei hatten, signifikant mehr an Gewicht in der posttherapeutischen Phase verloren, als die Teilnehmer, deren Partner nicht an der Therapie teilgenommen hatte. Dieses Ergebnis wurde in einigen anderen Studien, die den Einfluß des Partners kontrollierten, bestätigt, doch es gibt auch Studien, die keine signifikanten Unterschiede finden (vgl. Brownell 1982 a).

Eine Ursache dafür ist vermutlich, daß die Einbeziehung des Partners in den verschiedenen Studien unterschiedlich intensiv war. Außerdem spielt die Beziehung zwischen den Ehepartnern eine Rolle, sowie die Bereitschaft des Übergewichtigen sich vom Partner unterstützen zu lassen. Diese Variablen wurden jedoch nicht kontrolliert.

Hall et al. (1978) gingen u. a. der Frage nach, ob Gruppensitzungen nach der Therapiephase einen Einfluß auf den weiteren Gewichtsverlauf haben. Alle Patienten nahmen an einem 10-wöchigen Verhaltenstherapiekurs zur Gewichtsabnahme teil, der Selbstkontrollelemente wie Essens- und Gewichtsbeobachtung, Stimuluskontrolle, Entwicklung von Selbstverstärkern, Eßverhaltensänderungen, Anleitungen zum Einkaufen und ein allgemein selbstbewußteres Umgehen mit Verführungssituationen beeinhaltete. Nach dieser Therapiephase wurde die Gewichtsabnahme der Teilnehmer registriert und die Teilnehmer randomisiert auf Gruppen unterschiedlicher Follow-up-Bedingungen verteilt.

Gruppe 1 traf sich in den Wochen 18, 26, 34 und 52 zum Wiegen, ansonsten fanden keine Gespräche, zusätzlichen Sitzungen oder Anweisungen statt.

Gruppe 2 wurde aufgefordert, das Gewicht und die Essensmenge weiterhin zu registrieren und die Bögen alle 2 Wochen beim Therapeuten abzuliefern. Auch diese Gruppe erhielt, wie Gruppe 1, die Anweisung, diejenigen Techniken weiterhin zu benutzen, die ihnen am meisten geholfen haben. Die Zeitpunkte zum

Wiegen entsprachen der Gruppe 1. Ab Woche 34 mußten sie keine Gewichts- und Essensbögen mehr abgeben.

Die 3. Gruppe traf sich alle 2 Wochen bis zur 34. Woche mit dem Therapeuten. Die Gruppe wurde darin unterstützt, sich gegenseitig Mut zu machen und neue Anwendungen bereits gelernter Techniken auszuprobieren. Neue Techniken wurden allerdings nicht gelernt. Außerdem registrierten sie weiterhin, wie Gruppe 2, Gewicht und Essensmenge.

In der 52. Woche wurden alle Teilnehmer noch einmal gewogen. Die Gruppen 2 und 3 zeigten signifikant mehr Gewichtsverluste in den Wochen 10 - 34 als die Gruppe 1. In der 52. Woche ergaben sich für den Zeitraum der 10. - 52. Woche keine signifikanten Differenzen zwischen den 3 Gruppen mehr.

Daß die Effektivität solcher posttherapeutischer Maßnahmen von der Qualität dieser Maßnahmen abhängig ist, wurde in einer Untersuchung von Perri et al. (1984, in Brownell u. Wadden 1986) nachgewiesen. Am Ende der Therapie trafen sich Patienten regelmäßig zu Sitzungen, in denen sie ihr Gewicht registrierten, diejenigen, die erfolgreich waren, lobten und gemeinsam Problemlösestrategien erarbeiteten. Außerdem war ein wöchentlicher telefonischer und brieflicher Kontakt mit dem Therapeuten möglich. Diese Gruppe konnte im Vergleich zu einer Gruppe, die sich nach der Therapie weiterhin 2mal wöchentlich traf und bei den Treffen verhaltenstherapeutische Standardtherapie erhielt, signifikant mehr ihre in der Therapie erzielten Gewichtsverluste aufrechterhalten.

Von seiten der Patienten besteht ein Wunsch nach solchen Nachsorgemaßnahmen, sei es in Form von schriftlich zugesandten Hilfen, Selbsthilfegruppen oder monatlichen Treffen, in denen ein Erfahrungsaustausch stattfinden soll. Dies konnte Kessler (1982) bei mehr als der Hälfte der Teilnehmer an einem verhaltenstherapeutischen Adipositasprogramm erfragen. Lottner-Arnold u. Dinger (1985), die schon während der Therapie immer wieder auf die Bedeutung der Nachsorge hingewiesen haben, stellten fest, daß die Teilnehmerfrequenz an den Sitzungen nach der Therapie kontinuierlich abnimmt (von 49 % 1/2 Jahr nach der Therapie auf 28 % nach 1 Jahr) und daß vorwiegend die Patienten in den Selbsthilfegruppen zu finden sind, die in der Therapie erfolgreich waren.

Die Vorgehensweisen, die für eine Langzeitstabilität als hilfreich angesehen werden, fassen die Autoren wie folgt zusammen: Aufbau einer stabilen Selbstkontrolle während der Therapiephase, Antizipieren von problematischen Situationen und Einüben von Bewältigungsmöglichkeiten, Ausblenden des Therapeutenkontaktes zum Ende der Therapie und Einbeziehung des sozialen Umfeldes.

## Eigene Untersuchung

Anhand der Klinikakten wurden adipöse Patienten, die aufgenommen werden sollten, ermittelt. Diesen Patienten (insgesamt 49) und ihren Hausärzten wurden Fragebögen zugeschickt, die dann als Wartekontrollgruppendaten zur Verfügung standen. Insgesamt schickten 33 Patienten die Fragebögen ausgefüllt zurück. Doch da einige den Aufnahmetermin verschoben hatten oder gar keine Behandlung mehr wollten, andere bei der Aufnahme nicht mehr zu einer weiteren Befragung bereit waren, lagen schließlich nur von 18 Patienten Daten aus der Wartezeit vor, die ausgewertet werden konnten. Eine unbehandelte Kontrollgruppe war klinisch nicht realisierbar.

An der Fragebogenuntersuchung in der ersten und letzten Woche des Klinikaufenthaltes nahmen 40 Patienten der Psychosomatischen Fachklinik Bad Dürkheim in der Zeit von Februar bis September 1986 teil. Die durchschnittliche Aufenthaltsdauer betrug 9,6 Wochen. 20 Patienten (18 Frauen und 2 Männer) dieser 40 Patienten nahmen auf Anraten ihres Therapeuten am Gruppentherapieprogramm teil. Den anderen Patienten wurden die Übungen zum Aufbau der Selbstkontrolle in den Einzelsitzungen mit dem Therapeuten vermittelt. Die Patienten wurden darüber informiert, daß 1/2 Jahr nach ihrer Entlasssung eine briefliche Nachbefragung stattfinden wird. Eine schriftliche Befragung wurde aus ökonomischen Gründen einer Direktbefragung vorgezogen. Man darf annehmen, daß diese Daten dennoch valide sind, denn nach Untersuchungen von Stunkard u. Albaum (1981) und Malchow u. Koch (1985) stimmen die von den Patienten angegebenen Angaben mit den tatsächlichen Angaben (z. B. Gewichtsangaben) ziemlich gut überein ($r = 0,98$).

Die ersten Katamnesefragebogen wurden Ende September 1986 verschickt, die letzten im April 1987. Die Rücksendung verlief schleppend, und über die Hälfte der Patienten wurde durch Erinnerungsbriefe und Telefonate nochmals gebeten, die Fragebögen ausgefüllt zurückzusenden. Alle Patienten, die an der Gruppentherapie teilgenommen hatten, nahmen auch an der Katamnese teil, jedoch nur 10 von den ursprünglich 20, die einzeltherapeutisch behandelt wurden, so daß für die Katamnese schließlich von 30 Patienten (75 %) Fragebögen vorlagen. Von 9 der 30 Personen waren Daten aus der Wartezeit vorhanden.

## Fragestellung

Wie oben bereits angeführt, ergeben sich für diese Evaluation folgende Fragestellungen:

1) Kann eine dauerhafte Gewichtsabnahme erreicht werden?
2) Ist eine dauerhafte Veränderung des Eßverhaltens durch eine stationäre verhaltenstherapeutische Adipositastherapie mit Selbstkontrollansatz möglich?
3) Gibt es Umstände in der Klinik, die die Gewichtsabnahme erleichtern, bzw. gibt es Umstände zu Hause, die eine Abnahme erschweren?
4) Konnte durch die Therapie eine langfristige Veränderung des Bewegungsverhaltens der Patienten in Richtung gesteigerter Aktivität erreicht werden?
5) Sind langfristig positive Veränderungen in der psychischen Symptomatik der Patienten festzustellen?
6) Sind langfristig positive Veränderungen in der physischen Symptomatik der Patienten festzustellen?
7) Sind Zusammenhänge zwischen der Gewichtsentwicklung und den Variablen Eingangsgewicht, Eßverhalten, Bewegungsverhalten und psychische Symptomatik festzustellen?

8) Gibt es Variablen, die einen langfristig erfolgreichen bzw. nichterfolgreichen Therapieausgang prognostizieren können?
9) Gibt es einen Unterschied hinsichtlich des langfristigen Therapieerfolgs zwischen Teilnehmern und Nichtteilnehmern der stationären Gruppentherapie?

Folgende Fragebögen wurden dazu von den Patienten bearbeitet (nähere Ausführungen s. Köpfle 1988):

| | Aufnahme | Entlassung | Katamnese |
|---|---|---|---|
| Therapieeingangsfragebogen | x | | |
| Eßverhalten | x | x | x |
| Ursachenzuschreibung | x | | |
| Belastungssituationen | x | x | x |
| Beck-Depressions-Inventar | x | x | x |
| Interaktionsangstfragebogen | x | x | x |
| Katamnesefragebogen | | | x |

## Ergebnisse

Bei der Auswertung der Daten wurden ausschließlich nonparametrische Verfahren verwendet, da bei diesen klinischen Daten nicht von einer Normalverteilung ausgegangen werden kann.

### *Vergleich der Responder und Nonresponder*

Beim Vergleich der soziodemographischen Daten zwischen Respondern und Nonrespondern ergaben sich beim Familienstand und bei der Erwerbstätigkeit auffällige Unterschiede. 8 % der Unverheirateten, aber 32 % der Verheirateten haben nicht geantwortet. 44 % der Erwerbstätigen, aber nur 9 % der Nichterwerbstätigen antworteten nicht. Möglicherweise liegt das daran, daß die Responder mehr Zeit hatten die Fragebögen zu beantworten. Wie oben bereits erwähnt haben die 10 Nonresponder nicht an der Gruppentherapie teilgenommen. Die Gruppentherapie scheint die Compliance, an der Nachbefragung teilzunehmen, zu erhöhen. Interpretationen dieser Unterschiede zwischen Respondern und Nonrespondern sind jedoch nur mit Vorbehalt zu machen, zumal sich die Teilnehmer an der Gruppentherapie hinsichtlich einiger soziodemographischer Daten von den Nichtteilnehmern unterscheiden (vgl. Stadler 1987). In vergleichbaren Untersuchungen sind Unterschiede zwischen den soziodemographischen Merkmalen von Respondern und Nonrespondern nicht zu finden (vgl. Kessler 1982).

Wichtiger als die Unterschiede bezüglich soziodemographischer Merkmale ist u. E. die Frage, ob sich die Verweigerer an der Nachuntersuchung von den Teilnehmer hinsichtlich ihrer Eingangsgewichte bzw. Gewichtsentwicklungen während der Therapie unterscheiden. Das durchschnittliche Eingangsgewicht der Responder beträgt 104 kg, das der Nonresponder 96 kg (Mann-Whitney-U-Test, p = 0,13). Die Responder hatten am Ende der Therapie durchschnittlich 11,6 kg, die Nonresponder 7,9 kg abgenommen. Die Responder nahmen signifikant mehr Gewicht während der Therapiephase ab (Mann-Whitney-U-Test, p = 0,046).

Auch die Teilnehmer der Nachuntersuchung bei Brownell et al. (1979) hatten, wie bereits oben erwähnt, während der Therapie signifikant mehr an Gewicht abgenommen. Es muß jedoch hier berücksichtigt werden, daß die Eingangsdurchschnittsgewichte von Respondern und Nonrespondern doch eine nicht zu vernachlässigende Differenz aufweisen, die dann noch an Bedeutung gewinnt, wenn man die hohe Korrelation zwischen der Höhe des Eingangsübergewichts und der Gewichtsabnahme während der Therapie betrachtet (r = 0,49, p 0,01, s. Tabelle 11).

## *Vergleich des prozentualen Übergewichts von Patienten mit und ohne Erinnerungsschreiben*

Die Frage, ob sich Patienten die gleich auf die 1. Aufforderung antworteten (nE), hinsichtlich ihres Übergewichts, von denen unterscheiden, die eine schriftliche bzw. eine 2. telefonische Erinnerung erhielten (E), kann von Interesse sein, z. B. könnten diejenigen, die nach der Therapie wieder zugenommen haben, erwogen haben, nicht zu antworten. Sie bedurften erst einer 2. Erinnerung, in der auf die Wichtigkeit der Angaben nochmals verwiesen wurde. Dies würde aber bedeuten, daß diese Probanden sich von denen, die gleich geantwortet haben, hinsichtlich des poststationären Gewichtsverlaufs unterscheiden. Man könnte dann auch die Vermutung äußern, daß es sich bei denen, die nicht geantwortet haben, in erster Linie um Personen handelt, die zugenommen haben.

Das durchschnittliche prozentuale Eingangsgewicht unterschied sich nicht signifikant voneinander (nE = 58,5 % ÜG; E = 57,6 % ÜG). Auch die durchschnittliche prozentuale Gewichtabnahme während der Therapie ergab keinen signifikanten Unterschied, wenngleich die Probanden nE durchschnittlich 16,5 % (nE = 42,3 % ÜG) und die Probanden mit Erinnerung 18,1 % (nE = 39,5 %) abgenommen haben. Nach der Therapie veränderte sich das Bild etwas. Die Patienten, die nicht erinnert wurden, nahmen weiter ab (nE = 40,8 % ÜG), diejenigen, die erinnert werden mußten, nahmen im Schnitt wieder zu (E = 44,8 % ÜG). Das durchschnittliche prozentuale Endgewicht unterscheidet sich jedoch nicht signifikant zwischen den beiden Gruppen E und nE (berechnet mit Mann-Whitney-U-Test, p = 0,884).

## *Soziodemographische Daten der Katamneseteilnehmer*

An der Nachuntersuchung nahmen von ürsprünglich 35 Frauen noch 27, und von 5 Männern noch 3 teil. Das Durchschnittsalter lag bei 33,7 Jahren, wobei die jüngste Person 18 und die älteste 55 Jahre alt war. 14 waren ledig, 10 verheiratet und 6 fielen in die Kategorie getrennt, verwitwet, geschieden. 19 Personen waren berufstätig, 7 arbeitslos und 4 waren Hausfrauen. Bei den Angaben zur Schulbildung zeichnete sich folgendes Bild ab: 20 mit Hauptschul- bzw. Volksschulabschluß; 9 mit Realschulabschluß und 1 Person mit Abitur.

### *Beschreibung der Katamneseteilnehmer bezüglich ihres Übergewichts, Gesundheitszustandes und Begleitdiagnosen*

Das Durchschnittsgewicht der 30 Katamneseteilnehmer betrug bei Aufnahme 103,97 kg, wobei das niedrigste Körpergewicht 71 kg und das höchste 160 kg betrug. Wegen seiner einfachen Berechnung und dennoch relativ genauen Angabe des Übergewichts (Ditschuneit 1980) und weil keine zusätzlichen Messungen an den Patienten (z. B. bei der Calipermessung) erforderlich sind, wurde das prozentuale Übergewicht nach Broca mit der Formel

(Körpergewicht minus Normalgewicht geteilt durch Normalgewicht) mal 100

**Tabelle 2.** Ursachen des Übergewichts aus der Sicht der Patienten nach der Häufigkeit der Nennungen geordnet. (Nach Stadler 1987)

| | n | [%] |
|---|---|---|
| - esse allgemein zuviel | 29 | (96) |
| - achte wenig auf Essen | 29 | (96) |
| - keinen Sport treiben | 29 | (96) |
| - Diät halten ist zu schwer | 27 | (90) |
| - zu wenig Bewegung | 25 | (83) |
| - esse wegen Problemen | 25 | (83) |
| - esse zu schnell | 25 | (83) |
| - kümmere mich wenig um Gewicht | 25 | (83) |
| - habe Spaß am essen | 24 | (80) |
| - kenne mich mit Kalorien nicht aus | 24 | (80) |
| - bin ein guter Kostverwerter | 23 | (77) |
| - kann mich nicht beherrschen | 23 | (77) |
| - esse unregelmäßig | 20 | (67) |
| - bin ein Feinschmecker | 15 | (50) |
| - es wird falsch gekocht | 15 | (50) |
| - bin falsch erzogen worden | 14 | (47) |
| - werde zum Essen verführt | 14 | (47) |
| - habe zuviel Stress | 14 | (47) |
| - Schicksal | 14 | (47) |
| - habe mehr Hunger als andere | 13 | (43) |
| - stehe unter Zwang zu essen | 11 | (36) |
| - Drüsen arbeiten nicht richtig | 7 | (23) |
| - wegen Erkrankungen | 5 | (17) |
| - wegen körperlichen Umstellungen | 5 | (17) |
| - wegen Schwangerschaft(en) | 3 | (10) |

(wobei das Normalgewicht für Männer und Frauen als Körpergröße in cm minus 100 definiert ist), errechnet.

Das durchschnittliche prozentuale Übergewicht nach Broca betrug 58 %. Das geringste prozentuale Übergewicht betrug 14 %, das höchste 100 %.

Nach den Angaben im Therapieeingangsfragebogen zur Entstehung, Dauer und Vorbehandlung des Übergewichts besteht bei 2/3 der Patienten das Übergewicht schon mindestens 5 Jahre (bei ca. der Hälfte sogar schon seit immer), nur 5 Patienten hatten noch gar keinen Abnahmeversuch gemacht, die Hälfte hatte schon mehr als 4mal versucht abzunehmen; ca. 1/3 der Patienten waren schon stationär wegen ihres Übergewichts behandelt worden. Die durchschnittliche Gewichtsabnahme bei den Abnahmeversuchen nach Angaben der Patienten betrug 4,9 kg. Bei 23 (77 %) der Patienten gibt es weitere Übergewichtige in der Familie (Eltern, Geschwister, Großeltern).

Die Hälfte der Patienten sieht die Entstehung ihres Übergewichts im Zusammenhang mit einem bestimmten Ereignis.

Tabelle 2 gibt die Ergebnisse des Fragebogens zur Ursachenzuschreibung wieder, der mit Hilfe der Ergebnisse, die Bengel u. Lottner-Arnold (1985) durch ein freies Interview, auf die Frage nach den Ursachen des Übergewichts aus der Sicht der Klienten erhalten haben, von uns zusammengestellt wurde.

Besonders auffallend ist, daß die medizinischen Ursachen, wie: wegen früherer Erkrankungen, wegen Schwangerschaften, wegen Klimakterium oder weil die Drüsen nicht richtig arbeiten, im Vergleich zu Ursachen, wie: wenig darauf achten was man ißt, keinen Sport treiben, sich mit Kalorien nicht auskennen, zu schnell oder zu unregelmäßig essen, weniger oft genannt werden. Dies kann als eine günstige Voraussetzung für die Therapie betrachtet werden, denn dies sind Ursachen, die durch die Initiative des einzelnen beseitigt werden können. (vgl. auch Hartigan et al. 1982)

## *Gesundheitszustand*

Auf vorgegebene Fragen nach ihrem Gesundheitszustand gaben 10 von 16 Personen (nicht Berufstätige) an, daß sie Schwierigkeiten bei der Erledigung ihrer täglichen Verpflichtungen, wie z. B. Kochen, Einkaufen usw., hatten. 8 von 14 Berufstätigen sahen ihre Arbeitsfähigkeit als stark gefährdet (einen Wert 50 %, auf der Skala von 0 - 100 %) an.

Wie eingangs berichtet handelt es sich um ein Klientel mit psychischen und somatischen Begleitdiagnosen. Tabelle 3 gibt eine Auflistung über die in den Akten der Patienten aufgefundenen psychiatrischen und somatischen Diagnosen.

## *Ziele, die mit einer Abnahme verbunden sind*

Die Patienten wurden nach den Zielen, die sie mit einer Gewichtsabnahme erreichen wollten, befragt. Besonders Ziele, die das äußere Erscheinungsbild betreffen, (z. B. "mir selbst besser gefallen", "Aussehen verbessern") wurden von den meisten Patienten auf den vorgegebenen Antwortkategorien angegeben.

**Tabelle 3.** Diagnosen nach der ICD 9

| ICD-Schlüssel | Beschreibung | n |
|---|---|---|
| **Psychiatrische Diagnosen:** | | |
| 300.0 | Angstneurose | 3 |
| 300.4 | Neurotische Depression | 9 |
| 301.5 | Hysterische Persönlichkeit | 1 |
| 301.8 | Andere Persönlichkeitsstörungen | 2 |
| 305.0 | Alkoholmißbrauch | 1 |
| 306 | Körperliche Funktionsstörung psychischen Ursprungs | 7 |
| 306.1 | Atemnot | 1 |
| 307.5 | Nicht näher zu bezeichende Eßstörungen | 2 |
| 309.0 | Kurzdauernde depressive Reaktion | 1 |
| 309.1 | Länger dauernde depressive Reaktion | 2 |
| 309.4 | Anpassungsstörung im Sozialverhalten | 1 |
| 312.0 | Anderwertig nicht klassifizierte Störung des Sozialverhaltens | 1 |
| 313.0 | Spezielle emotionale Störung des Kindes- und Jugendalters | 3 |
| 317.0 | Niedrige Intelligenz | 1 |
| **Somatische Diagnosen:** | | |
| 278.0 | Adipositas | 30 |
| 240.0 | Struma simplex | 3 |
| 250.0 | Diabetes mellitus | 2 |
| 274.0 | Gicht | 1 |
| 340 | Sonstige Krankheiten des ZNS | 1 |
| 401 | Essentielle Hypertonie | 9 |
| 412 | Alter Myokardinfarkt | 1 |
| 427.6 | Extrasystolie | 1 |
| 493.9 | Nicht näher bezeichnetes Asthma | 1 |
| 533.0 | Ulcus pepticum ohne Angabe des Sitzes | 1 |
| 618.0 | Scheidenwandvorfall | 1 |
| 729.0 | Rheumatismus | 1 |

**Tabelle 4.** Von Patienten angekreuzte Ziele der Therapie

| | n | [%] |
|---|---|---|
| - sich selbst besser gefallen | 26 | (87) |
| - kleinere Kleidergröße | 23 | (77) |
| - Aussehen verbessern | 19 | (63) |
| - gesünder werden | 19 | (63) |
| - belastbarer werden | 18 | (60) |
| - Partner finden | 11 | (37) |
| - Sport treiben | 11 | (37) |
| - Partner besser gefallen | 7 | (23) |
| - tanzen gehen | 7 | (23) |
| - ernst genommen werden | 7 | (23) |

## *Veränderungen der Gewichte*

Da eine Patientin keine Gewichtsangabe im Katamnesebogen angab, sind die Durchschnittsgewichte bzw. die durchschnittlichen prozentualen Übergewichte nur aus den Angaben der 29 Patienten, von denen zu allen 3 Zeitpunkten Daten vorliegen, errechnet worden.

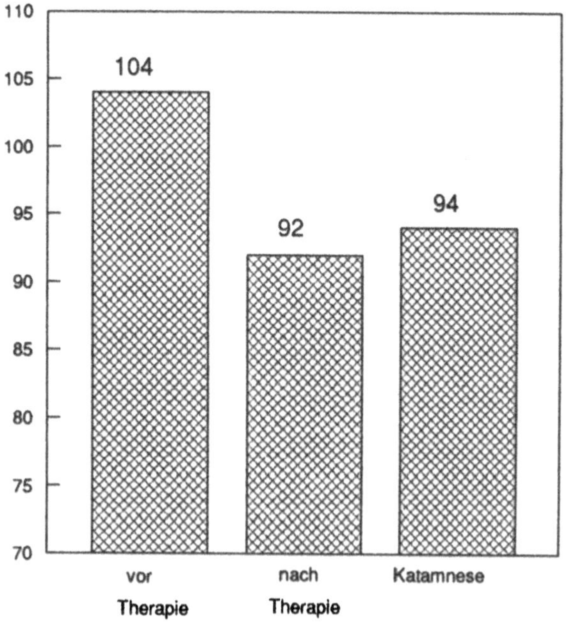


**Abb. 1.** Durchschnittsgewicht (kg) zu 3 Zeitpunkten

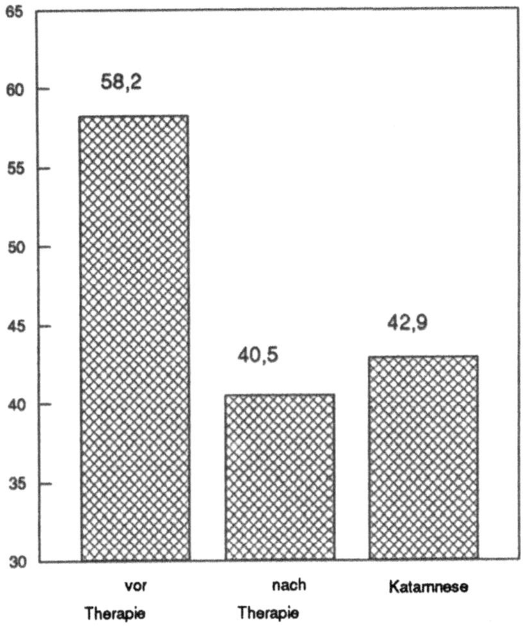


**Abb. 2.** Durchschnittsübergewicht (%) zu 3 Zeitpunkten

Die 29 Patienten nahmen in der Therapiephase durchschnittlich 11,9 kg ab und in der Zeit nach der Therapie durchschnittlich 1,7 kg zu. Das Ergebnis der beiden Wilcoxon-Tests bestätigt, daß das Durchschnittsgewicht 1/2 Jahr nach der Therapie signifikant geringer ist als vor der Therapie (p 0,001), sich aber nicht mehr signifikant nach der Therapie verändert hat ($p = 0{,}203$). Das durchschnittliche prozentuale Übergewicht fiel dementsprechend in der Therapiephase von 58 % auf 40,5 % und stieg in dem halben Jahr nach der Therapie wieder etwas an, auf 42,9 %. In Abb. 1 und 2 sind die Unterschiede graphisch dargestellt.

## *Veränderung der Gewichte in der Quasikontrollgruppe*

Das Durchschnittsgewicht der Wartegruppe (9 Patienten) betrug 99,9 kg. Bei der Aufnahme lag das Durchschnittsgewicht bei 101,1 kg. Dieser Unterschied ist nicht signifikant ($p = 0{,}11$). Das Durchschnittsgewicht dieser 9 Patienten lag nach der Therapie bei 92,1 kg und 1/2 Jahr nach der Therapie bei 95,3 kg. Das Gewicht am Ende und 1/2 Jahr nach der Therapie unterscheidet sich signifikant vom Eingangsgewicht (p 0,05). Der Unterschied zwischen dem Gewicht nach der Therapie und dem Gewicht 1/2 Jahr nach der Therapie liegt unter der Signifikanzgrenze ($p = 0{,}33$).

Man kann also mit einiger Sicherheit annehmen, daß die Gewichtsabnahme auf die Therapie zurückzuführen ist.

## *Ergebnisse im Bereich Eßverhalten*

### Mahlzeitendauer

Wie in Abb. 4 zu sehen ist, stieg die Dauer der 3 Hauptmahlzeiten während der Therapiephase an, wobei die meisten Patienten 20 - 30 min aßen, im Gegensatz zu den Angaben vor der Therapie, wo der Häufigkeitsgipfel bei 10 - 20 min lag und z. B. 1/3 der Patienten gar nicht frühstückte und mehr als 20 % weniger als 10 min dazu benötigten. Eine Mahlzeitendauer von 15 - 20 min ist nach ernährungsphysiologischen Gesichtspunkten optimal und wurde auch im Selbstkontrolltraining so vermittelt.

Daß sich die Mahlzeitendauer während der Therapiephase verlängert, ist aufgrund des nicht vorhandenen Zeitdrucks nicht weiter verwunderlich.

Die Ergebnisse des Wilcoxon-Tests zeigen, daß zumindest die Verlängerung der Mahlzeitendauer bei Mittag- und Abendessen nachstationär nicht mehr aufrechterhalten wird ($p = 0{,}107$ und $p = 0{,}931$). Nur die Frühstücksdauer ist im Vergleich zu der Zeit vor der Therapie noch signifikant höher ($p = 0{,}004$). Betrachtet man die Mittelwerte, so ist festzustellen, daß die durchschnittliche Frühstücksdauer vor der Therapie, im Vergleich zur Dauer der beiden anderen Hauptmahlzeiten, geringer war; 1/2 Jahr nach der Therapie liegt die durchschnittliche Dauer bei Frühstück, Mittag- und Abendessen bei 10 - 20 min. Eine Beibehaltung der Mahlzeitendauer über 20 min war also den meisten Patienten zu Hause nicht mehr möglich (vgl. Abb. 3 - 5). Es stellt sich die Frage, ob dies überhaupt notwendig ist, da das Ziel, die Mahlzeitendauer soweit zu verlängern, bis eine physiologische Rückmeldung der Sättigung erfolgen kann, erreicht wurde. Eine weitere Differenzierung der Mahlzeitendauer z. B. durch die Angaben 10 - 15 min und 15 - 20 min wäre gerade in dieser Zeitspanne aus den oben genannten Gründen wünschenswert.

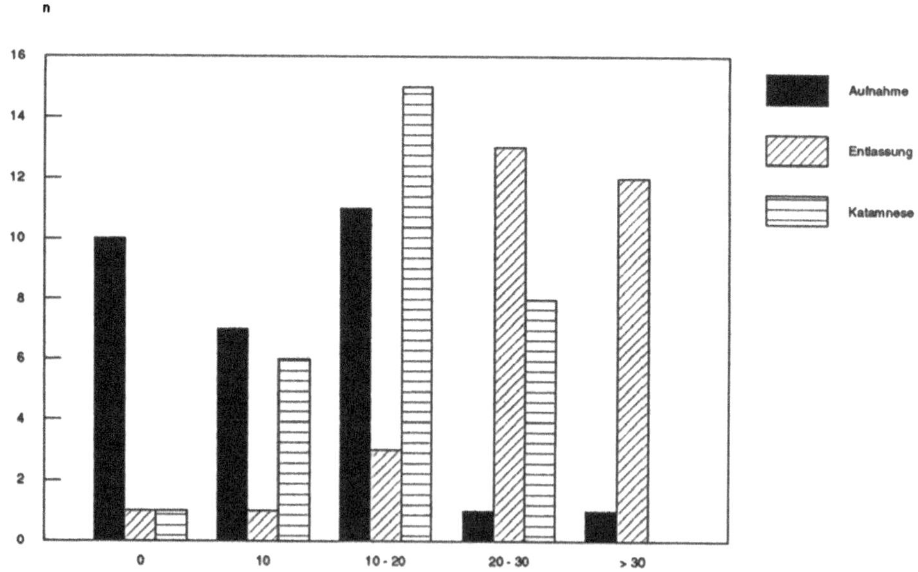


**Abb. 3.** Durchschnittliche Dauer des Frühstücks (min) zu 3 Zeitpunkten

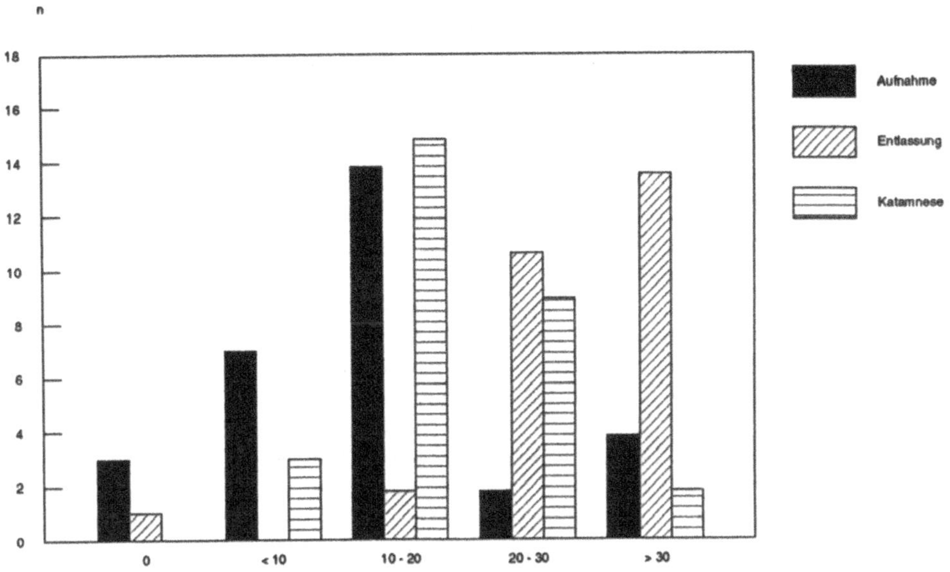


**Abb. 4.** Durchschnittliche Dauer des Mittagessens (min) zu 3 Zeitpunkten

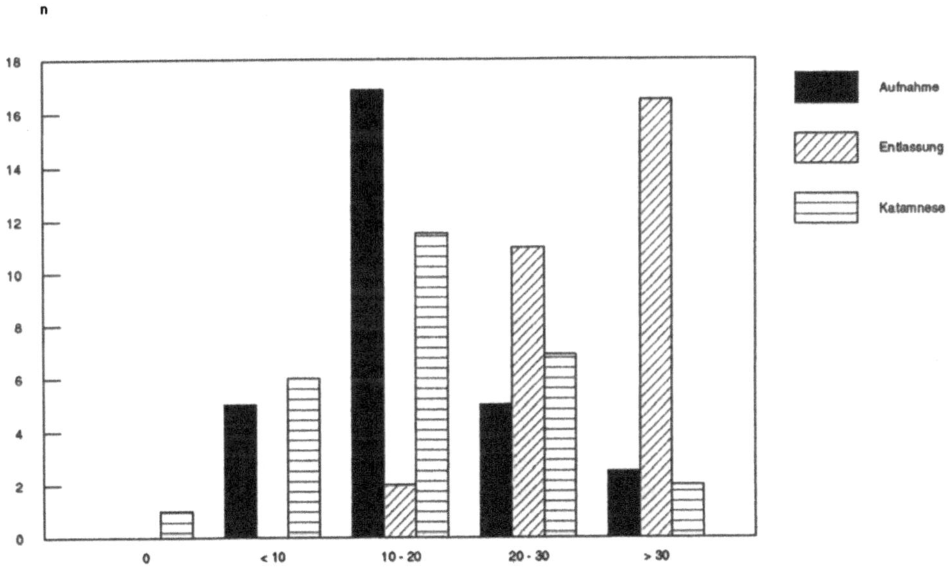


**Abb. 5.** Durchschnittliche Dauer des Abendessens (min) zu 3 Zeitpunkten

## Anzahl der Mahlzeiten

Die Zahl der Mahlzeiten, die am günstigsten ist, um Hungergefühle zu vermeiden, aber auch um nicht zu viel zu essen bzw. ständig mit dem Essen beschäftigt zu sein (Reizkontrolle der Nahrungsaufnahme), liegt bei 3 - 5 Mahlzeiten. Aus ernährungsphysiologischen Gründen sollte dabei die Kalorienmenge in der 2. Tageshälfte geringer als in der ersten sein.

Vor der Therapie nahmen 17 der Patienten 3 - 5 Mahlzeiten zu sich, also schon ca. 57 %. Am Ende der Therapie waren dies 29, dies entspricht 97 %. Daß mit Ausnahme eines Patienten alle die optimale Mahlzeitenanzahl zu sich nahmen, mag ein Erfolg sein, den man dem Selbstkontrollansatz zuschreiben kann. Es ist jedoch zu bedenken, daß die Patienten in der Klinik ihre Mahlzeiten nicht selbst zubereiten und auch meist keine Nahrungsmittel auf den Zimmern haben, d. h. es kann allein an der Organisation liegen, daß die Patienten die optimale Anzahl an Mahlzeiten zu sich nehmen. Dies würde aber bedeuten, daß, wenn Patienten diese Regel nicht erlernt haben, sich die Anzahl der Personen, die vor der Therapie 3 - 5 Mahlzeiten hatten, poststationär nicht ändern würde. Deshalb ist auch hier, wie bei der Mahlzeitendauer, von besonderem Interesse, wieviele Patienten dies zu Hause verwirklichen.

Festzustellen ist, daß 20 % mehr als vor der Therapie 3 - 5 Mahlzeiten zu sich nehmen, jedoch auch wiederum 20 % weniger als während der Therapie. Ob dies nun daran liegt, daß eine Vermittlung dieses Therapieelements bei einer stationären Gruppe erschwert ist, ist nur dann annähernd zu beurteilen, wenn bei ambulanten Gruppen diese Regel nach der Therapie eher eingehalten wird. In der Literatur sind Angaben dazu nur bei Dinger et al. (1985) zu finden. Am Therapieende nehmen 61 % der Teilnehmer an dem interdiziplinären Gruppentherapieprogramm, das ebenfalls auf einem Selbstkontrollansatz (vergleichbar mit Hautzingers Ansatz) basiert, 5 Mahlzeiten zu sich; 1 Jahr nach der Therapie nur noch 48 %. Dinger et al. (1985) interpretieren dies dahingehend, daß die Einhaltung dieser Regel von den Teilnehmern zwar für notwendig erachtet wird, daß aber äußere Gegebenheiten und jahrelange Gewohnheiten die Einhaltung erschweren. Diese Angaben sind, da es sich genau um 5 Mahlzeiten handelt, nicht direkt mit den oben beschriebenen Daten vergleichbar. Es kann nur soviel festgestellt werden, daß einiges dafür spricht, daß diese Regel stationär genauso gut bzw. schlecht gelernt wird, wie ambulant.

### Ungeplante Mahlzeiten

Am Ende der Therapie haben mehr als 3/4 der Patienten weniger als einmal in der Woche ungeplant gegessen. Da diese Planung der Mahlzeiten erst in der Therapie gelernt wurden, liegen keine Vergleichsdaten vor der Therapie vor.

1/2 Jahr nach der Therapie sind es nur noch ca. 50 % der Patienten, die weniger als einmal in der Woche ungeplant essen. Nur 1 Patienten gelingt es, immer nur dann zu essen, wenn es eingeplant ist; 3 Patienten essen täglich mehr als einmal ungeplant.

Die Veränderung in Richtung "mehr ungeplante Mahlzeiten" ist signifikant ($p = 0{,}009$). Welche Bedingungen in der Klinik es den Patienten erleichterten, planvoll zu essen, und welche es ihnen zu Hause erschweren und was deshalb gegebenfalls an der Therapie zu verändern ist, wird weiter unten noch erläutert werden.

**Tabelle 5.** Ungeplante Mahlzeiten. Absolute und prozentuale Anzahl der Personen in den angegebenen Kategorien und Ergebnis des Wilcoxon-Tests

| | Nachher | [%] | 1/2 Jahr | [%] |
|---|---|---|---|---|
| - mehr als einmal täglich | 0 | (0,0) | 3 | (11,5) |
| - einmal täglich | 0 | (0,0) | 1 | (3,8) |
| - mehrmals in der Woche | 4 | (13,3) | 4 | (15,4) |
| - einmal in der Woche | 3 | (10,0) | 4 | (15,4) |
| - 2- bis 3mal im Monat | 7 | (23,3) | 6 | (23,1) |
| - seltener | 10 | (33,3) | 7 | (26,9) |
| - nie | 6 | (20,0) | 1 | (3,8) |
| - keine Angaben | 0 | (0,0) | 4 | (13,3) |

Wilcoxon-Test: $p = 0{,}009$

## Eßverhaltensregeln

Wie sich das Eßverhalten während der Therapie verändert hat und welche Eßverhaltensweisen die Patienten noch nach der Therapie beibehalten haben, zeigt Tabelle 6.

**Tabelle 6.** Veränderung des Eßverhaltens. Absolute und prozentuale Angabe der Personen, die ihr Eßverhalten in der angegebenen Weise verändert haben. (Nach Köpfle 1988)

| | Nachher | [%] | 1/2 Jahr | [%] |
|---|---|---|---|---|
| - langsam essen | 28 | (93) | 13 | (43) |
| - mehr kauen | 21 | (70) | 8 | (27) |
| - wenig auf Teller | 12 | (40) | 11 | (37) |
| - wenig nachnehmen | 12 | (40) | 11 | (37) |
| - Besteck beiseite | 11 | (37) | 5 | (17) |
| - schlucken-trinken | 10 | (33) | 1 | (4) |
| - pur essen | 8 | (27) | 8 | (27) |
| - keine Zwischenmahlzeiten | 6 | (20) | 2 | (7) |
| - bestimmtes Gedeck | 1 | (3) | 0 | (0) |
| - Eßverhalten nicht geändert | -- | --- | 3 | (10) |
| - alte Eßgewohnheiten | -- | --- | 9 | (30) |

Die einzelnen neuen Eßverhaltensweisen werden in unterschiedlichem Maße eingehalten. Es bereitet während der Therapie wenig Schwierigkeiten, langsamer zu essen und mehr zu kauen; auch wenig auf den Teller nehmen oder nicht mehr nachzunehmen, gelingt 40 % der Patienten. Obwohl die Häufigkeit der Anwendung dieser Eßverhaltensregeln nach der Therapie abnimmt, rangieren diese weiterhin an oberster Stelle und werden von wenigstens 27 % der Patienten angewendet.

Ohne Nebenbeschäftigung zu essen gelingt während der Therapie genauso vielen Patienten wie nach der Therapie (27 %). Vermutlich unterscheiden sich aber die Nebenbeschäftigungen in der Klinik und zu Hause. Zum Beispiel ist es in der Klinik nicht möglich, während den Hauptmahlzeiten im Speisesaal fern zu sehen, bzw. Radio zu hören. Die häufigste Nebenbeschäftigung in der Klinik ist sicherlich das Gespräch mit dem Tischnachbarn.

Das Besteck öfter auf die Seite zu legen oder zuerst den Bissen hinunterzuschlucken um dann zu trinken, - also ebenfalls Verhaltensweisen, die die Mahlzeitendauer verlängern sollen - werden während der Therapie noch von 1/3 der Patienten, aber nach der Therapie kaum noch angewendet.

Die Regel, ein bestimmtes Gedeck zu benutzen, kann stationär kaum geübt werden, da sich die Patienten das Essen vom Küchenpersonal auf den Teller geben lassen und es keine unterschiedlichen Gedecke gibt. Es ist also nicht verwunderlich, daß diese Regel, die die Patienten zwar kennen, aber nicht einüben konnten, zu Hause nicht befolgt wird.

Bei 43 % der Patienten sind die alten Eßgewohnheiten von einem auf den anderen Tag, nicht allmählich, durchgebrochen. Dies ist m. E. eine sehr wichtige Beobachtung, da daraus Schlüsse für die Therapie gezogen werden können.

**Bewältigungsstrategien in Versuchungsituationen**

Die Bewältigungsstrategien "warnende Fotos ansehen" und "die Unterschiede zwischen schlanken und dicken Menschen feststellen", wurden von den Patienten nie als die am häufigsten angewandte Methode gewählt; bis auf 1 Person, auch nicht in der Zeit nach der Therapie (vgl. Tabelle 7). Kognitive Methoden, wie beispielsweise ein Selbstgespräch führen und sich dabei die Vorteile des Schlankseins vor Augen führen, scheinen von den Patienten am hilfreichsten angesehen zu werden.

Überraschend ist, daß die Bewältigungsstrategie "Entspannung" am Ende der Therapie am häufigsten nur von 2 Personen und nach der Therapie sogar von niemandem an erster Stelle genannt wurde, zumal 25 Patienten Entspannung nach Jacobson in der Klinik erlernt haben. Möglicherweise ist diese Methode in der Gruppe und in den Einzelsitzungen nicht deutlich genug als mögliche Bewältigungsstrategie eingeführt worden oder aber diese Methode hat sich als Bewältigungsstrategie nicht bewährt.

Ob eine Bewältigungsstrategie auf Dauer beibehalten wird, liegt sicher auch daran, inwieweit sie erfolgreich ist; 2/3 der Patienten gelang während der Therapiephase eine Bewältigung der Versuchungssituation in 75 - 100 % der Fälle, bei Anwenden einer der Methoden. Nur einer Person gelang dies in nur 25 % der Fälle. Nach der Therapie gelang eine Bewältigung in 75 - 100 % der Fälle nur noch 41 %; 3 Personen konnten selbst bei Anwendung einer Methode nie die Versuchungssituation bewältigen.

Diese doch beträchtlich geringere Zahl der erfolgreichen Bewältigung einer Versuchungssituation (nachstationär), könnte einerseits daran liegen, daß die Patienten ungenügend in der Lage sind, die neu gelernten Verhaltensweisen auf die gewohnten Gegebenheiten zu Hause zu übertragen bzw. sie schnell wieder verlernen, andererseits, daß ihnen zu Hause viel mehr und vielfältigere Versuchungssituationen begegnen als in der Klinik und diese aufgrund ihrer Anzahl und Verschiedenartigkeit mit den gelernten Verhaltensweisen gar nicht zu bewältigen sind. Dennoch gibt es einige Patienten, denen die Bewältigung mit einer gelernten Methode (immerhin bei 11 Patienten, also 1/3, in 75 % der Fälle) gelingt. Daraus kann man die Frage ableiten, ob dies auch Auswirkungen auf die Gewichtsentwicklung hat (s. unten) und wenn ja, wie kann man erreichen, daß mehr Patienten eine Versuchungssituation bewältigen.

Vergleichsdaten aus ambulanten und stationären Therapien liegen zu diesem Fragenkomplex nicht vor.

**Tabelle 7.** Bewältigungsstrategien in Versuchungssituationen. Absolute und prozentuale Angabe der Personen, die am erfolgreichsten die angegebene Bewältigungsstrategie anwenden. (Nach Köpfle 1988)

| | Nachher | [%] | 1/2 Jahr | [%] |
|---|---|---|---|---|
| - Selbstgespräch führen | 6 | (20) | 5 | (17) |
| - an einen Satz denken | 5 | (17) | 6 | (21) |
| - Stopsignal | 5 | (17) | 2 | (7) |
| - Körper erfahren | 5 | (17) | 4 | (14) |
| - Zukunftsbilder | 4 | (13) | 2 | (7) |
| - Vor- und Nachteile überlegen | 3 | (10) | 4 | (14) |
| - Entspannung | 2 | (7) | 0 | (0) |
| - warnende Fotos | 0 | (0) | 0 | (0) |
| - Unterschiede feststellen | 0 | (0) | 1 | (3) |
| - keine Strategie | - | --- | 5 | (17) |
| - keine Angaben | 0 | (0) | 1 | |

### Essen in Belastungssituationen

Die Patienten gaben am Anfang, am Ende und 1/2 Jahr nach der Therapie bei 7 Situationen, die nach den Angaben eines Arztes der Klinik als typische Auslöser für ungeplantes Essen anzusehen sind (Ärger, Enttäuschung, Einsamkeit, Langeweile, Hektik, Müdigkeit, finanzielle Sorgen) an, ob sie in 0 - 25 - 50 - 75 - 100 % der Fälle essen würden. Die Durchschnittswerte wurden errechnet, indem die prozentualen Häufigkeitsangaben der Patienten aufaddiert wurden und durch 7 dividiert wurden. Man erhält damit die durchschnittliche prozentuale Häufigkeit, mit der in den beschriebenen belastenden Situationen mit Essen reagiert wird. Ein Absinken bedeutet, daß die Wahrscheinlichkeit, in diesen Situationen zu essen, reduziert wurde.

Am Ende der Therapie essen die Patienten signifikant weniger oft in belastenden Situationen (p 0,05) als vor der Therapie. Zu Hause (1/2 Jahr nach der Therapie) gelingt es den Patienten wieder genauso wenig, belastende Situationen zu bewältigen, wie vor der Therapie. Diese Ergebnisse sind ernüchternd, wenn man bedenkt, daß im Selbstkontrollprogramm speziell der Punkt "Bewältigung von Belastungssituationen" besprochen wird und Alternativverhalten aufgebaut werden soll. Leider liegen keine Vergleichsdaten aus ambulanten Therapien vor. Es kann deshalb nur vermutet werden, daß, wie eingangs erwähnt, die Belastungssituationen in der Klinik sich doch sehr, sowohl quantitativ als auch qualitativ, von denen unterscheiden, die die Patienten zu Hause zu bewältigen haben, so daß ein Transfer gar nicht möglich ist.

## *Fördernde Umstände in der Klinik und hindernde Umstände zu Hause*

Im Katamnesefragebogen sollten die Patienten angeben, welche Umstände in der Klinik ihre Gewichtsabnahme förderten und welche Umstände zu Hause die Gewichtsabnahme erschweren. Tabelle 8 und Tabelle 9 zeigen die Ergebnisse.

**Tabelle 8.** Fördernde Umstände im Klinikalltag. (Nach Köpfle 1988)

| | n | [%] |
|---|---|---|
| - regelmäßige Gewichtskontrollen | 23 | (77) |
| - kalorienreduziertes Essen | 22 | (73) |
| - festgesetzte Essenszeiten | 20 | (67) |
| - Gewichtskurve führen | 17 | (57) |
| - habe mich nicht einsam gefühlt | 14 | (47) |
| - kaum Langeweile | 14 | (47) |
| - keinen Ärger mit Familienangehörigen | 13 | (43) |
| - Kontrolle durch Mitpatienten | 12 | (40) |
| - hatte keine Sorgen | 12 | (40) |
| - mußte nicht arbeiten | 10 | (33) |
| - keine Nahrungsmittel auf Zimmer | 9 | (30) |
| - von Familie, bzw. Partner getrennt | 8 | (27) |
| - keine Belastungen | 8 | (27) |
| - wurde nicht zum Essen aufgefordert | 5 | (17) |
| - keine Hausarbeit | 4 | (13) |

Besonders die Umstände in der Klinik, die einem Erlernen der Selbstkontrolle hinderlich im Wege stehen, wie festgesetzte Essenszeiten, Gewichtskontrollen in der medizinischen Zentrale, wurden von den Patienten als fördernde Umstände bezeichnet. Daß dadurch das Erlernen der Selbstkontrolle erschwert wird, kann man aus den Angaben in Tabelle 9 ablesen. Die Hälfte der Patienten gibt an, es sei erschwerend, daß zu Hause "niemand kontrolliere, was und wieviel man ißt". Sie benötigen also noch eine Kontrolle von außen, um weiter abnehmen zu können. Die Tatsache, daß die Verfügbarkeit der Lebensmittel am häufigsten als erschwerender Umstand genannt wurde, zeigt, daß der Therapiebaustein "Stimuluskontrolle" zu Hause nicht so leicht umgesetzt werden kann, bzw. während der Therapie, vermutlich durch die schon in der Klinik organisatorisch bedingte geringere Beschäftigung mit Nahrungsmitteln, nicht richtig eingeübt bzw. bewußt gemacht werden konnte.

**Tabelle 9.** Erschwerende Umstände zu Hause. (Nach Köpfle 1988)

| | n | [%] |
|---|---|---|
| - Lebensmittel ständig verfügbar | 9 | (63) |
| - keine Kontrolle | 5 | (50) |
| - keine festgesetzten Essenszeiten | 1 | (37) |
| - abnehmen ist genauso schwer wie in der Klinik | 0 | (33) |
| - kalorienreduzierte Nahrung zu teuer | 8 | (27) |
| - zu mühsam | 6 | (20) |
| - für Familie kochen | 5 | (17) |
| - zum essen überredet | 2 | (7) |

## *Bewegungsverhalten*

In diesem Bereich gab es einige Schwierigkeiten bei der Auswertung. Die Patienten hatten bei der Katamnesebefragung die Dauer (in min) ihrer sportlichen Aktivität sehr lückenhaft bzw. meist gar nicht angegeben. Deshalb wurden in die Auswertung nur die Angaben der 7 Kategorien (von "nie" bis "mehr als einmal täglich") aufgenommen. Daraus wurde ein Bewegungsindex errechnet, indem die Werte der einzelnen Sportarten addiert und durch die Anzahl der verschiedenen Sportarten dividiert wurden.

Ein halbes Jahr nach der Therapie ist lediglich eine Tendenz in Richtung auf mehr Bewegungsverhalten, im Vergleich zum Bewegungsverhalten vor der Therapie festzustellen (Signifikanz: $p = 0{,}117$). Der mittlere Bewegungsindex vor der Therapie betrug 1,16, am Ende der Therapie 1,67 und 1/2 Jahr nach der Therapie 1,56.

Wäre eine genauere Berechung der durchschnittlichen Dauer der Aktivitäten möglich gewesen, dann hätten sich u. U. die Unterschiede zwischen den 3 Erhebungszeiträumen deutlicher ausgeprägt.

Dennoch ist auch in dieser Untersuchung festzustellen, daß die Motivation der Patienten sinkt, sich auch nach der Therapie noch sportlich zu betätigen.

## *Psychologische Parameter*

### Depression

Die Depressionswerte sanken zwar während der Therapie, doch nach der Therapie ist wieder ein Anstieg der Werte festzustellen. Eine Überprüfung, ob ein signifikanter Unterschied zwischen den Werten vor und 1/2 Jahr nach der Therapie besteht, ergab, daß der Mittelwert zwar noch um 2 Punkte geringer ist als vor der Therapie, dieses Ergebnis jedoch nicht signifikant ist ($p = 0,33$).

Betrachtet man nur die Werte, die $\geq$ 18 sind (also den Wert ab dem man erst erhöhte Depressivität diagnostizieren kann, (Hautzinger u. Herrmann 1981), so ist am Therapieanfang bei 15, am Ende der Therapie noch bei 6 und 1/2 Jahr nach der Therapie wieder bei 11 Patienten, eine erhöhte Depressivität festzustellen.

Die von Wing et al. (1983) überprüften 8 Studien (s. oben) stellten ebenfalls eine Verbesserung der pathologischen Werte während der Therapie fest. Nach der Therapie liegen von diesen Untersuchungen keine Daten vor. Hutzler et al. (1981) stellten nach einem operativen Eingriff 3 Monate nach der Operation ebenfalls keine entscheidenden Verbesserungen in den erhobenen psychologischen Parametern fest. Weitere Untersuchungen darüber, ob langfristige Verbesserungen bei ambulanter sowie stationärer Verhaltenstherapie zu beobachten sind, werden als dringend notwendig erachtet.

### Angst

In allen vom Interaktionsangstfragebogen (IAF, Becker 1982) erfaßten Bereichen wurde am Ende der Therapie eine geringere Angstneigung als vor der Therapie festgestellt. Ein halbes Jahr nach der Therapie ist die bereichsspezifische Angstneigung wieder angestiegen und nur noch geringfügig niedriger als vor der Therapie.

Sowohl die Depressionswerte im BDI als auch die bereichsspezifischen Angstneigungswerte des IAF sind nach der Therapie wieder angestiegen und unterscheiden sich nicht signifikant von den Werten vor der Therapie.

## *Medizinische Parameter*

Von den 40 an die Ärzte der Patienten verschickten Fragebögen wurden 21 wieder zurückgeschickt. Davon gaben 7, also 1/3 der Ärzte an, daß die Patienten bisher nicht in ihrer Praxis erschienen sind. Es liegen also nur von 14 Patienten medizinische Daten vor. Doch auch die vorliegenden Daten sind sehr unvollständig. So geben nur 6 Ärzte Labordaten, jedoch auch nicht vollständig, an, und nur in 8 Fragebögen sind Gewichtsangaben, in 9 Blutdruck- und Pulsangaben vorhanden. Aufgrund dieser geringen Anzahl wurde auf die Auswertung dieser Daten verzichtet. Veränderungen der Blutdruck- und Pulswerte sind nach den Angaben der Patienten im Katamnesefragebogen errechnet worden.

Der Durchschnittswert des systolische Blutdruck (RRS) liegt zu Beginn der Therapie bei 144 mm Hg, mit einem Minimum von 110 und einem Maximum von 200; 10 Patienten haben einen pathologischen Wert (RRS)  160 mm Hg. Der diastolische Wert (RRD) liegt im Mittel bei 90 mm Hg, wobei 7 Patienten einen pathologischen Wert über 100 mm Hg aufweisen. Am Ende der Therapie liegt der durchschnittliche Wert (RRS) bei 131 mm Hg (Minimum 95; Maximum 170) und nur noch 3 Patienten haben einen Wert $\geq$ 160. Der durchschnittliche diastolische Blutdruck ist mit einem Mittelwert von 86 leicht gesunken, wobei kein Patient mehr über 100 mm Hg liegt. Ein halbes Jahr nach der Therapie liegt der Durchschnittswert (RRS) bei 137 mm Hg, hat sich also wieder im Mittel etwas erhöht. Der kleinste Wert liegt wieder bei 110 und der höchste wieder bei 200 mm Hg. 4 Patienten geben einen Wert  160 mm Hg an. Der RRD liegt im Mittel wieder genauso hoch wie vor der Therapie, jedoch nur 2 Patienten liegen über 100 mm Hg.

Zu bedenken ist beim Vergleich dieser Werte, daß 6 Patienten ihren systolischen und diastolischen Blutdruck nicht wußten und weitere 2 zwar ihren systolischen, nicht aber ihren diastolischen Wert angegeben haben. Es ist anzunehmen, daß die Werte dieser Patienten eher im Normbereich liegen, da Patienten mit erhöhtem Blutdruck diesen aufgrund der gesundheitlichen Risiken eher kontrollieren werden, als Patienten mit einem Blutdruck im Normbereich.

Zusammenfassend ist festzustellen, daß etwa die Hälfte der Patienten, die vor der Therapie pathologische Blutdruckwerte aufwiesen, nach der Therapie Werte im Normbereich haben.

**Tabelle 10.** Blutdruckwerte. Durchschnittlicher systolischer (RRS) und diastolischer (RRD) Blutdruck vor, am Ende und 1/2 Jahr nach der Therapie (in mm Hg)

| | n | RRS | Minimum | Maximum | n | RRD | Minimum | Maximum |
|---|---|---|---|---|---|---|---|---|
| Vorher | 30 | 144 | 110 | 200 | 30 | 90 | 60 | 120 |
| Nachher | 30 | 131 | 95 | 170 | 30 | 86 | 70 | 100 |
| 1/2 Jahr | 24 | 137 | 110 | 200 | 22 | 90 | 70 | 140 |

## *Korrelationsmaße - Ergebnisse zum Zusammenhang zwischen der stationären / poststationären Gewichtsentwicklung und Eingangsvariablen*

Die Maßzahl für die Gewichtsentwicklung wurde errechnet, indem die Differenz zwischen dem Gewicht vor der Therapie und dem Gewicht nach der Therapie (= Gewichtsentwicklung während der Therapie), bzw. zwischen dem Gewicht am Ende der Therapie und dem Gewicht 1/2 Jahr nach der Therapie (= poststationäre Gewichtsentwicklung) berechnet wurde. Eine positive Maßzahl würde eine Gewichtsabnahme ausdrücken.

Mit der Gewichtsdifferenzmaßzahl wurde die Korrelation zu den Variablen berechnet.

Zur Übersicht werden die im folgenden dargestellten Zusammenhänge in der Korrelationsmatrix aufgeführt.

**Tabelle 11.** Korrelationsmatrix

| | Gewicht Entlassung - Aufnahme | Gewicht Katamnese - Entlassung |
|---|---|---|
| Eingangsgewicht | 0,49** | - 0,06 |
| Erstmanifestation | | - 0,33* |
| Abnahmeversuche | | - 0,25 |
| Ungeplante Mahlzeiten | | - 0,42* |
| Frühstücksdauer | | 0,50** |
| Mittagessensdauer | | 0,52** |
| Abendessensdauer | | 0,19 |
| Erfolgreiche Bewältigung | | 0,27 |
| Essen in Belastungssituation | | - 0,42* |
| Bewegungsverhalten | | 0,24 |
| Depression | | - 0,16 |
| IAF Skala 1 | | - 0,21 |
| Skala 2 | | - 0,21 |
| Skala 3 | | - 0,14 |
| Skala 4 | | 0,02 |
| Skala 5 | | - 0,18 |
| Skala 6 | | - 0,22 |
| Skala 7 | | - 0,29 |
| Skala 8 | | - 0,26 |

p (einseitig):* < 0, 05; ** < 0,01

### Eingangsgewicht

Das prozentuale Übergewicht vor der Therapie und das Differenzgewicht (vor - nach der Therapie) korrelieren positiv miteinander (rs = 0,49). Diese Korrelation ist hochsignifikant (p = 0,002), d. h. ein hohes Eingangsgewicht ist ein Prädiktor für hohe Gewichtsverluste während der Therapie.

Die Korrelation zwischen dem Eingangübergewicht und der Gewichtsentwicklung nach der Therapie ist sehr gering (rs = - 0,06) und ist nicht signifikant, d. h. es konnte entgegen den Ergebnissen von Brownell (1979) kein Zusammenhang zwischen der Höhe des Eingangübergewichtes und der poststationären Gewichtsentwicklung festgestellt werden.

### Erstmanifestion und bisherige Abnahmeversuche

Die Korrelation zwischen der Dauer des Übergewichts und der Gewichtsentwicklung nach der Therapie beträgt rs = - 0,33 und ist signifikant (p = 0,04), d. h. je länger das Übergewicht besteht, desto geringer scheint die Abnahme nach der Therapie zu sein, bzw. desto wahrscheinlicher ist eine Zunahme.

Tendenzmäßig ist auch ein negativer Zusammenhang zwischen der Anzahl bisheriger Abnahmeversuche und der poststationären Gewichtsentwicklung festzustellen (rs = - 0,25, p = 0,09).

## *Ergebnisse zum Zusammenhang zwischen Gewichtsentwicklung und therapierelevanten Variablen*

### Eßverhalten

Die Korrelation zwischen Gewichtsentwicklung nach der Therapie und der Anzahl ungeplanter Mahlzeiten beträgt rs = - 0,42 und ist signifikant (p = 0,017), d. h. je weniger oft ungeplant gegessen wird, desto eher kann das Gewicht gehalten oder weiter abgenommen werden. Damit konnte auch die Bedeutung, die der Selbstkontrollansatz der Planung der Mahlzeiten beimißt, als wichtig für eine erfolgreiche Gewichtsabnahme auch bei einer stationären Therapie, bestätigt werden.

Die Korrelation zwischen Frühstücksdauer und Gewichtsentwicklung nach der Therapie beträgt rs = 0,50 (p = 0,003), zwischen Mittagessensdauer und Gewichtsentwicklung nach der Therapie rs = 0,52 (p = 0,002) und zwischen Abendessensdauer und Gewichtsentwicklung rs = 0,19 (p = 0,16), d. h. je länger die Mahlzeitendauer, desto eher kann das Gewicht gehalten, bzw. weiter reduziert werden. Dies kann auch dahingehend interpretiert werden, daß mit der steigenden Länge der Mahlzeiten (aufgrund des physiologischen Sättigungszustandes und/oder des bewußteren Essens) die Menge der Nahrungsaufnahme zurückgeht und damit eine Gewichtszunahme verhindert wird.

Diese Korrelation hat sich nicht bei der Abendessensdauer ergeben, was möglicherweise daran liegt, daß die poststationär erfolgreichen Teilnehmer besonders bei den Essenszeiten, bei denen vermutlich unter Zeitdruck gegessen wird (Frühstück und Mittagessen) gelernt haben, dennoch langsam zu essen.

### Erlernen von Bewältigungsstrategien

Die Korrelation zwischen der Anwendung einer Bewältigungsstrategie und der Gewichtsentwicklung nach der Therapie beträgt rs = 0,27 und ist nicht signifikant (p = 0,09), d. h. nur tendenzmäßig ist festzustellen, daß je häufiger eine Bewältigungstrategie zum Erfolg führt, desto eher nach der Therapie das Gewicht gehalten bzw. weiter abgenommen wird.

Die relativ geringe Korrelation wirft die Frage auf, ob mit den genannten Bewältigungsstrategien alle erfaßt wurden oder ob erfolgreiche Teilnehmer auch andere Möglichkeiten anwenden, um eine Versuchungssituation zu bewältigen, bzw. ob andere Variablen, wie z. B. das Einhalten von Eßverhaltensregeln den Therapieerfolg entscheidender beeinflussen.

### Essen in Belastungssituationen

Die Korrelation zwischen der durchschnittlichen Häufigkeit, in Belastungssituationen zu essen, und der Gewichtsentwicklung nach der Therapie beträgt rs = - 0,423 und ist signifikant (p = 0,013). Je häufiger also in Belastungssituationen mit essen reagiert wird, desto eher ist eine Gewichtszunahme wahrscheinlich. Je mehr es den Patienten auch poststationär gelingt, in Belastungssituationen ein Alternativverhalten zu zeigen, desto eher werden sie weiter abnehmen.

**Bewegungsverhalten**

Die Korrelation zwischen Bewegungsverhalten und der Gewichtsentwicklung nach der Therapie beträgt rs = 0,24 und ist nicht signifikant (p = 0,11). Es zeigt sich also nur tendenziell, daß mit einem hohen Bewegungsindex eine weitere Gewichtsabnahme nach der Therapie einhergeht.

Diese doch unerwartet geringe Korrelation könnte u. E. an der Berechnung des Bewegungsindexes liegen. Wäre eine genauere Berechnung der Dauer der täglichen Aktivität möglich gewesen, dann wären sicherlich die Unterschiede zwischen dem Bewegungsverhalten der Personen, die weiter abgenommen haben, und denen, die wieder zugenommen haben, deutlich geworden.

**Psychische Parameter**

Die Korrelationen zwischen den Werten von BDI und den Skalen des IAF nach der Therapie und der poststationären Gewichtentwicklung betrugen nicht mehr als rs = 0,16 und waren nicht signifikant (p 0,25). Lediglich bei Skala 7 des IAF, eine Skala zweiter Ordnung, die die Angst vor physischen und psychischen Angriffen mißt, ergab sich eine Korrelation von r = 0,26 (p = 0,097).

Diese geringe Korrelation läßt sich vielleicht dadurch erklären, daß bei einem Teil der Patienten eine Gewichtsabnahme einen positiven Einfluß auf die psychische Symptomatik hatte, bei einem anderen Teil eher einen negativen. Betrachtet man jedoch die Ergebnisse oben, so ist zu vermuten, daß - da während der Therapie im Mittel ein deutlicher Rückgang der psychischen Symptomatik zu verzeichnen war - keine positiven Auswirkungen nach der Therapie zu verzeichnen sind.

## *Unterschiede zwischen erfolgreichen und rückfälligen Patienten*

Zunächst mußte entschieden werden, ob eine Teilnahme als erfolgreich zu bezeichnen ist oder nicht. Da insgesamt nur 30 Patienten an der Nachbefragung teilgenommen hatten, (nur 29 davon hatten ihr Gewicht angegeben) mußte ein Extremgruppenvergleich ausgeschlossen werden, da pro Gruppe weniger als 10 Personen zum Vergleich herangezogen werden konnten. Es wurden deshalb, wie bei der Katamnese von Kessler (1982), all diejenigen Personen als Rückfäller definiert, die auf ihrem Katamnesebogen ein Gewicht angaben, daß über dem Gewicht am Ende der Therapie lag. Nach dieser strengen Unterteilung sind 11 Personen als erfolgreich zu bezeichnen und 18 als rückfällig (siehe Abb. 6).

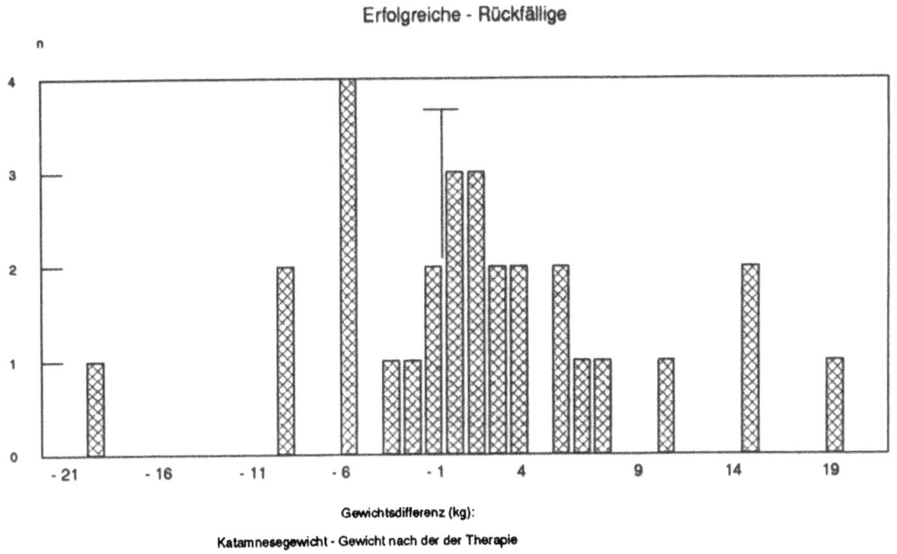


**Abb. 6.** Verteilung der erfolgreichen und rückfälligen Patienten

In Tabelle 12 ist zu sehen, inwieweit diese Einteilung mit der subjektiven Zufriedenheit der Patienten übereinstimmt.

Wie zu sehen ist, sind fast die Hälfte der rückfälligen ausgesprochen unzufrieden mit ihrem Gewichtsverlauf, von den erfolgreichen jedoch keiner. Demnach spiegelt diese Einteilung auch die subjektive Einstellung der Patienten über ihren Therapieerfolg wider.

**Tabelle 12.** Zufriedenheit mit dem Gewichtsverlauf nach der Therapie

| | Rückfällige | | Erfolgreiche | |
|---|---|---|---|---|
| | n | [%] | n | [%] |
| - ausgesprochen zufrieden | 2 | (11) | 3 | (27) |
| - einigermaßen zufrieden | 5 | (28) | 2 | (18) |
| - weder/noch zufrieden | 1 | (6) | 4 | (36) |
| - mäßig zufrieden | 2 | (11) | 2 | (18) |
| - ausgesprochen unzufrieden | 8 | (44) | 0 | (0) |

## Soziodemographische Variablen, Anamnese des Übergewichts und Therapiemethode

Die rückfälligen und die erfolgreichen Personen unterschieden sich nicht in Alter, Familienstand, Beruf und Schulbildung sowie in der Dauer des Klinikaufenthalts voneinander. Auch bei der Anamnese des übergewichts (Übergewicht in der Familie und Entstehung des Übergewicht in Zusammenhang mit Ereignis) gab es keinen Unterschied zwischen Rückfälligen und Erfolgreichen.

Sie unterschieden sich auch nicht bezüglich der Teilnahme an der Adipositasgruppe. Sieben von den 11 Erfolgreichen und 13 von den 18 Rückfälligen nahmen an der Gruppe teil.

Die Vermutung, daß die Gruppenteilnehmer eher zu den Erfolgreichen zählen würden, lag nahe, da sie doch weitere Unterstützung - in Form von Erfahrungs- und Informationsaustausch, gegenseitiger Motivierung, dem Gefühl nicht allein mit solch einem Problem dazustehen, der Möglichkeit neue Verhaltensweisen in der Gruppe (z. B. selbstsicheres Verhalten) einzuüben - erfahren konnten.

Da jedoch keine zufällige Verteilung der Patienten auf eine der beiden Therapiebedingungen möglich war, kann man daraus nicht schließen, daß die Gruppe keine zusätzlichen Effekte hatte, zumal die Teilnehmer der Gruppe ein höheres Eingangsdurchschnittsgewicht und eine schwerere psychische Problematik aufwiesen (vgl. Stadler 1987).

## Fragen zum poststationären Gewichtsverlauf und Reaktionen auf die Wiederzunahme

Im Katamnesefragebogen gaben die Patienten die Veränderung ihres Gewichts nach der Therapie, die Einhaltung erlernter Eßverhaltensregeln und weitere Abnahmeversuche nach der Therapie an. In Tabelle 13 - 14 werden die Antworten getrennt für rückfällige und erfolgreiche Patienten dargestellt.

**Tabelle 13.** Veränderung des Gewichts nach der Therapie

| | Rückfällige | | Erfolgreiche | |
|---|---|---|---|---|
| | n | [%] | n | [%] |
| - gleich wieder zugenommen | 0 | (0) | 0 | (0) |
| - zunächst gehalten, dann zugenommen | 12 | (66) | 1 | (10) |
| - Großteil der Zeit gehalten, zwischendurch zugenommen | 2 | (11) | 1 | (10) |
| - zeitweise zu- und dann wieder abgenommen | 2 | (11) | 5 | (50) |
| - Gewicht gehalten | 2 | (11) | 3 | (30) |

Divergenzen zwischen der Rückfallklassifikation und der subjektiven Einschätzung der Patienten (2 gaben an, ihr Gewicht gehalten zu haben), dürfte darauf zurückzuführen sein, daß diese Patienten ihr Gewicht am Ende der Therapie vergessen hatten. Auffallend ist, daß die erfolgreichen Teilnehmer häufiger Gewichtsschwankungen angeben, als die rückfälligen. Gewichtsschwankungen sind jedoch (in einem bestimmten Ausmaß) normal. Erfolgreiche Teilnehmer haben sich anscheinend durch eine Gewichtszunahme nicht entmutigen lassen, wohingegen die meisten rückfälligen ihr Gewicht zunächst halten konnten, dann aber - vielleicht aufgrund einer geringen "normalen" Zunahme - zugenommen haben.

Tabelle 14 zeigt die Veränderungen der Eßgewohnheiten nach der Therapie.

**Tabelle 14.** Veränderungen der neuen Eßgewohnheiten nach der Therapie

| | Rückfällige n | [%] | Erfolgreiche n | [%] |
|---|---|---|---|---|
| - alte Eßgewohnheiten nie geändert | 1 | (6) | 0 | (0) |
| - alte Eßgewohnheiten langsam wieder aufgenommen | 4 | (22) | 0 | (0) |
| - alte Eßgewohnheiten irgendwann durchgebrochen | 8 | (44) | 5 | (45) |
| - neue Eßgewohnheiten beibehalten | 5 | (28) | 6 | (55) |

Mehr als die Hälfte der erfolgreichen Teilnehmer hat die neuen Eßgewohnheiten beibehalten, jedoch nur knapp 1/3 der rückfälligen. Diese Angaben unterstützen die Ergebnisse oben, wo die errechneten signifikanten Zusammenhänge zwischen planvollem Essen und Mahlzeitendauer mit der Gewichtsentwicklung nach der Therapie dargestellt wurden.

**Massnahmen nach der Therapie**

Nur 2 Patienten gaben an, weitere Maßnahmen (Gruppenpsychotherapie und Selbsthilfegruppe) nach der Therapie in Angriff genommen zu haben. Beide Patienten wurden nach der Rückfallklassifikation als rückfällig bezeichnet. Demnach kann davon ausgegangen werden, daß weitere Gewichtsabnahmen bzw. die Gewichtstabilität nach der Therapie nicht durch weiterere Therapiemaßnahmen beeinflußt wurden.

## Diskussion

Am Ende der stationären Therapie konnte bei allen Therapieelementen des Selbstkontrolltrainings wie "Planung der Mahlzeiten", "Verlängerung der Mahlzeitendauer", "Bewältigung von Versuchungssituationen", "Alternativen zu Belastungssituationen", "Einhaltung von Eßverhaltensregeln", eindeutig eine Wirkung des Trainings hin zu bewußterem, planvollerem Essen registriert werden. Ein halbes Jahr nach der Therapie ergab sich ein uneinheitlicheres Bild. So lag die durchschnittliche Häufigkeit, in belastenden Situationen zu essen, genauso hoch wie vor der Therapie. Den Patienten scheint ein Transfer des gelernten Alternativverhaltens auf die Situationen zu Hause nicht gelungen zu sein. Eine Erklärungsmöglichkeit könnte sein, daß die Belastungssituationen in der Klinik denen zu Hause doch sehr unähnlich sind, oder die Belastungssituationen treten gehäufter und massiver auf. Immerhin gaben 43 % der Patienten als fördernde Umstände in der Klinik an, daß sie keinen Ärger mit Familienangehörigen hatten, 40 % gaben an, daß sie keine Sorgen hatten, und 33 %, daß sie nicht arbeiten mußten. Knapp die Hälfte der Patienten gab auch Gründe wie "kaum Langeweile" und "ich habe mich nicht einsam gefühlt" an.

Eine weitere Erklärungsmöglichkeit könnte sein, daß Alternativen zum Essen zu Hause gar nicht zur Verfügung stehen. In der Klinik ist es relativ einfach, in belastenden Situationen (z. B. bei Langeweile oder Ärger mit dem Zimmernachbarn) mit einem Mitpatienten oder mit dem Therapeuten bzw. Kotherapeuten zu sprechen, um damit die Verhaltenskette: Frustration - Beseitigung durch Essen - erneute Frustration gleich zu Beginn zu durchbrechen.Außerdem gaben 63 % der Patienten als erschwerende Umstände zu Hause die "Verfügbarkeit der Lebensmittel" an. Der schnelle Zugriff zu Nahrungsmitteln wird in der Klinik verwehrt; die Patienten müßten sich erst in der Cafeteria oder außerhalb der Klinik Nahrung besorgen, und dort sind sie den Blicken der Mitpatienten ausgesetzt.

Ähnliches gilt für die Versuchungssituationen. Die Anzahl der Patienten, die diese bewältigen, sinkt von 20 Patienten, die diese in der Klinik noch meistern konnten, auf 11 Patienten poststationär. Auch hier ist zu vermuten, daß den Patienten zu Hause vielfältigere Versuchungssituationen, z. B. Einladungen zum Essen, herumliegende Lebensmittel (s. oben), begegnen, die sie mit den gelernten Strategien nicht mehr bewältigen können, bzw. bei denen sie aufgrund der Vielzahl der Versuchungen die Energie zu widerstehen nicht mehr aufbringen können.

Dementsprechend stieg auch die Anzahl der ungeplanten Mahlzeiten im Vergleich zur Therapiephase signifikant an.

Insgesamt ging die Einhaltung der einzelnen Eßverhaltensregeln stark zurück. Sogar die Regeln, die in der Klinik eingeübt werden konnten, wie "langsamer essen", "mehr kauen", ging von 93 % bzw. 70 % auf 43 % bzw. 27 % zurück. Doch gerade die Einhaltung dieser Regeln scheinen wesentlich zum langfristigen Erfolg der Therapie beizutragen. So besteht eine hohe positive Korrelation zwischen Frühstücksdauer (rs = 0,50, p 0,01), Mittagessensdauer (rs = 0,52, p 0,01) und weiteren Gewichtsabnahmen nach der Therapie, und mehr als die Hälfte der Erfolgreichen (55 %), aber nur knapp 1/3 der Nichterfolgreichen (28 %) haben die neuen Eßgewohnheiten beibehalten.

Die Tatsache, daß es nicht gelang, die Wahrscheinlichkeit, in belastenden Situationen zu essen, dauerhaft zu senken, die Angst und Depression der Patienten auf dem Niveau am Ende der Therapie zu halten und daß die Patienten als fördernde Umstände in der Klinik v. a. diejenigen angaben, die dem Erlernen der Selbstkontrolle im Wege stehen, bzw. diejenigen Umstände zu Hause als erschwerend ansahen, die eine mangelhaft gelernte Selbstkontrolle und eine ungenügende Stimuluskontrolle anzeigen, spricht dafür, daß einige Elemente dieses Selbstkontrollansatzes stationär nur unzureichend eingeübt werden können. Deshalb sollte gegen Ende der Therapie eine Umstellung auf Normalkost, ein Absetzen der Gewichtskontrollen sowie die Möglichkeit, die Essenszeiten selbst bestimmen zu können, erwogen werden. Eine zwischenzeitliche Beurlaubung nach Hause, um besonders das Alternativverhalten in Belastungssituationen einzuüben, ist ebenfalls eine notwendige Maßnahme. Dabei sollte die Beurlaubung nicht zu kurz sein, damit die Patienten den normalen Tagesablauf zu Hause bzw. bei ihrer Arbeit erleben können. Auch bezüglich der sportlichen Betätigung der Patienten nach der Therapie sollten schon während der Therapie konkrete und realistische Überlegungen angestellt werden. Besonders wichtig ist dabei (auch bei den Alternativen zu Belastungssituationen), daß für jeden Patienten individuell zu Hause durchführbare Aktivitäten gefördert werden. So kann es für manchen schon ein Erfolg sein, wenn er, statt mit dem Fahrstuhl zu fahren, Treppen steigt oder statt mit dem Auto zu Fuß, bzw. mit dem Fahrrad zur Arbeit kommt.

Ob diese Veränderungen der Therapie eine positive Wirkung haben werden, muß in weiteren Untersuchungen nachgeprüft werden. Dazu könnte man eine Gruppe von Patienten mit der hier evaluierten Therapie und eine Gruppe, die z. B. eine längere Zeit nach Hause beurlaubt wird, vergleichen. Die methodischen Probleme, die dabei auftauchen, sind ähnliche wie die, die in dieser Studie Schwierigkeiten bereitet haben. So war es hier nicht möglich, die Patienten randomisiert auf die beiden Therapiebedingungen zu verteilen. Eine Gruppentherapie kann nur dann stattfinden, wenn mindestens 6 - 8 übergewichtige Patienten, die gruppenfähig sind, etwa zur gleichen Zeit stationär aufgenommen werden. Dies ist abhängig von den Belegungsanfragen, die nur bedingt beeinflußbar sind. So wäre es ethisch nicht vertretbar, Patienten mit erheblichen psychischen und/oder physischen Leiden auf eine Warteliste zu setzen. Außerdem sind dazu umfangreiche Voruntersuchungen notwendig, die bei vielen Patienten, die kurzfristig aufgenommen werden, nicht möglich wären. So konnte auch in dieser Untersuchung nur ein Teil der Fragebögen vor der Therapie an die Patienten verschickt werden. Auch die Beantwortung der Fragebögen zu allen 3 bzw. 4 Zeitpunkten war nur bei einem Teil der Patienten und unter erheblichem Aufwand möglich. Nur 37 % der vor der Therapie angeschriebenen Patienten nahmen auch an der Befragung in der Klinik teil, so daß von mehr als der Hälfte der Patienten keine Daten von der Wartezeit vorlagen. Auch die Teilnahme an der Katamnesebefragung war nur durch zusätzliche Erinnerungsschreiben und Telefonate auf 75 % der Teilnehmer gestiegen. Die Patienten mußten schon in der Entlaßwoche dazu motiviert werden, die Fragebögen ein zweites bzw. ein drittes Mal auszufüllen. Eine Patientin schickte die Fragebögen unbeantwortet zurück, mit dem Kommentar, daß sie keine Lust hätte, das vierte Mal die Fragen zu beantworten.

Schließlich sei noch zu erwähnen, daß mit dieser Untersuchung die individuellen Veränderungen gar nicht erfaßt werden konnten. Doch gerade bei übergewichtigen Patienten kann ein Stillstand der Übergewichtsentwicklung ein Erfolg sein, bzw. kann, wenn keine erheblichen körperlichen Beschwerden durch das Übergewicht verursacht werden, nur die Zufriedenheit des Patienten, das Akzeptieren seines Körpers, als einziges Erfolgskriterium ausreichend sein.

# Literatur


Becker P (1982) Der Interaktionsangstfragebogen (IAF). Beltz, Weinheim

Bengel J, Lottner-Arnold R (1985) Soziale Ausgangssituation, Entwicklung des Übergewichts und Therapieerwartung. In: Gromus B, Kahlke W, Koch U (Hrsg) Interdisziplinäre Therapie der Adipositas. Forschungsbericht. Kohlhammer, Stuttgart Berlin Köln Mainz (Schriftenreihe des Bundesministers für Jugend, Familie und Gesundheit, Bd 177, S 59 - 70).

Bradley E, Poser EG, Johnson JA (1980) Outcome expectation ratings as predictors of success in weight reduction. J Clin Psychol 36 / 2: 500 - 502

Brownell KD (1982 a) The addictive disorders. Ann Rev Behav Ther Theor Pract 8: 208 - 272

Brownell KD (1982 b) Obesity: Understanding and treating a serious, prevalent, and refractory disorder. J Consult Clin Psychol 50 / 6: 820 - 840

Brownell KD, Wadden TA (1986) Behavior therapy for obesity: Modern approaches and better results. In: Brownell KD, Foreyt JP (eds) Handbook of eating disorders. Physiology, psychology, and treatment of obesity, anorexia and bulimia. Basic Books, New York, pp 180 - 197

Brownell KD, Heckermann CL, Westlake RJ (1979) The behavioral control of obesity: A descriptive analysis of a large-scale program. J Clin Psychol 35 / 4: 864 - 869

Carroll LJ, Yates BT (1981). Further evidence for the role of stimulus control training in facilitating weight reduction after behavioral therapy. Behav Ther 12: 287 - 291

Carroll LJ, Yates BT, Gray JJ (1980) Predicting obesity reduction in behavioral and nonbehavioral therapy from client characteristics: The self-evaluation measure. Behav Ther 11: 189 - 197

Dinger A, Koch U, Gromus B (1985) Veränderung des Eßverhaltens. In: Gromus B, Kahlke W, Koch U (Hrsg) Interdisziplinäre Therapie der Adipositas. Forschungsbericht. Kohlhammer, Stuttgart (Schriftenreihe des Bundesministers für Jugend, Familie und Gesundheit, Band 177. S 92 - 115)

Ditschuneit H (1980) Definition und Ursachen der Adipositas. In: Ditschuneit H, Wechsler JG (Hrsg) Möglichkeiten und Grenzen der Adipositastherapie. Witzstrock, Baden-Baden, S 14 - 21

Foreyt JP, Mitchell RE, Garner DT, Gee M, Scott LW, Gotto AM (1982) Behavioral treatment of obesity: Results and limitations. Behav Ther 13: 153 - 161

Fußgänger RD (1980) Biochemie und Pathophysiologie des Fettgewebes. In: Ditschuneit H,Wechsler JG (Hrsg) Möglichkeiten und Grenzen der Adipositastherapie. Witzstrock, Baden-Baden, S 1 - 13

Gormally J, Rardin D (1981). Weight loss and maintenance and changes in diet and exercise for behavioral counseling and nutrition education. Counsel Psychol 28 / 4: 295 - 304

Gormally J, Rardin D, Black S (1980) Correlates of successful response to a behavioral weight control clinic. Counsel Psychol 27 / 2: 176 - 191

Götestam GK (1979) A three year follow-up of a behavioral tratment of obesity. Addict Behav 4 / 2: 179 - 183

Graham LE, Taylor CB, Hovell MF, Siegel W (1983) Five-year follow-up to a behavioral weight-loss program. J Consult Clin Psychol 51 / 2: 322 - 323

Gromus B, Kahlke W, Koch U (1985) Interdisziplinäre Therapie der Adipositas. Forschungsbericht. Kohlhammer, Stuttgart (Schriftenreihe des Bundesministers für Jugend, Familie und Gesundheit, Bd 177)

Hall SM, Bass A, Monroe J (1978). Continued contact and monitoring as follow-up strategies: a long-term study of obesity treatment. Addict Behav 3: 139 - 147

Hartigan KJ, Baker-Strauch D, Morris GW (1982) Perceptions of the causes of obesity and responsiveness to treatment. J Counsel Psychol 29 / 5: 478 - 485

Hautzinger M (1980) Three-year follow-up in overweight treatment. J Clin Psychol 36 / 2

Hautzinger M, Kaul S (1978) Verhaltenstraining bei Übergewicht. Müller, Salzburg

Hautzinger M, Herrmann C (1981) Erfassung von Depression: Ebenen. Möglichkeiten und Probleme. In: Hautzinger M, Greif S (Hrsg) Kognitionspsychologie der Depression. Stuttgart, Kohlhammer, s 42 - 60

Hutzler JC, Keen J, Molinari V, Carey L (1981) Super-obesity. A psychiatric profile of patients electing gastric stapling for the treatment of morbid obesity. J Clin Psychiatry 42 / 12: 458 - 462

Jordan HJ, Canavan AJ, Steer RA (1985) Shifting gears: self-reported attitudes and behaviors during times of weight loss, maintenance, and gain. J Clin Psychol 42 / 1: 77 - 81

Katahan M, Pleas J, Thackrey M, Wallston KA (1982) Brief report. Relationship of eating and activity self-reports to follow-up weight maintenance in the massively obese. Behav Ther 13: 521 - 528

Kessler A (1982) Ergebnisse einer Befragung zur Rückfallproblematik bei Übergewichtigen. IFT, München (IFT-Berichte, Bd 24)

Kincey J (1981) Internal-external control and weight loss in the obese: predictive and discriminant validity and some possible clinical implications. J Clin Psychol 37 /1: 100 - 103

Köpfle M (1988) Evaluative Katamnese eines Selbstkontrolltrainings bei Übergewicht. Diplomarbeit, Universität Mannheim

Koschinsky T (1984) Bedeutung des Insulins für die hormonelle Regulation bei Adipositas und Gewichtsreduktion. In: Ditschuneit H, Wechsler JG (Hrsg) Ergebnisse der Adipositasforschung. perimed, Erlangen, S 112 - 124

Lampman RM, Schleingart D, Foss ML (1986) Exercise as a partial therapy for the extremely obese. Med Sci Sports Exerc 18 / 1: 19 - 24

Linet OL, Metzler CM (1981) Emotional status during weight reduction program. J Clin Psychiatry 42 / 6: 228 - 232

Lottner-Arnold R, Dinger A (1985) Konzept der Nachversorgung. In: Gromus B, Kahlke W, Koch U (Hrsg) Interdisziplinäre Therapie der Adipositas. Forschungsbericht. Kohlhammer, Stuttgart (Schriftenreihe des Bundesministers für Jugend, Familie und Gesundheit, Bd 177, S 220 - 235

Malchow C, Koch U (1985) Veränderungen der Gewichte. In: Gromus B, Kahlke W, Koch U (Hrsg) Interdisziplinäre Therapie der Adipositas. Forschungsbericht. Kohlhammer, Stuttgart (Schriftenreihe des Bundesministers für Jugend, Familie und Gesundheit, Bd 177, S 71 - 91

Murphy JK, Williamson DA, Buxton AE, Moody SC, Absher N, Warner M (1982) The long-term effects of spouse involvement upon weight loss and maintenance. Behav Ther 13: 681 - 693

Nemec R, Bengel J (1985) Analyse der Therapieabbrecher. In: Gromus B, Kahlke W, Koch U (Hrsg) Interdisziplinäre Therapie der Adipositas. Forschungsbericht. Kohlhammer, Stuttgart (Schriftenreihe des Bundesministers für Jugend, Familie und Gesundheit, Bd 177, S 210 - 220

Perri MG, Shapiro RM, Ludwig WW, Twentyman CT, McAdoo WG (1984) Maintenance strategies for the treatment of obesity: An evaluation of relapse prevention training and post-treatment contact by mail and telephone. J Consult Clin Psychol 52 / 3: 404 - 413

Rieckert H, Zinsser F, Gratze U. (1984) Die Grundlagen des menschlichen Energiestoffwechsels - Eine Studie zur Belastbarkeit unter Reduktionsdiät. In: Ditschuneit H, Wechsler JG (Hrsg) Ergebnisse der Adipositasforschung. perimed, Erlangen, S 9 - 22

Stadler S (1987) Evaluation eines Selbstkontrolltrainings bei Übergewicht. Diplomarbeit, Universität Trier

Stern JS, Lowney P (1986) Obesity: The role of physical activity. In: Brownell KD, Foreyt JP (eds) Physiology, psychology, and treatment of obesity, anorexia, and bulimia. Basic Book, New York (Handbook of eating disorders, pp 145 - 158)

Straw MK, Terre L (1983) An evaluation of individualized behavioral obesity treatment and maintenance strategies. Behav Ther 14: 255 - 266

Stunkard AJ (1983) Surgery and severe obesity. Psychiatr Ann 13 / 11: 868 - 876

Stunkard AJ, Albaum JM (1981) The accuracy of self-reported weights. Am J Clin Nutr 34: 1593 - 1599

Stunkard AJ, Rush J (1974) Dieting and depression reexamined. A critical review of reports of untoward responses during weight reduction of obesity. Ann Intern Med 81: 526 - 533

Thompson JK, Jarvie GJ, Lahey BB, Cureton KJ (1982) Exercise and obesity: Etiology, physiology, and intervention. Psychol Bull 91 / 1: 55 - 79

Wadden TA, Stunkard AJ (1986) Controlled trial of very low calorie diet, behavior therapy, and their combination in the treatment of obesity. J Consult Clin Psychol 54 / 4: 482 - 488

Wilson GT, Brownell KD (1980) Behavior therapy for obesity: an evaluation of treatment outcome. Adv Behav Res Ther 3: 49 - 86

Wing RR, Marcus MD, Epstein LH, Kupfer D (1983) Mood and weight loss in an behavioral treatment program. J Consult Clin Psychol 51 / 1: 153 - 155

Wing RR, Nowalk MP, Epstein LH, Scott N, Ewing L (1985) Methodological issues related to age of onset of obesity. Addict Behav 10: 69 - 73

# Erste Ergebnisse der Evaluation eines stationären mulitmodalen Behandlungskonzepts für Patientinnen mit Bulimia nervosa

Andreas Dehmlow, Bernt Schmitz

## Einleitung

Das Krankheitsbild der Bulimia nervosa stellt sich im Rahmen neuerer Untersuchungen als ein komplexes Störungsbild dar (häufig auch mit zusätzlichen psychiatrischen Störungen verbunden), dessen Entstehung und Aufrechterhaltung durch vielfältige soziale, psychologische und körperliche Faktoren und deren Interaktionen bedingt ist und nicht durch eine eindimensionale Betrachtungsweise erklärt werden kann (vgl. Schmitz 1987). Wie für die Ätiologie und Pathogenese der Bulimia nervosa, so gilt auch für die Behandlungsmethoden und deren Ergebnisse, daß der augenblickliche Forschungsstand nur bedingt Analysen und Schlußfolgerungen zuläßt.

Es liegen mittlerweile eine Reihe ausführlich beschriebener Behandlungskonzepte vor (vgl. Garner u. Garfinkel 1985), die im Rahmen einer Einzel-, Gruppen- oder Familientherapie oder in einer Kombination dieser Vorgehensweisen durchgeführt werden. Eine befriedigende Evaluation dieser Konzepte steht allerdings noch aus. Von den uns vorliegenden ca. 30 Evaluationsstudien handelt es sich in der Mehrzahl um nicht kontrollierte Studien zur ambulanten, verhaltenstherapeutisch orientierten Behandlung, deren Aussagekraft und Vergleichbarkeit durch z. T. erhebliche methodische und inhaltliche Probleme eingeschränkt ist ( Garner et al. 1987; Rosen 1987).

Zur stationären Behandlung liegen uns nur wenige empirische Arbeiten vor. Bossert et al. (1987) verglichen 8 Patientinnen eines kognitiv-behavioralen Behandlungsprogramms mit einer Kontrollgruppe (n = 6) und berichteten zwar über eine Überlegenheit der Experimentalgruppe, jedoch sahen sie sich veranlaßt, ihr Behandlungskonzept zu revidieren, da besonders diejenigen Patientinnen mit zusätzlichen Diagnosen neben der Bulimie offenbar ein intensiveres und strukturierteres Programm benötigen als die vorwiegend angewandten Selbstkontrolltechniken. Swift et al. (1987) berichten über 30 stationär behandelte bulimische Patientinnen, welche sie 2 - 5 Jahre nach Aufnahme in einer Follow-up-Studie erfaßten und zu dem Schluß kamen, daß die bulimische Symptomatik zwar psychotherapeutisch behandelt wurde, aber trotz wesentlicher Symptomreduktion einen chronischen Verlauf nehme: 26 der 30 Patientinnen erfüllten weiterhin die DSM-III-Kriterien der Bulimie. In einer ersten Evaluationsstudie überprüfte Potreck-Rose (1987) die Wirksamkeit unseres multimodalen stationären Behandlungskonzepts bei 44 Patientinnen mit Anorexia nervosa und Bulimia nervosa. Ziele der Untersuchung waren neben der Evaluation des Behandlungserfolges die vergleichende

Querschnittsanalyse der beiden Krankheitsbilder und die Prozeßanalyse von Therapieverläufen anhand von Einzelfalldaten. Es konnte u. a. eine hohe Übereinstimmung zwischen den Diagnosegruppen in soziodemographischen Variablen, in Variablen des Krankheitsverlaufs und auch in Symptomvariablen festgestellt werden. Im Prä-post-Vergleich fanden sich signifikante Symptomreduktionen v. a. in eßstörungsspezifischen Bereichen (Skalen des Anorexia-nervosa-Inventars von Fichter u. Keeser (1980): "Figurenbewußtsein", "negative Auswirkungen des Essens", "Bulimie" und "Überforderung"), obwohl am Ende der Behandlung fast alle Werte der Patientinnen im Vergleich zu den Eichstichprobenmittelwerten oder Kontrollgruppenmittelwerten der Testautoren noch stark erhöht waren.

Wir berichten an dieser Stelle über die Ergebnisse einer zweiten Evaluationsstudie, in der die Wirksamkeit des Behandlungskonzepts speziell für Patientinnen mit Bulimia nervosa nochmals überprüft wurde. Die 2. Studie wurde 1986/87 durchgeführt, 3 Jahre nach Abschluß der 1. Studie. In diesem Zeitraum wurde das Behandlungskonzept weiter ausdifferenziert (vgl. Schmitz u. Mark 1988 sowie den Beitrag zur stationären Behandlung der Bulimia nervosa im vorliegenden Band).

Im Vergleich zur 1. Studie wurden die Effekte wiederum anhand einer breiten Kriteriumsmessung überprüft, bis auf 2 Verfahren wurden allerdings andere Untersuchungsinstrumente eingesetzt, da die ausgewählten Verfahren dem aktuellen, insbesondere englischsprachigen Forschungsstand entsprechen sollten. Bezüglich des Untersuchungsablaufs wurde ein quasiexperimentelles Forschungsdesign gewählt, das sich mit den Randbedingungen der Klinik in Einklang bringen ließ, die Selektionsbedingungen wurden angesichts des diagnostischen Wissensstandes streng formuliert, so daß eine möglichst homogene Stichprobe gewonnen werden konnte, deren Psychopathologie differenziert erfaßt wurde. Das Forschungsdesign wurde so angelegt, daß nicht nur Globalaussagen über die Therapie möglich wurden: so wurden alle Variablen zu mehreren Zeitpunkten erhoben, um den Änderungsprozeß über die Zeit beschreiben zu können; gleichzeitig wurde durch das Design die Überprüfung eines spezifischen Therapieelements, einer Gruppentherapie für Patientinnen mit Eßstörungen, ermöglicht.

## Untersuchungsplan

### *Versuchsaufbau*

Um eine Vergleichbarkeit mit anderen Studien zu gewährleisten und um eine homogene Stichprobe zu erhalten, wurden im Vergleich zu anderen Studien strenge Selektionskriterien für die Untersuchungsgruppe gewählt.

Es wurden nur diejenigen Patientinnen in die Untersuchung aufgenommen, die im Anschluß an ein Vorgespräch in der Klinik die Diagnose einer Bulimie gemäß den DSM-III-Kriterien erhielten; das Vorgespräch wird in der Regel von einem leitenden Mitarbeiter durchgeführt und dient zur Klärung der Indikation und Motivation der Patienten für eine stationäre Behandlung. Es handelt sich also um eine Expertendiagnose, die aufgrund eines klinischen Interviews gestellt wurde. Anschließend wurden die Patientinnen über die geplante Untersuchung informiert und um ihre Mitarbeit gebeten.

Wurde die Diagnose Bulimia nervosa (gemäß DSM III) gestellt, so wurde der Patientin im Anschluß an das Vorgespräch u. a. eine von uns übersetzte Version des "BULIT" (im folgenden als BULIT-MA bezeichnet) von Smith u. Thelen (1984) vorgelegt. Erreichte die Patientin in diesem Fragebogen mindestens einen Gesamtscore von 102, der nach Angaben der Autoren zwischen bulimischen und nichtbulimischen Personen am besten differenziert, so wurde die Patientin vorläufig in die Untersuchung aufgenommen.

Das letzte Selektionskriterium war das Zutreffen der diagnostischen Kriterien einer Bulimia nervosa gemäß DSM III-R. Da die revidierten Kriterien etwas enger gefaßt sind als die DSM-III-Kriterien und u. a. auch die Schwere der bulimischen Episoden operationalisiert haben, sollte die Stichprobe auch diese Kriterien erfüllen. Mit den Patientinnen wurde unmittelbar nach Aufnahme das "Strukturierte Klinische Interview für DSM III-R" (SCID) von Wittchen et al. (1986) durchgeführt. In einem Fall führte dies dazu, daß die Patientin nachträglich aus der Stichprobe ausgeschlossen wurde, weil sie das Kriterium nicht erfüllt hatte.

Konnte bei einer Patientin entweder durch das Expertenurteil oder über das "SCID" eine anamnestische Anorexia nervosa erhoben werden, so führte das nicht zum Ausschluß aus der Untersuchung.

## *Instrumente*

Bei dem strukturierten Interview für das DSM III-R (SKID) von Wittchen et al. (1986) handelt es sich um ein Instrument, das einem klinisch geschulten Interviewer die Erstellung von DSM-III-R-Diagnosen ermöglicht. Der Bulimiatest (BULIT) von Smith u. Thelen (1984), ein 36 Items umfassender Fragebogen, wurde konstruiert, um die bulimische Symptomatik nach DSM III zu erfassen und zwischen Personen mit dem bulimischen Syndrom und Personen ohne Eßstörung zu differenzieren. Auf dem Konzept des "restraint eating" sowie dem Konzept der "latenten Adipositas" beruht der "Three Factor Eating Questionnaire" von Stunkard u. Kessik (1985), der die wesentlichen Aspekte des gezügelten Eßverhaltens erfassen soll. Bei dem "Eating Disorder Inventory" von Garner et al. (1983) handelt es sich um eine in 8 Subskalen gegliederte Selbstbeurteilungsskala zur Erfassung charakteristischer Merkmale der Anorexia nervosa und Bulimia nervosa auf der Einstellungs- und Verhaltensebene. Die "Self-Control-Schedule" SCS (Rosenbaum 1980 / deutsch: Jacobi et al. 1986) ist ein Fragebogen mit kognitiv-verhaltenstherapeutischem Orientierungsrahmen, der das "generelle Selbstkontrollverhalten" meßbar macht und sich bereits in einer vergleichbaren Untersuchung (Paul u. Jacobi 1986) als wichtige Beschreibungsdimension bulimischen Verhaltens erwiesen hat. Die Beschwerdeliste BL (von Zerssen 1976 a) erfaßt das Ausmaß subjektiver Beeinträchtigung durch körperliche und Allgemeinbeschwerden und die Depressivitätsskala DS (von Zerssen 1976 b) das Ausmaß emotionaler Beeinträchtigung von der Art ängstlich-depressiver Gestimmtheit. Auf den Tagesprotokollbögen wurden tägliche Informationen über die Art und Menge der aufgenommenen Nahrung sowie über die Häufigkeit der Heißhungeranfälle und des Erbrechens erfaßt. Diese Bögen dienten nicht nur als Datenerhebungsinstrumente, sondern auch der Erstellung einer Verhaltens- und Bedingungsanalyse durch den Bezugstherapeuten sowie den Patientinnen als Instrument im Sinne einer Selfmonitoringstrategie.

## *Meßzeitpunkte*

Mit Ausnahme des "SCID", das nur einmal und zwar unmittelbar nach der Aufnahme der Patientin durchgeführt wurde, waren alle übrigen Variablen Gegenstand einer prozeßdiagnostischen Fragestellung. Deshalb wurden die entsprechenden Fragebögen mehrmals vorgelegt. Da es sich bei der Untersuchung um ein Design ohne Kontrollgruppe handelt, wurden die Fragebögen zunächst zum Zeitpunkt des Vorgesprächs und anschließend zum Zeitpunkt der Aufnahme vorgelegt; durch dieses "Baseline"-Design sollte zunächst festgestellt werden, ob die untersuchten Variablen eine Stabilität über die Zeit vor der Aufnahme aufweisen. Das Ziel dieses Vorgehens war es, Veränderungen von Variablen zu erheben, die sich im Verlaufe einer stationären Therapie, nicht aber vor Beginn der Therapie ergeben.

Um die differentielle Effektivität eines speziellen Gruppenangebots (Eßstörungsgruppe) zu prüfen, wurden 2 Meßzeitpunkte so gewählt, daß sie unmittelbar zu Beginn bzw. bei Ende einer 10wöchigen Eßstörungsgruppe, an der nicht alle Patientinnen der Stichprobe teilnahmen, lagen. Die Fragebögen wurden somit außer zum Zeitpunkt des Vorgesprächs, der Aufnahme, der Entlassung auch noch nach 4 Wochen (Gruppenbeginn) sowie nach 14 Wochen (Gruppenende) vorgegeben. Um zu verhindern, daß die Teilnahme vs. Nichtteilnahme an der Gruppe systematischen Einflüssen unterliegt, wäre eine randomisierte Aufteilung der Stichprobe zu fordern. Da sich diese methodische Forderung nicht mit den Randbedingungen, wie sie in der Klinik gegeben sind, deckt, wurde ein anderes Verfahren gewählt: es wurden die ersten 6 in die Klinik aufgenommenen Patientinnen der Gruppe zugeteilt, die später aufgenommenen nahmen an dieser Gruppe nicht teil, ausschlaggebend war somit die Reihenfolge der Aufnahme. Darüber hinaus nahmen alle Patientinnen an den indizierten Behandlungsmaßnahmen teil. Die Aufnahmeplanung ermöglichte, daß die ersten 6 Patientinnen etwa zur gleichen Zeit aufgenommen werden konnten, somit lag für diese auch der Beginn der Bulimiegruppe zum gleichen Zeitpunkt, nämlich nach 4wöchigem Aufenthalt. Den später aufgenommenen Patientinnen, die nicht an der Gruppe teilnahmen, wurden die Fragebögen dann individuell nach 4 bzw. 14 Wochen nach ihrer Aufnahme vorgegeben.

Abbildung 1 zeigt das quasiexperimentelle Design der Untersuchung.

In dem Zeitraum zwischen Juli und Dezember 1986 wurden insgesamt 13 Patientinnen aufgenommen. Die durchschnittliche Aufenthaltsdauer in der Klinik betrug 20 Wochen, die kürzeste Dauer lag bei 16 Wochen, die längste bei 32 Wochen. Eine dieser Patientinnen wurde vorzeitig entlassen, da sich bei ihr eine chronifizierte Suchtproblematik herausstellte und sie wiederholt gegen die Hausordnung verstoßen hatte (Alkoholmißbrauch und Fernbleiben von der Klinik über Nacht). Diese Patientin wurde als Dropout betrachtet.

**Selektionskriterien:**

A) Expertendiagnose: Bulimie gemäß DSM III;
B) Diagnose: Bulimie gemäß DSM III, operationalisiert durch einen "Cut-off" von mindestens 102 im BULIT-MA;
C) Diagnose: Bulimia nervosa gemäß DSM III-R., operationalisiert durch das standartisierte klinische Interview (SKID)

T 1 ———— T 2 ———— T 3 ———— T 4 ———— T 5
Wartezeit 4 Wochen 10 Wochen d 6 Wochen

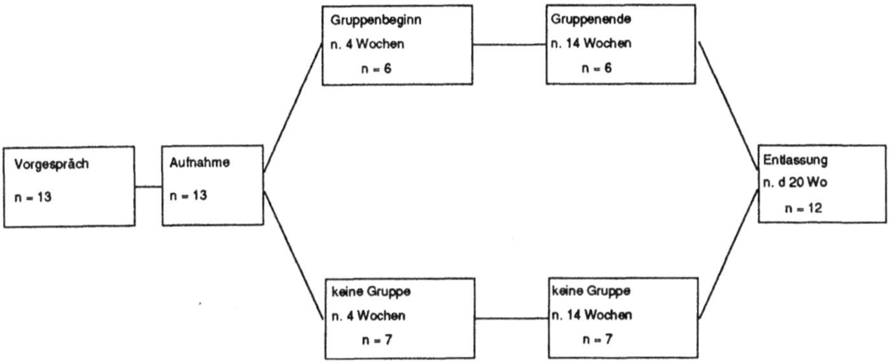


**Instrumente:**

| | | | | |
|---|---|---|---|---|
| TPB | TPB | Tagesprotokollbögen | TPB | TPB |
| BULIT-MA | BULIT-MA | BULIT-MA | BULIT-MA | BULIT-MA |
| 3 FEQ | 3 FEQ | 3 FEQ | 3 FEQ | 3 FEQ |
| EDI | EDI | EDI | EDI | EDI |
| SCS-D | SCS-D | SCS-D | SCS-D | SCS-D |
| BL | BL | BL | BL | BL |
| DS | DS | DS | DS | DS |

**Abb. 1.** Untersuchungsablauf (quasi-experimentelles Design). [**SKID** Strukturiertes klinisches Interview für **DSM III-R** (Wittchen et al. 1986); **BULIT-MA** Bulimia-Test (Smith u. Thelen 1984); **3 FEQ** "Three-Factor Eating Questionnaire" (Stunkard u. Messik 1985); **EDI** "Eating Disorder Inventory" (Garner et al. 1983); **SCS-D** "Self-Control-Schedule" (Rosenbaum 1980 / deutsch: Jacobi et al. 1986); **BL** "Beschwerden-Liste" (Zerssen 1976 a); **DS** Depressivitätsskala (Zerssen 1976 b)]

## Ergebnisse

### *Soziodemographische Daten*

Tabelle 1 gibt zunächst einen Überblick über sämtliche soziodemographischen Daten der Stichprobe.

**Tabelle 1.** Soziodemographische Daten

| | n | $\bar{x}$ | SD | Spanne |
|---|---|---|---|---|
| **Lebensalter (Aufnahme):** | 13 | 22,8 | 3,5 | 19 - 32 |

| | n | [%] | | n | [%] |
|---|---|---|---|---|---|
| **Familienstand:** | | | **Wohnverhältnisse:** | | |
| - verheiratet | 2 | (15,4) | - alleinelebend | 4 | (30,8) |
| - geschieden | 1 | (7,7) | - lebt mit Familie | 6 | (46,2) |
| - ledig | 10 | (76,9) | - lebt mit Partner | 3 | (23,1) |
| **Berufsstand:** | | | **Schulbildung** | | |
| - Schüler | 3 | (23,1) | - Volksschule | 2 | (15,4) |
| - Lehrling | 1 | (7,7) | - Realschule | 2 | (15,4) |
| - Student | 1 | (7,7) | - Handelsschule | 2 | (15,4) |
| - Arbeitslos | 2 | (15,4) | - Fachhochschule | 1 | (7,7) |
| - Hausfrau | 1 | (7,7) | - Abitur | 5 | (38,5) |
| - Arbeitnehmer | 5 | (38,5) | | | |

Die Patientinnen waren bei Aufnahme durchschnittlich 22,8 Jahre alt, 9 lagen jedoch in dem Altersbereich zwischen 19 und 23 Jahren, lediglich 4 waren 24 Jahre oder älter, nur eine Patientin war älter als 30 Jahre (32 Jahre), es handelte sich hier um eine Patientin mit anamnestischer Anorexia nervosa. Dem jugendlichen Alter entsprechend waren die meisten Patientinnen (10) noch ledig, 2 waren verheiratet, 1 geschieden, auch lebte bei Aufnahme etwa die Hälfte aller Patientinnen (6) noch bei der Familie, die übrigen entweder alleine (4) oder mit dem Partner (3).

Zwei Patientinnen verfügten über einen Hauptschulabschluß, die übrigen besuchten weiterführende Schulen, 6 Patientinnen hatten das Abitur bzw. strebten dasselbe an. Berufstätig waren lediglich 5 Patientinnen, 5 befanden sich noch in Ausbildung, 2 waren arbeitslos und 1 Hausfrau.

Befragt nach dem Beginn der Eßstörung gaben die Patientinnen eine durchschnittliche Erkrankungsdauer von 5,5 Jahren an, die Angaben schwankten jedoch zwischen mindestens 2 Jahren und 15 Jahren im Falle der ältesten Patientin.

## *Generelle Psychopathologie*

Im folgenden soll nun ein Überblick über die Psychopathologie der Patientinnen gegeben werden. Tabelle 2 gibt das gesamte Spektrum der Achse I des DSM III-R wieder, wie sie anhand des "Strukturierten Klinischen Interviews für DSM III-R" (SKID) erfaßt wurde. Obwohl mit jeder Patientin das gesamte Interview durchgeführt wurde, sind in der folgenden Aufstellung sämtliche Bereiche weggelassen, in denen keine der 13 Patientinnen eine Auffälligkeit zeigte, es handelt sich hierbei um den gesamten Bereich psychotischer Störungen sowie um die somatoformen Störungen.

**Tabelle 2.** Prävalenz psychiatrischer Störungen gemäß Achse 1 des DSM III-R (NNB nicht näher bezeichnet; C "current" (derzeitig); A Lifetime (anamnestisch): obwohl in den Interviewprotokollen auch der Ausprägungsgrad der Diagnosen erfaßt wurde, wird in der Darstellung auf diese Informationen verzichtet. Freie Zeilen bedeuten, daß die Patientin keine Diagnose in dem entsprechenden Bereich erhielt)

| Patienten | 01 | 02 | 03 | 04 | 05 | 06 | 07 | 08 | 09 | 10 | 11 | 12 | 13 | S |
|---|---|---|---|---|---|---|---|---|---|---|---|---|---|---|
| **Diagnosen** | | | | | | | | | | | | | | |
| **Affektive Syndrome:** | | | | | | | | | | | | | | |
| Bipolare Störung | | | | | | | | | | | A | | | 1 |
| Bipolare Störung NNB | | | | | | | | | | | | | | 0 |
| Major Depression | | | A | A | A | A | | | A | A | | | | 6 |
| Dysthymie (nur "current") | C | C | C | C | | C | | | C | C | C | C | | 9 |
| Depressive Störung NNB | | | | | | | | A | | | | | | 1 |
| *Affektive Störungen insgesamt: 17 (davon 8 "Lifetime-Diagnosen)* | | | | | | | | | | | | | | |
| **Abhängigkeitstörungen:** | | | | | | | | | | | | | | |
| Alkohol | | | A | | | A | A | A | A | | A | | | 6 |
| Barbiturate/Sedativa | | | | | | | A | | | | A | | | 2 |
| Cannabis | | | | | | | | A | | | | | | 1 |
| Laxantien und andere | | | A | | A | C | | | A | | | | | 4 |
| *Abhängigkeitstörungen insgesamt: 13 (davon 12 "Lifetime-Diagnosen)* | | | | | | | | | | | | | | |
| **Angststörungen:** | | | | | | | | | | | | | | |
| Panikstörung | C | | | | | | | | | | | | | 1 |
| Agoraphobie | | | C | | | | | | C | | | | | 2 |
| Soziale Phobie | C | | | C | | A | C | A | | | C | C | | 7 |
| Einfache Phobie | | | | | | | C | A | | | C | | | 3 |
| Zwangsstörung | | | | | | | | | | | A | C | | 2 |
| Generalisierte Angststörung | | | | | C | | | | | | | | | 1 |
| *Angststörungen insgesamt: 16 (davon 4 "Lifetime-Diagnosen)* | | | | | | | | | | | | | | |
| **Eßstörungen:** | | | | | | | | | | | | | | |
| Anorexia nervosa | | | A | | | A | | | A | A | | | A | 5 |
| Bulimia nervosa | C | C | C | C | C | C | C | C | C | C | C | C | C | 13 |

Wie aus Tabelle 2 ersichtlich wird, erhielten die Patientinnen neben der spezifischen Eßstörungsdiagnose zusätzlich durchschnittlich 3,5 psychiatrische Diagnosen (insgesamt 46 für die gesamte Stichprobe, davon 24 "Lifetime"-Diagnosen) auf Achse I des DSM III-R. Auffallend ist der hohe Anteil der "Lifetime"-Diagnosen, sowohl im affektiven Syndrombereich als auch unter den Abhängigkeitsstörungen. Bei 8 von 13 Patientinnen konnte eine "Lifetime"-Diagnose im affektiven Bereich erhoben werden, die "Lifetime"-Prävalenz für affektive Störungen liegt somit bei 61,5 %. Im Bereich der Abhängigkeitsstörungen konnten für 7 Patientinnen "Lifetime"-Diagnosen gestellt werden, davon erhielten sogar 5 Patientinnen 2 Diagnosen in diesem Bereich, die "Lifetime"-Prävalenz liegt insgesamt bei 53,8 %.

Ein auffallend konträres Bild ergibt die Verteilung der Angststörungen: bei nur 4 der insgesamt 16 vergebenen Diagnosen in diesem Bereich handelt es sich um "Lifetime"-Diagnosen, die Störungen, die sich v. a. phobischen Bereich konzentrieren, stellen also meist aktuelle Problembereiche der Patientinnen dar: 8 der 13 (61,5 %) Patientinnen erhielten aktuelle Diagnosen, die "Lifetime"-Prävalenz liegt nur bei 23,1 %.

Interessanterweise deckten sich unsere Prävalenzraten nahezu mit denjenigen einer amerikanischen Studie, die 70 bulimische Patientinnen ebenfalls mit einem standartisierten Interview untersuchten (Hudson et al. 1987). Aus dem bisher Gesagten wird ersichtlich, daß es sich bei den Patientinnen, die stationärer Therapie überwiesen werden, um eine Stichprobe mit langer und schwerer Krankheitsentwicklung handelt, zusätzliche psychiatrische Diagnosen neben dem gestörten Eßverhalten werden häufig beobachtet, neben Störungen aus dem affektiven und Abhängigkeitsbereich wurde v.a. eine erhebliche Beeinträchtigung der sozialen Anpassung festgestellt.

Aufgrund de umfangreichen Datensammlung wurde auf eine differenzierte Erfassung und Dokumentation von Persönlichkeitsstörungen verzichtet, obwohl der klinische Eindruck bei einigen Patientinnen ebenfalls für eine zusätzliche Persönlichkeitsstörung sprach (vgl. Hagen et al. 1986).

## *Verlaufsdaten*

Im folgenden werden die durchschnittlichen Werte aller Variablen für die Zeitpunkte "Vorgespräch" (T 1), "Aufnahme" (T 2), "4 Wochen" (T 3), "14 Wochen" (T 4), und "Entlassung" (T 5) mitgeteilt und den Normwerten gegenübergstellt (s. Tabell 3). Für die Zeitpunkte "Vorgespräch" (T 1) und "Entlassung" (T 5) wurden Vergleiche des Stichprobenmittelwertes mit dem Populationsparameter für kleine Stichprobengrößen bei zweiseitiger Fragestellung (t-Test) durchgeführt, als Signifikanzniveau wurde ein p von mindestens 0,05 gewählt. Auf die Ergebnisse wird später zurückgegriffen.

Zur Prüfung der Hypothese, daß sich für die einzelnen Variablen Veränderungen über die Meßzeitpunkte ergeben haben, wurde für jede Variable die Friedman-Rangvarianzanalyse berechnet, ein verteilungsunabhängiges Verfahren zum Lokationsvergleich mehrerer Stichproben (die Berechnung erfolgte über die Anweisung "NPARTESTS FRIEDMAN" der 9. Programmversion des Statistikprogrammsystems für die Sozialwissenschaften SPSS 9). Da keine Voraussage über die Rich-

**Tabelle 3.** Mittelwerte der untersuchten Variablen zu allen Meßzeitpunkten und ein Vergleich mit den Normwerten (* p < 0,05; M Mittelwert; S Standardabweichung)

| | T 1 Vorgespräch | | T 2 Aufnahme | | T 3 4 Wochen | | T 4 14 Wochen | | T 5 Entlassung | | Norm | |
|---|---|---|---|---|---|---|---|---|---|---|---|---|
| Variable | M | S | M | S | M | S | M | S | M | S | M | S |
| Tage/Woche mit Heißhungeranfällen | --- | --- | 6,0 | 1,8 | 3,0 | 2,9 | 2,4 | 2,1 | 1,1 | 1,2 | --- | --- |
| Tage/Woche mit Erbrechen | --- | --- | 5,4 | 2,5 | 3,1 | 2,7 | 2,0 | 2,2 | 0,9 | 1,2 | --- | --- |
| BULIT Bulimiatest | 124,7 | 11,9 | 115,2 | 24,8 | 106,1 | 15,0 | 104,3 | 19,1 | 86,6 | 22,8 | --- | --- |
| FEQ 1 Kognitive Kontrolle | 10,7* | 5,9 | 12,5 | 4,4 | 12,1 | 4,8 | 11,3 | 5,6 | 11,0* | 6,0 | 6,0 | 5,5 |
| FEQ 2 Enthemmung | 13,7* | 3,0 | 12,2 | 3,7 | 10,7 | 4,0 | 9,5 | 4,6 | 8,0 | 4,6 | 5,6 | 4,3 |
| FEQ 3 Hungergefühle | 9,9* | 2,9 | 9,4 | 4,2 | 8,4 | 4,2 | 7,0 | 4,3 | 5,4 | 4,0 | 7,0 | 4,3 |
| EDI 1 Schlankheitsideal | 12,2* | 5,1 | 10,3 | 5,3 | 8,2 | 5,3 | 8,2 | 5,5 | 4,2 | 4,1 | 5,0 | 5,2 |
| EDI 2 Bulimie | 11,8* | 5,0 | 8,2 | 4,7 | 5,2 | 3,1 | 3,8 | 3,4 | 1,7 | 1,5 | 2,0 | 3,3 |
| EDI 3 Unzufriedenheit mit eigenem Körper | 12,2 | 8,0 | 11,9 | 7,9 | 10,7 | 6,2 | 9,0 | 6,7 | 7,0 | 6,6 | 10,2 | 7,6 |
| EDI 4 Ineffektivität | 13,2* | 7,8 | 11,2 | 6,2 | 11,1 | 5,7 | 6,5 | 4,8 | 3,8 | 4,7 | 2,0 | 3,6 |
| EDI 5 Perfektionismus | 5,7 | 3,9 | 5,8 | 4,6 | 5,9 | 4,2 | 5,5 | 3,8 | 4,5 | 3,0 | 5,2 | 3,8 |
| EDI 6 Mißtrauen | 7,2* | 3,3 | 6,1 | 4,0 | 6,3 | 3,2 | 4,7 | 2,6 | 4,5* | 2,5 | 2,2 | 2,8 |
| EDI 7 Wahrnehmung körpereigener Reize | 9,6* | 4,1 | 10,7 | 4,3 | 8,8 | 4,1 | 6,8 | 4,7 | 2,5 | 2,3 | 2,9 | 11,2 |
| EDI 8 Reifungsängste | 4,8 | 4,5 | 4,3 | 4,6 | 3,2 | 3,4 | 2,8 | 2,4 | 2,2 | 2,7 | 2,5 | 7,9 |
| SCS Selbstkontrollfähigkeit | - 9,4* | 19,7 | - 3,4 | 28,1 | 1,8 | 18,9 | 9,7 | 23,0 | 18,3 | 21,5 | 20,8 | 23,0 |
| BL Subjektives Befinden | 35,2* | 10,5 | 34,8 | 15,6 | 27,4 | 11,1 | 25,7 | 13,8 | 21,7* | 13,6 | 14,3 | 10,3 |
| DS Depressivität | 19,8* | 7,7 | 18,0 | 9,4 | 18,7 | 6,9 | 14,7 | 7,3 | 7,0 | 4,8 | 5,5 | 4,7 |

tung etwaiger Veränderung getroffen wurde, wurde wieder jeweils die 2seitige Fragestellung gewählt.

Führt die Friedman-Rangvarianzanalyse zu einem signifikanten Ergebnis, kann die Hypothese angenommen werden, daß sich die Stichprobe zu mindestens 2 Zeitpunkten hinsichtlich ihrer Lokalisation unterscheidet. In diesem Falle wurde in einem weiteren Analyseschritt die Frage beantwortet, zu welchen der insgesamt 10 möglichen Kombinationen der Meßzeitpunkte sich eine signifikante Veränderung manifestierte. Zu diesem Zweck wurde der "$D_{ij}$-Test" von Dunn-Rankin, ein Paarvergleich der Rangsummen für abhängige Stichproben, gerechnet (wiederum bei 2seitiger Fragestellung). Tabelle 4 gibt einen Überblick über die Ergebnisse der Rangvarianzanalyse und zeigt, zwischen welchen Zeitpunkten sich die Unterschiede manifestierten.

**Tabelle 4.** Veränderungen der Variablen (**T 1** Vorgespräch; **T 2** Aufnahme; **T 3** 4 Wochen; **T 4** 14 Wochen; **T 5** Entlassung; **s** signifikant bei p = 0,05; **ss** signifikant bei p = 0,01; **ns** nicht signifikant)

| | Friedmann--Rangvarianzanalyse | | Dunn-Rankin--Lokationsvergleich |
|---|---|---|---|
| Variable | $\chi^2$ | Signifikanz | signifikant bei |
| Heißhunger | 17,6 | ss | T 2/T 3, T 2/T 4, T 2/T 5 |
| Erbrechen | 14,4 | ss | T 2/ T 4, T 2/T 5 |
| BULIT | 34,8 | ss | T 1/T 3, T 1/T 5, T 2/T 5 |
| FEQ 1 | 1,1 | ns | - |
| FEQ 2 | 24,1 | ss | T 1/T 5, T 2/T 5 |
| FEQ 3 | 14,0 | ss | T 1/T 5, T 2/T 5, T 3/T 5 |
| EDI 1 | 18,4 | ss | T 1/T 5, T 2/T 5 |
| EDI 2 | 27,5 | ss | T 1/T 5, T 2/T 5 |
| EDI 3 | 13,5 | ss | T 2/T 5 |
| EDI 4 | 11,6 | ss | T 1/T 5, T 2/T 5, T 3/T 5 |
| EDI 5 | 2,9 | ns | - |
| EDI 6 | 10,2 | s | T 1/T 5 |
| EDI 7 | 23,4 | ss | T 1/T 5, T 2/T 5, T 3/T 5 |
| EDI 8 | 4,6 | s | - |
| SCS | 18,2 | ss | T 1/T 5, T 2/T 5 |
| BL | 21,2 | ss | T 1/T 5, T 2/T 4, T 2/T 5 |
| DS | 24,5 | ss | T 1/T 5, T 2/T 5, T 3/T 5 |

Die Patientinnen berichteten über durchschnittlich 6 Tage pro Woche, an denen sie unter Heißhungeranfällen litten, ähnlich hoch war die Frequenz des Erbrechens, nämlich durchschnittlich an 5,4 Tagen pro Woche, lediglich 2 Patientinnen waren nach eigenen Angaben nicht in der Lage, das Erbrechen selbst zu induzieren, obwohl sie es gerne tun würden. Nach einer genaueren Analyse der Eßprotokollbögen wurde darauf verzichtet, die absolute Frequenz der Heißhunger-Erbrechenepisoden zu erheben, da diese Variablen starken subjektiven Verzerrungen unterlagen: so bezeichneten 2 Patientinnen etwa den gleichen symptomatischen Ablauf entweder als einen durchgehenden Heißhungeranfall - unterbrochen durch mehrmaliges Erbrechen - oder als mehrere distinkte Episoden. Auch die objektive Menge an aufgenommener Nahrung während eines Heißhungeranfalls variierte inter- und intraindividuell beträchtlich. Die Basissymptomatik war offenbar durch subjektive Attributionsmuster vermittelt, welche nicht vergleichbar sind; die absolute Frequenz der Basissymptomatik konnte in dieser Untersuchung also auch nicht zu einer statistischen Untersuchung herangezogen werden. Um zu vergleichbaren Daten zur Basissymptomatik zu gelangen, wurde bei der Auswertung der Eßprotokollbögen lediglich die dichotome Variable "Heißhungeranfall bzw. Erbrechen ja vs. nein" für den jeweiligen Tag betrachtet. Auf diese Weise konnte die Frequenz der Basissymptomatik also maximal 7 Tage pro Woche betragen, obwohl einzelne Patientinnen sich durchschnittlich 20mal pro Tag erbrachen. Der Gebrauch von Laxantien, Diuretika oder Appetitzüglern als Mittel der Gewichtskontrolle spielte in der vorliegenden Stichprobe eine so verschwindend geringe Rolle, daß deren Auftreten nicht weiter betrachtet wurde.

Die Basissymptomatik konnte signifikant verringert werden, und zwar auf durchschnittlich eine Heißhungerepisode und einmaliges Erbrechen pro Woche. Gänzlich frei von Heißhungeranfällen waren 5 der 12 Patientinnen, frei von selbstinduziertem Erbrechen waren 3 Patientinnen, jedoch trat das Erbrechen in keinem Fall häufiger als 2mal pro Woche auf.

Die Reduktion der Heißhunger-Erbrechenepisoden spiegelt sich auch in der signifikanten Reduktion der "BULIT"-Werte wieder. Während vor der Therapie sämtliche Patientinnen oberhalb des "Cut-off" von 102 erreichten, lagen bei Ende der Therapie alle Patientinnen unterhalb dieses Wertes.

Wie die unverändert hohen Ausprägungen auf der 1. Skala des "Three Factor Eating Questionnairs" (Kognitive Kontrolle über das Eßverhalten) zeigen, scheint das Eßverhalten auch nach der stationären Therapie stark von den Patientinnen kontrolliert zu sein, von einem "unbefangenen Essen" kann keine Rede sein. Allerdings scheinen sie nun eher als vor der Behandlung in der Lage zu sein, diese Kontrolle auch aufrechtzuerhalten: Faktor II ("Enthemmung"), der den Einfluß von emotionalen Disinhibitoren wie Angst, Depression oder Einsamkeit erfaßt, zeigt bei Entlassung signifikant erniedrigte Werte. Gemeinsam mit der Tatsache, daß die Patientinnen weniger unter "Hungergefühlen" (vgl. Faktor III des FEQ), läßt sich dieses Ergebnis als eine Verbesserung der Copingstrategien interpretieren.

Bezüglich der Skalen des "Eating Disorder Inventorys" (EDI) zeichnete sich die Stichprobe mit Ausnahme dreier Skalen (EDI 3: "Unzufriedenheit mit dem eigenen Körper", EDI 5: "Perfektionismus" und EDI 8: "Reifungsängste") durch signifikant erhöhte Werte im Vergleich zu den Normdaten aus, wobei die Skalen "Perfektionismus" und "Reifungsängste" u. E. eher als charakteristisch für anorektische Patientinnen angesehen werden können (s. auch Garner et al. 1983). Auffallend für unsere Stichprobe sind die um ein 6faches erhöhten Werte der Skala "Ineffektivität" (EDI 4), ähnlich deutliche Normabweichungen konnten von uns in keiner anderen Studie gefunden werden. Wie Tabelle 4 zeigt, konnten für insgesamt 6 Skalen des EDI (EDI 1: "Schlankheitsideal", EDI 2: "Bulimie", EDI 3: "Unzufriedenheit mit dem eigenen Körper", EDI 4: "Ineffektivität", EDI 6: "Mißtrauen" und EDI 7: "Wahrnehmung körpereigener Reize") signifikante Verbesserungen gefunden werden, wobei sämtliche Skalen im Normbereich lagen.

Eine deutlich signifikante Verbesserung konnte auch für die "Generelle Selbstkontrollfähigkeit" (SCS) gefunden werden. Während die Stichprobe prätherapeutisch im Mittel ca. 1,5 Standardeinheiten unter dem Mittelwert der Eichstichprobe lagen, war diese Differenz bei Entlassung praktisch verschwunden. Auch die beiden Skalen BL: "Subjektives Befinden" und DS: "Depressivität" unterschieden sich vor der Therapie deutlich von den Vergleichswerten, eine signifikante Reduktion kann für beide Variablen berichtet werden, die Depressivitätswerte lagen bei Therapieende sogar im Normbereich.

## *Struktur der Veränderungen*

Da sich die erzielten Veränderungen der Variablen zu unterschiedlichen Zeitpunkten manifestieren (s. Tabelle 4), soll nun versucht werden, die Variablen hinsichtlich ihrer Änderungsstruktur einzuteilen. Für alle Variablen jedoch gilt, daß die Verbesserungen ausschließlich in der Therapiephase erfolgten, im Wartezeitraum (T 1 / T 2) ergaben sich in keinem Falle signifikante Veränderungen.

Zur Verdeutlichung der Verlaufsmuster soll jeweils eine Variable pro Verlaufsmuster exemplarisch graphisch dargestellt werden (Abb. 2 - 5)

Wir fanden zum einen einen Typ von Variablen (Typ 1), der sich im Verlaufe der Therapie nicht bzw. kaum veränderte, hierzu zählen" kognitive Kontrolle über das Eßverhalten" (FEQ 1, s. auch Abb. 2), "Perfektionismus" (EDI 5) und "Reifungsängste"(EDI 8). Die beiden letztgenannten Skalen lagen jedoch bereits prätherapeutisch im Normbereich, so verbleibt lediglich die Variable FEQ 1, die sich als änderungsinsensitiv erwiesen hat.

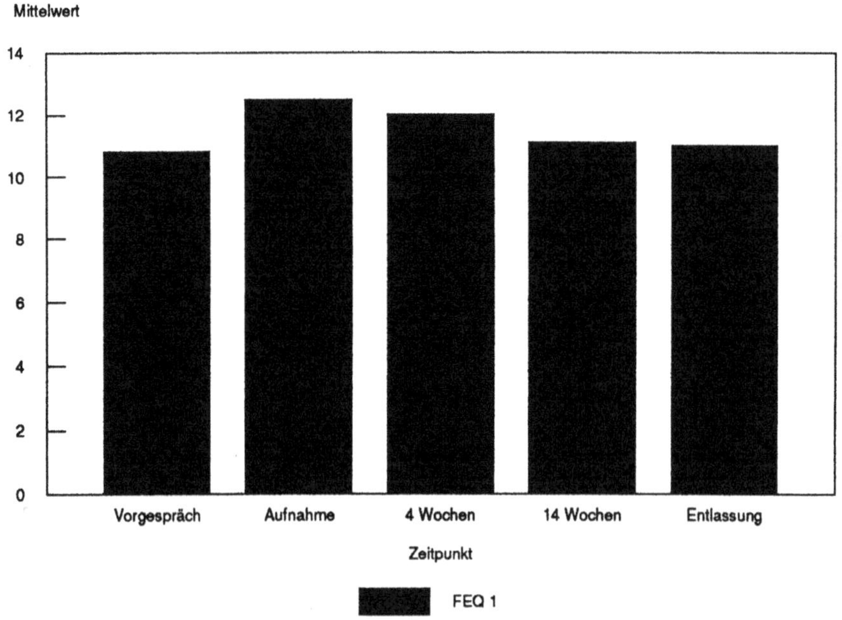


**Abb. 2.** FEQ 1 Kognitive Kontrolle über das Eßverhalten

Variablen vom Typ 2 veränderten sich kontinuierlich über den Therapieverlauf, hierzu können die Variablen "Enthemmung" (FEQ 2), "Schlankheitsideal" (EDI 1), "Bulimie" (EDI 2, s. auch Abb. 3), "Unzufriedenheit mit dem eigenen Körper" (EDI 3), "Mißtrauen" (EDI 6) und "Generelle Selbstkontrollfähigkeit" (SCS) gerechnet werden. Bei diesen Variablen manifestierten sich die signifikanten Verbesserungen nur zwischen den Meßzeitpunkten Vorgespräch (T 1) bzw. Aufnahme (T 2) und der Entlassung (T 5), ohne daß sich während der Therapie signifikante Veränderungen sichern ließen.

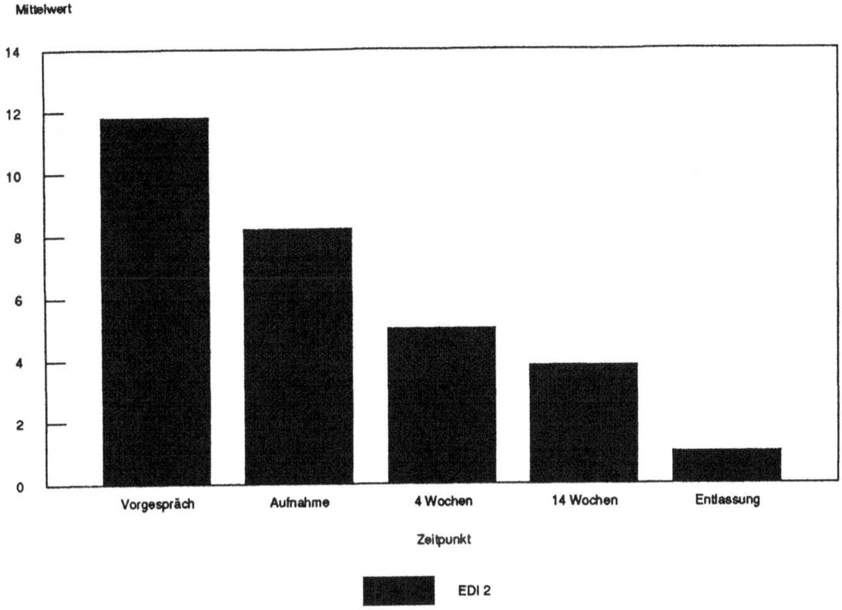


**Abb. 3.** EDI 2 Bulimie

Variablen vom Typ 3 veränderten sich bereits in früheren Therapiephasen (T2 / T 3 oder T 2 / T 4) und blieben in der letzten Phase auf einem konstanten Niveau, hierzu zählen der "BULIT"-Gesamtscore, "subjektives Befinden (BL s. auch Abb. 4), sowie die Frequenz der Basissymptomatik Heißhungeranfälle und Erbrechen.

Variablen vom Typ 4 zeigten erst in der letzten Phase vor der Entlassung deutliche Verbesserungen (d. h. Veränderungen waren noch nicht nach 14 Wochen - zum Zeitpunkt T 4 - nachweisbar). Hierzu zählen die Variablen "Hungergefühle" (FEQ 3), "Ineffektivität" (EDI 4), "Wahrnehmung körpereigener Reize" (EDI 7) sowie "Depressivität" (DS, s. auch Abb. 5).

In diesem Zusammenhang interessierte uns nun auch, ob sich die konzeptuellen Überlegungen (s. Schmitz 1987) in der Änderungsstruktur der Variablen widerspiegeln.

Zu Beginn der Therapie steht die Modifikation des Eßverhaltens im Mittelpunkt. Die gefundenen Ergebnisse lassen sich durchaus mit diesem Punkt vereinbaren, denn zu denjenigen Variablen, deren Veränderung bereits in frühen Therapiephasen nachweisbar ist, gehören zum einen die Basissymptome "Heißhungeranfäl-

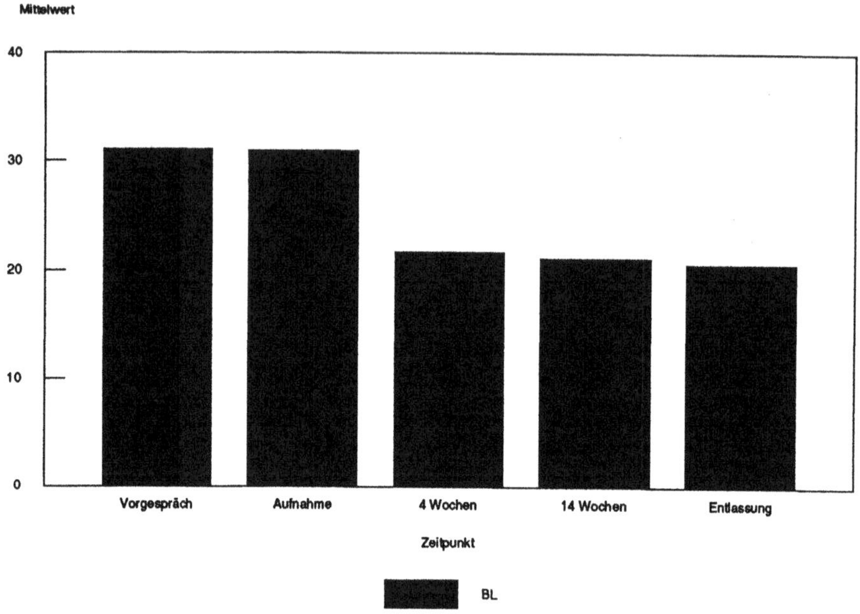


**Abb. 4.** BL Subjektives Befinden

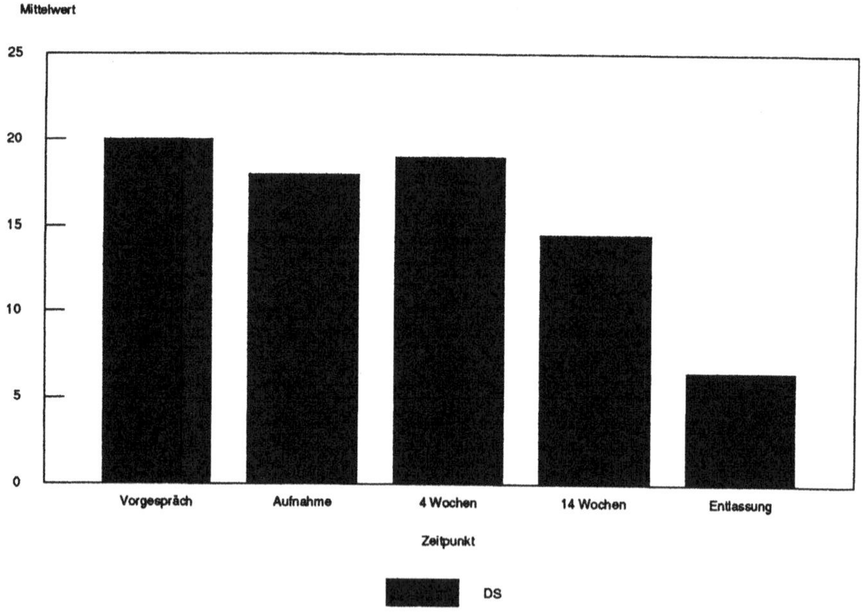


**Abb. 5.** DS Depressivität

le" und"Erbrechen" sowie der "BULIT"-Gesamtscore, der sich zu großen Teilen auch aus Faktoren des gestörten Eßverhaltens zusammensetzt, die intendierte Modifikation ist somit tatsächlich nachweisbar. Auch die Skala "Subjektives Befinden" (BL), die als 4. Variable eine frühzeitige Veränderung zeigt, kann ebenfalls als Ausdruck eines verbesserten physischen Zustandes der Patientinnen infolge einer ausgeglicheneren Ernährung interpretiert werden. Auch einige Variablen, die sich eher konstant veränderten, nämlich "Enthemmung" (FEQ 2) und "Bulimie" (EDI 2) können im Sinne eines normalisierten Eßverhaltens verstanden werden.

Dem Behandlungskonzept entsprechend wird im weiteren Behandlungsverlauf die Entwicklung eines positiven, differenzierten Selbstkonzepts und - optional - die Einbeziehung relevanter Bezugspersonen mit dem Ziel der "Förderung der Autonomie der Patientin" betont. Auch hier liegt das Konzept in Übereinstimmung mit der vorgefundenen Änderungsstruktur: erst nach der 14. Aufenthaltswoche lassen sich Veränderungen der Variablen "Ineffektivität" (EDI 4) sowie "Wahrnehmung körpereigener Reize"(EDI 7) und "Hungergefühle (FEQ 3) nachweisen. Erstgenannte Variable erfaßt Gefühle der Unzulänglichkeit und Wertlosigkeit und war für unsere Stichprobe bei Therapiebeginn von extremer Ausprägung. Auch die Abnahme der EDI 7 Werte zeigt, daß die Patientinnen zunehmend in der Lage sind, Emotionen zu identifizieren und von Hungergefühlen zu unterscheiden; entsprechend nahmen auch die FEQ-3-Werte ("Hungergefühle") ab. Die letzte Variable, deren Änderungssensitivität sich erst zu Ende der Therapie nachweisen ließ, ist die Depressivität (DS). Wir glauben nicht, daß dieses Ergebnis auf die bevorstehende Entlassung zurückgeführt werden kann, da in der 1. Studie mit demselben Instrument aber kürzerer Behandlungsdauer sich diese Variable nicht signifikant veränderte (Potreck-Rose 1987). Somit ergeben sich zumindest Hinweise, daß sich Veränderungen in der Depressivität von Patientinnen mit Bulimia nervosa erst in einer späten Therapiephase und bei hinreichender Systemkontrolle und zunehmendem positiven Selbstwertgefühl nachweisen lassen.

Hier soll nun auch auf diejenigen Variablen eingegangen werden, die sich nicht signifikant änderten: für die beiden EDI-Skalen war - wie oben erläutert - eine Veränderung nicht zu erwarten. Die unverändert hohen Werte der Skala "Kognitive Kontrolle über das Eßverhalten" (FEQ 1) weisen darauf hin, daß die Patientinnen weiterhin zu der Gruppe der "Restrained eaters" gerechnet werden müssen, welche ständig bemüht sind, ihre Nahrungsaufnahme einzuschränken. Kritisch anzumerken wäre, daß dieses Verhalten im Zusammenhang mit derzeitigen Ätiologiemodellen als ein Risikofaktor angesehen werden kann, der zur Entwicklung und Aufrechterhaltung einer Bulimia nervosa beiträgt. (s. Ruderman 1986). Die Frage, ob sich dies auch auf die Chronifizierung bzw. Rückfallquote in unserer Stichprobe auswirkt, kann derzeit nicht beantwortet werden, da noch keine katamnestischen Daten vorliegen.

## *Effektivität der Eßstörungsgruppe*

Da alle 12 Patientinnen der Studie im Verlauf ihres Aufenthaltes in der Klinik, je nach individueller Indikation, auch am weiteren Gruppenangebot der Klinik teilgenommen hatten (eine strenge experimentelle Kontrolle dieser Bedingungen schien uns aus therapeutischen Gründen nicht vertretbar), waren wir unsicher bzgl. einer differentiellen Effektivität der Eßstörungsgruppe. Aufgrund der geringen Stichprobengrößen (n = 5 vs. n = 7) haben wir auf eine statistische Auswertung verzichtet und das Datenmaterial nur unter deskriptiven Aspekten analysiert. Anzumerken ist, daß neben den 5 Patientinnen der Untersuchungsgruppe weitere 7 Patientinnen mit Anorexia und Bulimia nervosa an der Gruppe teilnahmen, die allerdings nicht in die Untersuchung einbezogen waren. Ein Vergleich der Gruppenteilnehmerinnen mit denjenigen Patientinnen, die nicht an der Gruppe teilgenommen hatten, erbrachte Hinweise auf eine differentielle Effektivität der Gruppe. Die Teilnehmerinnen unterschieden sich nach Beenden der Gruppe auf insgesamt Variablen durch günstigere Werte von den Nichtteilnehmerinnen, jedoch bestanden für 2 Variablen (EDI 4 "Ineffektivität" und DS Depressivität") diese Unterschiede tendenziell bereits zu Gruppenbeginn, so daß von Selektionseffekten ausgegangen werden konnte, bezüglich der Variablen "Bulimie" (EDI 2) waren die Unterschiede zur Entlassung wieder verschwunden, so daß es den Gruppenteilnehmerinnen lediglich zu einem früheren Zeitpunkt gelungen war, die Tendenz zu Heißhungeranfällen und Erbrechen (im Sinne des EDI) zu kontrollieren. Die "generelle Selbstkontrollfähigkeit" (SCS-D) ist - wie Tabelle 5 zu entnehmen ist - die einzige Variable, hinsichtlich derer sich die Gruppenteilnehmerinnen nicht vor Beginn der Gruppe unterschieden, wohl aber nach Beenden der Gruppe (bei Gruppenbeginn waren bei den Teilnehmerinnen die Werte eher noch ungünstiger).

**Tabelle 5.** Vergleich der Gruppenteilnehmerinnen und Nichtteilnehmerinnen hinsichtlich der Variablen SCS ("Generelle Selbstkontrollfähigkeit") zu allen Erhebungszeitpunkten (M arithmetisches Mittel; S Standardabweichung)

| | teilgenommen (n = 5) | | nicht teilgenommen (n = 7) | |
|---|---|---|---|---|
| Zeitpunkte | M | S | M | S |
| Vorgespräch | - 11,2 | 22,4 | - 8,14 | 15,7 |
| Aufnahme | - 6,4 | 25,2 | - 12,9 | 17,7 |
| Gruppenbeginn (4 Wochen) | 4,2 | 24,2 | - 12,9 | 17,7 |
| Gruppenende (14 Wochen) | 20,0 | 25,7 | 2,3 | 15,0 |
| Entlassung | 30,4 | 16,6 | 9,7 | 18,7 |

Der Trend zu einer verbesserten Selbstkontrollfähigkeit läßt sich auch noch zum Zeitpunkt der Entlassung feststellen. Die Teilnahme an der Eßstörungsgrupe scheint damit in besonderer Weise einen günstigen Einfluß zu nehmen auf die Förderung der generellen Selbstkontrollfähigkeit verstanden als "Verfügbarkeit und Anwendung allgemeiner und übergreifender Bewältigungsstrategien für belastende und streßvolle Ereignisse" (Westenhöfer et al. 1987). Zur inhaltlichen Interpretation sollen die 4 erfaßten Verhaltensbereiche des SCS-D genannt werden (zit. nach Westenhöfer et al. 1987):

- Anwendung von Kognitionen und Selbstverbalisationen,
- Anwendungen von Problemlösestrategien,
- Fähigkeit zum Bekräftigungsaufschub,
- wahrgenommene persönliche Kompetenz ("self-efficacy", Bandura 1977).

## Zusammenfassung

Im Rahmen einer prozeßdiagnostischen Evaluationsstudie mit einer breiten Kriteriumsmessung wurde die Effektivität eines multimodalen stationären Behandlungsansatzes für Patientinnen mit Bulimia nervosa (n = 12) überprüft. Die wesentlichen Ergebnisse sind:

1) Mit einer Ausnahme wurden für alle Patientinnen neben der Eßstörungsdiagnose zusätzliche psychiatrische Diagnosen gestellt;
2) die Stichprobe litt unter einer ausgeprägten Basissymptomatik und unterschied sich in 12 von weiteren 15 Variablen deutlich von den Vergleichswerten, so daß wir davon ausgehen konnten, wichtige Beschreibungsdimensionen des bulimischen Syndroms erfaßt zu haben;
3) statistisch signifikante Veränderungen im Prä-post-Vergleich können sowohl für die Basissymptomatik als auch für die meisten eßstörungsspezifischen und -unspezifischen Skalen berichtet werden, wobei die meisten Variablen zum Zeitpunkt der Entlassung im Normbereich lagen;
4) eine Analyse der Veränderungen über die Zeit legt eine frühe Änderungssensitivität für das symptomatische Verhalten nahe, während Variablen, welche umfassendere Erlebens- und Verhaltensbereiche erfassen, erst in späten Therapiephasen eine Veränderung aufwiesen;
5) eine deskriptive Betrachtung der Effektivität der Eßstörungsgruppe ergab den Hinweis, daß die Teilnahme an einer solchen Gruppe sich besonders günstig auf die "generelle Selbstkontrollfähigkeit" der Patientinnen auswirkte.

## Literatur

Bandura A (1977) Self-efficacy: Toward a unifying theory of behavioral change. Psychol Rev 84: 191 - 215

Bossert S, Schnabel E, Dippel B, Krieg J-C (1987) Behavioral hospital treatment: outcome and revision. (Vortrag gehalten am 28. August 1987, anläßlich des "17th Congress of the European Association for Behavior Therapy", Amsterdam)

Fichter M, Keeser W (1980) Das Anorexia-nervosa-Inventar zur Selbstbeurteilung. Arch Psychiatr Nervenkrankheiten 228: 67 - 89

Garner DM, Garfinkel PE (1985) Handbook of psychotherapy for anorexia nervosa and bulimia. Guilford, New York

Garner DM, Olmstedt MP, Polivy J (1983) Development and validation of a multidimensional eating disorder inventory for anorexia nervosa and bulimia. Int J Eating Dis 2: 15 - 34

Garner DM, Fairburn CG, Davis R (1987) Cognitive behavioral treatment of bulimia nervosa. Behav Modif 11 / 4: 398 - 431

Hagen C, Schmitz B, Wittchen H-U (1986) Personality disorders in anorexia nervosa and bulimia. (Paper presented at the 16th Congress of the European Association for Behavior Therapy, Lausanne)

Hudson JI , Pope HG Jr, Yurgelon-Todd D, Jonas JM, Frankenburg FR (submitted) Lifetime prevalence of affective and other psychiatric disorders in bulimic outpatients: a controlled study. Compr Psychiatry

Jacobi C, Brand-Jacobi J, Westerhöfer J, Weddige-Diedrichs A (1986) Zur Erfassung von Selbstkontrolle: Entwicklung einer deutschsprachigen Form der Self-Controll Schedule und der Desirability of Control Schedule. Diagnostica 32 / 3: 229 - 247

Orbach S (1982) fat is a feminist issue II. Berkeley, New York

Paul T, Jacobi C (1986) Ein ambulantes verhaltenstherapeutisches Gruppenprogramm bei Bulimia nervosa. Psychother Psychosom Med Psychol 36: 232 - 239

Potreck-Rose F (1987) Anorexia nervosa und Bulimia: Therapieerfolg und Therapieprozeß bei stationärer verhaltenstherapeutischer Behandlung. Deutscher Studien Verlag, Weinheim

Rosen JC (1987) A review of behavioral treatments for bulimia nervosa. Behav Modif 11 / 4: 464 - 486

Ruderman AJ (1986) Dietary restraint: a theoretical and empirical review. Psychol Bull 99: 247 - 262

Schmitz B (1987) Ein integrativer verhaltensmedizinisch orientierter Ansatz zur Pathogenese und stationären Behandlung der Bulimie. Verhaltensmodif Verhaltensmed 8 / 1: 27 - 62

Schmitz B, Mark N (im Druck) Wirkfaktoren eines stationären verhaltensmedizinischen Behandlungsansatzes am Beispiel der Bulimie. In: Lang H (Hrsg) Wirkfaktoren in der Psychotherapie. Springer, Berlin Heidelberg New York Tokyo

Smith MC, Thelen MH (1984) Development and validation of a test for bulimia. J Consult Clini Psychol 21: 167 - 182

Stunkard AJ, Messik S (1985) The three-factor eating questionnaire to measure dietary restraint, disinhibition and hunger. J Psychosom Res 29 / 1: 71 - 83

Swift WJ, Ritholz MR, Kalin NH, Kaslow N (1987) A follow-up study of thirty hospitalized bulimics. Psychosom Med 49 / 1: 45 - 55

Westenhöfer J, Paul T, Pudel V (1987) Zur Selbstkontrollfähigkeit bulimischer Patienten. Verhaltensmodif Verhaltensmed 4: 314 - 333

Wittchen H-U, Zaudig M, Schramm E, Mombour W, Klug J, Horn R (1986) Das strukturierte klinische Interview für DSM III-R (SKID). Deutschsprachig modifizierte Bearbeitung der amerikanischen Originalversion von Spitzer RL, Williams JB: Structured clinical interview for DSM III-patient version (SCID-P,5/1/86). Biometric Research Department, New York State Psychiatric Institute, New York

Zerssen D von (1976 a) Die Beschwerdeliste. Beltz, Weinheim

Zerssen D von (1976 b) Paranoid-Depressivitätsskala. Beltz, Weinheim

# Hilfreiche Faktoren bei der Bewältigung von Anorexia nervosa aus der Sicht ehemals betroffener Frauen

Alexa Franke

## Einleitung

Ein Blick in die Literatur mag den Anschein erwecken, daß die Forschung zur Anorexia nervosa sehr vielfältig ist. Dieser Eindruck ist auch insofern richtig, als sich nicht nur Vertreter unterschiedlicher medizinischer Disziplinen und psychologischer und psychotherapeutischer Schulen mit dieser Krankheit auseinandersetzen, sondern auch Pädagogen, Soziologen, Biologen, Ernährungs- und selbst Literaturwissenschaftler.

Betrachtet man jedoch die Psychotherapieforschung im engeren Sinne, so erweist sich diese unter methodologischen Gesichtspunkten als gar nicht vielfältig. Absolut vorherrschend ist ein den Prinzipien der "Outcome"-Forschung folgendes Untersuchungsdesign, in dem definierte Krankheitskriterien zu verschiedenen Meßzeitpunkten - in der Regel "prä", "post" und "Follow-up" - miteinander verglichen werden. Eine differentielle Therapieforschung, die die Wirkvariablen des therapeutischen Prozesses oder verschiedene Treatments im Vergleich untersucht, steht aus.

Dies liegt wohl zu einem großen Teil an der Art der Störung, die mit dem ständig drohenden letalen Ausgang die Experimentierfreude der Therapeuten verständlicherweise einschränkt. Zum anderen aber auch an den grundsätzlich unterschiedlichen Annahmen der verschiedenen therapeutischen Schulen über Genese, Verlauf und Behandlung der Störung, wodurch eine Vergleichbarkeit der Kriterien massiv erschwert wird.

Langzeitkatamnesen gestatten uns heute die Aussage, daß von den behandelten Patientinnen etwa 40 % geheilt werden und weitere 30 % sich beträchtlich verbessern (vgl: Garfinkel u. Garner 1982; Tolstrup et al. 1985). Aber wir wissen nicht, *warum* sie sich positiv entwickelten.

## Fragestellung und Durchführung der Untersuchung

Ich möchte im folgenden Ergebnisse einer Untersuchung vorstellen, in der ich versucht habe, etwas über die Wirkvariablen dieses Prozesses zu erfahren, und zwar dadurch, daß ich ehemals Magersüchtige zu ihren Erfahrungen auf dem Weg aus der Krankheit befragte[1]. Unabhängig davon, ob es möglich sein kann, eine Form der experimentellen Prozeßforschung zu entwickeln, die auch bei dieser Gruppe von Patientinnen ethisch vertretbar ist, versprach ich mir viel davon, die ehemaligen Patientinnen als Expertinnen für Anorexia nervosa zu betrachten und ihre Erfahrungen zu erfragen.

[1] Konstruktion und Auswertung des Fragebogens erfolgten in Zusammenarbeit mit J. Arnold und M. Schmalkowski, Diplomandinnen in der Abteilung für Psychologie an der RUB Bochum.

Im September 1985 veröffentlichte ich in der größten deutschen Frauenzeitschrift einen Aufruf, in dem ich Frauen, die an Magersucht gelitten haben und sich heute als geheilt betrachten, bat, einen Fragebogen anzufordern.

Im Fragebogen werden einige Daten über die Erkrankung und ihren Verlauf erhoben (s. unten), so daß eine gewisse Validierung des subjektiven Urteils "Ich bin geheilt" möglich war. Ansonsten jedoch stützte ich mich auf das subjektive Urteil der Betroffenen, wobei ich mir natürlich dessen bewußt bin, daß dies riskant ist und Fehlerquellen birgt. Andererseits war und bin ich davon überzeugt, daß diese subjektive Beurteilung ein wesentliches Kriterium ist und daß letztlich die Betroffene selbst am besten weiß, ob und inwieweit sie die Krankheit überwunden hat. Sieht man sich zudem an, wie uneinheitlich in der "objektiven" "Outcome"-Forschung die Kriterien für Erfolg gehandhabt werden, so wird man einräumen müssen, daß die Forschung noch weit von der Etablierung externer Heilungskriterien entfernt ist.

Die Verteilung des Fragebogens über eine Frauenzeitschrift brachte zudem den besonderen Vorteil, daß auf diese Weise eine nichtklinische Stichprobe erhoben werden konnte. Soweit ich es weiß, wurden alle bisherigen Untersuchungen an behandelten Populationen erhoben, in der Regel sogar an solchen, die in der gleichen Institution behandelt wurden. Wie diejenigen die Anorexia nervosa überwinden, die keine therapeutische Hilfe beanspruchen, und welche primären sozialen Netze und Netzwerkpersonen hierbei eine Rolle spielen, ist noch weitgehend unbekannt.

Zusammengefaßt noch einmal das Ziel der Untersuchung: Ich wollte von einer Gruppe von Frauen, die an Anorexia nervosa gelitten haben und sich jetzt als geheilt betrachten, erfahren, welche Faktoren ihnen auf dem Weg aus der Krankheit geholfen und welche anderen ihnen diesen Weg erschwert haben.

## Fragebogen

Der Fragebogen ist in 3 Teile gegliedert.

Teil 1 erfragt den körperlichen und psychischen Zustand *während* der Anorexia nervosa, wobei ich mich an den Feighner-Kriterien (Feighner et al. 1972) für die Diagnose der Störung orientierte, außerdem Angaben zu Zeitpunkt und Dauer der Störung.

Der 2. Teil besteht aus der Einschätzung von 94 Variablen, die aus 7 gängigen Therapieformen gebildet wurden. Diese Therapieformen sind: der Ansatz nach Hilde Bruch, Familientherapie, Gesprächspsychotherapie, Gruppentherapie, medizinische Behandlung, Psychoanalyse, Verhaltenstherapie. Ausgehend von dem, was in der jeweiligen Literatur als therapeutisch wirksam genannt wird, splitteten wir die verschiedenen Therapieformen in je 12 - 15 Variablen auf. Gefragt wurde jeweils zunächst, ob die Variable bei der Überwindung der Krankheit eine Rolle gespielt hatte. Im Falle eines "Ja" bewertet die Befragte anschließend auf einer 4stufigen Skala, ob ihr dies aus *heutiger Sicht* geholfen, eher geholfen, eher geschadet oder geschadet hatte. Die Befragten sollten somit beurteilen, inwieweit die jeweilige Variable aus ihrer heutigen Sicht zur Heilung beigetragen hat.

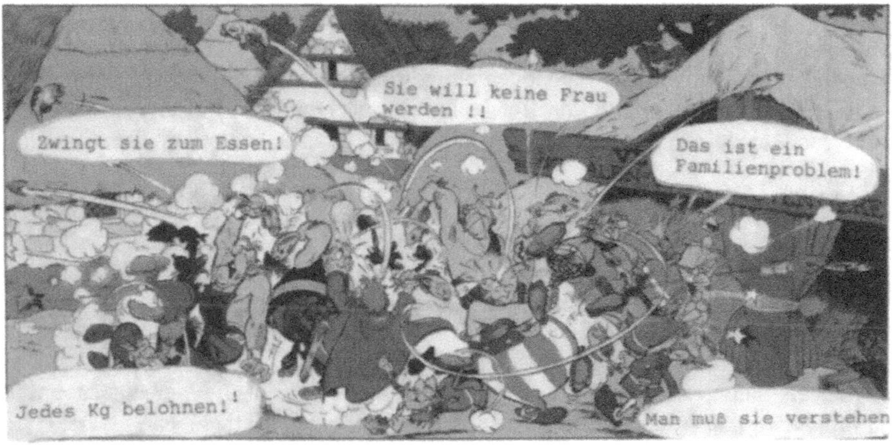


**Abb. 1.** Titelblattcomic des Fragebogens, der die "Prügelei" der verschiedenen Behandlungsansätze in Forschung und Praxis um die richtige Behandlungsform zeigt

Zur Veranschaulichung ein Ausschnitt aus dem Fragebogen (Abb. 2).

| trifft nicht zu | | Das hat mir geholfen | eher geholfen | eher geschadet | geschadet |
|---|---|---|---|---|---|
| ☐ | 53) Der (die) Therapeut(in) betonte mehrfach den Ernst der Erkrankung. | ☐ | ☐ | ☐ | ☐ |
| ☐ | 54) Die Magersucht wurde in der Therapie als gemeinsames Familienproblem angesehen und behandelt. | ☐ | ☐ | ☐ | ☐ |
| ☐ | 55) Der (die) Therapeut(in) sagte meiner Familie, daß die Krankheit auch Vorteile für uns hat (die Krankheit hält die Familie zusammen). | ☐ | ☐ | ☐ | ☐ |
| ☐ | 56) In der Therapie wurde mir klar, daß ich Macht über andere habe. | ☐ | ☐ | ☐ | ☐ |
| ☐ | 57) Der (die) Therapeut(in) vermittelte, daß Schuldzuschreibungen nichts nützen. | ☐ | ☐ | ☐ | ☐ |
| ☐ | 58) In den therapeutischen Gesprächen mit der ganzen Familie wurden Konflikte offen angesprochen. | ☐ | ☐ | ☐ | ☐ |
| ☐ | 59) Der (die) Therapeut(in) hat meine Eltern darauf hingewiesen, daß sie sich nicht in meine Probleme einmischen sollten. | ☐ | ☐ | ☐ | ☐ |

**Abb. 2.** Ausschnitt aus dem Fragebogen

Der 3. Teil bezieht sich auf den *heutigen* körperlichen und psychischen Zustand.

Außerdem enthält der Fragebogen einige offene Fragen nach positiven und negativen Faktoren außerhalb von Behandlungen, nach anderen hilfreichen Personen und nach einer eigenen subjektiven Erklärung für das Entstehen der Anorexia nervosa.

## Ergebnisse

Es wurden 192 Fragebogen verschickt, 140 kamen zurück. Das entspricht einer Rücklaufquote von 73 %; 130 Fragebogen gingen in die Auswertung ein. Bei den restlichen hatten wir aufgrund von Teil 1 und Teil 3 des Fragebogens große Zweifel daran, daß die Betroffene eine "ehemalig Magersüchtige" war.

### *Ergebnisse zur Erkrankung*

Zunächst zu den Ergebnissen, die sich aus den Teilen 1 und 3 des Fragebogens ergeben. Diese stellen zum einen eine deskriptive Darstellung der Stichprobe dar, erhalten jedoch besonderen Informationswert durch einen Vergleich mit den Stichproben bisher bekannter klinischer Untersuchungen.

Die *Altersspanne bei Einsetzen* der Anorexia nervosa (s. Abb. 3) reicht von 8 - 31 Jahren.

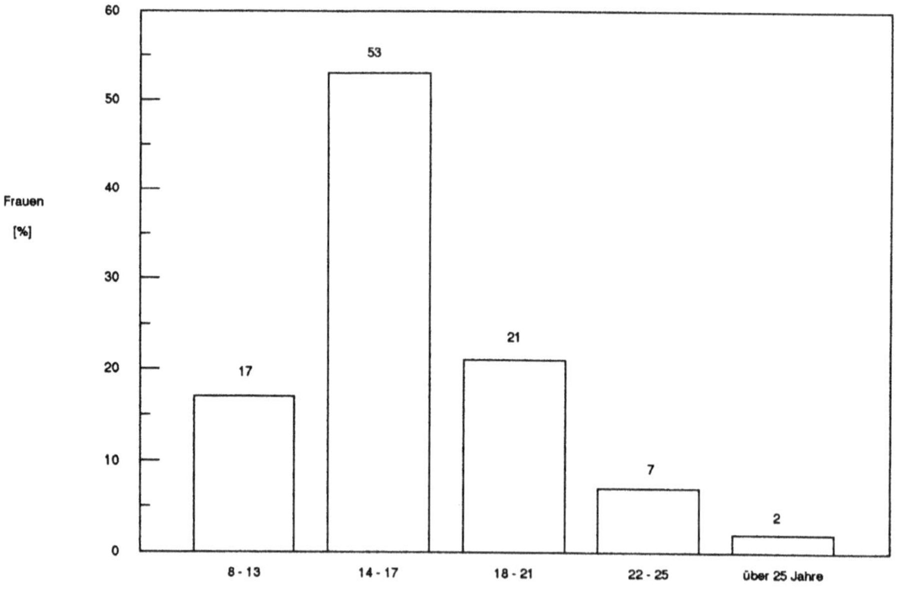


**Abb. 3.** Alter bei Einsetzen der Anorexia nervosa

Der Mittelwert liegt bei x = 16,5 Jahren, die Standardabweichung SD = + 3,35. Bei 70 % der Stichprobe liegt das Erkrankungsalter unter 18 Jahren; d. h. in bezug auf das Erkrankungsalter entspricht die Stichprobe den aus der Literatur bekannten Stichproben.

Gleiches gilt für die *Dauer der Erkrankung* (s. Abb. 4).

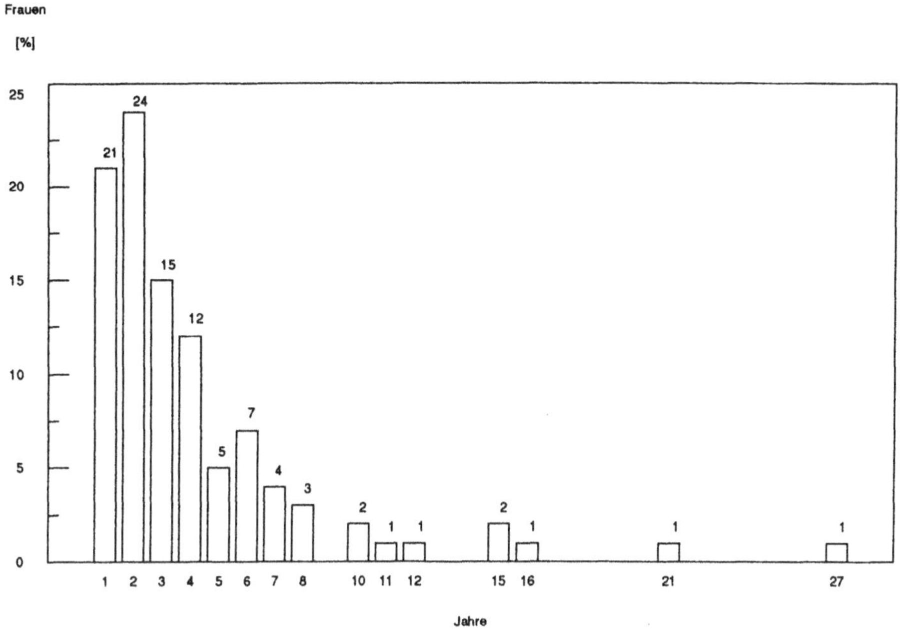


**Abb. 4.** Dauer der Magersucht n = 130

Diese schwankt zwischen 1 und 27 Jahren, wobei eine 1- bis 2jährige Erkrankungsdauer 45 % der Stichprobe ausmachen. Weitere 27 % der Frauen brauchten 3 - 4 Jahre und die restlichen 28 % 5 und mehr Jahre, um die Krankheit zu überwinden.

Zum Vergleich die Stichprobe von 58 Patientinnen, die Theander (1970) beschrieben hat: Bei 47 % dieser Gruppe dauerte die Erkrankung weniger als 3 Jahre (bei uns: 45 %) bei 31 % 3 - 5 Jahre (bei uns: 32 %), bei 22 % länger als 5 Jahre (bei uns: 23 %).

Ein Vergleich der *Gewichte* von vor der Erkrankung mit dem niedrigsten Gewicht (s. Abb. 5) zeigt, daß 46 % der Befragten 26 - 35 % ihres ursprünglichen Gewichtes verloren haben, weitere 20 % zwischen 36 und 45 %. Der relativ hohe Anteil (32 %) von Patientinnen, die weniger als die nach Feighner für die Diagnose notwendigen 25 % abgenommen haben, ist nicht so zu interpretieren, daß es sich nicht um Magersüchtige handelt. Vielmehr sind Feighners Kriterien hier aus Gründen des Altersaufbaus der Stichprobe und des prämorbiden Gewichts nicht sinnvoll zu verwenden:

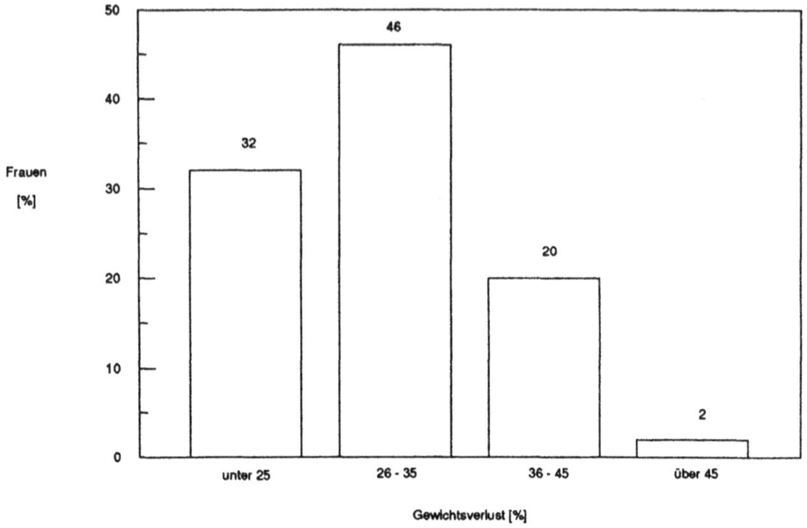


**Abb. 5.** Gewichtsverlust [%] n = 130

17 % der Stichprobe waren bei Einsetzen der Anorexia nervosa unter 13 Jahre, also in einer Phase, in der sie eigentlich kontinuierlich an Gewicht zulegen müßten. Hier ist es unsinnig, als Referenzgewicht dasjenige vor Einsetzen der Erkrankung zu nehmen. Zum zweiten waren bereits zum Zeitpunkt vor der Erkrankung viele der Befragten sehr schlank. Berechnet nach Broca-Index waren 59 % der Stichprobe prämorbid untergewichtig.

Berechnet man - aus Gründen des Vergleichs mit veröffentlichten Untersuchungen an klinischen Stichproben - den durchschnittlichen Gewichtsverlust, so beträgt dieser bei unserer Stichprobe 29,4 % des ursprünglichen Körpergewichtes. Wiederum ein Wert, der sich statistisch nicht von den Werten der "objektiven" Untersuchungen unterscheidet, z. B. 36,6 % bei Morgan u. Russell (1975), 33,3 % bei Pertschuk (1977) und 30 % bei Rosman et al. (1977).

Die Frage des Gewichtsvergleichs hat uns insgesamt viel Kopfzerbrechen gemacht. Der heutige Altersaufbau der Stichprobe, die sich von unter 20 Jahren bis über 40 Jahre erstreckt (unter 20 Jahren: 19 %; 20 - 29 Jahre: 65 %; 30 - 39: Jahre 11 %; über 40 Jahre: 4 %), läßt einen Gewichtsvergleich mit der Zeit vor der Erkrankung unsinnig erscheinen. Dies um so mehr, als auch die Zeitdauer zwischen dem Befragungstermin und dem Ende der Erkrankung bei den Frauen sehr stark schwankt.

Ich beschränke mich daher auf die Darstellung der Rohwerte der Gewichte zu den Zeitpunkten vor der Erkrankung, während der Erkrankung und heute.

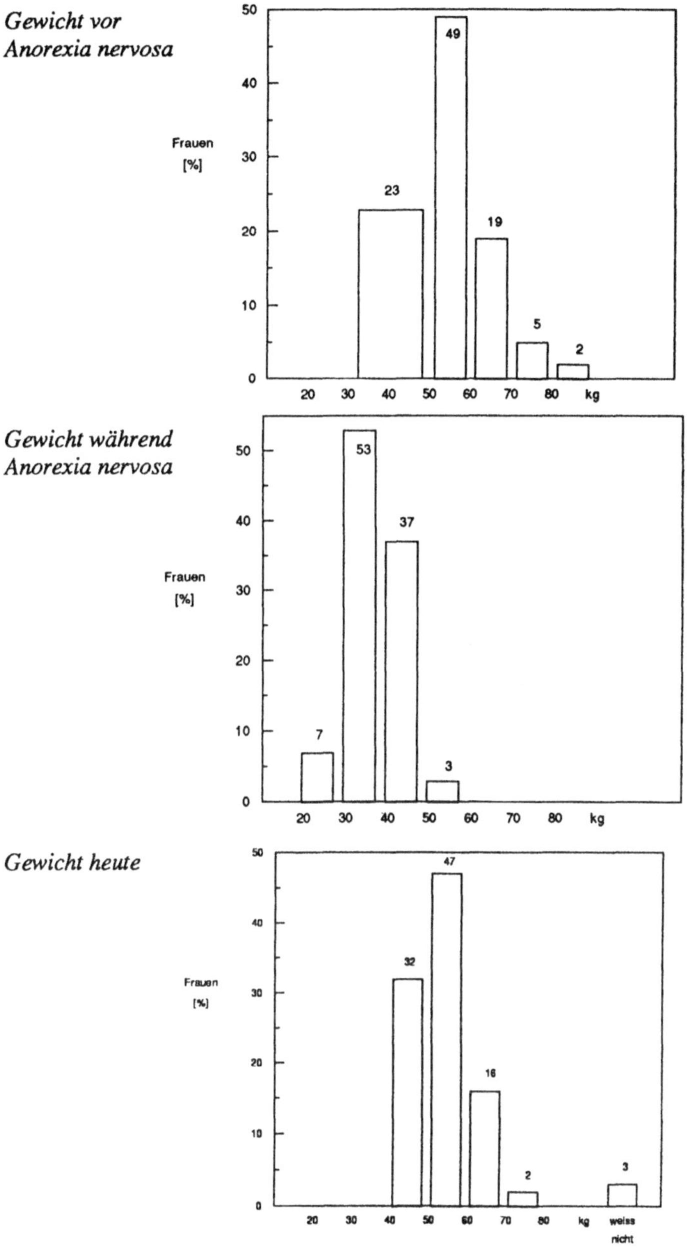


Abb. 6. Gewichtsvergleiche n = 130

Wie man in Abb. 6 sieht, haben deutliche Verschiebungen stattgefunden: Der Mittelwert des Körpergewichtes, der vor der Erkrankung bei 56 kg lag, sinkt auf das mittlere Niedrigstgewicht von 38 kg und steigt auf 55 kg für das heutige Körpergewicht. Die Frauen befinden sich somit heute weitgehend im Bereich des Idealgewichtes (nach Broca-Index sind 33 % normalgewichtig, 63 % liegen unter Normalgewicht). Der Anteil der heute Übergewichtigen beträgt 1 %; wir können damit eindeutig die Aussagen stützen, denen zufolge Adipositas bei früher anorektischen Frauen eher selten zu sein scheint (vgl. auch Garfinkel u. Garner 1982; Hsu et al. 1979).

Ein interessantes Detail: 3 % der Befragten wissen ihr Gewicht nicht. Sie wiegen sich nicht mehr.

Über Veränderungen in den *anderen Kriterien nach Feighner* gibt Abb. 7 Auskunft:

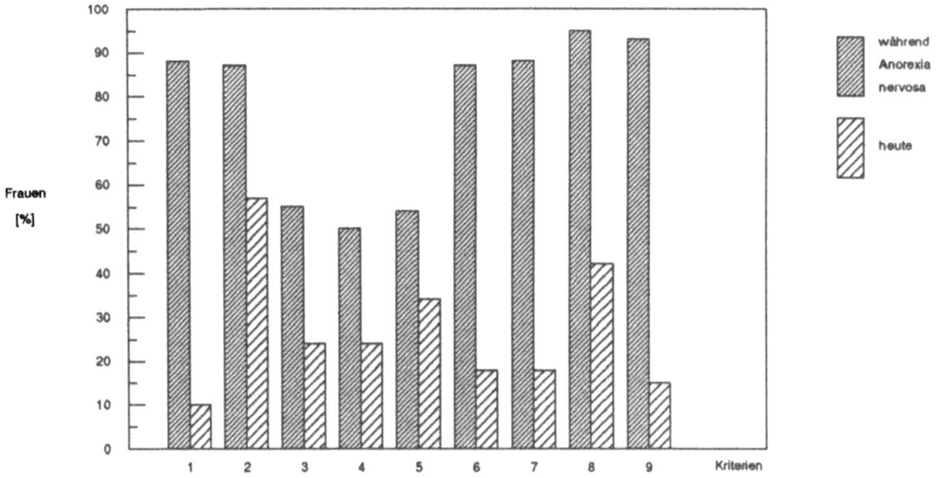


**Abb. 7.** Vergleich der Feighner-Kriterien während der Anorexia nervosa mit heute; n = 130; **1** Amenorrhoe; **2** Verstopfung; **3** Abführmittel; **4** Erbrechen; **5** Freßanfälle; **6** Hyperaktivität; **7** Bradykardie; **8** Angst, dick zu werden; **9** Gedanken an Essen

Man sieht, daß die Prozentsätze aller Kriterien zum Zeitpunkt der Anorexia nervosa hoch sind. Besonders auffallend ist, daß die kognitiven Variablen die höchsten Werte aufweisen: 96 % der Befragten hatten ständig Angst, dick zu werden, 95 % waren in ihren Gedanken permanent mit Essen beschäftigt.

Nächsthohe Werte haben die organischen Variablen: fehlende Menstruation, erniedrigter Blutdruck und Puls bei 88 %, Verstopfung bei 86 %. Ebenfalls sehr hoch die Verhaltensvariable Hyperaktivität bei 87 %.

Die Kriterien, die man als bulimische bezeichnen kann, nämlich Abführmitteleinnahme, Erbrechen und Freßanfälle haben mit 60 %, 52 % und 58 % ein deutlich geringeres Vorkommen.

Zum Befragungszeitpunkt weisen die Prozentsätze aller Feighner-Kriterien deutlich geringere Werte auf - wobei sich insgesamt wieder eine hohe Übereinstimmung feststellen läßt mit den in der Literatur veröffentlichten Ergebnissen aus Therapiestudien. Dem Überblick von Garfield u. Garner (1982) zufolge bestehen in therapeutischen Erfolgsstudien zum Follow-up-Zeitpunkt Erbrechen bei 14 - 28 % der Stichprobe (hier: 26 %), bulimisches Verhalten bei 16 - 50 % (hier: 21 %) und Laxanzienmißbrauch bei 10 - 34 % (hier 25 %). Lediglich der Prozentsatz der Patientinnen, die eine regelmäßige Menstruation haben, ist in dieser Stichprobe mit 88 % größer als in anderen Studien (nach Garfinkel u. Garner 1982: 50 - 75 %), was vielleicht darauf zurückzuführen ist, daß einige der von uns Befragten heute die Pille nehmen.

Ich persönlich finde es besonders wichtig, wie sehr die Angst vor dem Dickerwerden und v. a. die ständige Beschäftigung mit dem Essen sich reduziert haben.

Wenn zum heutigen Zeitpunkt 47 % der ehemalig anorektischen Frauen Angst haben, dick zu werden, so ist die Frequenz vermutlich nicht größer als bei früher nicht anorektischen Frauen. Meiner Vermutung nach sogar eher geringer: Im übrigen können wir auch hier wieder eine hohe Übereinstimmung mit aus der Literatur bekannten erfolgreich behandelten Stichproben feststellen: Hsu et al. (1979) z. B. fanden, daß 44 % ihrer früheren Patientinnen sich weiterhin intensiv um ihr Gewicht und das Dickerwerden sorgten.

Insgesamt läßt sich somit feststellen, daß die Werte zum Befragungszeitpunkt eine deutliche Übereinstimmung zwischen dem subjektiven Urteil über die Heilung und den wissenschaftlichen Kriterien ausweisen.

## *Ergebnisse zur Therapie*

### *Settingvariablen*

21 % der Stichprobe waren nicht in Behandlung. Es ist sicherlich verfrüht, daraus Aussagen machen zu wollen über die wahre Prävalenz der Störung im Verhältnis zur behandelten, aber in anbetracht der großen Stichprobe kann man diesen Wert sicherlich als einen ersten Hinweis auf die mögliche Quote der "Selbstheiler" betrachten. Ein Zusammenhang zwischen Behandlung respektive Nichtbehandlung und Dauer der Erkrankung läßt sich aus unseren Daten nicht erkennen; die entsprechende Überprüfung mittels t-Test ergab keine Signifikanz.

Von denjenigen, die in Behandlung waren, hatten 42 % 1 und 2 Behandlungen, 22 % 3 und 4 Behandlungen; 5 % haben sich 5 und mehr Behandlungen unterzogen.

Von allen Behandelten waren nur ca. 1/3 (38 %) freiwillig in Behandlung! 62 % wurden zur Behandlung gezwungen; von diesen

- 62 % von den Eltern,
- 3 % vom Ehemann,
- 3 % von Verwandten,
- 7 % von Freunden,

- 25 % vom Hausarzt

(z. T. Doppelnennungen).

Unabhängig davon, daß wir im 2. Teil des Fragebogens die Therapieformen in einzelne Variablen zerlegt haben, interessierte uns auch das Etikett, unter dem die Therapien für die Patientinnen gelaufen waren. Inwieweit es sich wirklich jeweils um diese Therapieform handelte, wissen wir natürlich nicht - aber, wenn wir ehrlich sind, wissen wir ja auch bei den meisten "Outcome"-Studien nicht, was sich tatsächlich in der Therapie getan hat.

Die Patientinnen hatten ihren eigenen Angaben zufolge folgende Therapie erhalten:

| | |
|---|---|
| - Gesprächspsychotherapie | 52 %, |
| - medizinische Behandlung | 45 %, |
| - Gruppentherapie | 23 %, |
| - Familientherapie | 19 %, |
| - Verhaltenstherapie | 17 %, |
| - Psychoanalyse | 16 %, |
| - Sonstige | 31%, |
| - Weiß nicht | 2 %. |

(Wegen Mehrfachnennungen Summe größer als 100 %.)

34 % waren in stationärer Therapie, 2/3 der Stichprobe hat damit eine ambulante Therapie erhalten. Dies ist ein wichtiger Hinweis darauf, daß Forschungsrealität und Versorgungsrealität weit auseinanderklaffen. Die "großen" Therapiestudien zur Anorexia nervosa gehen von "Inpatient settings" aus; wenn jedoch der größte Teil psychotherapeutischer Versorgung im ambulanten Bereich erfolgt, so ergeben sich hier viele Fragen in bezug auf die Repräsentanz wissenschaftlicher Daten.

Nur 45 % also nicht einmal die Hälfte aller Patientinnen, war in medizinischer Behandlung - ich möchte dieses Ergebnis nicht interpretieren, weil dies einer Spekulation gleich käme, aber ich finde es bemerkenswert und hatte einen sehr viel höheren Prozentsatz erwartet.

Der 52 %-Anteil von Gesprächspsychotherapienennungen erscheint mir recht hoch. Er mag z. T. dadurch bedingt sein, daß Patientinnen, die sich mit den Feinheiten der Terminologie nicht auskennen und keine Ahnung vom Schulenstreit der Psychotherapeuten haben, diese Kategorie angekreuzt haben, wenn sich ein Arzt und/oder sonstiger professioneller Berater mehrmals mit ihnen unterhalten hat. Es gibt jedoch auch gute Gründe anzunehmen, daß im ambulanten Bereich Gesprächspsychotherapie tatsächlich die am meisten praktizierte Therapieform ist (vgl. Franke 1980).

Unter den 31 %, die in der Tabelle als "Sonstige" aufgeführt werden, wurden u. a. genannt: Akupunktur, Arbeits- und Beschäftigungstherapie, autogenes Training, Bewegungstherapie, Bioenergetik, Elektroschock, Frauenselbsterfahrungsgruppe, Gestalttherapie, Homöopathie, Hypnose, Isolation, katathymes Bilderleben, Psychodrama.

## *Wirkvariablen*

Eine Vorbemerkung zur Auswertung: Untersucht wurden insgesamt 94 Variablen des Heilungsprozesses. Berechnet wurden zunächst die Häufigkeiten auf der Basis von Prozentwerten: Entsprechend der Konstruktion des Fragebogens liegen 2 relevante Werte vor: der Anteil derjenigen, auf die die Variable überhaupt zutrifft, und zum zweiten der Anteil derjenigen, die - bezogen auf die 1. Zahl - diese Variable als hilfreich bzw. schädlich beurteilten.

Die wichtigsten Ergebnisse waren:

a) Es gibt kein Item, das alle Befragten als zutreffend angekreuzt haben. Den höchsten Wert von "trifft zu" erreicht mit 74 %: "Ich habe selbst entschieden, wann ich wieder gegessen habe."
Und dies erlebten 99 % derer, die es angekreuzt hatten, als hilfreich.

b) Weitere 8 Items folgen mit Nennungen zwischen 69 % und 60 %, d. h. wurden von 90 bzw. 78 Patientinnen erlebt. Diese beziehen sich - mit einer Ausnahme - darauf, daß die Patientin lernte, sich mit ihren Bedürfnissen und Gefühlen besser zu verstehen und auf die Bedingungen, die der Therapeut schuf, um dies zu realisieren. Alle diese Items wurden mit Prozentsätzen von 94 - 100 % als hilfreich eingeschätzt. Einige Beispiele:
"Der (Die) Therapeut(in) hat mir genau zugehört."
"Der (Die) Therapeut(in) hat mich und meine Gedanken und Gefühle ernst genommen und respektiert."
"Ich konnte in der Therapie bestimmen, worüber ich sprechen wollte."

Die Ausnahme hieß: "Ich wurde regelmäßig gewogen."
Hinsichtlich dieses Items ergab sich auch eine Ausnahme in der Bewertung: Nur 47 % derer, die regelmäßig gewogen wurden, fanden dies hilfreich; 57 % erlebten es - wohlgemerkt aus ihrer heutigen Sicht als geheilte Person! - als schädlich.

Auch in bezug darauf, ob die Mitteilung über das Gewicht positiv oder negativ zu bewerten ist, spaltet sich die Gruppe: 55 % der Patientinnen wurde nach dem Wiegen ihr Gewicht mitgeteilt, und dies empfanden 56 % als hilfreich, 44 % als schädlich.

c) Weitere 6 Items wurden von 59 % - 51 % als zutreffend angekreuzt. Abgesehen von der Rückmeldung über das Gewicht waren auch dies Variablen, die von 90 - 100 % der Patientinnen als hilfreich erlebt wurden; es sind die Items:
"Ich hatte den Eindruck, daß mein(e) Therapeut(in) sein (ihr) Leben gerne lebte."
"Die Zuwendung des(r) Therapeuten(in) war nicht an Bedingungen geknüpft."
"In den therapeutischen Gesprächen wurde viel über meine Selbstzweifel gesprochen."
"Mein(e) Therapeut(in) hat sehr wenig psychologische Fachbegriffe benutzt."
"In den therapeutischen Gesprächen wurde viel über meine Angst, die Kontrolle über mich zu verlieren, gesprochen."

d) Für die übrigen Variablen des Fragebogens gilt, daß sie von weniger als 50 % der Patientinnen erlebt wurden. Bei diesen gibt es jedoch eine große Zahl, die von allen bzw. fast allen, die sie erlebt haben, als hilfreich bewertet wurden. Die sind z. T. therapeutische Maßnahmen mit sehr geringen Häufigkeiten, die offenbar auf den individuellen Fall zugeschnitten genau die richtige Behandlung darstellten - diese müssen hier außer acht gelassen werden.

   Wichtiger sind jene Variablen, die von allen, die in ihren Genuß kamen, als hilfreich erlebt wurden, die aber, aus welchen Gründen auch immer, nur der kleineren Gruppe der Patientinnen zuteil wurden.
   Hierunter fielen Items wie:
   "Der (Die) Therapeut(in) hat mir Wärme entgegengebracht."
   "Ich erhielt ehrliche Rückmeldung über mich selbst."
   "Ich konnte mich mit meiner Hilflosigkeit auseinandersetzen."
   "Ich wurde in meinen Entscheidungen unterstützt."
   "Ich erlebte mich in der Therapie als gleichberechtigte Partnerin."
   "Ich konnte sexuelle Probleme selbst ansprechen."
   "Ich erhielt Verhaltensvorschläge vom Therapeuten (von der Therapeutin)."
   "Ich habe Übungen zur Körperwahrnehmung gemacht."

e) Ein weiteres wichtiges Ergebnis ist die positive Einschätzung, die die Patientinnen, die eine Gruppentherapie erhielten (etwa 25 % der Stichprobe) dieser aus heutiger Sicht beimessen. Alle Variablen, die die Erfahrung in der Gruppe und den Gruppenprozeß betreffen, werden von 96 % - 100 % als hilfreich beurteilt.

f) Diese diskriptiven Ergebnisse verdichteten sich nach einer faktorenanalytischen Überprüfung des Fragebogens.
   Auf der Basis einer Hauptkomponentenanalyse der Items hinsichtlich ihrer Bedeutung wurde die Frage überprüft, in welche Richtung die Wirkvariablen den Heilungsprozeß beeinflußt haben.

   Die Faktorenanalyse ergab 4 Faktoren, die allerdings nur 36,3 % der Gesamtvarianz aufklärten. Eine größere Varianzaufklärung wäre nur zu Gunsten einer Mehrfaktorenlösung mit jeweils geringen Itemzahlen pro Faktor zu erreichen gewesen. Der Entscheid fiel daher zugunsten der Vierfaktorenlösung, wobei zur Überprüfung obiger Frage nur Variablen herangezogen wurden, die eine Ladung von größer 0, 50 aufwiesen.
   Es zeigte sich, daß 14 Variablen von allen, die sie erlebten, als hilfreich erlebt wurden. Diese waren:
   "Der (Die) Therapeut(in) hat mich und meine Gedanken und Gefühle ernstgenommen und respektiert."
   "Der (Die) Therapeut(in) hat mich auf meine eigenen Gefühle und Bedürfnisse hingewiesen."
   "Der (Die) Therapeut(in) bemühte sich intensiv, mich zu verstehen."
   "Die Zuwendung des (der) Therapeut(in) war nicht an Bedingungen geknüpft."
   "In der Therapie wurde mir vom (von der) Therapeuten(in) viel Wärme entgegengebracht."
   "Mein(e) Therapeut(in) hat mir eine ehrliche Rückmeldung über seine (ihre) Gedanken und Gefühle gegeben."

"Ich habe mich in der Therapie als gleichberechtigte Partnerin erlebt."
"Durch die Therapie habe ich mich von meiner Familie innerlich gelöst."
"In der Therapie habe ich Übungen zur Körperwahrnehmung gemacht."
"In der therapeutischen Gruppe habe ich gute Beziehungen zu anderen Teilnehmern entwickelt."
"Die anderen Gruppenteilnehmer haben mir gezeigt, daß sie mich mögen."
"Die anderen Gruppenteilnehmer haben mich verstanden."
"Ich mußte mich in der therapeutischen Gruppe durchsetzen."

g) Ebenfalls auf der Basis der Faktorenanalyse berechneten wir, welche Variablen in welchem Ausmaß als schädlich erlebt wurden.

Dies waren zu 100 % Elektroschock und Apathie aufgrund von Medikamenten. Die folgende Tabelle gibt Aufschluß über die sonstigen als schädlich erlebten Maßnahmen. Die Spalte "Häufigkeit" nennt den Prozentsatz der Befragten, die diese Maßnahme erhielten, die Spalte "Schädlichkeit" gibt an, wieviele von diesen die Maßnahme als schädlich bewerteten:

| | Häufigkeit [%] | Schädlichkeit [%] |
|---|---|---|
| Apathie durch Medikamente | 17 | 100 |
| Elektroschock | 1 | 100 |
| Schädliche Nebenwirkungen der Behandlung | 18 | 96 |
| Bestrafung bei Nichterreichen des Gewichtes | 33 | 67 |
| Bettruhe | 12 | 63 |
| "Token-economy" | 4 | 60 |
| Abhängigmachen jeder körperlichen Aktivität vom Gewicht | 24 | 58 |
| Beruhigungsmittel | 25 | 52 |
| Antidepressiva | 25 | 50 |
| Sondenernährung | 14 | 50 |

## *Sonstige Wirkfaktoren*

Abschließend noch einige Ergebnisse aus dem offenen Teil des Fragebogens:

Zur Frage, ob das Geschlecht des Therapeuten einen Einfluß auf den Heilerfolg gehabt hat, ergaben sich rechnerisch keine Unterschiede. Die Verteilung auf männliche und weibliche Therapeuten war etwa gleich (40 % weiblich, 45 % männlich, 15 % Therapeutenpaare bzw. Therapeuten beiderlei Geschlechts), die Bewertung dieser Variablen ebenfalls. Auch legen viele Antworten den vermeintlich banalen Schluß nahe, daß das Geschlecht unwichtig ist, wenn es zu einer guten Beziehung zwischen Therapeut und Klientin kommt. Zwei Beispiele mögen dies verdeutlichen:

"Eigentlich glaube ich das nicht, aber bei mir war es so, daß ich 3 weibliche Therapeuten hatte und 2 männliche. Mir war es angenehmer bei einem Mann, mit dessen Hilfe ich dann meine Krankheit bewältigen konnte."

"Mir war die Frau lieber. Sie war dick. Und da fand ich mich schöner. Und nachdem ich mich ein bißchen daran geweidet hatte, konnte ich mich sehr gut mit ihr unterhalten. Der Mann war dünn und ich wollte auf jeden Fall dünner sein als er. Und er hat immer gesagt 'Mein Mädchen" und ich wollte gar kein Mädchen sein."

Wobei natürlich nichts dagegen spricht, sich im jeweils einzelnen Fall genauere Gedanken darüber zu machen, ob angesichts der bei Therapiebeginn bekannten anamnestischen Daten ein männlicher oder weiblicher Therapeut hilfreicher sein kann.

Das Item: ""Es gab während der Magersucht eine oder mehrere Vertrauenspersonen, die mir mit ihrem Verhalten geholfen haben" beantworteten 75 % der Befragten mit Ja.

Die vielen Antworten, wie diese Personen geholfen haben, ließen sich nach inhaltlichen Gesichtspunkten zu 4 Verhaltenskategorien zusammenfassen:

- Zuwendung,
- Gespräche,
- Ignorierung und
- gemeinsame Unternehmungen.

Mit Abstand am meisten, nämlich von 73 % der Befragten, wurden Verhaltensweisen der Vertrauensperson genannt, die wir der Kategorie "Zuwendung" zuordneten, wie:

Geduld, Verständnis, Liebe, Aufmerksamkeit, ernstgenommen werden, Vertrauen, Anerkennung, Stärkung des Selbstwertgefühls, Großzügigkeit, hat an die Heilung geglaubt.

56 % nannten Verhaltensweisen, die wir der Kategorie "Gespräche" zuordneten; etwa Nennungen wie: Zuhören, auf Anorexia nervosa ansprechen, nach Ursachen suchen, Zeit haben, Ermunterung zum Handeln geben, offene Kritik geben.

Unter "Ignorierung" subsummierten wir 29 % der Nennungen mit dem Inhalt: Wenig Aufsehen um die Krankheit machen, kein Zwang, wenig Kontrolle, dem Gewicht keine Bedeutung beimessen.

Gemeinsame Unternehmungen mit der Vertrauensperson nannten 11 % der Befragten.

Auf die gänzlich offene Frage nach "noch anderen Faktoren oder Einflüssen" ergab sich erwartungsgemäß ein großes Spektrum, das man auch als Beleg dafür anführen könnte, daß es nichts gibt, was nicht eine menschliche Veränderung einleiten oder auch behindern kann. Dennoch: Liebe und Unterstützung als immer wieder genannte hilfreiche und Zwang und Kontrolle und mangelnde Zuwendung als ebenso eindeutig schädliche Faktoren sind m. E. ein dringlicher Appell. Die ungeheure Heterogenität der Antworten versuchten wir wiederum mittels inhaltlicher Kategorien zu strukturieren, wobei sich folgende Kategorien ergaben:

| Kategorie | Befragte [%] |
| --- | --- |
| Liebe | 45 |
| Eigenaktivität | 31 |
| Positive Erfahrungen | 26 |
| Trennung | 16 |
| Kontakte zu anderen Anorektikerinnen und Literatur | 16 |
| Negative Erfahrungen | 14 |

Während unter "Liebe" nahezu die gleichen Inhalte auftauchen wie bei der hilfreichen Vertrauensperson, finde ich es bemerkenswert, daß immerhin 14 % erwähnen, bestimmte "negative Erfahrungen" hätten eine Veränderungsmöglichkeit ausgelöst. An solchen Erfahrungen werden z. B. genannt: Fotos von anderen anorektischen Frauen, andere Anorektikerinnen mit einer Sonde zu sehen, körperlicher Zusammenbruch, die Erschütterung von Freunden zu sehen.

## Interpretation

Versuche ich, die Frage der Relevanz dieser Untersuchung selbstkritisch zu hinterfragen, so halte ich für deren wichtigstes Ergebnis, daß sie zeigt, daß ein gesundes Leben nach der Anorexia nervosa möglich ist. Zugegebenermaßen handelt es sich bei den 130 Frauen, die den Fragebogen angefordert und ausgefüllt haben, um eine positiv selegierte Stichprobe. Und natürlich soll nicht bagatellisiert werden, daß Anorexia nervosa die Gefahr der Chronifizierung in sich birgt. Ich meine aber, daß aufgrund der hier vorgelegten Daten eine Neujustierung des Blicks erforderlich ist.

Zunächst in der therapeutischen Praxis: Hier erlebe ich es immer wieder als hinderlich, in welcher Weise im Bereich der Anorexia nervosa die Prognosen vom Pessimismus beherrscht werden. Auf Seiten der Patientinnen äußert sich dies als Angst, die leicht in Mutlosigkeit ausartet. Bei den Eltern hat man dagegen häufig den Eindruck, daß ihnen diese negative Erfolgsaussicht geradezu gelegen kommt; sie fühlen sich unterstützt in ihren Drohungen und dem Motto: "Wenn Du so weitermachst ..." und malen düstere Zukunftsgemälde, in denen sie ihr eigenes Schicksal bedauern. Auf seiten der Therapeuten wiederum erlebe ich sehr oft Angst: in sehr viel geringerem Maße als bei anderen Patienten haben sie Mut, an eine positive Entwicklung zu glauben, und tendieren nur zu leicht dahin, diese eigene Furchtsamkeit dadurch in den Griff zu bekommen, daß sie die Patientin kontrollieren. Was, wie sich inzwischen immer mehr herumspricht und ja auch ein Ergebnis dieser Untersuchung ist, nur in Einzelfällen eine wirkliche Hilfe für Frauen mit Anorexia nervosa darstellt.

Die Neujustierung betrifft zum zweiten die Ziele von Therapie: Wenn ich sage, daß diese Untersuchung zeigt, daß ein gesundes Leben nach einer Anorexia nervosa möglich ist, so meine ich damit nicht: ein problemfreies Leben. Die Frauen, die den Fragebogen angefordert haben, bezeichnen sich als gesund, geben aber trotzdem einige der anorektischen Symptome an. Aus oft langen Begleitschreiben geht hervor, daß sie immer noch in bestimmten Situationen anorektisch reagieren; aber insgesamt haben sie den Eindruck, ihre Probleme im Griff und die damalige Situation überwunden zu haben. Mir stellt sich hier in aller Deutlichkeit die in der Therapieforschung überhaupt noch nicht zufriedenstellend beantwortete Frage danach, wann eigentlich zu Ende verändert ist.

Soweit ich es sehe, erscheint durch diese Untersuchung auch erstmalig der Aspekt der "Selbstheiler" im Themenbereich Anorexie. Auch die Tatsache, daß 75 % der Befragten während der Zeit der Anorexie eine oder mehrere Vertrauenspersonen hatten, läßt fragen, ob nicht Experten und Therapeuten den Einfluß sozialer Stützsysteme unterschätzen. Ganz abgesehen davon, daß sich die These von der immer wieder behaupteten krankheitsbedingten sozialen Isolation im Licht dieser Ergebnisse neu stellt.

Ein weiterer weißer Fleck auf der Landkarte des Wissens scheint die Diskrepanz zwischen Forschungs- und Versorgungssituation zu sein. Wenn es sich als richtig erweisen sollte, daß der größte Tell der Behandlung von anorektischen Patientinnen mittels Gesprächspsychotherapie in ambulanten Einrichtungen geschieht, dann handelt es sich hier genau um die beiden Bedingungen, die bisher so gut wie gar nicht erforscht worden sind. Sind die Praktiker der Forschung voraus? Oder sind sie nicht in der Lage, die im Forschungsdesign untersuchten Bedingungen auf ihre eigene Praxis zu übertragen? Wieviel nehmen die beiden Seiten eigentlich voneinander zur Kenntnis? Allesamt Fragen, auf die eine Antwort auch ansatzweise noch nicht möglich ist.

Zur Überprüfung der Wirkvariablen im engeren Sinne möchte ich folgende Anmerkungen machen:

Vielleicht ist es sehr kränkend für Therapeuten, daß die höchste Zustimmung einem Item gilt, das auf Unabhängigkeit abzielt - eben auch Unabhängigkeit von Therapeuten oder doch zumindest von einer direkten therapeutischen Intervention: "Ich habe selbst entschieden, ab wann ich wieder gegessen habe."

Manchem mag dies als Beleg dafür gelten, daß diese Frauen noch ein gutes Stück anorektisch sind: Die extreme Betonung von Unabhängigkeit wird ja als Krankheitsmerkmal betrachtet. Aber: Selbst wenn es sich hier um ein Merkmal mit Symptomwert handelt, dann muß das ja noch lange kein Persönlichkeitsmerkmal einer Gruppe von Patientinnen sein, sondern kann hindeuten auf einen (vielleicht den?) wesentlichen Faktor in der Ätiologie der Störung. Wobei m. E. unwichtig ist, ob es sich hierbei um einen kausalen pathologischen Faktor handelt und ob dieser ererbt oder erworben ist. Entscheidend ist dabei allein, daß das Erleben von Autonomie lebensnotwendig für eine anorektische Person ist - und Autonomie zu wollen ist ja für sich genommen noch nicht pathologisch.

In diesem Zusammenhang sollte auch gesehen werden, daß nur 36 % der Befragten Informationen über die Behandlung erhielten (was alle ausnahmslos als hilfreich bewerten). Will man nicht unterstellen, daß die Behandler selbst nicht wußten, was sie taten oder es nicht plausibel zu erklären wußten, so kann dieses Ergebnis doch nur so interpretiert werden, daß Patientinnen mit Anorexie wie unmündige Kinder behandelt werden oder wie Menschen, denen nicht zugetraut wird, daß sie entscheiden können, was für sie gut und richtig ist.

Wie aber soll jemand, den niemand ernst nimmt, lernen, sich selbst ernst zu nehmen?

Hinsichtlich der Wirkvariablen zeigen die Ergebnisse überdeutlich, was Patientinnen mit der Krankheit Anorexia nervosa brauchen: Achtung, Anerkennung und

Akzeptierung als eine Person, die ihre eigenen Entscheidungen fällen kann und muß. In der Terminologie der Psychotherapieforschung weisen die Ergebnisse die sog. unspezifischen Variablen als die für eine positive Veränderung entscheidenden aus. Und es ist frappierend, daß diese Variablen nicht nur zur Beschreibung einer hilfreichen therapeutischen Interaktion gewählt werden, sondern auch für die Beschreibung hilfreichen Verhaltens anderer Sozialpartner. Es bestätigt sich hier der von Rogers vertretene und v. a. von Carkhuff (1969) explizierte Ansatz, daß die Bedingungen hilfreichen Verhaltens in therapeutischen und nichttherapeutischen Beziehungen die gleichen sind.

Wenn die hier befragten Frauen nicht nur "Zuwendung" als positiven Faktor nennen, sondern explizit "fehlende Zuwendung" als negativen Faktor, dann zeigt das viel über die emotionale Isolation, in der sich manche Anorektikerin befindet, bzw. über das enorme Defizit, das sie diesbezüglich erlebt. Ein Grund mehr für Therapeuten, hier neue soziale und affektive Lernerfahrungen zu ermöglichen.

Ein neues Licht werfen die Ergebnisse auch auf die Frage der Gruppentherapie für anorektische Patientinnen. In der frühen Literatur wurde von der Verwendung gruppentherapeutischer Verfahren eher abgeraten. In neuerer Zeit mehren sich Berichte über gruppentherapeutische Programme, was darauf hindeutet, daß die Praxis in Richtung "Gruppe" geht (vgl. Hall 1985). Es scheint eine sinnvolle Aufgabe für die Forschung, diesen Prozeß aufzugreifen und die differentiellen Effekte gruppentherapeutischer Angebote zu untersuchen.

Ein Wort noch zu den Variablen, die von den Patientinnen als eindeutig oder überwiegend schädlich beurteilt wurden. Auch wenn die Häufigkeiten dieser Variablen z. T. gering sind, so ist es doch bemerkenswert, daß Variablen in der Literatur als hilfreich dargestellt, in der subjektiven Einschätzung jedoch als eindeutig schädlich bewertet werden. Zwangsmaßnahmen und solche, die kontrollmindernd sind, werden von der Mehrzahl der befragten Frauen auch im nachhinein als schädlich für den Heilunsprozeß bewertet - von Frauen, die sich als heute gesund betrachten, obwohl ihnen therapeutisch Schaden zugefügt worden ist. Immer mehr Experten (Bossert et al. 1987; Garfinkel u. Garner 1982; Garner 1985; Gerlinghoff u. Plog 1987; Kalucy 1985) kommen zu dem Schluß, daß außenkontrollierte Programme weniger hilfreich sind als man noch vor einigen Jahren vermutete. Ich wäre froh, wenn diese Untersuchung dazu beitragen könnte, solche Zweifel zu verstärken.

## Literatur

Bossert S, Schnabel E, Krieg J-C, Molitor P, Kemper J, Berger M (1987) Integratives stationär-ambulantes Therapiekonzept bei Patienten mit Anorexia norvosa: Ein revidierter Therapieansatz: Psychother Med Psychol 37: 331 - 336

Carkhuff RR (1969) Helping and human relations. Holt, New York

Feighner P, Robins E, Guze S, Woodruff A, Winokur G, Munoz R (1972) Diagnostic criteria for use in psychiatric research. Arch Gen Psychiatry 26: 57 - 63

Franke A (1980) Klientenzentrierte Psychotherapie bei Anorexia nervosa? In: Hautzinger M, Schulz W (Hrsg) Klinische Psychologie und Psychotherapie, Bd 3. DGVT/GwG, Tübingen/Köln, S 277 - 285

Garfinkel PE, Garner DM (1982) Anorexia nervosa. Brunner Mazel, New York

Garfinkel PE, Moldofsky H, Garner DM (1977) The outcome of anorexia nervosa: Significance of clinical features, body image and behavior modification. In: Vigersky RA (ed) Anorexia nervosa. Raven, New York, pp 315 - 330

Garner DM (1985) Iatrogenesis in anorexia nervosa and bulimia nervosa. Int J Eating Disord 4 / 4: 701 - 726

Gerlinghoff M, Plog D (1987) Anorexia nervosa und Bulimie. Eine mehrdimensionale stationäre Psychotherapie. Psychother Med Psychol 37: 312 - 316

Hall A (1985) Psychotherapy for anorexia nervosa. In: Garner DM, Garfinkel PE (eds) Handbook of Psychotherapy for anorexia nervosa. Guilford, New York, pp 213 - 239

Hsu LKG, Crisp AH, Harding B (1979) Outcome of anorexia nervosa. Lancet I: 61 - 65

Kalucy RS, Gilchrist PN, McFarlane CM, McFarlane AC (1985) The evolution of a multitherapy orientation. In: Garner DM, Garfinkel PE (eds) Handbook of psychotherapy for anorexia nervosa and bulimia. Guilford, New Xork, pp 458 - 490

Morgan H, Russell G (1975) Value of family background and clinical features as predictors of long-term outcome in anorexia nervosa: Four-year follow-up study of 41 patients. Psychol Med 5: 355 - 371

Pertschuk M (19 77) Behavior therapy: Extended follow-up. In: Vigersky R (ed) Anorexia nervosa. Raven, New York, pp 305 - 314

Rosman B, Minuchin S, Baker L, Liebman R (1977) A family approach to anorexia nervosa: Study, treatment and outcome. In: Vigersky R (ed) Anorexia nervosa. Raven, New York, pp 341 - 348

Theander S (1970) Anorexia nervosa: A psychiatric investigation of 44 female cases. Acta Psychiatr Scand 214: 1 - 194

Tolstrup K, Brinch M, Isager T, Nielsen S, Nystrup J, Severin B, Olesen NS (1985) Long-term outcome of 151 cases of anorexia nervosa. The Copenhagen anorexia nervosa follow-up study. Acta Psychiatr Scand 71: 380 - 387

# Evaluation einer Gruppentherapie zur Behandlung sexueller Funktionsstörungen von Frauen in einem stationären Behandlungssetting

Susanne Platz, Manfred Zielke, Adelaide Trierweiler

## Sexuelle Störungen werden häufig übersehen

Sexuelle Funktionsstörungen werden bei Diagnosestellungen im psychosomatischen Bereich nur selten angegeben. Von April 1981 bis März 1983 waren z. B. von den insgesamt 2287 in einer psychosomatischen Klinik behandelten Patienten nur 36 (1,6 %) mit sexuellen Störungen und Verhaltensabweichungen (ICD9-Nr.: 302) ausgewiesen. Lambert u. Möhr (1986) diagnostizierten jedoch bei 64 von 100 stationär behandelten Patientinnen mit psychosomatischen Beschwerden sexuelle Funktionsstörungen. Ein Vergleich der Störungen bei Frauen und Männern zeigte, daß die untersuchten Patientinnen in höherem Maße sexuelle Funktionsstörungen hatten als die männlichen Patienten (Lambert u. Möhr 1986). Bei einer Durchsicht der Literatur findet sich auch bei Arentewicz u. Schmidt (1980), Schorsch u. Schmidt (1976) und Catalan et al. (1981) eine weite Verbreitung von weiblichen Orgasmusstörungen. Es ist daher notwendig, Frauen unterschiedlicher Primärdiagnosen, bei denen sich im Verlaufe der stationären Therapie eine primäre oder sekundäre sexuelle Funktionsstörung zeigt, sexualtherapeutisch zu behandeln. Zur gemeinsamen Bearbeitung sexueller Probleme, zur teilnehmenden Erfahrung, zum Erfahrungsaustausch und nicht zuletzt aus ökonomischen Gründen halten wir ein gruppentherapeutisches Konzept für indiziert. Die vorliegende Studie befaßt sich mit der Evaluation eines Modells einer Gruppentherapie zur Behandlung sexueller Funktionsstörungen von Frauen innerhalb eines stationären Behandlungssettings.

## Bisherige Forschungsergebnisse

Nach der Darstellung der psychoanalytischen Therapie sexueller Probleme durch Freud und analytisch-pychologischer Behandlungsmethoden durch Jung leisteten Masters u. Johnson (z. B. 1970) den wohl bekanntesten Beitrag zur symptomspezifischen Behandlung sexueller Funktionsstörungen (Crown u. D'Ardenne (1982). Neben der genauen Beschreibung physiologischer Aspekte des Orgasmus bei Mann und Frau erstellten sie ein stufenweise aufgebautes gruppentherapeutisches Programm für Paare zur Behandlung von sexuellen Dysfunktionen, über dessen positive Behandlungsergebnisse sie berichten (Masters u. Johnson 1970). Spätere therapeutische Ansätze sind Modifikationen des Konzepts von Masters u. Johnson (vgl. Lobitz und Lo Picolo 1972; Kaplan 1974; Caird u. Wincze 1977) und bringen keine wesentlichen Neuerungen (Arentewicz u. Schmidt 1980).

Masters u. Johnson versuchten auch bei Männern ohne Partnerin eine Paartherapie mit sog. "Surrogatpartnern", d. h. Frauen, die gegen Bezahlung die Rolle der Partnerin übernahmen, stellten jedoch diese Therapieform wegen juristischer Bedenken ein. Von einer Paartherapie zur Behandlung sexueller Dysfunktionen sind ebenfalls Patienten mit unkooperativen Partnern ausgeschlossen. Die Anwesenheit des Partners in der Therapie kann zusätzlich Leistungsdruck und Ablenkung erzeugen, was das Erlernen und Erfahren von sexuellen Gefühlen, sexuellen Ausdrucks- und Verhaltensweisen, die Konzentration auf den eigenen Körper, das Experimentieren mit dem Körper wesentlich erschweren kann. Eine Alternative zur Paartherapie stellt die Behandlung von sexuellen Funktionsstörungen in einer geschlechtshomogenen Gruppe dar. Bei dieser Form der Therapie werden verschiedene verhaltenstherapeutische Elemente, z. B. Formen des assertiven Trainings zum Abbau von Hemmungen und Ängsten gegenüber dem anderen Geschlecht, zum Aufbau von gegengeschlechtlichen Freundschaften, die systematische Desensibilisierung von Erwartungs- und Versagensängsten angewandt (vgl. Obler 1973; Kockott et al. 1973; Zilbergeld 1975; Auerbach u. Killmann 1977; Zeiss et al. 1978; Arentewicz et al. 1978).

Im folgenden beschränken wir uns auf die Behandlung von Frauen mit sexuellen Funktionsstörungen. Bei Frauen mit primärer oder sekundärer Anorgasmie sind gruppentherapeutische Programme (vgl. Barbach 1974; Wallce u. Barbach 1974; Schneidmann u. Mc Guire 1976; Leiblum et al. 1977; Wendt 1979) als auch das "9-Stufen-Programm der Selbststimulierung" von Lobitz u. Lo Piccolo (1972) sehr erfolgsversprechend. Die genannten Therapieprogramme integrieren verhaltens-, gestalt- und körpertherapeutische Elemente.

## Modell der Gruppentherapie

Die oben aufgeführten Studien zur Therapie von Frauen mit sexuellen Funktionsstörungen stellen mit Ausnahme des Therapieprogramms von Kaplan (1974) Behandlungskonzepte für Frauen mit dem isolierten Problem der primären oder sekundären Anorgasmie dar. Frauen mit weiter gefaßten sexuellen Problemen, z. B. Störungen der sexuellen Erlebnisfähigkeit infolge psychosomatischer Erkrankungen wie Depressionen und Eßstörungen (Anorexia nervosa, Bulimie) sind nicht mit eingeschlossen. In der Regel jedoch setzt sich das Patientengut des Psychotherapeuten aus Frauen mit quantitativ und qualitativ sehr unterschiedlichen sexuellen Problemen, unterschiedlichen sexuellen Vorerfahrungen zusammen. Die zusätzliche Belastung, die bei solchen Patientinnen durch den Gruppenprozeß entsteht, kann u. E. innerhalb eines stationären Behandlungssettings einzeltherapeutisch gut aufgefangen werden.

Im folgenden werden nur die wesentlichsten Punkte unseres Gruppenkonzepts zur Behandlung von Frauen mit sexuellen Dysfunktionen aufgeführt, da eine ausführliche Beschreibung in diesem Band (s. Trierweiler) erfolgt. Pro Gruppentherapie umfaßt die Gruppe ca. 6 - 8 Teilnehmerinnen. Nach vorheriger Abklärung der sexuellen Problematik sowie einem Intensiveinstieg (Dauer ca. 5 h) zur Herstellung der Gruppenkohäsion, zur Förderung der Motivationshaltung und des gegenseitigen Kennenlernens und Vertrauens ("warming up") folgen 8 Sitzungen (Dauer: jeweils

4 h), die nach Bedarf maximal um 2 Sitzungen erweitert werden können (Gesamtdauer ca. 5 Wochen). Im Vordergrund der Therapie stehen die gemeinsame Aufarbeitung traumatischer Erlebnisse während der sexuellen Lerngeschichte, die Entwicklung eines positiven Verhältnisses zum eigenen Körper, gefördert durch regelmäßig durchgeführte bioenergetische Übungen, der Abbau von Ängsten und Vermeidungsverhalten und die Herbeiführung des Orgasmus durch Selbststimulation oder Stimulation durch den Partner. Ziel der Therapie ist die Förderung der sexuellen Genußfähigkeit, des Selbstwertgefühls und Selbstbewußtseins in der Rolle als Frau, gegenüber dem anderen Geschlecht, die Hinführung zum Körper. Aufgrund der großen Variablität der Ätiologie und Intensität der sexuellen Funktionsstörungen ist das Gruppenziel der Teilnehmerinnen individuell sehr unterschiedlich. So kann es für die eine Patientin ein Ziel sein, erste Erfahrungen mit Selbstbefriedigung zu machen, während es für eine andere Patientin ein großer Gewinn ist, sich nach der Therapie angstfrei nackt im Spiegel anschauen zu können (Trierweiler 1985). Das Erreichen des Orgasmus ist somit kein zwingendes Gruppenziel.

## Methodisches Vorgehen

Patientinnen, bei denen sich im Verlaufe der stationären Einzeltherapie eine Behandlungsbedürftigkeit der sexuellen Problematik ergab, wurden zunächst zu einem Vorgespräch bei den Gruppenleiterinnen einbestellt. Dieses diente einerseits zur Information über die Gruppe, andererseits zur Aufklärung der Gruppenleiterinnen über relevante Aspekte, z. B. Art der sexuellen Dysfunktion, Therapiemotivation der Patientin, letzte gynäkologische Untersuchung, evtl. Vorliegen einer medizinischen Problematik mit Einfluß auf die sexuelle Funktionsfähigkeit.

Jede für die Gruppenteilnahme geeignete Patientin erhielt folgende Fragebögen:

1) Fragebogen zur allgemeinen Information;
2) Fragebogen zu sexuellen Aktivitäten;
3) Fragebogen zur Unsicherheit in soziosexuellen Situationen von Fahrner (1983);
4) Body-Cathexis-Scale von Secord u. Jourard (1953);
5) Orgasmusfragebogen von Wendt (1979);
6) Self-Esteem-Scale von Rosenberg (1965).

Nach Beendigung der Gruppentherapie füllten die Patientinnen nochmals dieselben Fragebögen mit Ausnahme des Fragebogens zur allgemeinen Information aus. Die Einbeziehung einer Kontrollgruppe war aus zeitlichen und ökonomischen Gründen nicht möglich.

## Beschreibung der Fragebögen

Der Fragebogen zur allgemeinen Information dient in der Einleitung der Erhebung soziodemographischer Daten zur eigenen Situation, zur elterlichen Situation und zur eigenen Situation in der Kindheit und Jugend (vgl. Wendt 1979). Danach wird mit der Methode der subjektiven Selbsteinschätzung auf einer Siebenpunkteratingskala nach verschiedenen Aspekten des sexuellen Erlebens und Verhaltens gefragt.

Der Fragebogen zu sexuellen Aktivitäten (vgl. Wendt 1979) erfaßt die subjektive Einschätzung des sexuellen Erlebens und Verhaltens auf einer Siebenpunkteratingskala. Der Test ist in 2 Teile gegliedert. Teil 1 (21 Items) erfragt die Häufigkeit selbst- und partnerbezogener Aktivitäten, Teil 2 (22 Items) die Zufriedenheit mit verschiedenen partner- und selbstbezogenen sexuellen Aktivitäten.

Der Fragebogen zur Unsicherheit in sexuellen Situationen (FUSS) von Fahrner (1983) dient der Messung der soziosexuellen Selbstunsicherheit, d. h. der Selbstunsicherheit im Umgang mit dem anderen Geschlecht. Die Skala 1 (11 Items) erfaßt soziale Fertigkeiten und Ängste im Umgang mit dem anderen Geschlecht, die Skala 2 (11 Items) sexuelle Fertigkeiten und Ängste im Umgang mit dem anderen Geschlecht. Der Fragebogen wird sowohl im Rahmen der Diagnostik und Verhaltensanalyse als auch zur Therapieevaluation eingesetzt. Normwerte von Patienten mit funktionellen Sexualstörungen sowie von Personen ohne sexuelle Probleme liegen vor (Fahrner 1983).

Die "Body-Cathexis-Scale" von Secord u. Jourard (1953) besteht aus 40 Items, die das Ausmaß der Zufriedenheit bzw. Unzufriedenheit mit einzelnen Teilen und Funktionen des eigenen Körpers messen. Sie ist somit in unserer Studie ein wichtiges Maß zur Erfassung von Einstellungsveränderungen der Patientinnen gegenüber ihrem eigenen Körper. 10 Items der "Body-Cathexis-Scale" sind speziell sexuellen Charakters und bilden eine Subskala zur Erfassung der Zufriedenheit bzw. Unzufriedenheit mit eigenen sexuellen Körperteilen und -funktionen. Jedes Item wird auf einer Fünfpunkteskala eingeschätzt. Statistisch abgesicherte Ergebnisse zur Reliabilität und Validität liegen vor (Secord u. Jourard 1953; Johnson 1956; Wendt 1978).

Der Orgasmusfragebogen wurde von Wendt (1979) zur Messung der Orgasmusfähigkeit bei Frauen unter folgenden verschiedenen Bedingungen konstruiert:

1) Orgasmusfähigkeit durch irgendwelche Stimulation allgemein;
2) Orgasmusfähigkeit durch Selbststimulierung;
3) Orgasmusfähigkeit durch irgendwelche Stimulierung in Gegenwart des Partners (Koitus ausgenommen);
4) Orgasmusfähigkeit durch koitale Stimulierung allein.

Er enthält ursprünglich 15 Feststellungen, die jeweils von den Patientinnen angekreuzt werden sollen, wenn sie für sie zutreffend sind. Unseres Erachtens ist diese Itembeantwortung problematisch, da bei Nichtbeantwortung eines Items unsicher ist, ob die Patientin der jeweiligen Aussage nicht zustimmt, ob sie das Item überhaupt gelesen hat oder ob eine Antwortverweigerung vorliegt. Daher wurde in unserer Untersuchung festgelegt, daß von den Patientinnen die Feststellungen mit "stimmt" oder "stimmt nicht" bezeichnet werden sollen. Weiterhin wurde der Fragebogen durch die Aussage "Ich habe Erfahrung mit Selbstbefriedigung" ergänzt. Testtheoretische Gütekriterien liegen nicht vor.

Die "Self-Esteem-Scale" von Rosenberg (1965) umfaßt 10 Items, die sich auf die Selbsteinschätzung bzw. das Selbstbewußtsein einer Person auf kognitiver Ebene beziehen und von der Patientin auf einer Vierpunkteskala eingeschätzt werde sollen. Vom Autor werden befriedigende testtheoretische Gütekriterien angegeben. Eine hohe Punktezahl (maximal 40 Punkte) bedeutet nach unseren Auswertungskriterien eine geringe, eine niedrige Punktezahl (minimal 10 Punkte) eine hohe Ausprägung des Selbstwertgefühls.

## Statistische Auswertung

Für die statistische Auswertung der Ergebnisse der gruppentherapeutisch bedingten Veränderungen wurden parameterfreie Verfahren gewählt. In die Endauswertung (Vergleich der Prä-/Postbedingung) gelangten 38 Patientinnen (63,22 % der Gesamtstichprobe), da bei 6 Patientinnen (10 %) die Therapie vorzeitig beendet werden mußte, bei 16 Patientinnen (26,67 %) die Fragebögen der Posterhebung, bei 2 Patientinnen (3,3 %) die Fragebögen der Präbedingung nicht vorhanden waren. Die Analyse der vorhandenen Prä-/Postbedingungen ergab, daß die Patientinnen verschiedene Fragen nicht beantworteten. Eine Häufung der Antwortverweigerungen zeigte sich v. a. bei Fragen zur Orgasmusfähigkeit. Wir vermuten, daß es für die Patientinnen sehr schwierig war, sich offen mit dem Thema Orgasmus auseinanderzusetzen.

## Stichprobe

In der Zeit von Oktober 1982 - Januar 1986 wurden 10 Therapiegruppen für Frauen mit primären und sekundären sexuellen Funktionsstörungen durchgeführt. Mit einer durchschnittlichen Teilnehmerzahl von 6 Frauen wurden insgesamt 60 Frauen in die Therapie miteinbezogen. Tabelle 1 zeigt, mit welchen Hauptdiagnosen - verschlüsselt nach ICD 9 - die Patientinnen eingewiesen waren. Wie wir daraus entnehmen können, wurde nur bei wenigen Patientinnen (5,0 %) primär eine sexuelle Funktionsstörung angegeben. Die häufigsten Diagnosen kamen aus dem Bereich der neurotischen Depression mit 30,0 % der Gesamtstichprobe gefolgt von den Eßstörungen (Anorexia nervosa und Bulimie) mit insgesamt 21,6 % der Gesamtstichprobe. Weiterhin wurden 27 Zweitdiagnosen und 3 Drittdiagnosen aus dem neurologisch-psychiatrischen und medizinischen Bereich gestellt.

Die Tabellen 2 - 6 stellen allgemeine demographische und biographische Daten sowie verschiedene Aspekte des sexuellen Erlebens und Verhaltens der Gruppenteilnehmerinen dar. Das Lebensalter der Patientinnen variiert zwischen 19 und 44 Jahren. Die meisten sind der Mittelschicht zuzuordnen. 41,5 % sind verheiratet. Von den unverheirateten Patientinnen haben 20,8 % eine feste, 9,4 % eine lockere und 28,3 % keine Beziehung. 88,2 % geben an, mit ihrem sexuellen Selbstbild bzw. der Partnerbeziehung eher unzufrieden zu sein. Nahezu die Hälfte der Patientinnen mit Partner (45,5 %) verhält sich bei sexueller Annäherung durch den

**Tabelle 1.** Häufigkeitsverteilung der Hauptdiagnosen der Gruppenteilnehmerinnen

| Diagnose | | Häufigkeit [%] | n |
|---|---|---|---|
| 1. Angstneurose | ICD 300.0 | (15,0) | 9 |
| 2. Zwangsneurose | ICD 300.3 | (3,3) | 2 |
| 3. Neurotische Depression | ICD 300.4 | (30,0) | 18 |
| 4. Hysterische Persönlichkeit | ICD 301.5 | (3,3) | 2 |
| 5. Asthenische Persönlichkeit | ICD 301.6 | (1,7) | 1 |
| 6. Andere Persönlichkeitsstörungen | ICD 301.8 | (3,3) | 2 |
| 7. Frigidität | ICD 302.7 | (5,0) | 3 |
| 8. Körperliche Funktionsstörungen psychischen Ursprungs | ICD 306.0 | (5,0) | 3 |
| 9. Anorexia nervosa | ICD 307.1 | (13,3) | 8 |
| 10. Bulimie | ICD 307.5 | (8,3) | 5 |
| 11. Andere, nicht näher bezeichnete spezifische Reaktion | ICD 307.9 | (1,7) | 1 |
| 12. Kurzdauernde depressive Reaktion | ICD 309.0 | (1,7) | 1 |
| 13. Länger dauernde depressive Reaktion | ICD 309.1 | (5,0) | 3 |
| 14. Andere klassifizierte psychogene Erkrankung | ICD 316.0 | (1,7) | 1 |
| 15. Zustand nach Schädel-Hirn-Trauma mit Contusio cerebri | ICD 851.0 | (1,7) | 1 |
| | | (100) | 60 |

Partner eher ablehnend und zurückweisend. Bei 71,1 % ergreift der Partner, bei 5,3 % die Patientin die Initiative zum sexuellen Verkehr. Bei 23,7 % sind normalerweise beide Partner gleichermaßen aktiv. Wie Tabelle 5 zeigt, werden von den Patientinnen sexuelle Dysfunktionen beim Partner wie Erektionsstörungen (21,5 %) und Ejaculatio praecox (20,6 %) angegeben. Bei diesen Aussagen ist zu berücksichtigen, daß einige Patientinnen unzureichend über Sexualität aufgeklärt waren, z. B. hatten einige die Vorstellung, der Koitus müsse in der Regel 1/2 - 1 h bzw. länger als 1 h dauern (Tabelle 4). 30 % der Teilnehmerinnen gaben an, entweder keine oder nur geringe Kenntnisse über Beziehungen, Plazierungen und Funktionen ihrer Genitalien zu haben.

**Tabelle 2.** Allgemeine Informationen zur eigenen Situation

| Durchschnittsalter: 27,5 Jahre | Altersspanne 19 - 44 Jahre | n | [%] |
|---|---|---|---|
| Partnersituation | - verheiratet | 22 | (41,5) |
| | - feste Beziehung | 11 | (20,8) |
| | - lockere Beziehung | 5 | (9,4) |
| | - keine Beziehung | 15 | (28,3) |
| | | **Gesamt 53** | **(100,0)** |
| Anzahl der Kinder | - keine Kinder | 43 | (76,8) |
| | - 1 Kind | 7 | (12,5) |
| | - 2 Kinder | 5 | (8,9) |
| | - 3 Kinder | 1 | (1,8) |
| | | **Gesamt 56** | **(100,0)** |
| Berufliche Situation | - berufstätig | 33 | (64,7) |
| | - Studentin | 8 | (15,7) |
| | - Schülerin | 4 | (7,8) |
| | - arbeitslos | 6 | (11,8) |
| | | **Gesamt 51** | **(100,0)** |
| Religionszugehörigkeit | - evangelisch | 32 | (58,2) |
| | - katholisch | 18 | (32,7) |
| | - Baptistin | 2 | (3,6) |
| | - nicht religiös | 3 | (5,5) |
| | | **Gesamt 55** | **(100,0)** |
| Religiöse Aktivität in der Kindheit und Jugend | - eher aktiv | 33 | (60,0) |
| | - eher passiv | 22 | (40,0) |
| | | **Gesamt 55** | **(100,0)** |
| Religiöse Aktivität im Erwachsenenalter | - eher aktiv | 6 | (10,9) |
| | - eher passiv | 49 | (89,1) |
| | | **Gesamt 55** | **(100,0)** |
| Bedeutung der sexuellen Erziehung für die heutige sexuelle Einstellung | - eher wichtig | 23 | (44,2) |
| | - weniger wichtig | 29 | (55,8) |
| | | **Gesamt 52** | **(100,0)** |
| Einschätzung der elterlichen Ehe | - eher glücklich | 10 | (20,4) |
| | - weder - noch | 18 | (36,7) |
| | - eher unglücklich | 21 | (42,9) |
| | | **Gesamt 49** | **(100,0)** |
| Häufigste Quelle, von der die Probanden zum erstenmal über Sexualität erfuhren | - Schul- / Spielkameraden | 14 | (25,5) |
| | - Mutter | 13 | (23,6) |
| | - Bücher | 12 | (21,8) |
| | - Geschwister | 11 | (20,0) |
| | - Vater | 3 | (5,5) |
| | - andere Quelle | 2 | (3,6) |
| | | **Gesamt 45** | **(100,0)** |
| Reaktionen auf die ersten Informationen über Sexualität | - Neugier, Freude | 18 | (34,6) |
| | - ambivalente Gefühle | 15 | (28,8) |
| | - Ekel, Abscheu, Schmerz | 16 | (30,8) |
| | - weder - noch | 3 | (5,8) |
| | | **Gesamt 52** | **(100,0)** |

**Tabelle 3.** Zufriedenheit mit dem sexuellen Selbstbild bzw. der Partnerbeziehung

| | | n | [%] |
|---|---|---|---|
| Zufriedenheit hinsichtlich des allgemeinen sexuellen Selbstbildes | - eher unzufrieden | 45 | (88,2) |
| | - eher befriedigend | 6 | (11,8) |
| | | **Gesamt 51** | **(100,0)** |
| Zufriedenheit mit der Partnerbeziehung aus der Sicht der Patientin | - eher unbefriedigend | 25 | (65,8) |
| | - eher befriedigend | 13 | (34,2) |
| | | **Gesamt 38** | **(100,0)** |
| Zufriedenheit mit der Partnerbeziehung aus der Sicht des Partners | - eher unbefriedigend | 21 | (55,3) |
| | - eher befriedigend | 17 | (44,7) |
| | | **Gesamt 38** | **(100,0)** |

**Tabelle 4.** Verschiedene Aspekte des sexuellen Verkehrs

| | | n | [%] |
|---|---|---|---|
| Reaktion bei sexueller Annäherung durch den Partner | - eher akzeptierend | 24 | (54,5) |
| | - eher zurückweisend | 20 | (45,5) |
| | | **Gesamt 44** | **(100,0)** |
| Derzeitiger sexueller Verkehr mit dem Partner | - mehr als 1mal am Tag | 1 | (2,4) |
| | - 1mal am Tag | 2 | (4,9) |
| | - 3- bis 4mal die Woche | 6 | (14,6) |
| | - 2mal die Woche | 5 | (12,2) |
| | - 1mal die Woche | 8 | (19,5) |
| | - 1mal alle zwei Wochen | 5 | (12,2) |
| | - 1mal im Monat | 1 | (2,4) |
| | - weniger als 1mal im Monat | 1 | (2,4) |
| | - gar nicht | 12 | (29,3) |
| | | **Gesamt 41** | **(100,0)** |
| Anstöße zum Geschlechtsverkehr geben normalerweise | - die Frau | 2 | (5,3) |
| | - der Mann | 27 | (71,1) |
| | - beide | 9 | (23,7) |
| | | **Gesamt 38** | **(100,0)** |
| Länge des Vorspiels | - weniger als 1 min | 1 | (2,7) |
| | - 1 - 5 min | 1 | (2,7) |
| | - 6 - 10 min | 6 | (16,2) |
| | - 11 - 15 min | 8 | (21,6) |
| | - 16 - 30 min | 11 | (29,7) |
| | - 0,5 - 1,0 h | 6 | (16,2) |
| | - länger als 1 h | 3 | (8,1) |
| | - gar nicht | 1 | (2,7) |
| | | **Gesamt 37** | **(100,0)** |
| Dauer des Koitus | - weniger als 1 min | 2 | (5,9) |
| | - 1 - 5 min | 12 | (35,3) |
| | - 6 - 10 min | 8 | (23,5) |
| | - 11 - 15 min | 9 | (26,5) |
| | - 0,5 - 1,0 h | 2 | (5,9) |
| | - länger als 1 h | 1 | (2,9) |
| | | **Gesamt 34** | **(100,0)** |

**Tabelle 5.** Sexuelle Funktionsstörungen beim Partner

| | | n | [%] |
|---|---|---|---|
| Partner hat Erektions-schwierigkeiten | - nie | 27 | (57,4) |
| | - kaum | 13 | (27,7) |
| | - selten | 2 | (4,3) |
| | - manchmal | 2 | (4,3) |
| | - normalerweise | 3 | (6,4) |
| | | **Gesamt 47** | **(100,0)** |
| Partner kann seine Erektion während des Geschlechtsverkehrs nicht halten | - nie | 24 | (57,1) |
| | - kaum | 9 | (21,4) |
| | - selten | 5 | (11,9) |
| | - manchmal | 1 | (2,4) |
| | - normalerweise | 1 | (2,4) |
| | - fast immer | 2 | (4,8) |
| | | **Gesamt 42** | **(100,0)** |
| Partner hat vorzeitigen Samenerguß | - nie | 18 | (46,2) |
| | - kaum | 13 | (33,3) |
| | - selten | 3 | (7,7) |
| | - manchmal | 3 | (7,7) |
| | - normalerweise | 1 | (2,6) |
| | - fast immer | 1 | (2,6) |
| | | **Gesamt 39** | **(100,0)** |

**Tabelle 6.** Verschiedene Aspekte der Orgasmusfähigkeit der Probandinnen

| | | n | [%] |
|---|---|---|---|
| Selbstbefriedigung | - 3- bis 4mal die Woche | 3 | (6,7) |
| | - 2mal die Woche | 1 | (2,2) |
| | - 1mal alle 2 Wochen | 3 | (6,7) |
| | - 1mal im Monat | 9 | (8,9) |
| | - weniger als 1mal im Monat | 7 | (15,6) |
| | - überhaupt nicht | 27 | (60,0) |
| | | **Gesamt 35** | **(100,0)** |
| Erreichen eines Orgasmus durch Masturbieren | - immer | 10 | (20,4) |
| | - normalerweise | 8 | (16,3) |
| | - manchmal | 1 | (2,0) |
| | - selten | 2 | (4,1) |
| | - kaum | 1 | (2,0) |
| | - nie | 6 | (12,2) |
| | - noch nie versucht | 21 | (42,9) |
| | | **Gesamt 39** | **(100,0)** |
| Orgasmus bei Stimulation durch den Partner | - immer | 7 | (15,2) |
| | - normalerweise | 7 | (15,2) |
| | - manchmal | 4 | (8,7) |
| | - selten | 4 | (8,7) |
| | - kaum | 5 | (10,9) |
| | - nie | 13 | (28,3) |
| | - noch nie versucht | 6 | (13,0) |
| | | **Gesamt 36** | **(100,0)** |

Fortsetzung **Tabelle 6**

| | | n | [%] |
|---|---|---|---|
| Orgasmus beim Koitus | - immer | 3 | (6,3) |
| | - normalerweise | 4 | (8,3) |
| | - selten | 5 | (10,4) |
| | - kaum | 9 | (18,8) |
| | - nie | 22 | (45,8) |
| | - noch nie versucht | 5 | (10,4) |
| | | **Gesamt 48** | **(100,0)** |
| Orgasmus beim Koitus und manueller Selbst-stimulation | - immer | 2 | (4,1) |
| | - normalerweise | 1 | (2,0) |
| | - manchmal | 1 | (2,0) |
| | - selten | 2 | (4,1) |
| | - nie | 8 | (16,3) |
| | - noch nie versucht | 35 | (71,4) |
| | | **Gesamt 39** | **(100,0)** |
| Orgasmus beim Koitus und manueller Stimulation durch den Partner | - immer | 6 | (12,5) |
| | - normalerweise | 2 | (4,2) |
| | - manchmal | 2 | (4,2) |
| | - selten | 2 | (4,2) |
| | - kaum | 3 | (6,3) |
| | - nie | 15 | (31,3) |
| | - noch nie versucht | 18 | (37,5) |
| | | **Gesamt 48** | **(100,0)** |
| Orgasmus beim Koitus und sexu-ellen Phantasien | - immer | 1 | (2,0) |
| | - normalerweise | 1 | (2,0) |
| | - manchmal | 2 | (4,1) |
| | - selten | 2 | (4,1) |
| | - kaum | 4 | (8,2) |
| | - nie | 9 | (18,4) |
| | - noch nie versucht | 30 | (61,2) |
| | | **Gesamt 49** | **(100,0)** |
| Art der sexuellen Phantasien | - Koitus mit bekanntem Mann | 3 | (13,0) |
| | - Koitus mit unbekanntem Mann | 3 | (13,0) |
| | - gegen den Willen zum Geschlechtsverkehr gezwungen | 1 | (4,3) |
| | - andere Leute schauen beim Koitus zu | 2 | (8,7) |
| | - Durchführen von Dingen, die die Probandin sonst nie tun würde | 2 | (8,7) |
| | - sonstige Phantasien | 5 | (21,7) |
| | | **Gesamt 23** | **(100,0)** |

## Ergebnisse

### *Veränderungen hinsichtlich der Häufigkeit sexueller Aktivitäten sowie der Zufriedenheit mit sexuellen Aktivitäten*

In den Tabellen 7 und 8 sind die Veränderungen in den Fragen zur Erfassung der Häufigkeit bzw. der Zufriedenheit mit sexuellen Aktivitäten im einzelnen aufgeführt. Beim Vergleich der Antwortverweigerungen fällt auf, daß Fragen zur Häufigkeit sexueller Aktivitäten von den Patientinnen insgesamt bereitwilliger beantwortet wurden als Fragen zur Zufriedenheit mit verschiedenen sexuellen Aktivitäten. Während bei Fragen zur Häufigkeit verschiedener sexueller Aktivitäten lediglich quantitative Angaben zu sexuellen Aktivitäten gefordert werden, verlangen Fragen zum Ausmaß des angenehmen bzw. unangenehmen Empfindens bei der Ausübung von sexuellen Aktivitäten hingegen eine differenziertere und intensivere Auseinandersetzung mit der eigenen Sexualität, die möglicherweise bei den Patientinnen zu vermehrten Antwortverweigerungen geführt hat.

Nach der Gruppentherapie läßt sich eine Zunahme der Kommunikation über sexuelle Erfahrungen und Bedürfnisse unter verschiedenen Bedingungen, d. h. im Zusammensein mit einer oder mehreren Frauen oder einem Mann, feststellen (Tabelle 7, Fragen 1, 2, 3, 5). Das Gefühl, eine reizvolle sexuelle Partnerin zu sein, steigt in sehr signifikantem Maße (Tabelle 7, Frage 4; Tabelle 8, Fragen 19, 21). Die Patientinnen berichten eine sehr signifikante Abnahme ihrer Angstgefühle im Hinblick auf Sexualität und eine hochsignifikante Zunahme des Akzeptierenkönnens ihres sexuellen Verlangens (Tabelle 7, Fragen 16, 19, 20). Sie haben nach der Therapie ein angenehmeres Körpergefühl (Tabelle 8, Fragen 1, 2, 3, 4, 5, 22), erlauben sich sehr signifikant häufiger das Streicheln und Stimulieren der eigenen Brust, sexuelle Phantasien und das Betrachten von erotischem Material, z. B. Pornographie (Tabelle 7, Fragen 10, 11, 21; Tabelle 8, Fragen 10, 11, 12). Bei einer Analyse der Antworten zu den Fragen über die Orgasmusfähigkeit unter verschiedenen Bedingungen fällt zunächst auf, daß die Frauen vor und nach der Gruppentherapie keinerlei Erfahrungen mit dem Gebrauch eines Vibrators hatten (Tabelle 7, Fragen 7, 9; Tabelle 8, Fragen 7, 9). Während die Vorstellung, mit dem Partner Geschlechtsverkehr zu haben, bei den Teilnehmerinnen vor der Therapie eher neutrale Gefühle erweckt, ruft sie nach der Therapie eher angenehme Gefühle hervor (Tabelle 8, Frage 16). Die Selbststimulation, die die Patientinnen häufiger ausführen (Tabelle 7, Frage 6), wird ohne Anwesenheit des Partners nach der Therapie signifikant angenehmer empfunden (Tabelle 8, Frage 6). Zusammenfassend können wir festhalten, daß die Häufigkeit verschiedener sexueller Aktivitäten als auch die Zufriedenheit mit verschiedenen sexuellen Aktivitäten steigt.

**Tabelle 7.** Mediane, Mittelwerte und Standardabweichungen der Probandinnen vor Beginn (Präbedingung) und nach Beendigung (Postbedingung) im Fragebogen zu sexuellen Aktivitäten (Teil 1: Häufigkeit selbst- und partnerbezogener sexueller Aktivitäten)

| Items des Fragebogens zu sexuellen Aktivitäten (Teil 1) | | Prä | Post | Signifikanz |
|---|---|---|---|---|
| | Mdn | 3,57 | 4,72 | |
| 1. Mit einer anderen Frau über meine sexuellen Erfahrungen und Belange sprechen | $\bar{x}$ | 3,49 | 4,61 | xxx |
| | s | 0,24 | 0,74 | |
| | n | 33 | 33 | |
| | Mdn | 2,00 | 3,64 | |
| 2. Mit einem Mann über meine sexuellen Erfahrungen und Belange sprechen | $\bar{x}$ | 2,24 | 3,27 | xx |
| | s | 0,21 | 0,26 | |
| | n | 33 | 33 | |
| | Mdn | 1,37 | 4,83 | |
| 3. In einer Gruppe von Frauen an einer Diskussion über sexuelle Belange und Erfahrungen teilnehmen | $\bar{x}$ | 2,12 | 4,42 | xxx |
| | s | 0,31 | 0,33 | |
| | n | 26 | 26 | |
| | Mdn | 2,23 | 3,83 | |
| 4. Das Gefühl haben, ein reizvoller sexueller Partner zu sein | $\bar{x}$ | 2,71 | 3,79 | xx |
| | s | 0,27 | 0,29 | |
| | n | 34 | 34 | |
| | Mdn | 1,85 | 4,14 | |
| 5. Meinem Partner genau sagen, was für mich angenehm und lustvoll ist | $\bar{x}$ | 2,11 | 3,82 | xx |
| | s | 0,23 | 0,39 | |
| | n | 27 | 27 | |
| | Mdn | 1,34 | 3,63 | |
| 6. Meine Genitalien mit der Hand selber stimulieren | $\bar{x}$ | 2,03 | 3,38 | xx |
| | s | 0,30 | 0,28 | |
| | n | 32 | 32 | |
| | Mdn | 1,00 | 1,05 | |
| 7. Meine Genitalien mit einem Vibrator stimulieren | $\bar{x}$ | 1,00 | 1,22 | NS |
| | s | 0,00 | 0,14 | |
| | n | 32 | 32 | |
| | Mdn | 1,27 | 2,00 | |
| 8. Mich selbst zum Orgasmus bringen durch manuelle Reizung | $\bar{x}$ | 2,06 | 2,62 | x |
| | s | 0,30 | 0,31 | |
| | n | 34 | 34 | |
| | Mdn | 1,00 | 1,03 | |
| 9. Mich selbst zum Orgasmus bringen durch den Gebrauch eines Vibrators | $\bar{x}$ | 1,00 | 1,09 | NS |
| | s | 0,00 | 0,07 | |
| | n | 33 | 33 | |

Fortsetzung **Tabelle 7**

| Items des Fragebogens zu sexuellen Aktivitäten (Teil 1) | | Prä | Post | Signifikanz |
|---|---|---|---|---|
| | Mdn | 2,42 | 3,72 | |
| 10. Sexuelle Phantasien haben | $\bar{x}$ | 2,79 | 3,59 | xx |
| | s | 0,25 | 0,25 | |
| | n | 34 | 34 | |
| | Mdn | 1,79 | 2,56 | |
| 11. Erotisches und pornographisches | $\bar{x}$ | 1,97 | 2,88 | xx |
| Material lesen oder anschauen | s | 0,18 | 0,26 | |
| | n | 33 | 33 | |
| | Mdn | 2,25 | 3,11 | |
| 12. Mich sexuell erregt fühlen durch | $\bar{x}$ | 2,65 | 1,00 | NS |
| erotisches und pornographisches Material | s | 0,30 | 1,77 | |
| | n | 31 | 31 | |
| | Mdn | 1,22 | 1,37 | |
| 13. Beim Sexualverkehr einen Orgasmus bekommen, | $\bar{x}$ | 1,89 | 2,39 | NS |
| hauptsächlich durch die Stimulierung | s | 0,31 | 0,38 | |
| durch den eingeführten Penis | n | 26 | 26 | |
| | Mdn | 1,39 | 2,08 | |
| 14. Entweder durch mich selbst oder durch meinen | $\bar{x}$ | 2,16 | 2,92 | NS |
| Partner die Klitoris stimulieren | s | 0,35 | 0,44 | |
| beim Geschlechtsverkehr | n | 25 | 25 | |
| | Mdn | 1,21 | 1,42 | |
| 15. Einen Orgasmus bekommen beim Geschlechts- | $\bar{x}$ | 1,83 | 2,54 | NS |
| verkehr, indem ich mich selbst an der Klitoris | s | 0,34 | 0,43 | |
| stimuliere oder meinen Partner dies machen lasse | n | 24 | 24 | |
| | Mdn | 1,96 | 3,63 | |
| 16. In der Lage sein, dem Sexualverkehr | $\bar{x}$ | 2,29 | 3,46 | xx |
| entgegenzsuehen ohne Gefühle von Angst, | s | 0,26 | 0,34 | |
| Abneigung oder Sorge | n | 28 | 28 | |
| | Mdn | 1,08 | 1,27 | |
| 17. Mit den Händen die Klitoris stimulieren, | $\bar{x}$ | 1,15 | 1,73 | xx |
| während mein Partner neben mir liegt | s | 0,15 | 0,26 | |
| | n | 26 | 26 | |
| | Mdn | 1,00 | 1,13 | |
| 18. Mich selber bis zum Orgasmus masturbieren, | $\bar{x}$ | 1,00 | 1,32 | x |
| während mein Partner bei mir ist | s | 0,00 | 0,17 | |
| | n | 25 | 25 | |

Fortsetzung **Tabelle 7**

| Items des Fragebogens zu sexuellen Aktivitäten (Teil 1) | | Prä | Post | Signifikanz |
|---|---|---|---|---|
| | Mdn | 2,23 | 4,36 | |
| 19. Meine eigene Sexualität bejahen und als angenehm empfinden | $\bar{x}$ | 2,77 | 4,50 | xxx |
| | s | 0,32 | 0,33 | |
| | n | 30 | 30 | |
| | Mdn | 2,23 | 4,25 | |
| 20. Meine eigene Fähigkeit, sexuelle Lust und Befriedigung zu erreichen, wertschätzen und anerkennen | $\bar{x}$ | 2,74 | 4,22 | xxx |
| | s | 0,31 | 0,42 | |
| | n | 27 | 27 | |
| | Mdn | 1,50 | 3,00 | |
| 21. Meine eigene Brust streicheln und stimulieren | $\bar{x}$ | 2,03 | 3,09 | xx |
| | s | 0,22 | 0,28 | |
| | n | 32 | 32 | |

**Tabelle 8.** Mediane, Mittelwerte und Standardabweichungen der Probandinnen vor Beginn (Präbedingung) und nach Beendigung der Frauengruppe (Postbedingung) im Fragebogen zu sexuellen Aktivitäten (Teil 2: Zufriedenheit mit selbst- und partnerbezogenen sexuellen Aktivitäten)

| Items des Fragebogens zu sexuellen Aktivitäten (Teil 2) | | Prä | Post | Signifikanz |
|---|---|---|---|---|
| | Mdn | 5,30 | 5,75 | |
| 1. In bekleidetem Zustand mich selber in einem großformatigen Spiegel betrachten | $\bar{x}$ | 4,85 | 5,41 | (x) |
| | s | 0,34 | 0,28 | |
| | n | 34 | 34 | |
| | Mdn | 4,83 | 6,50 | |
| 2. Während einer warmen Dusche oder einem warmen Vollbad meinen eigenen Körper waschen | $\bar{x}$ | 5,00 | 6,03 | xx |
| | s | 0,30 | 0,22 | |
| | n | 34 | 34 | |
| | Mdn | 3,17 | 5,33 | |
| 3. In nacktem Zustand mich selber in einem großformatigen Spiegel betrachten | $\bar{x}$ | 3,53 | 4,78 | xx |
| | s | 0,35 | 0,36 | |
| | n | 32 | 32 | |
| | Mdn | 3,00 | 4,33 | |
| 4. Meine eigenen Genitalien mit einem Handspiegel betrachten | $\bar{x}$ | 4,23 | 3,10 | xx |
| | s | 0,34 | 0,34 | |
| | n | 30 | 30 | |

Fortsetzung **Tabelle 8**

| Items des Fragebogens zu sexuellen Aktivitäten (Teil 2) | | Prä | Post | Signifikanz |
|---|---|---|---|---|
| | Mdn | 4,14 | 4,80 | |
| 5. Meine eigene Genitalgegend waschen | $\bar{x}$ | 4,33 | 5,18 | xx |
| während einer Dusche oder einem Vollbad | s | 0,25 | 0,27 | |
| | n | 33 | 33 | |
| | Mdn | 4,57 | 5,13 | |
| 6. Meine eigenen Genitalien | $\bar{x}$ | 3,78 | 4,96 | xx |
| mit den Händen stimulieren | s | 0,46 | 0,37 | |
| | n | 23 | 23 | |
| | Mdn | 1,17 | 1,20 | |
| 7. Meine eigenen Genitalien | $\bar{x}$ | 1,29 | 1,43 | NS |
| mit einem Vibrator stimulieren | s | 0,29 | 0,30 | |
| | n | 7 | 7 | |
| | Mdn | 4,50 | 5,50 | |
| 8. Mich selbst zum Orgasmus bringen | $\bar{x}$ | 3,56 | 5,06 | x |
| durch manuelle Stimulierung | s | 0,58 | 0,54 | |
| | n | 16 | 16 | |
| | Mdn | 1,00 | 1,50 | |
| 9. Mich selbst zum Orgasmus bringen | $\bar{x}$ | 1,00 | 2,00 | NS |
| durch den Gebrauch eines Vibrators | s | 0,00 | 0,52 | |
| | n | 6 | 6 | |
| | Mdn | 3,50 | 5,21 | |
| 10. Sexuelle Phantasien haben | $\bar{x}$ | 4,00 | 5,08 | x |
| | s | 0,41 | 0,31 | |
| | n | 26 | 26 | |
| | Mdn | 2,80 | 5,08 | |
| 11. Erotisches und pornographisches Material | $\bar{x}$ | 3,07 | 4,78 | xx |
| (Bücher, Filme, Bilder) anschauen oder lesen | s | 0,34 | 0,34 | |
| | n | 27 | 27 | |
| | Mdn | 3,00 | 5,36 | |
| 12. Mich sexuell erregt fühlen durch Lesen oder | $\bar{x}$ | 3,39 | 5,11 | xxx |
| Anschauen von erotischem oder | s | 0,34 | 0,31 | |
| pornographischem Material | n | 28 | 28 | |
| | Mdn | 3,75 | 5,33 | |
| 13. Beim Sexualverkehr einen Orgasmus bekommen, | $\bar{x}$ | 3,56 | 4,77 | (x) |
| hauptsächlich durch die Stimulierung durch | s | 0,66 | 0,63 | |
| den eingeführten Penis des Partners | n | 13 | 13 | |

Fortsetzung **Tabelle 8**

| Items des Fragebogens zu sexuellen Aktivitäten (Teil 2) | | Prä | Post | Signifikanz |
|---|---|---|---|---|
| | Mdn | 4,00 | 6,69 | |
| 14. Entweder selber beim Geschlechtsverkehr die Klitoris stimulieren oder durch den Partner stimulieren lassen (mit der Hand oder einem Vibrator) | $\bar{x}$ | 4,08 | 5,69 | x |
| | s | 0,69 | 0,57 | |
| | n | 13 | 13 | |
| 15. Entweder selber beim Geschlechtsverkehr die Klitoris stimulieren oder durch den Partner stimulieren lassen (mit der Hand oder einem Vibrator) und dadurch zum Orgasmus kommen | Mdn | 4,33 | 6,78 | |
| | $\bar{x}$ | 4,62 | 5,69 | x |
| | s | 0,69 | 0,59 | |
| | n | 13 | 13 | |
| | Mdn | 4,11 | 5,80 | |
| 16. Mit vorstellen, mit einem Partner Geschlechtsverkehr zu haben | $\bar{x}$ | 3,97 | 5,31 | xx |
| | s | 0,38 | 0,34 | |
| | n | 29 | 29 | |
| | Mdn | 2,23 | 1,43 | |
| 17. Die Klitoris mit den eigenen Händen stimulieren, während mein Partner neben mir liegt | $\bar{x}$ | 1,00 | 2,69 | (x) |
| | s | 1,49 | 0,60 | |
| | n | 13 | 13 | |
| | Mdn | 1,18 | 1,25 | |
| 18. Mich selber bis zum Orgasmus masturbieren, während mein Partner bei mir ist | $\bar{x}$ | 1,33 | 1,92 | NS |
| | s | 0,33 | 0,53 | |
| | n | 12 | 12 | |
| | Mdn | 4,60 | 5,92 | |
| 19. Mich selber als ein sexuelles Wesen zu erfahren mit ganz eigenen Wünschen und Abneigungen | $\bar{x}$ | 4,48 | 5,70 | xx |
| | s | 0,38 | 0,26 | |
| | n | 27 | 27 | |
| | Mdn | 3,20 | 4,38 | |
| 20. Meinen Partner meine Genitalien sehen lassen | $\bar{x}$ | 3,28 | 4,48 | xx |
| | s | 0,37 | 0,41 | |
| | n | 25 | 25 | |
| | Mdn | 3,50 | 5,00 | |
| 21. Daran denken, wie reizvoll ich als sexueller Partner bin | $\bar{x}$ | 3,54 | 4,77 | x |
| | s | 0,41 | 0,39 | |
| | n | 26 | 26 | |
| | Mdn | 4,13 | 4,80 | |
| 22. Meine eigene Brust streicheln und stimulieren | $\bar{x}$ | 3,70 | 4,52 | x |
| | s | 0,39 | 0,38 | |
| | n | 27 | 27 | |

## *Veränderungen der Orgasmusfähigkeit unter verschiedenen Bedingungen*

Aufgrund der Einzelitemanalyse der Ergebnisse im Orgasmusfragebogen waren sich nach der Therapie signifikant mehr Frauen sicher, orgasmusfähig zu sein und Erfahrung mit Selbstbefriedigung zu haben. Da sich hinsichtlich der restlichen 14 Feststellungen im Orgasmusfragebogen jedoch keine signifikanten Veränderungen ergeben, können die genannten Veränderungen in der Orgasmusfähigkeit auch zufällig entstanden sein und müssen daher nicht gesichert gelten. Auch im Fragebogen zu sexuellen Aktivitäten finden sich bezüglich der Orgasmusfähigkeit unter Anwesenheit des Partners widersprüchliche Ergebnisse. Einerseits wird die Stimulation unter Anwesenheit des Partners von 12 bzw. 13 Frauen auch nach der Therapie als eher unangenehm empfunden (Tabelle 8, Fragen 17, 18), andererseits berichten 13 Frauen, nach der Therapie die genitale Stimulation beim Koitus besser genießen zu können (Tabelle 8, Fragen 13, 14, 15).

## *Veränderungen im Bereich der Beziehung zum eigenen Körper allgemein und speziell zu sexuellen Teilen und Funktionen des eigenen Körpers*

Der Ausgangswert in der Gesamtskala der "Body-Cathexis-Scale" liegt höher als in der Experimentalgruppe von Wendt (1979), was darauf schließen läßt, daß es sich bei der vorliegenden Gruppe um Frauen handelt, die extrem starke Schwierigkeiten mit der Annahme ihres Körpers und ihrer körperlichen Funktionen hatten. Vergleichen wir die Veränderungen in den Prä-/Postbedingungen, so steigt nach der Gruppentherapie die Zufriedenheit mit einzelnen Teilen und Funktionen des eigenen Körpers i. allg. sehr signifikant an. Ebenso verändert sich die Beziehung zu den eigenen sexuellen Körperteilen und -funktionen, z. B. den Brüsten, Pobacken, Schamlippen, sehr signifikant (vgl. Tabelle 9).

**Tabelle 9.** Mediane (Mdn), Mittelwerte ($\bar{x}$) und Standardabweichungen (s) der Probandinnen vor Beginn (Präbedingung) und nach Beendigung (Postbedingung) der Frauengruppe in der Body Cathexis Scale

| | | Prä | Post | Signifikanz |
|---|---|---|---|---|
| | Mdn | 31,00 | 22,50 | |
| Beziehung zu den eigenen sexuellen Körperteilen und -funktionen | $\bar{x}$ | 32,11 | 24,46 | ***p |
| | s | 1,44 | 1,58 | |
| | | 28 | 28 | |
| | Mdn | 120,50 | 99,50 | |
| Beziehung zum eigenen Körper (Gesamtscore) | $\bar{x}$ | 116,09 | 100,59 | **p |
| | s | 5,67 | 6,01 | |
| | n | 22 | 22 | |

## *Veränderungen im Bereich des Selbstwertgefühls, des Selbstbewußtseins und der Selbstsicherheit im Sozial- und Sexualbereich*

Beim Vergleich der Ausgangswerte unserer Stichprobe mit den von Fahrner (unveröffentlichtes Manuskript) genannten durchschnittlichen Werten von 98 Patienten, die an funktionellen Sexualstörungen litten, weisen die behandelten Patientinnen bezüglich ihrer Fähigkeiten im sozialen und sexuellen Kontext extrem niedrige Werte auf, d. h. die Patientinnen hatten äußerst starke Probleme im Umgang mit Männern im sozialen als auch im sexuellen Kontext (vgl. Tabelle 10). Fahrner nennt für ihre Stichprobe einen Mittelwert von 22,66 (s = 13,72) im FUSS-Skala 1 und einen Mittelwert von 23,87 (s = 13,56) im FUSS-Skala 2.

**Tabelle 10:** Mediane, Mittelwerte und Standardabweichungen der Probandinnen zu Beginn (Präbedingung) und nach Beendigung (Postbedingung) der Frauengruppe im FUSS

| | | Prä | Post | Signifikanz |
|---|---|---|---|---|
| FUSS-Skala 1 | Mdn | 32,00 | 24,75 | |
| Fertigkeiten und Ängste | $\bar{x}$ | 29,87 | 24,45 | **p |
| im Sozialbereich | s | 2,42 | 2,36 | |
| | n | 31 | 31 | |
| FUSS-Skala 2 | Mdn | 33,75 | 24,00 | |
| Fertigkeiten und Ängste | $\bar{x}$ | 33,32 | 23,16 | *p |
| im Sexualbereich | s | 2,79 | 2,31 | |
| | n | 25 | 25 | |

**Tabelle 11.** Median, Mittelwert und Standardabweichung der Probandinnen zu Beinn (Präbedingung) und nach Beendigung (Postbedingung) der Frauengruppe in der Self Esteem Scale

| | | Prä | Post | Signifikanz |
|---|---|---|---|---|
| | Mdn | 26,17 | 22,50 | |
| Self-Esteem-Scale | $\bar{x}$ | 25,61 | 22,14 | **p |
| | s | 1,14 | 1,23 | |
| | n | 28 | 28 | |

Nach unseren Ergebnissen steigen beim Prä-/Postvergleich das Selbstwertgefühl und Selbstbewußtsein der Patientinnen sehr signifikant an (Tabelle 11). Bezüglich der Verhaltensweisen, die den Umgang mit Männern im sozialen Kontext betreffen, ist ebenfalls eine sehr signifikante Verbesserung zu verzeichnen (Tabelle 10, FUSS-Skala 1). Analog dazu erwerben die Patientinnen im Verlaufe der Therapie größere Fertigkeiten im Umgang mit Männern auf sexueller Ebene (Tabelle 10, FUSS-Skala 2).

## Diskussion

Unseren Erwartungen entsprechend verbessern sich nach der gruppentherapeutischen Behandlung für Frauen mit sexuellen Funktionsstörungen die Häufigkeit sexueller Aktivitäten, die Zufriedenheit mit sexuellen Aktivitäten, die Beziehung zum Körper, speziell zu sexuellen Körperteilen und -funktionen. Gleichzeitig fühlen sich die Patientinnen in ihrem Selbstwertgefühl und Selbstbewußtsein gestärkt und verhalten sich im Sozial- und Sexualbereich selbstsicherer. Die genitale Selbststimulation nimmt zu.

Über die Veränderungen der Orgasmusfähigkeit allgemein, durch Stimulierung in Anwesenheit des Partners oder durch koitale Stimulierung lassen sich aufgrund unserer Ergebnisse keine gesicherten Aussagen machen. Aufgrund der hinsichtlich sexueller Erfahrungen und Kenntnisse sehr heterogen zusammengesetzten Probandenstichprobe war die Erreichung der Orgasmusfähigkeit jedoch kein generelles Gruppenziel. Die nichtsignifikanten Veränderungen der Orgasmusfähigkeit in Anwesenheit des Partners könnten dadurch erklärt werden, daß 20 Frauen zum Zeitpunkt der Gruppentherapie keinen Partner hatten bzw. bei Frauen mit festem Partner der Partner im Rahmen der stationären Betreuung in der Regel nur an den Wochenenden anwesend war.

Bei der Interpretation der Ergebnisse sind die zahlreichen Verweigerungen von Itembeantwortungen und weiterhin das aus zeitlichen und ökonomischen Gründen bedingte Fehlen einer Kontrollgruppe zur Überprüfung der Wirksamkeit der in der Therapiegruppe angewandten Verfahren zu berücksichtingen. Trotz dieser methodischen Kritikpunkte fordern die berichteten Ergebnisse im Sinne einer Pilotstudie zu einer multimodalen Therapie sexueller Dysfunktionen auf, die sich bei Patientinnen mit psychosomatischen Beschwerden häufig unter dem Deckmantel eines Vorzeigesymptoms bzw. -syndroms, depressive Verstimmungen, Kopfschmerzen, Eßstörungen, verbergen können. Innerhalb eines stationären Settings erscheint das vorliegende gruppentherapeutische Konzept zur Behandlung von sexuellen Funktionsstörungen bei Frauen sehr erfolgversprechend. Es bietet Patientinnen - mit oder ohne Partner - , die eine lange Anamnese der sexuellen Störung mit körperlichen und psychischen Folgeschäden und Mehrfachstörungen aufweisen, die Möglichkeit, erste Schritte zu einem sie befriedigenden sexuellen Erleben zu erlernen. Die Bereitschaft der Patientinnen, das Thema Sexualität in einer Gruppe von Frauen mit sexuellen Dysfunktionen zu bearbeiten, sowie eine umfangreiche einzeltherapeutische Vorbereitung auf die Gruppe muß jedoch gegeben sein. Die zusätzliche Belastung, die durch den Gruppenprozeß entsteht, kann in einem stationären Setting in der begleitenden Einzeltherapie gut aufgefangen werden. Die Gruppentherapeutinnen sollten über eine abgeschlossene psychotherapeutische Ausbildung sowie eine langjährige klinische Erfahrung unter Supervision verfügen.

## Literatur


Arentewicz G, Schmidt G (1980) Sexuell gestörte Beziehungen. Springer, Berlin Heidelberg New York

Arentewicz G , Höflich B, Eck D (1978) Therapie soziosexueller Ängste von Männern. Erste Erfahrungen mit einer verhaltenstherapeutisch orientierten Gruppentherapie. Sexualmedizin 7: 639 - 644

Auerbach R, Killmann PR (1977) The effects of group systematic desensitization on secondary erectile failure. Behav Ther 8 / 3: 330 - 339

Barbach LG (1974) Group treatment of preorgasmic women. Sex Marital Ther 1: 139 - 145

Caird W, Wincze JP (1977) Sex therapy. A behavioral approach. Harper & Row, New York

Catalan J, Bradley M, Gallwey J, Hawton K (1981) Sexual dysfunction and psychiatric morbidity in patients attending a clinic for sexually transmitted diseases. Br J Psychiatry 138: 292 - 296

Crown S, D'Ardenne P (1982) Controversies, methods, results. Br J Psychiatry 140: 70 - 77

Fahrner E-M (1983) Selbstunsicherheit - ein allgemeines Symptom bei funktionellen Sexualstörungen? Klin Psychol 12: 1 - 11

Johnson L (1956) Body cathexis as a factor in somatic complaints. J Consult Psychol 20: 145 - 149

Kaplan HS (1974) The new sex therapy. Bruner & Mazel, New York

Kockott G, Dittmar F, Nusselt L (1973) Systematische Desensibilisierung, eine kontrollierte Studie. Schweiz Arch Neurol Neurochir Psychiatr 113: 313 - 324

Lambert M, Möhr I (1986) Erfassung von sexuellen Funktionsstörungen bei psychosomatischen Patienten in Abhängigkeit von Vorinformationen. Unveröffentlichte Diplomarbeit, Universität Heidelberg

Leiblum SR, Ersner-Hershfield R (1977) Sexual enhancement groups for dysfunctional women: an evaluation. J Sex Marital Ther 3: 139 - 152

Lobitz WC, Lo Piccolo J (1972) New methods in behavioral treatment of sexual dysfunction. J Behav Ther Exp Psychiatry 3: 265 - 271

Lobitz WC, Lo Piccolo J (1972) The role of masturbation in the treatment of orgasmic dysfunction. Arch Sex Behav 2: 163 - 171

Masters WH, Johnson VE (1970) Impotenz und Anorgasmie. Goverts Krüger Stahlberg, Frankfurt am Main

Obler M (1973) Systematic desensitization in sexual disorders. J Behav Ther Exp Psychiatry 4: 93 - 101

Rosenberg M (1965) Society and the adolescent self-image. Princeton Univ Press, Princeton

Schneidmann B, McGuire L (1976) Group therapy for nonorgasmic women: two age levels. Arch Sex Behav 5: 239 - 247

Schorsch E, Schmidt G (1976) Ergebnisse zur Sexualforschung oder Arbeiten aus dem Hamburger Institut für Sexualforschung. Ullstein, Berlin

Secord PF, Jourard SM (1953) The appraisal of body-cathexis: body-cathexis and the self. J Consult Psychol 17: 5

Trierweiler A (1985) Modell einer Gruppentherapie: Behandlung sexueller Dysfunktionen in der Klinik. Sexualmedizin 11: 610 - 614

Wallce DH, Barbach LG (1974) Preorgasmic group treatment. J Sex Marital Ther 1: 146 - 154

Wendt H (1978) Die Angst vor der Lust. Sexualmedizin 6: 475 - 480

Wendt H (1979) Integrative Sexualtherapie. Am Beispiel von Frauen mit Orgasmusstörungen. Pfeiffer, München

Zeiss RA, Christensen A, Levine AG (1978) Treatment of premature ejaculation through male-only groups. J Sex Marital Ther 4: 139 - 148

Zilbergeld B (1975) Group treatment of sexual dysfunction in men without partners. J Sex Marital Ther 1: 204 - 214

# Kooperatives Forschungsprojekt zur Effektivitäts- und Effizienzmessung in der stationären verhaltensmedizinischen Rehabilitation

Manfred Zielke, Rosemarie Jahrreiss, Hans-Georg Kirschner,
Stefan Leidig, Norbert Mark, Ernst Ott, Dieter Schwarz, Herbert Spörkel,
Jochen Sturm

## Problemstellung

Nahezu alle im Gesundheitswesen Tätige sehen sich mit 3 Problembereichen konfrontiert, deren Brisanz innerhalb der letzten 10 Jahre immer offensichtlicher geworden ist und deren nicht angemessene Lösung relativ hohe Kosten verursachen werden:

1) Der Aufschwung der klinischen Psychologie in Forschung, Lehre und Anwendung hat zu einer *explosionsartigen Entwicklung klinisch-psychologischer Behandlungsverfahren* geführt, deren Vielfalt selbst Fachleute nicht mehr übersehen können. Diese Entwicklung wurde gefördert durch eine offensichtliche Unterversorgung von Patienten, die unter Störungen leiden, bei denen klinisch-psychologische Verhandlungsverfahren indiziert sind. Da die Hochschuleinrichtungen der klinischen Psychologie jedoch in der Regel keine Versorgungsaufgaben im Rahmen der Krankenbehandlung wahrnehmen, sind die Möglichkeiten der empirisch-wissenschaftlichen Kontrolle von Behandlungstheorien verschwindend gering. Die klinisch-psychologische Praxis konnte sich dementsprechend ungehindert entfalten, ohne sich den Kriterien zum Wirksamkeitsnachweis mit "harten" naturwissenschaftlichen Forschungsmethoden zu stellen. Gleichzeitig drängen jedoch immer mehr Mitarbeiter aus solchen klinisch-psychologischen Disziplinen in die Gesundheitsversorgung und melden Ansprüche an, ihre Tätigkeit durch das Gesundheitssystem finanzieren zu lassen.
   Zwar hat es - im Vergleich zu einem Zeitraum vor 10 Jahren - ebenfalls einen Aufschwung an evaluativen Studien in der Therapieforschung gegeben; die Forschungsbemühungen haben sich jedoch fast ausschließlich auf den Nachweis der psychologischen Wirksamkeit beschränkt oder sich mit der Untersuchung psychologischer Prozesse und therapeutischer Abläufe befaßt. Man ist offensichtlich in einer gewissen Selbstüberschätzung davon ausgegangen, daß die Erkenntnisse über die Wirksamkeit psychologisch-therapeutischer Methoden in sich bereits so wertvoll sind, daß die Kostenträger von Behandlungen sich nur so drängeln würden.
   So ist es denn auch nicht verwunderlich, daß die Effizienzforschung, d. h. die Untersuchung des Kosten-Nutzen-Verhältnisses von Behandlungen im Vergleich zur Effektivitätsforschung ein bislang recht bescheidenes Dasein fristet, wie kürzlich erschienene Übersichtsarbeiten beweisen (Bühringer u. Hahlweg 1986). Es ist denn auch nur ein schwacher Trost, daß auch in der medizinisch-

therapeutischen Forschung Kosten-Nutzen-Ananlysen medizinischer Maßnahmen eine untergeordnete Rolle spielen.
Die klinische Psychologie wird an dieser bisherigen Fehlentwicklung noch lange zu tragen haben, wenn es nicht gelingt, in den nächsten Jahren entsprechende Nutzenanalysen psychologischer Behandlungen vorzulegen.
Teilnehmer psychologischer Fachtagungen gewinnen allerdings immer noch den Eindruck, daß viele Hochschulvertreter in der klinischen Forschung sich einigermaßen "zieren", sich in die "Niederungen" von Wirtschaftlichkeitsnachweisen psychologischen Handelns zu begeben. Dies mag auch daran liegen, daß sich bei den Therapiestudien mit überwiegenden Studentenpopulationen die Frage nach harten sozialmedizinischen Parametern, wie z. B . nach der Arbeitsunfähigkeit gar nicht erst stellt, weil dieser Aspekt für diese Gruppe eine eher untergeordnete Bedeutung hat.
Eine wachsende Zahl klinischer Psychologen hat es - wie wir - jedoch überwiegend mit ganz normalen Arbeitnehmern zu tun, bei denen die Frage, ob, wie und wann sie wieder kontinuierlich am Erwerbsleben teilnehmen können, vor der Erwägung steht, ob sie z. B. ihre Genußfähigkeit wiedererlangen oder ob sie sich selbst verwirklichen können.

2) Sowohl die universitäre als auch die fachbezogene *Ausbildung von Ärzten orientiert sich* trotz aller Bemühungen wie der Einführung des Fachs "medizinische Psychologie" in das Medizinstudium in der Diagnostik und der Therapie an einem *somatischen Krankheits- und Behandlungsmodell.* Wir wissen heute, daß bei allen Erkrankungen organische, verhaltensmäßige, erlebensmäßige und soziale Veränderungen stattfinden und sich gegenseitig beeinflussen. Das Ausmaß, in dem diese Faktoren zur Entstehung einer Erkrankung beitragen und bei der Veränderung eines Krankheitszustandes berücksichtigt werden müssen, ist bei den jeweiligen Erkrankungen und den einzelnen Patienten unterschiedlich. Dieser Wandel von monokausalen Störungstheorien ("organisch" bedingt vs. "psychogen") hin zu differenzierten Betrachtungsweisen ist zwar von den theoretischen Disziplinen in der Medizin und der Psychologie bereits vollzogen; die Ausbildungspraxis an den Hochschulen, die fachbezogene Ausbildung nach dem Examen und die Organisationsformen der Versorgung (psychologische vs. ärztliche Praxen, psychologisch vs. ärztlich geführte Kliniken usw.) tragen diesem Erkenntnisstand jedoch in keiner Weise Rechnung und untermauern eher solche monokausalen Vorstellungen in der Praxis.
Die immer noch zunehmende Technisierung der Medizin, die zwar viele Leiden lindern hilft, tut ein Übriges, zu der einseitigen Beachtung körperlicher Vorgänge bei Erkrankungen eine noch einseitigere organbezogene Sichtweise von Erkrankungen hinzuzufügen.
Jede Verbesserung und Weiterentwicklung von Behandlungsmöglichkeiten und jede Entwicklung neuartiger Therapieverfahren führt zunächst zu einer vermehrten Inanspruchnahme der Therapiemöglichkeiten - was ja durchaus nützlich und sinnvoll sein kann -, gleichzeitig jedoch wird das Entscheidungskriterium, wann eine Behandlung praktisch indiziert ist, herabgesetzt und ausgeweitet. Dadurch steigt jedoch das Anspruchsdenken, für welche weiteren Zustände von Krankheitswert unser Gesundheitssystem zuständig ist.

3) Wenn man diese Entwicklung einmal auf dem Hintergrund der *Gesundheitsdefinition* der Weltgesundheitsorganisation WHO betrachtet - *"Gesundheit ist der Zustand biologischen, sozialen und psychischen Wohlbefindens"* -, ist kein Gesundheitssystem denkbar, das diesen Anspruch erfüllen, geschweige denn finanzieren kann. Ein öffentliches Krankheitsbewußtsein auf dieser Basis, das den WHO-Anspruch einklagt und die Erhaltung und Wiederherstellung von Gesundheit an Fachleute und Kostenträger im Gesundheitswesen delegiert, läßt eine Betreuungsmentalität in der Gesellschaft entstehen. Hier ist der Gesundheitsbegriff neu zu definieren: *Gesundheit* nicht als Zustand des völligen Wohlbefindens, sondern als *Fähigkeit, mit Beschwerden und Störungen zu leben und sie soweit zu bewältigen, daß sie einen gewissen Grad nicht überschreiten.*

Wir sehen es als vordringliche Aufgabe der nächsten Jahre an, Konzepte und Vorgehensweisen zu entwickeln, die dazu geeignet sind, den kostenintensiven Fehlentwicklungen in den 3 genannten Problembereichen entgegenzuwirken. Wesentliche Bereiche hierbei werden sein:

1) Eine stärkere Beachtung der Kosten-Nutzen-Vorteile neuer, moderner, aber auch herkömmlicher Behandlungsverfahren;
2) die Praktizierung kooperativer Arbeitsformen von Ärzten mit anderen wichtigen Fachdisziplinen (Psychologen, Sozialarbeiter usw.) sowohl innerhalb der Ausbildung als auch in der Versorgungspraxis, eine kritischere Nutzung der medizinisch-technischen Entwicklungen in der Medizin und eine Wiederbelebung der Rolle des Arztes als Person;
3) eine Veränderung des Krankheitsbegriffes in Richtung auf das Erlernen von Bewältigungskompetenzen, mit Störungen und Beschwerden umgehen zu lernen sowie einer Abkehr von einem öffentlichen Krankheitsbewußtsein, das auf einer Betreuungs- und Versorgungsmentalität beruht.

Moderne klinische Behandlungskonzepte und darauf aufbauende Einrichtungen der ambulanten und stationären Versorgung sind in der heutigen Situation im Gesundheitswesen veranlaßt, zu den aufgeführten Problembereichen: Kosten-Nutzen-Verhältnis von Behandlungskonzepten, Rolle der Medizin und der medizinischen Technik innerhalb dieser Konzepte, Zusammenarbeit zwischen relevanten Fachdisziplinen in der Versorgung, Gesundheitsbegriff, der dem therapeutischen Handeln zugrunde liegt, Stellung zu nehmen, wenn sie glaubwürdig dazu beitragen wollen, einen innovativen Beitrag zu einer angemessenen Versorgung und zur Kostendämpfung zu leisten.

Einige klinische Institutionen, die der Auffassung sind, durch ihre konzeptionelle Arbeit und die darauf beruhende klinische Praxis einen solchen innovativen Beitrag leisten zu können, haben sich mit relevanten Kostenträgern des Gesundheitswesens in langen vorbereitenden Verhandlungen entschlossen, ihre stationären Behandlungskonzepte unter den genannten Prämissen zu evaluieren, um ihren gesundheitspolitischen Beitrag zu notwendigen Veränderungen im Gesundheitswesen einer objektiven Prüfung zugänglich zu machen. Gleichzeitig soll dieses Projekt dazu dienen, einer größeren Transparenz von Leistungen und Erträgen in der Krankenbehandlung Vorschub zu leisten.

## Epidemiologie

Die Verteilung von Krankheiten, die mit emotionalen Anpassungsstörungen verbunden sind, steht in einem krassen Verhältnis zu den ärztlichen Überweisungs- und Behandlungsstrategien, die von der Multikausalität vieler Erkrankungen jedoch weitgehend unbeeinflußt sind (Schlesinger et al. 1980).

Die Prävalenzrate behandlungsbedürftiger seelischer Störungen (Sechsmonatsprävalenz) liegt in der BRD im Durchschnitt bei 20 % (Wittchen, zit. nach Bühringer u. Hahlweg 1986). Patienten mit emotionalen Streßsymptomen und psychischen Störungen nehmen medizinische Einrichtungen häufiger in Anspruch als Patienten ohne solche Beeinträchtigung. So kommt Cummings (1977) zu dem Ergebnis, daß mindestens 60 % aller Arztbesuche auf Patienten entfallen, deren körperliche Symptome eher Resultat emotionaler Streßreaktionen als organischen Ursprungs sind, d. h. daß bei einem beachtlichen Prozentsatz von Patienten mit somatischen Beschwerden eine begleitende oder ausschließlich psychologische Behandlung indiziert ist. Was die Behandlung von Patienten mit vorherrschenden psychischen Störungen betrifft, liegt eine sorgfältige Studie aus den USA vor (Shapiro u. Skinner 1984). Hier zeigt sich, daß 70 % der Patienten mit psychischen Störungen eine Arztpraxis besuchten, davon jedoch nur 18 % einen Spezialisten. Im angloamerikanischen Raum werden nach sorgfältigen Einschätzungen mindestens 54 % der Patienten, die an psychischen Beeinträchtigungen leiden, ausschließlich von Allgemeinärzten behandelt (Regier, zit. nach Schlesinger et al. 1980).

Eine Häufung von gemeinsamen Auftreten von körperlichen Erkrankungen und psychischen Problemen bestätigt ebenfalls eine sorgfältige Übersichtsarbeit von Rosen u. Wiens (1979).

- So wurde von Kaufmann (1959) eine Inzidenzrate von 67 % psychischer Störungen ("mental disorders") bei stationären Klinikpatienten festgestellt,
- bei Notfallaufnahmen waren in 43 % der Fälle die Aufnahmegründe mit psychischen Problemen verbunden (Nigro 1970),
- in einem allgemeinen Ambulatorium hatten 22 % der medizinischen Patienten eine emotionale Störung (Rosen et al. 1978),
- nach der Gesundung von einem körperlichen Leiden hatten 11 % der Patienten noch eine Gefühlsstörung ("affective disorder", Kellner 1966),
- von den Patienten eines Normalkrankenhauses hatten 40 % primäre funktionelle Störungen und weitere 20 % sekundäre funktionelle Störungen (Hilkevitch 1965),
- in einem amerikanischen "Medical Center" wurde festgestellt, daß 51 % der Patienten Störungen im Gefühlsleben ("emotional disorders") hatten und daß bei 38 % der Patienten kein Nachweis für eine organische Erkrankung geliefert werden konnte (Culpan u. Davies 1960).

Wir sind häufig mit der Frage konfrontiert, ob sich denn der Umfang der Erkrankungen, die psychisch bedingt oder mitbedingt sind oder die psychische und soziale Folgen nach sich ziehen, insgesamt erhöht hat und ständig zunimmt.

Zur Diskussion der Frage nach der Häufung psychisch bedingter oder mitbedingter Erkrankungen erlauben Sie mir einen kurzen Exkurs in medizinsoziologische Betrachtungen. Zunächst einmal wären die gesellschaftlichen Rahmenbedingungen und deren Veränderungen zu untersuchen wie z. B. die Zunahme der Arbeitslosigkeit mit allen damit verbundenen psychischen und sozialen Folgen oder die Erhöhung der Leistungsanforderungen (subjektiv und objektiv). Innerhalb der Struktur des Gesundheitssystems wäre auf der Seite der Therapie die erwähnte zu starke somatische Orientierung und die damit verbundene Überbewertung der Technik zu nennen ebenso wie die nicht angemessene Ausbildung. Auf der Seite der Patienten wäre als krankheitsfördernde Bedingung das passiv Behandlungen konsumierende Verhalten zu erwähnen und der Sachverhalt, daß die Verantwortung für die Wiedererlangung der eigenen Gesundheit bzw. deren Erhaltung an die Vertreter des Gesundheitssystems (Krankenkassen, Rentenversicherungsträger und Ärzte) delegiert wird.

Ein letztes Gewicht ist die fast uneingeschränkte Verfügbarkeit und Wiederholbarkeit von medizinischen Leistungen und insbesondere die Verfügbarkeit von Medikamenten.

Illich (1975) spricht in diesem Zusammenhang recht provokativ von der *Kontraproduktivität des Gesundheitswesens*, was besagt, daß das Gesundheitswesen zu einem großen Teil die Krankheiten erzeugt, die es zu behandeln beabsichtigt.

## Iatrogene Chronifizierung

Unter iatrogener Chronifizierung versteht man die durch therapeutische Maßnahmen hervorgerufenen oder aufrechterhaltenen Erkrankungen, die über einen längeren Zeitraum stabil bleiben oder sich noch weiter verfestigen. Dieses aus der klinischen Praxis gut bekannte Phänomen wird in der deutschsprachigen Literatur nur zögernd aufgegriffen, weil es immer auch die Gefahr der Kollegenschelte in sich birgt und leicht als einseitiges ideologisches Instrument gegen bestimmte Berufsgruppen verwandt werden kann. Unbestreitbar ist jedoch, daß die traditionelle Behandlungs- und Überweisungspraxis den Anforderungen, die sich aus den vorgenannten Zahlen ergeben, nicht Rechnung trägt.

Erste hiesige empirisch gewonnene Daten zur Erhärtung dieses Sachverhalts stammen von einer Arbeitsgruppe aus der Psychiatrischen Klinik der Universität Hamburg aus dem Jahre 1979. Reimer et al. (1979) untersuchten dabei Zeiträume nicht kausaler Therapie von Patienten mit neurotischen und psychosomatischen Erkrankungen. Sie untersuchten innerhalb einer Patientenstichprobe (n = 100) die Dauer der Symptomatik (hier: Beginn der Symptomatik nach der subjektiven Angabe des Patienten bis zur Einweisung in eine Fachklinik), die Symptomdauer bei Erstkonsultation eines Arztes, bei Erkennung der Psychogenese und bei Beginn einer adäquaten Therapie.

Der Zeitpunkt der Erstkonsultation eines Arztes lag zwischen 2 und 3 Jahren nach Beginn der Symptomatik, das Erkennen der Psychogenese des Leidens zwischen 8 und 10 Jahren und der Beginn der Behandlung zwischen 9 und 11 Jahren nach Beginn der Erstmanifestation. Bei der differentiellen Analyse ergaben sich deutliche Geschlechtsunterschiede in der Richtung, daß die weiblichen Patienten durchweg längere Anamnesedauern aufwiesen. Diese Unterschiede blieben auch nach einer Differenzierung in neurotische und psychosomatische Krankheitsbilder konstant.

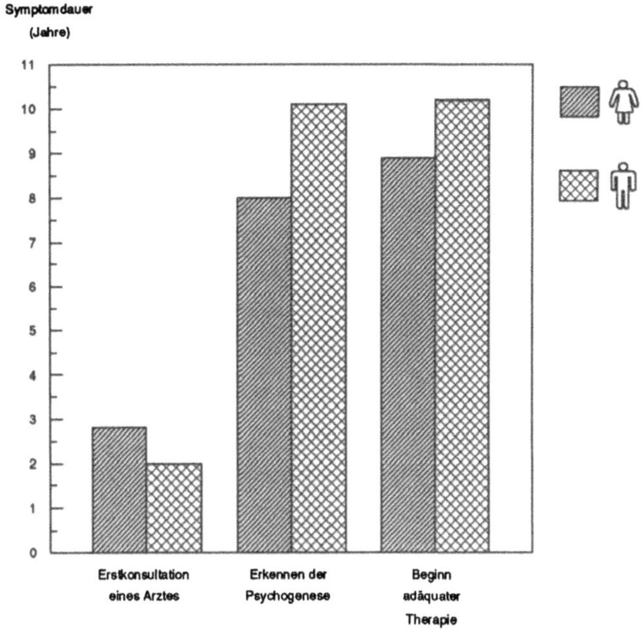


**Abb. 1.** Durchschnittliche Symptomdauer in verschiedenen Phasenabschnitten der Vorbehandlung in Abhängigkeit vom Geschlecht des Patienten (Nach Reimer et al. 1979)

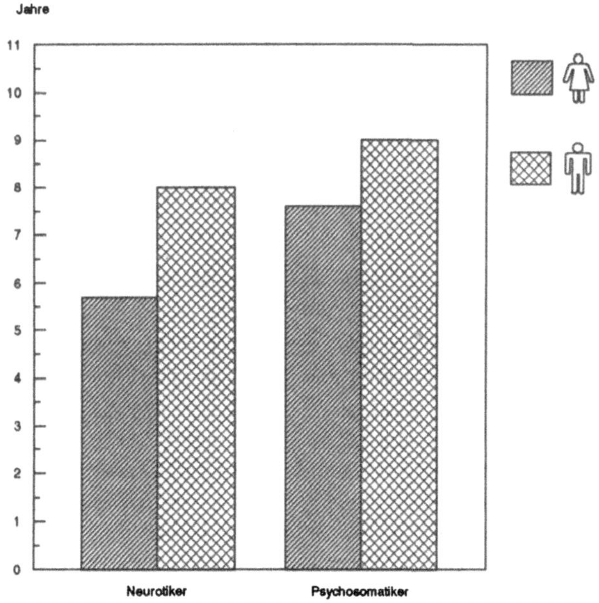


**Abb. 2.** Durchschnittliche Dauer der inadäquaten Vorbehandlung getrennt nach Syndromgruppen und Geschlecht (Nach Reimer et al. 1979)

Routinemäßig erhobene und im Rahmen unterschiedlicher Projekte erhobene Daten zur Chronifizierungsdauer stützen im wesentlichen die von Reimer et al. (1979) berichteten Ergebnisse. Obwohl seit der Untersuchung Reimers bereits 10 Jahre vergangen sind, haben sich die Zeitintervalle von Beginn einer Symptomatik bis Beginn einer angemessenen psychosomatischen Behandlung kaum verändert.

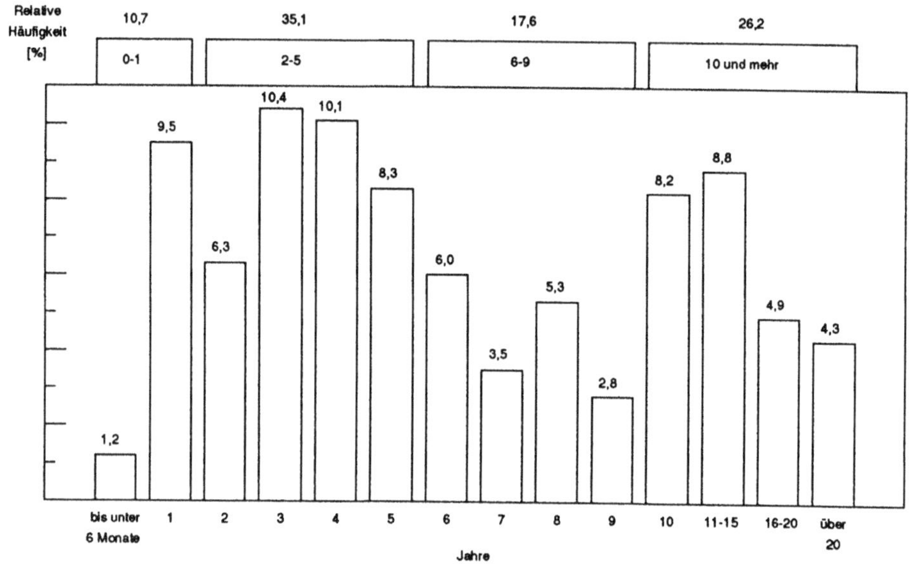


**Abb. 3.** Dauer seit Erstmanifestation (Berechnungsstichprobe FK Bad Dürkheim 2 / 85 - 1 / 86; Gesamt n = 1154 Patienten; mittlere Manifestationsdauer: M = 7,04 Jahre)

Die obenstehenden Daten (s. Abb. 3) stammen aus einer Erhebung der Psychosomatischen Fachklinik Bad Dürkheim und umfassen sämtliche stationären Behandlungen vom 2. Quartal 1985 bis zum 1. Quartal 1986. Kurze Anamnesedauern sind nach wie vor recht selten. Bei einer mittleren Manifestationsdauer von 7,04 Jahren weisen nahezu 30 % der Patienten eine Dauer der Symptomatik von 10 Jahren und mehr auf.

Ein weiterer Faktor, der als Teilaspekt im Rahmen der iatrogenen Chronifizierung anzusehen ist, ist die durch das Behandlungsleiden bedingte Einschränkung der Leistungsfähigkeit bis hin zur Arbeitsunfähigkeit. Während normalerweise eine vom Arzt amtlich bestätigte Arbeitsunfähigkeit dazu dienen soll, den Arbeitnehmer aus seinen beruflichen Verpflichtungen zu entbinden und ihm die Möglichkeit zur Genesung und Wiederherstellung seiner Leistungsfähigkeit einzuräumen, stellen wir bei vielen Patienten immer wieder fest, daß sie die Bescheinigung der Arbeitsunfähigkeit als Beweis für die Schwere und Nachhaltigkeit ihrer Erkrankung ansehen, was wiederum zu einer Verfestigung ihrer Symptomatik beiträgt.

Wir haben aufgrund unserer Patientenunterlagen in Bad Dürkheim erhoben, wie groß der Anteil der Patienten ist, die ununterbrochen bis zum Beginn der stationären Behandlung arbeitsunfähig sind und über welche Zeiträume sich diese AU-Zeiten erstrecken.

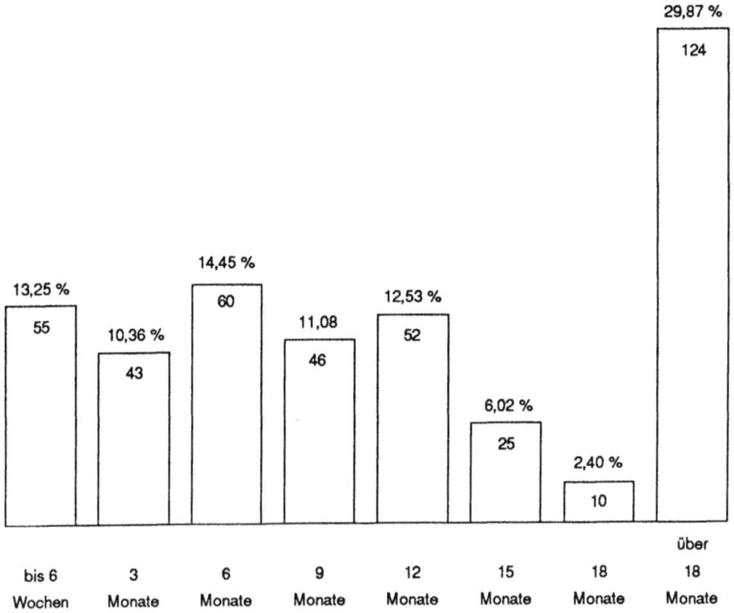


**Abb. 4.** Arbeitsunfähigkeitsdauer bis zur Aufnahme (Berechnungsstichprobe FK Bad Dürkheim 2 / 85 - 1 / 86; Gesamt n = 415 Patienten; mittlere AU-Dauer: 40,36 Wochen

Wie aus Abb. 4 ersichtlich ist, sind 35,9 % zum Aufnahmezeitpunkt krank geschrieben und dies über eine mittlere Zeitdauer von 40,36 Wochen. Wie aus der Verteilung weiter hervorgeht, sind 38,29 % der Patienten über 1 Jahr (52 Wochen) hinaus ununterbrochen krank geschrieben. Wir wollen an dieser Stelle den Aspekt nur streifen, welchen Einfluß eine solch lange, untätige Wartezeit auf die Verkleinerung etwa noch vorhandener Selbsthilfepotentiale hat. Möglicherweise liegt die tatsächliche Zahl noch höher. Wir haben bei der Entwicklung unserer Statistik nur mit 2stelligen Wochenzahlen (maximal 98 Wochen) gerechnet und mußten unsere empirischen Zählungen dann auch bei 98 Wochen beenden. AU-Dauern über 100 Wochen sind doch noch relativ häufig, so daß wir unser Dokumentationssystem inzwischen auf 3 Stellen erweitert haben.

Als weiteres schweres Gewicht im Rahmen der Förderung des Krankheitsverhaltens und der durch ärztliche Maßnahmen hervorgerufenen Krankheitszustände ist die Verordnung und Einnahme von Medikamenten zu sehen:

In welchem Umfang Arzneimittel gegen Schlafstörungen und Schmerzen eingenommen werden, veranschaulicht eine Statistik von 1980 über Fragen zur Gesundheit, die von Grillmaier (1983) publiziert wurde. Hiernach hatten 5,8 Mio. oder 9,5 % der Wohnbevölkerung regelmäßig und 8,3 Mio. oder 13,5 % gelegentlich Arzneimittel gegen Schmerzen oder Schlafstörungen eingenommen. Hierbei wurde - wie auch in anderen Statistiken - deutlich, daß Frauen häufiger zu Schlaf- und Schmerzmitteln griffen als Männer. Mit zunehmendem Alter stieg bei Männern und bei Frauen der Medikamentenkonsum.

Wir wissen aus vielen Krankengeschichten, welch fatalen Einfluß die Einnahme gerade von Tranquilizern und Schmerzmitteln auf das Krankheitsverhalten hat.

Sie bieten kurzfristige, leicht verfügbare und nicht unangenehme Möglichkeiten, aktuelle krisenhafte Zuspitzungen im privaten und beruflichen Bereich zu bewältigen. Gleichzeitig verhindern sie angemessene Bewältigungsstrategien und fördern die Hilflosigkeit und Abhängigkeit - wenn man einmal von den Kosten ganz absieht.

**Tabelle 1.** Wohnbevölkerung nach der Einnahme von Arzneimitteln gegen Schlafstörungen oder Schmerzen (Ergebnis des Mikrozensus April 1980, 4 Wochen vom Befragungstag aus zurückgerechnet; nach Grillmaier 1983)

| Einnahme von Arzneimitteln | gesamt 1000 | [%] | m. 1000 | [%] | w. 1000 | [%] |
|---|---|---|---|---|---|---|
| Wohnbevölkerung | 61516 | (100,0) | 29383 | (100,0) | 32133 | (100,0) |
| **Regelmäßige Einnahme** | **5827** | **(9,5)** | **2187** | **(7,4)** | **3640** | **(11,3)** |
| Ausschließlich mit Rezept | 4133 | (6,7) | 1554 | (5,3) | 2579 | (8,0) |
| Teilweise mit Rezept | 217 | (0,4) | 64 | (0,2) | 153 | (0,5) |
| Ohne Rezept | 1380 | (2,2) | 526 | (1,8) | 855 | (2,7) |
| Nicht bekannt, ob mit oder ohne Rezept | 97 | (0,2) | 43 | (0,1) | 53 | (0,2) |
| **Gelegentliche Einnahme** | **8295** | **(13,5)** | **3286** | **(11,2)** | **5009** | **(15,6)** |
| Ausschließlich mit Rezept | 5720 | (9,3) | 2329 | (7,9) | 3391 | (10,6) |
| Teilweise mit Rezept | 573 | (0,9) | 188 | (0,6) | (1,2) | 385 |
| Ohne Rezept | 1545 | (2,5) | 554 | (1,9) | 991 | (3,1) |
| Nicht bekannt, ob mit oder ohne Rezept | 458 | (0,7) | 216 | (0,7) | 242 | (0,8) |
| **Regelmäßige und gelegentliche Einnahme** | **14123** | **(23,0)** | **5473** | **(18,6)** | **8649** | **(26,9)** |
| Keine Einnahme | 38813 | (63,1) | 19712 | (67,1) | 19101 | (59,4) |
| Einnahme nicht bekannt | 8580 | (13,9) | 4198 | (14,3) | 4382 | (13,6) |

Fragt man nach den Gründen der inadäquaten Behandlung und falschen und verzögerten Indikationsstellung für psychosomatische Behandlungen, so ist wahrscheinlich ein zentraler Faktor das heute in der gesundheitlichen Versorgung vorherrschende dualistische Denken. Die Trennung von Körper und Seele, die sich in der Medizin erst in den letzten 100 Jahren entwickelt hat, steht einer angemessenen Patientenversorgung im Wege. Psychische Probleme werden häufig iatrogen somatisiert, da Ärzte in der Regel nicht entsprechend ausgebildet sind, um auf solche

Beschwerden richtig reagieren zu können und Hilfe bieten zu können (Bühringer u. Hahlweg 1986, S. 2). Die Selbstdefinition, die sich Patienten von ihren Problemen machen, entsteht in solch einem von der Körpermedizin geprägten Normensystem, in dem man ernster genommen wird und leichter Hilfe bekommt, wenn man somatische Beschwerden anbietet. Christiansen (zit. nach Bühringer et al. 1986) bemerkt hierzu, daß psychische Probleme vom Patienten und vom Arzt so ausgedrückt und behandelt werden, daß sie kongruent mit der Ausbildung der Ärzte sind. Umfangreiche diagnostische Maßnahmen (seltene Krankheiten werden bekanntlich häufiger untersucht), Wiedereinbestellung und Krankschreibung erhöhen wiederum die Rate der angebotenen somatischen Beschwerden, was zu einer Fixierung bzw. "Organisierung" der Krankheitssymptome führen kann. Daß sich solche Kreisläufe über Jahre aufrecht erhalten, ist umso verblüffender, als niedergelassene Ärzte in der Praxis sich sowohl auch der emotionalen Probleme bewußt sind, sonst würden nicht so viele Psychopharmaka von Allgemeinärzten und Internisten verschrieben - 1978 wurden allein fast 5 Billionen Tabletten Valium und Librium in den USA verschrieben (Hollie 1978, zit. nach Schlesinger et al. 1980) - weiterhin werden aber symptomatische Behandlungen durchgeführt bzw. das Anbieten eines Symptoms verstärkt. Diores (zit. nach Reimer et al. 1979) bemerkt hierzu, daß heute die überwiegende Mehrzahl chronischer Neurosen durch das falsche Verhalten der Ärzte unterhalten wird. In dem aufgezeigten Kreislauf finden auch solche Patienten nur selten fachliche Hilfe, deren Krankheiten eine völlige Genesung ausschließen und daher eine individuelle psychische Anpassungsfähigkeit fordern, was auf jeden Fall psychologisch geschulter Unterstützung bedarf. Neben den fatalen Folgen für jeden einzelnen, der in dem aufgezeigten Teufelskreis gefangen ist, resultieren auch erhebliche Schäden für unsere gesamte Gesellschaft aus dieser Fehlversorgung.

Durch die körperliche Symptomatik haben oft Arbeitsplatzprobleme und insbesondere zwischenmenschliche Probleme ihre Brisanz verloren. Über die Beschäftigung mit der Krankheitssymptomatik vermeidet der Patient in der Regel unbewußt die Auseinandersetzung mit diesen Problemen. Seine Umgebung läßt ihm mehr Zuwendung angedeihen, weil er als Kranker erlebt wird. Er wird entlastet, wird zwischenmenschlich weniger gefordert, er hat weniger oder im Moment keine Probleme, weil er sich in der Rolle eines Kranken befindet, weil er diese körperlichen Beschwerden erlebt. Diese Patienten fühlen sich nur dann vom Arzt verstanden, wenn er als Konsequenz ihrer Beschwerdeschilderung seine medizinisch-technische Diagnostik einsetzt und den Patienten mindestens mit einem Rezept aus der Praxis entläßt.

Daß dies kein Einzelfall ist und der Wissensstand über diese Problematik bei Klinikern weit ausgeprägter ist, als die öffentliche und psychosomatisch-wissenschaftliche Diskussion vermuten läßt, wird bestätigt durch Arbeiten von Ringel (1985) aus der Universitätsklinik in Wien. Neben anderem berichtet Ringel über eine Reihe systematisch erhobener, exemplarischer Patientenkarrieren.

Abbildung 5, aus der die Häufigkeit der ärztlichen Konsultationen und Krankenhaustage bei einzelnen Patienten entnommen werden kann, unterstreicht einen Sachverhalt, den wir bislang noch nicht erörtert haben.

**Fünf exemplarische Patientenkarrieren.** (Zufallsauswahl aus den fünf in der Grundgesamtheit vertretenen Diagnosegruppen. Im Falle des Asthma bronchiale stand nur ein Ereignisfall zur Verfügung.

Das Zeichen / bedeutet 1 Arztkontakt bzw. 1 Tag Krankenhaus)

**A/ Patient, männlich, Colitis ulcerosa, 31a, Facharbeiter,** Verweildauer in konservativer Behandlung: 8a, Gesamtkontaktfrequenz 154.

praktischer Arzt / Chirurg / praktischer Arzt // befreundeter Internist / Chirurg / RöntgenFA / Chirurg /// Krankenhaus /////////////////////////// praktischer Arzt ////////// Chirurg / Krankenhaus ////////////////////////////////// befreundeter Internist / Kontrollärztin / Kur //////////////////////////// Homöopath / praktischer Arzt / Internist // Krankenhaus ///////////////////// ///////////// Kontrollärztin / Psychosomatische Ambulanz

**B/ Patient, 38a, ♂, mittlerer Angestellter, Herzangstsyndrom,** Verweildauer in konservativer Behandlung: 9a, Gesamtkontaktfrequenz 88.

praktischer Arzt / RöntgenFA / praktischer Arzt //// RöntgenFA // Diätheim ////////////////////// praktischer Arzt / RöntgenFA / praktischer Arzt ///////////////////////// Krankenhaus / Internist // praktischer Arzt ///////////////////// Krankenhaus ////////// praktischer Arzt / Psychosomatische Ambulanz

**C/ Patientin, 21a, Kfm. Angestellte, Magersucht,** Verweildauer in konservativer Behandlung: 0.6a, Gesamtkontaktfrequenz 16.

praktischer Arzt ///////////// Psychiater // Psychosomatische Ambulanz

**D/ Patientin, 19a, Studentin, Asthma bronchiale,** Verweildauer in konservativer Behandlung: 2a, Gesamtkontaktfrequenz 61.

praktischer Arzt / 1. HNO-FA // 2. HNO-FA / HNO-Univ.-Ambulanz / LungenFA / praktischer Arzt / LungenFA / praktischer Arzt / LungenFA / Allergieambulanz // LungenFA //// praktischer Arzt // befreundeter Krankenhaus-Arzt / praktischer Arzt / LungenFA /// Betriebsarzt / Krankenhaus /////////////////////////// Akupunktur / Krankenhaus /////// Psychiatrische Klinik / Psychosomatische Ambulanz

**E/ Patient, 50a, höherer Angestellter, Cholecystopathie,** Verweildauer in konservativer Behandlung: 18a, Gesamtkontaktfrequenz 109.

praktischer Arzt / Krankenhaus //////////////////// Krankenhaus ////////////// Internist ////// Psychiater /// Internist // befreundeter praktischer Arzt / medizinisches Laboratorium / Krankenhaus ///// Selbstmedikation / Internist ////// Psychiater / praktischer Arzt ////// Krankenhaus //// praktischer Arzt //////// Krankenhaus /// praktischer Arzt ////// Krankenhaus ////////////// Psychotherapie /// Selbstmedikation / Internist / Psychosomatische Ambulanz

**Abb. 5.** Exemplarische Patientenkarrieren. (Entnommen aus Ringel 1985)

Bei vielen Patienten stellt man fest, daß sie häufig ihren Arzt wechseln, weil sie mit ihrem bisherigen Arzt unzufrieden sind. Durch dieses, von unsere Krankenversorgung insgesamt geförderte, Wahl- und Wechselverhalten entstehen Mehrfach- und Wiederholungsuntersuchungen, die relativ kostenaufwendig sind, und - und dies ist viel gravierender - es besteht nicht mehr die Möglichkeit, im Einzelfall die Daten eines individuellen Krankheitsverlaufs mit einer Gesamtsicht aller Einzelinformationen zusammenzufügen und entsprechend zu helfen und zu beraten. Wir vermuten, aufgrund unserer bisherigen Erfahrungen, daß derartige kostenaufwendige Karrieren bei mindestens 20 % des Krankenkassenklientels vorliegen.

## Kosten nichtkausaler ärztlicher Behandlungen

Leider berichten Reimer et al. (1979) in ihrer Arbeit über die iatrogene Chronifizierung bei psychogenen Erkrankungen nichts über die Kosten, die durch die z. T. über 10jährigen medizinischen Fehlbehandlungen entstanden sind. Neben den direkten Kosten, die durch die Behandlung entstehen, muß weiterhin berücksichtigt werden, daß diese Patienten das medizinische System für somatisch zu behandelnde Patienten blockieren und deren Versorgungslage verschlechtern. Verschiedene andere finanzielle Belastungen kommen hinzu: Verluste durch vorzeitige Berentung (vgl. Wolfslast 1968) oder durch Fehlzeiten an der Arbeitsstelle, um nur 2 Aspekte zu nennen.

Cooper (1981) führt einige Statistiken zu den durch mit emotionalem Streß in Verbindung stehenden Kosten auf, die den gesamtwirtschaftlichen Schaden lückenhaft (weil mittlerweile über 10 Jahre alt) aber eindrucksvoll umreißen: Nach einer Schätzung der American Heart Association betrugen die Kosten für Herz- und Kreislauferkrankungen 1973 26,7 Mrd. Dollar. Nervosität, Schwäche und Kopfschmerzen ließen in England zwischen 1954 und 1967 die Anzahl der Fehltage bei Männern um 189 % und bei Frauen um 122 % ansteigen. 1974 verlor die britische Industrie ca. 40 Mio. Arbeitstage wegen "psychischer Krankheit, Streß und Kopfschmerzen" (so verzeichnet auf Krankschreibungen). Das ist 3mal so viel wie durch Streiks verloren gingen.

Es ist eigentlich verwunderlich (und wiederum auch nicht), daß es kaum hiesige Arbeiten über die Kosten gibt. Verwunderlich deshalb, weil es doch in unmittelbarem Interesse der Kostenträger in unserem Gesundheitssystem - den Krankenkassen und im rehabilitativen Bereich den Rentenversicherungsträgern - liegen müßte, die Kostenfolgen falscher oder unterbliebener Behandlungen und Rehabilitationsmaßnahmen zu begrenzen oder gar zu verringern. Verwunderlich auch deswegen, weil z. B. die Krankenkassen aufgrund der Unterlagen ihrer Versicherten keine personenbezogenen Angaben über die Behandlungskosten (speziell im ambulanten ärztlichen Bereich) und über die Kosten für Medikamente machen können, da erstere arztbezogen abgerechnet werden und diese Informationen danach nicht mehr auf einen bestimmten Patienten zurückgeführt werden können und die Medikamente apothekenbezogen abgerechnet werden und die Rezepte danach relativ rasch vernichtet werden. Andererseits ist es nicht erstaunlich, daß es hierüber kaum Daten gibt, weil dieser Problembereich der Kosten inadäquater Behandlungen eine derartige gesundheitspolitische Brisanz enthält, daß vielleicht auch wir uns später einmal wünschen könnten, uns nicht damit beschäftigt zu haben. Hierzu werden in einem derartigen Ausmaß finanzielle Interessen berührt und auch berufständische Fragen aufgeworfen, daß sich allenfalls Volkswirtschaftler wie Wolfast (1968) aus dem Weltwirtschaftsinstitut in Hamburg der Kostenfrage falscher Behandlungen anzunehmen wagten und dabei nahezu übersehen wurden.

Auf der Grundlage unseres eigenen Datenmaterials, das wir im Rahmen einer Basisdokumentation in der Fachklinik Bad Dürkheim gewonnen haben, wollen wir die finanzielle Tragweite dieses Problembereichs einmal aufzeigen.

Hierzu haben wir zu ermitteln versucht - wie vorab bereits kurz erwähnt -, wie lange die Patienten vor der stationären Behandlung ununterbrochen krank geschrieben waren. Wir haben dazu 1155 Patientenakten ausgewertet, die vom 2. Quartal 1985 bis zum 1. Quartal 1986 in stationären Behandlung waren (Zielke et al. 1986).

**Tabelle 2.** Umfang der ununterbrochen bis zur Aufnahme bestehenden Arbeitsunfähigkeit (Berechnungsstichprobe: Fachklinik Bad Dürkheim 2 / 85 - 1 / 86

Ausgewertete Stichprobe n = 1155 Patienten (Ausschöpfung: 96,25 %)
Ununterbrochen arbeitsunfähig bis zur Aufnahme n = 415 Patienten (35,93 %)

| | | |
|---|---|---|
| Gesamt | AU - Dauer: | 16749,40 Wochen |
| | Entspricht: | 117254,80 Tage |
| Mittlere | AU - Dauer: | 40,36 Wochen |
| | Entspricht: | 282,52 Tage |

Die Gesamtzahl entspricht fast der Jahresquote von 1200 Behandlungen und ermöglicht eine Auswertung von 96,25 % der innerhalb eines Jahres behandelten Patienten. Bei einer mittleren AU-Dauer von 40,36 Wochen oder 282,52 Tagen pro Patient ergeben sich insgesamt 117254,8 Arbeitsunfähigkeitstage, die sich in der vorstationären Phase ansammeln. Zu beobachten ist hierbei, daß wir nur die bis zur Aufnahme ununterbrochenen Krankheitstage erfaßt haben und zwischenzeitlich kurze Krankheitsintervalle völlig unberücksichtigt blieben. Will man auf dieser Grundlage eine Kostenschätzung vornehmen, um den wirtschaftlichen Schaden zu ermitteln, muß man von folgender Basis ausgehen:

Nach Wannenwetsch (zit. nach Cyran 1986) beträgt der Durchschnittsverdienst eines Arbeiters pro Tag DM 79,30; seine durchschnittliche Produktivität DM 175,00 pro Tag; das durchschnittliche Krankengeld beträgt DM 64,00 pro Tag (zahlbar nach dem 42. Tag) und der Steuerausfall bei einer Besteuerung von 15 % DM 11,89 pro Tag (nach dem 42. Tag).

Die untenstehende Gesamtübersicht mit der Kostenschätzung für die ununterbrochen bis zur Aufnhame bestehende Arbeitsunfähigkeit beruht - wie erwähnt - auf unseren realen Daten. Wir erwähnen dies besonders, weil die Zahlen fast unglaubwürdig erscheinen. Der obere Teil der Tabelle enthält die Kosten für die Lohnfortzahlung und den Produktionsausfall bis zum 42. Tag der Lohnfortzahlung sowie für das Krankengeld, den Steuerausfall und im unteren Bereich für den Produktionsausfall bis zum Ende der mittleren Arbeitsunfähigkeit von 282 Tagen.

Danach ergibt sich eine Gesamtsumme der Aufwendungen und Kosten pro Patient von DM 71000 und eine Gesamtsumme von DM 29 Mio.

**Tabelle 3.** Kostenbereiche für die Berechnungsgrundlage der AU-Zeiten. (Nach Wannenwetsch, zit. nach Cyran 1986)

| Kostenbereiche | DM |
|---|---|
| Durchschnittsverdienst eines Arbeiters pro Tag | 79,30 |
| Durchschnittliche Produktivität pro Tag | 175,00 |
| Durchschnittliches Krankengeld pro Tag | 64,00 |
| Steuerausfall pro Tag (15 % Besteuerung) | 11,89 |

Selbst wenn man den Produktionsausfall unberücksichtigt läßt, weil ein neuer Mitarbeiter während der Zeit einer längeren AU eingestellt wird, bleiben Kosten von DM 30000 pro Patient und gesamt von DM 12 Mio.

Berücksichtigt man, daß ja nur bei 1/3 der Patienten diese Kosten anfallen - pro Jahr bei 415 Patienten - sind diese Zahlen erschlagend. Die Aufwendungen für die stationäre Behandlung dieser 415 Patienten betragen bei 60 Behandlungstagen - was relativ hoch angesetzt ist - und einem Tagessatz von DM 175 ganze DM 10500 pro Patient oder gesamt DM 4,3 Mio.

**Tabelle 4.** Kostenschätzung für die ununterbrochen bis zur Aufnahme bestehende Arbeitsunfähigkeit (Berechnungsstichprobe Fachklinik Bad Dürkheim 2 / 85 - 1 / 86

| Kostenbereich | Tage insgesamt in Tausend | Kosten pro Patient in DM Tausend | Kosten insgesamt in Mio. DM |
|---|---|---|---|
| Lohnfortzahlung (bis 42. Tag) | 17430 | 3330 | 1390914 |
| Produktionsausfall (bis 42. Tag) | 17430 | 7350 | 3050250 |
| Krankengeld (ab 43. Tag) | 99816 | 15393 (für 241 Tage) | 6388211 |
| Steuerausfall (ab 43. Tag) | 99816 | 2861 (für 241 Tage) | 1187308 |
| **Zwischenkosten: Gesamt** | | **28934** | **12016683** |
| Ausfall der Produktivität (vom 43. - 282. Tag) | 99816 | 42091 | 17467765 |
| **Gesamtsumme der Aufwendungen und Kosten** | | **71025** | **29484448** |
| Stationäre Behandlungskosten 60 Behandlungstage à 175,-- Tagessatz | | 10500 | 4357500 |

Völlig unberücksichtigt - weil nicht bekannt - sind die Kosten der ambulanten ärztlichen Leistungen, der stationären ärztlichen Leistungen und der Medikamentenverbrauch. Man darf mit Recht auf diese Zahlen, die wir in diesem Projekt zu liefern hoffen, gespannt sein.

*Fallbeispiel: Darstellung eines Krankheitsverlaufs*

Während der Vorbereitung des Forschungsvorhabens haben wir uns einige Auszüge aus den bei Krankenkassen vorliegenden Mitglieder- und Leistungsdateien angesehen, um zu überprüfen, welche objektiven Informationen dort vorhanden sind.

Wir haben eine anonymisierte Karte einmal abgelichtet (Abb. 6), um diese unter dem Kostengesichtspunkt zu besprechen.

Man findet hier die handschriftlich eingetragenen Diagnosen aufgelistet, die Dauern der Arbeitsunfähigkeit und die Dauern der Krankenhaustage sowie die Daten und Diagnosen der Notfalleinweisungen. Im unteren Teil haben wir einen Übertrag der AU-Zeiten, der stationären Behandlungstage und der Notfallbehandlungen vorgenommen. In 5 Jahren ergaben sich 340 AU-Tage, 172 Krankenhaustage und 2 Notfalleinweisungen wegen psychischer Symptomatiken. Insgesamt ergibt sich bei diesem - nicht ausgedachten - Fall ein volkswirtschaftlicher Aufwand von über DM 66000, ohne die Kosten für ambulante ärztliche und medikamentöse Maßnahmen zu berücksichtigen.

Natürlich müssen wir uns der Frage stellen, inwieweit es tatsächlich gelingt, durch frühzeitige und angemessene Maßnahmen diese Kostenfaktoren zu reduzieren. Man wird sich jedoch erst der Größenordnung des Kostenproblems bewußt, wenn man sich die Sachverhalte aufgrund empirisch ermittelter Zahlen vor Augen führt.

Solche erheblichen Kosten, die sicher zu einem großen Teil durch inadäquate Behandlungen bzw. durch das Fehlen psychologischer bzw. psychosomatischer Behandlungsmöglichkeiten entstehen, bringen einerseits die Frage mit sich, ob eine verstärkte Einbeziehung moderner verhaltensmedizinischer und psychologischer Behandlungsangebote die Effizienz steigern können und ob wir es uns noch lange leisten können, die an diesen Beispielen dargestellte mangelnde Effizienz zu finanzieren.

Wir werden an anderer Stelle ausführlich über den speziellen Problembereich der Rehabilitation bei Rentenbegehren berichten und wollen uns hier darauf beschränken, welches Ausmaß die Beschäftigung mit der stationären Rehabilitation bei Rentenverfahren eingenommen hat, und darauf verweisen, daß insgesamt der Kostenaufwand bei diesen Patienten noch weit höher anzusetzen ist.

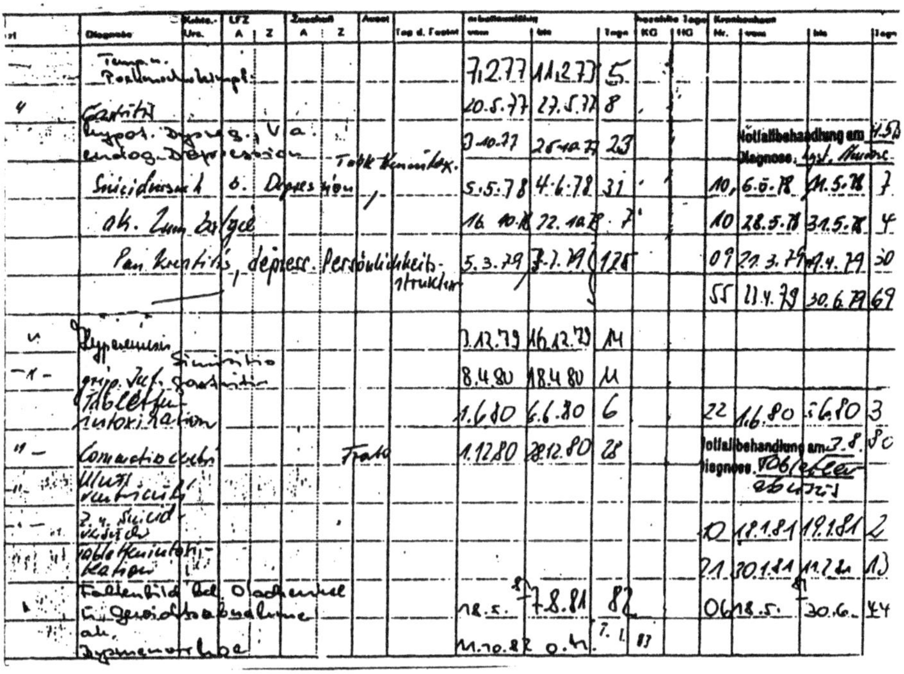

a

| AU | Krankenhausbehandlungstage | Notfallbehandlung |
|---|---|---|
| 1977: 36 Tage | | |
| 1978: 38 Tage | 1978: 11 Tage | 1978: hysterische Neurose |
| 1979:139 Tage (97) | 1979: 99 Tage | |
| 1980: 45 Tage (3) | 1980: 3 Tage | 1980: Tablettenabusus |
| 1981: 82 Tage (40) | 1981: 59 Tage | |
| in 5 Jahren: 340 (140) | in 4 Jahren: 172 Tage | |

Kosten

| | | | | | |
|---|---|---|---|---|---|
| Lohnfortzahlung: | 200 Tage | | | | |
| (Arbeitgeber) | = 20000 DM | | | | |
| Steuerausfall: | 140 Tage | | | | |
| (20 DM / Tag) | = 2800 DM | | | | |
| Krankengeld: | 140 Tage | Krankenhaustage: | 142 Tage | Notfall: 2mal | |
| (60 DM / Tag) | = 8400 DM | (200 DM / Tag) | = 34400 DM | = 2000 DM | |

Leistungen der KK: 43800 DM
Steuer-/Lohnausfall: 22800 DM
66600 DM

b (ohne ambulante und medikamentöse Behandlung)

**Abb. 6.** *a* Kopie einer Mitglieder- und Leistungsdatei mit Kostenschätzung; *b* Auswertung

## *Kosten-Nutzen-Analysen*

Natürlich müssen wir uns die Frage stellen, inwieweit es tatsächlich gelingt, durch frühzeitige und angemessene Maßnahmen diese Kostenfaktoren zu reduzieren. Man wird sich jedoch erst der Größenordnung des Kostenproblems bewußt, wenn man sich die Sachverhalte aufgrund empirisch ermittelter Zahlen vor Augen führt.

Ansätze und Studien zur Kosten-Effektivität-Analyse gewinnen erst in jüngster Zeit innerhalb der Psychotherapieforschung an Bedeutung. Die Mehrzahl solcher Untersuchungen stammen aus den USA. Als Antwort auf die "Mental-health"-Bewegung zeigte die damalige Carter-Administration Interesse an der Frage, in welcher Art und welchem Umfang die Behandlung psychischer Probleme in das Krankenversicherungssystem aufgenommen werden solle (vgl. hierzu Cummings 1977).

Hauptdiskussionspunkt war die Behauptung, die Einbeziehung von Psychotherapie in das nationale Krankenversicherungssystem führe zu einer massiven Verteuerung der Versorgung und sei von zweifelhaftem Wert für die Gesundheit. Bis 1980 gab es 13 Studien (vgl. Jones u. Vischi 1979), die Hinweise dafür lieferten, daß die Psychotherapie nicht nur für den Patienten nützlich ist, sondern auch die übermäßige Nutzung medizinischer Einrichtungen verringert. Weiterhin, daß die Reduktion der medizinischen Kosten die Aufwendung für die psychologische Behandlung kompensieren kann.

Eine dieser Untersuchungen, die sog. "Kaiser-Studie" (Follette u. Cummings 1967) soll hier in Kürze dargestellt werden: Nach Aktenlage wurden 152 Patienten mit emotionalen Streßproblemen, die einen psychologischen Dienst in Anspruch nahmen in bezug auf Art und Anzahl medizinischer Behandlungen über einen Zeitraum von 6 Jahren untersucht. Es wurde eine Kontrollgruppe ausgewählt, die sich bei gleichem Störungsbild lediglich durch das Fehlen der psychotherapeutischen Behandlung von der Experimentalgruppe unterschied. Es gab folgende Ergebnisse:

a) Patienten mit emotionalen Streßsymptomen frequentierten stationäre und ambulante medizinische Einrichtungen häufiger als der Durchschnitt der Krankenversicherten;

b) verglichen mit der Kontrollgruppe ergaben sich signifikante Abnahmen in der Inanspruchnahme medizinischer Dienste bei den Psychotherapiegruppen (bis zu 75 %);

c) diese Abnahme blieb über 5 Jahre konstant;

d) die signifikantesten Abnahmen wurden im 2. Jahr nach dem Erstinterview deutlich.

Bisherige Untersuchungen im deutschsprachigen Raum über das Kosten-Ertrags-Verhältnis bei frühzeitigen angemessenen psychosomatischen Behandlungen stammen noch aus den 60iger Jahren - interessanterweise aus dem Weltwirtschaftsinstitut in Hamburg. In gründlichen wirtschaftlichen Analysen konnte schon damals der Kosten-Ertrag-Vorteil von angemessenen Behandlungsmaßnahmen im Bereich neurotischer und psychosomatischer Erkrankungen erhärtet werden.

Wolflast (1968) untersuchte das Kosten-Nutzen-Verhältnis von Patienten, die häufiger, bzw. bis zu 6 Monaten vor einer Rehabilitationsmaßnahme, arbeitsunfähig waren. Hierbei berücksichtigte er die gesamten volkswirtschaftlichen Kosten. Er errechnete für die oben genannten Patienten ein Kosten-Nutzen-Verhältnis von 1 (Kosten) zu 3,1 (Nutzen). In monetären Einheiten heißt dies, daß jede in eine Rehabilitation investierte Mark einen 3mal so hohen Nutzen produziert, weil die Ausfallzeiten und ähnliche Parameter reduziert werden konnten.

Selbst bei den schwierigen Behandlungsproblemen der Rentenantragsteller fand er heraus, daß insgesamt nur bei 31,15 % aller Rentenbewerber eine Hinausschiebung des Zeitpunkts der Rentengewährung erreicht werden konnte, und zwar im Mittel um 2,5 Jahre.

Selbst bei diesen befristeten Erfolgen ergab sich ein Kosten-Nutzen-Verhältnis von 4,9 (Kosten) zu 8,0 (Nutzen). Auch hierbei war also immer noch eine positive Bilanz der Behandlungsaufwendungen im Verhältnis zu den volkswirtschaftlichen Ersparnissen möglich.

Auf der Grundlage der Behandlungsdaten von Patienten der Fachklinik Bad Dürkheim, die wir im letzten Jahr erhoben haben, ist es uns möglich, erste Abschätzungen über die Wiederherstellung der Arbeitsfähigkeit durchzuführen. Diese Daten liefern uns Anhaltspunkte über Reduktion kostenrelevanter Verhaltensbereiche.

Jüngere Zahlen, die von Cyran (1986) berichtet werden, halten wir jedoch für zu optimistisch. Er bezieht sich auf Arbeiten von Wannenwetsch, der die Zeitspanne von 5 Jahren vor und 5 Jahren nach einer Kur an 7000 Patienten der LVA Schwaben untersuchte. Danach ging die Zahl der Gesamtfehltage um 63,5 % zurück und die Zahl der arbeitsfähig Gebliebenen nahm um 40 % zu. Nach seinen Angaben ergab eine Überprüfung von 13000 Heilverfahren der BfA im Rentenverfahren der Jahre 1975/76, daß in 55 % der Fälle die Rente weggefallen war oder verhütet werden konnte. Allerdings fehlen hierbei Angaben über die Zeiten der jeweiligen Rentenhinausschiebung.

Wir gehen davon aus, daß die Zahlen aus dem Diagnosenbereich der Neurosen und psychosomatischen Störungsbilder wesentlich ungünstiger ausfallen werden als die vorgenannten Ergebnisse.

## *Wiederherstellung der Arbeitsfähigkeit*

Auf der Grundlage der Behandlungsdaten von Patienten der Fachklinik Bad Dürkheim, die wir im letzten Jahr erhoben haben, ist es uns möglich, erste Abschätzungen über die Wiederherstellung der Arbeitsfähigkeit durchzuführen.

Wie verändert sich die Arbeitsfähigkeit in bezug auf die derzeitige Berufsausübung?

Hierzu haben wir eine entsprechende Aufteilung der in einem Jahr behandelten Patienten (1155) nach deren derzeitiger Berufsausübung vorgenommen. Tabelle 5 enthält die Ergebnisse: Die Wiederherstellungsquoten (d. h.) der prozentuale Anteil der arbeitsunfähig aufgenomenen und arbeitsfähig entlassenen Patienten, (s. unterer Teil von Tabell 5) betragen bei den Vollzeitbeschäftigten 81,66 %, bei den Teilzeitbeschäftigten 80,00 %, bei den Arbeitslosen 77,33 %, bei den Hausfrauen mit gleichzeitiger Erwerbstätigkeit 67,85 % und bei den in Ausbildung befindlichen 50,00 %.

**Tabelle 5.** Veränderung der Arbeitsfähigkeit bzw. Arbeitsunfähigkeit in Abhängigkeit von der derzeitigen Berufsausübung (Berechnungsstichprobe Fachklinik Bad Dürkheim 2 / 85 - 1 / 86)

| Aufnahme arbeitsfähig | | | Entlassung arbeitsfähig | | arbeitsunfähig | |
|---|---|---|---|---|---|---|
| | n | | n | [%] | n | [%] |
| Vollzeitbeschäftigung | 401 | | 388 | (96,76) | 12 | (3,24) |
| Teilzeitbeschäftigung | 63 | | 61 | (96,83) | 2 | (3,17) |
| Arbeitslos | 105 | davon | 99 | (94,28) | 6 | (5,72) |
| Hausfrau (mit gleichzeitiger Erwerbstätigkeit) | 86 | | 82 | (95,34) | 4 | (4,65) |
| In Ausbildung | 22 | | 22 | (100,00) | 0 | - |
| **Arbeitsunfähig** | | | **Arbeitsfähig** | | **Arbeitsunfähig** | |
| | n | | n | [%] | n | [%] |
| Vollzeitbeschäftigung | 120 | | 98 | (81,66) | 22 | (18,33) |
| Teilzeitbeschäftigung | 20 | | 16 | (80,00) | 4 | (20,00) |
| Arbeitslos | 105 | davon | 77 | (73,33) | 28 | (26,66) |
| Hausfrau (mit gleichzeitiger Erwerbstätigkeit) | 28 | | 19 | (67,85) | 9 | (32,14) |
| In Ausbildung | 10 | | 5 | (50,00) | 5 | (50,00) |

Unabhängig davon, wie diese Unterschiede zustande kommen, profitieren die Vollzeitbeschäftigten am meisten von der Rehabilitation und am wenigsten die Auszubildenden. Wir werden an anderer Stelle die Diagnosenabhängigkeit dieser Quoten untersuchen, die sicher Aufschlüsse zur Erklärung dieser Unterschiede liefern könnte.

## Rahmenbedingungen des Forschungsvorhabens

Seit 1983 wurde in regelmäßigen Gesprächen zunächst mit leitenden Mitarbeitern der Fachklinik Bad Dürkheim und dem Landesverband der Betriebskrankenkassen Rheinland-Pfalz die Problemstellung der gezielten Untersuchung der Effektivität und Effizienz stationärer Behandlungsmaßnahmen nach verhaltensmedizinischen Konzepten erörtert. Hierbei wurde beiderseits ein großes Interesse an der Verfolgung solcher Fragestellungen bekundet.

Mit der Zielsetzung der Generalisierung möglicher Ergebnisse auf andere Kliniken und der Ausweitung der Untersuchungsstichprobe zum Zwecke differenzierter Analysen wurden 2 weitere Landesverbände der Betriebskrankenkassen und 3 weitere Kliniken für dieses Vorhaben gewonnen.

Im Verlauf gemeinsamer Projektkonferenzen mit allen Beteiligten wurde angestrebt und erreicht, sich auf eine gemeinsame Zielsetzung und Durchführung zu einigen, die Grundlage der weiteren Projektausgestaltung wurden.

1985 wurde ein Rahmenvertrag unterzeichnet, in dem die Ziele, Ablauf, Finanzierung, Ergebnisberichte und zwischenzeitliche Beratungen festgelegt wurden. Die Landesverbände der Betriebskrankenkassen bemühten sich um Beitritte einzelner Betriebskrankenkassen zu dem Rahmenvertrag, die Kliniken bildeten eine Arbeitsgruppe, deren Auftrag darin bestand, die allgemeinen Projektziele in einen forschungsmäßig faßbaren Untersuchungsplan zu übertragen und die konkreten Untersuchungsmethoden zu erarbeiten, festzulegen und die entsprechenden Materialien herzustellen. Da wider Erwarten keine Daten über die ambulanten ärztlichen Leistungen und den Medikamentenkonsum bei den Krankenkassen vorlagen, mußten hierfür spezielle Erhebungsinstrumente entwickelt und erprobt werden, da solche nicht vorhanden waren. Das Forschungsdesign wurde mit dem gemeinsam gewählten wissenschaftlichen Beirat beraten und abgestimmt.

Nach einer Beratung über zwischenzeitliche Ablaufprobleme ist eine Projektkonferenz nach der Vorlage von Eingangsdaten von 100 Projektpatienten vorgesehen. Die Verantwortung für die inhaltliche Ausgestaltung des Projekts und der damit verbundenen Arbeiten wurde einem Projektleiter übertragen.

Insgesamt sind über 350 Betriebskrankenkassen dem Projekt beigetreten und haben ihre Bereitschaft zur Mitarbeit bekundet. Sämtliche Untersuchungsmaterialien, Anweisungen für die Untersucher, Auswertungsschablonen, Ergebnisbögen und Ablochbelege liegen komplett seit September 1986 in den Kliniken vor.

## Untersuchungsplan

3 Landesverbände der Betriebskrankenkassen: Baden-Württemberg (7014 Kornwestheim-Ost), Nordrhein-Westfalen (4300 Essen) und Rheinland-Pfalz (6500 Mainz) und 4 psychosomatische Fachkliniken: FK Bad Dürkheim (6702 Bad Dürkheim), FK Hochsauerland (5948 Schmallenberg 2 - Fredeburg) und FK Münchwies (6680 Neunkirchen/Saar) und die FK Windach (8911 Windach/Ammersee) haben sich durch einen Forschungsrahmenvertrag verpflichtet, in enger Zusammenarbeit die Effektivität und Effizienz stationärer psychosomatischer Behandlungsmaßnahmen zu untersuchen.

Die Fachkliniken arbeiten auf der Grundlage moderner Erkenntnisse der Verhaltensmedizin und verfügen über einen sowohl ärztlichen als auch psychologisch erfahrenen Mitarbeiterstab, der seine klinische Behandlungspraxis durch eine fortlaufende wissenschaftliche Dokumentation für das gemeinsame Projekt zur Verfügung stellt.

Die Landesverbände der Betriebskrankenkassen bemühen sich um zahlreiche Beitritte der Betriebskrankenkassen zu dem Forschungsrahmenvertrag. Die örtlichen Geschäftsstellen der Betriebskrankenkassen stellen dem Projekt die in ihren Versichertenunterlagen vorhandenen sozialmedizinisch relevanten Daten zur Verfügung.

Von dieser Zusammenarbeit werden Ergebnisse zu einer kostengünstigen Versorgung der Versicherten und zur Leistungsfähigkeit stationärer verhaltensmedizinischer Behandlungskonzepte erwartet.

**Tabelle 6.** Projektpartner/Projektablauf und Umfang

| Fachkliniken | Betriebskrankenkassen | Zeitplan | Umfang |
|---|---|---|---|
| Psychosomatische Fachklinik Bad Dürkheim Dr. med. N. Mark Dipl.Psych. Dr. phil. M. Zielke | LdB Rheinland/Pfalz Geschäftsführer: Herr Niendorf 6500 Mainz | Beginn September 1986 | Vorgesehen: 300 Projekt-Patienten |
| Internistisch-psychosomatische Fachklinik Hochsauerland Dr. med. H.G. Kirschner Dipl.Psych. Spörkel | LdB Nordrhein-Westfalen Geschäftsführer: Herr Dr. Berg 4300 Essen | Beratung über Ablaufprobleme Oktober 1987 | |
| Psychosomatische Fachklinik Münchwies Dr. med. R. Jahrreiss Dipl.Psych. Dr. phil. E. Ott | LdB Baden Württemberg Geschäftsführer: Herr Lang 7014 Kornwestheim-Ost | | |
| Psychosomatische Fachklinik Windach Ammersee Dr. med. D. Schwarz | bzw. alle dem Rahmenvertrag beigetretenen BKK | Projektkonferenz nach Vorlage der Daten von von n = 100 Patienten | Veränderung des Gesamtumfangs nach Projektschwerpunkten |
| | | mindestens jährlich: Projektkonferenz | |
| | | Gemeinsame Veröffentlichung nach Projektabschluß | |

Hierdurch wird es erstmals möglich, detaillierte Kostenschätzungen zu erarbeiten. Neben der gesundheitspolitisch wichtigen Abschätzung der Kosten der Vorbehandlung psychosomatischer und neurotischer Patienten soll die Auswirkung einer stationären psychotherapeutischen Behandlung auf relevante Kostenfaktoren untersucht werden.

In einem Zeitraum von 2 Jahren sollen ca. 300 Patienten der BKK in den psychosomatischen Fachkliniken stationär behandelt werden. Mit Rücksicht auf die bestehende Zuweisungspraxis werden keine Beschränkungen auf bestimmte Diagnosen aus dem Bereich der psychosomatischen und neurotischen Erkrankungen vorgegeben.

Die Wirkung der stationären psychosomatischen Behandlung wird anhand verschiedener Kriterien gemessen. Hierbei ergeben sich 4 Untersuchungsbereiche (vgl. hierzu Biefang 1980).

*Physische Gesundheit:* Sie wird als Funktionszustand des Patienten verstanden, d. h. als Fähigkeit, Beschäftigungen nachzugehen, die für eine gesunde Person normal sind. Hierzu gehören Selbstversorgungsaktivitäten, Mobilität, Körperbeweglichkeit, Beschäftigung im Haushalt etc.

*Psychische Gesundheit:* Hierzu gehören einerseits die psychische Ausgeglichenheit, gemessen in bezug auf Ängstlichkeit, Depressivität, Befindlichkeit etc., andererseits Fähigkeiten, mit Belastungssituationen fertig zu werden (vgl. auch Becker 1982).

*Soziale Gesundheit:* Hier stehen Fragen der Rollenidentität und der sozialen Integration im Vordergrund, und zwar in den Bereichen Familie, Teilnahme am sozialen Leben, Arbeit und Beruf.

*Krankheitskosten:* Hierunter werden Krankenhausaufenthalte, Notaufnahmen, Arbeitsunfähigkeitszeiten, medizinische Untersuchungen, Medikamentenverhalten und verwandte medizinische bzw. sozialmedizinische Kostenfaktoren zusammengefaßt.

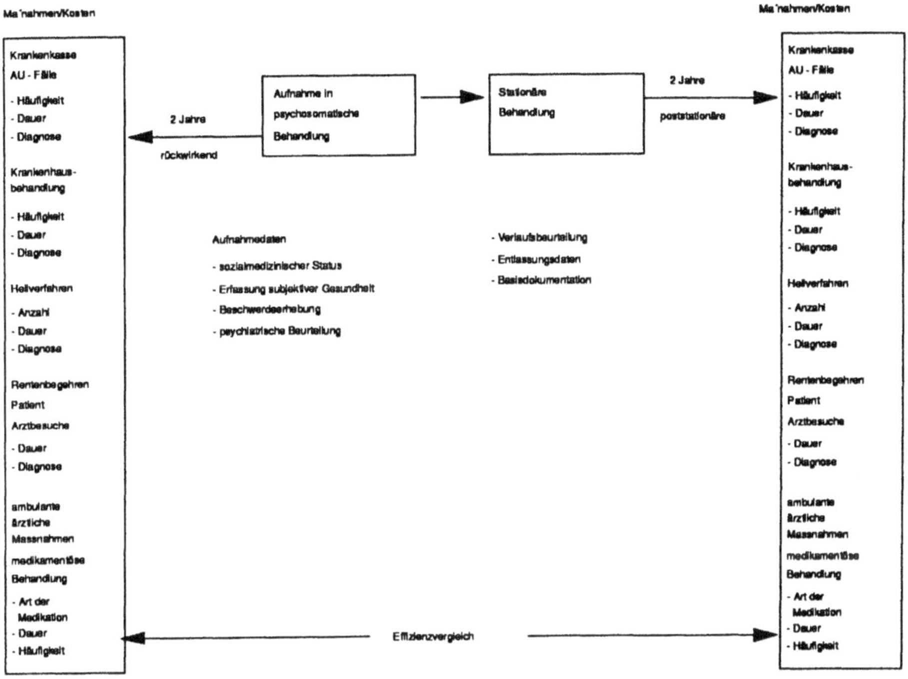


**Abb. 7.** Untersuchungsplan

# Klinikdaten

In den psychosomatischen Fachkliniken werden neben grundlegenden Daten (Basisdokumentation) Aufnahmedaten, Verlaufsdaten und Entlassungsdaten erhoben. Diese Daten erlauben eine differenzierte Unterteilung der Gesamtstichprobe. Welche Unterteilungen z. B. nach Diagnosen statistisch noch verwertbar sind, kann erst nach Abschluß der Behandlungsperiode endgültig entschieden werden.

Neben der Befragung der Patienten zu einzelnen Bereichen ihrer Behandlungsgeschichte (Arztbesuche, ambulante ärztliche Maßnahmen, Einnahme von Medikamenten) werden standardisierte psychodiagnostische Untersuchungen über folgende Verhaltens- und Erlebensbereiche durchgeführt:

- physische, psychische und soziale Gesundheit;
- Depressivität;

- Interaktionsangst;
- Persönlichkeitsbereiche;
- Selbstwerterleben;
- körperliche Beschwerden;
- Krankheitsverarbeitung;
- berufliche Belastung.

Zwei Jahre nach Abschluß der Behandlung soll bei allen Patienten eine Katamnese durchgeführt werden. Die klinische Erfolgsbeurteilung kann zu den Kostenfaktoren in Beziehung gesetzt werden.

Die Betriebskrankenkassen erheben ebenfalls über einen Zeitraum von 2 Jahren nach Abschluß der Behandlung die bei ihnen vorliegenden sozialmedizinischen Daten.

Zur Erhebung des Katamnesestatus ist vorgesehen, die Patienten vor Ort aufzusuchen und eine persönliche Befragung durchzuführen.

## Verzeichnis der verwendeten Meßinstrumente und Skalen

- *Arbeitsfähigkeit bei Entlassung (formaler Entlassungsstatus);*
- *Arbeitsunfähigkeitsersparnis (subjektive Einschätzung der Gefährdung der Arbeitsfähigkeit);*
- *Arztbesuche:* Dieser Fragebogen erfaßt die Frequentierung niedergelassener Ärzte. Bei Aufnahme werden für die Zeiträume "in den letzten 2 Wochen", "während der Wartezeit insgesamt", "in dem Jahr vor Ihrer Anmeldung", "in dem Jahr davor" die Nutzungsrate und die Fachrichtung der besuchten Ärzte erfaßt.
  Für die Katamnese gelten die Zeiträume "in den letzten 2 Wochen", "in den letzten 3 Monaten insgesamt", "darüberhinaus im letzten Jahr" und "in dem Jahr davor".
  Um dem Patienten die Beantwortung zu erleichtern, sind 13 ärztliche Fachrichtungen als Erinnerungs- und Ordnungshilfe vorgegeben.
- *Beck-Depressions-Inventar (BDI)*: 21 vorgegebene Symptomkategorien mit jeweils 3 - 5 zunehmend "depressiver" formulierten Aussagen (Beck 1978).
- *Freiburger Fragebogen zur Krankheitsverarbeitung (FKV)*: 28 Skalen bei 142 Items: Informationssuche (vs. Informationsabwehr); Wahrnehmungsabwehr und Vermeidungstendenz; Wunschdenken; Selbstanschuldigung (vs. Schuldabwehr); Problemanalyse und Bewertung; Planvolles handeln; Ausleben / Ausagieren von Gefühlen; Kontrolle der Gefühle und des Ausdrucks; Spannungsreduktion; Ersatzbefriedigung; Carpe-diem-Haltung; Auflehnung und Selbstmitleid; Optimismusstrategien; Selbstaufwertung; aktive Ablenkung; Abstand gewinnen; Akzeptieren; depressive Verarbeitung und Resignation; Sinngebung; Religiosität; compliancebezogene Strategien; Vertrauenssetzung in die Ärzte; Altruismus (vs. Egoismus); Zweckpessimismus und Galgenhumor; Relativie-

**Häufigkeit der Praxisbesuche**

Fachrichtung [ ][ ]

**In den letzten 2 Wochen** [ ][ ] mal

**Während der Wartezeit**

wie oft pro Woche? [1] [2] [3] [4] [5] mal

wie lange (in Wochen) [ ][ ] [ ][ ]

**In den letzten 12 Monaten vor Anmeldung**

wie oft pro Woche? [1] [2] [3] [4] [5] mal

wie lange (in Wochen) [ ][ ] [ ][ ]

**In den letzten 2 Jahren vor Anmeldung**

regelmäßig [ ]

unregelmäßig [ ]

wie häufig im Monat? [1] [2] [3] [4] [5] [6] [7] [8] [9] mal

wieviele Monate [ ][ ] [ ][ ]

*Kodierungsliste für ärztliche Fachrichtungen*

01 Allgemeinmedizin (Praktischer Azrt)
02 innere Medizin
03 Orthopädie
04 Chirurgie
05 Kieferchirurgie / Zahnarzt
06 Gynäkologie
07 Hals-Nasen-Ohren
08 Neurologie / Psychiatrie
09 Psychologie
10 Urologie
11 Augen
12 Dermatologie
13 Paramedizinische Fachrichtungen (z. B. Heilpraktiker

**Abb. 8.** Fragebogen zur Erhebung der Praxisbesuche

rung durch Vergleich; regressive Wünsche; Inanspruchnahme sozialer Unterstützung; sozialer Rückzug.
Dazu 3 weitere Skalen: Persönliche Ursachen und Gründe der Erkrankung (PUK); erlebte Veränderung durch Erkrankung und Behandlung; Lebenszufriedenheit.
Sämtliche Skalen sind dem Fragebogensystem "Erleben und Verarbeiten von Krankheiten" entnommen (Muthny 1985).

- *Freiburger Persönlichkeitsinventar, revidierte Fassung (FPI-R)*: 12 Skalen bei 138 Items: Lebenszufriedenheit; soziale Orientierung; Leistungsorientierung; Gehemmtheit; Erregbarkeit; Aggressivität; Beanspruchung; körperliche Beschwerden; Gesundheitssorgen; Offenheit; Extraversion; Emotionalität (Fahrenberg et al. 1984).
- *Gießener Beschwerdebogen (GBB)*: Auf Item- und Skalenebene auswertbar:

  Itemebene: 57 Items, die körperliche Beschwerden kennzeichnen. Extrem angekreuzte Items stellen "Leitbeschwerden" dar.

  Skalen: 5 Skalen: Erschöpfung; Magenbeschwerden; Gliederschmerzen; Herzbeschwerden; Beschwerdedruck (Brähler u. Scheer 1983).
- *Interaktions-Angst-Fragebogen (IAF)*: 8 Skalen bei 55 Items: Angst vor physischer Verletzung; Angst vor "Auftritten"; Angst vor Normüberschreitung; Angst vor Erkrankungen und ärztlichen Behandlungen; Angst vor Selbstbehauptung; Angst vor Abwertung und Unterlegenheit; Angst vor physischen und psychischen Angriffen; Angst vor Bewährungssituationen (Becker 1982).
- *KOLA - Fragebogen zur Situation am Arbeitsplatz*: 6 Faktoren bei 27 Items: akzeptierte Verantwortung; nichthonorierte Belastung; Angst am Arbeitsplatz; Autonomie am Arbeitsplatz; geistige und soziale Kompetenz; körperliche Arbeit (Koch u. Laschinsky 1979).
- *Medikamentenverhalten*: Hier werden Dauer der Medikamenteneinnahme sowie Art und Anzahl der eingenommenen Medikamente bis 1 Jahr retrospektiv erfragt. Als Erinnerungshilfe erhält der Patient eine Liste der gebräuchlichsten Medikamente:

1 *Schmerzmittel:*

11 Einfache Schmerzmittel,
12 Starke Schmerzmittel,
13 Migränemittel.

2 *Psyche und Nervensystem:*

21 Schlafmittel,
22 Beruhigungsmittel (Tranquilizer),
23 Mittel gegen Depressionen,
24 Mittel gegen Psychosen (Neuroleptika),
25 Mittel gegen Epilepsie,
26 Mittel gegen die Parkinson-Krankheit.

3 *Herz und Kreislauf:*
31 Mittel gegen Bluthochdruck (Antihypertonika),
32 Harntreibende Mittel,
33 Mittel gegen Angina pectoris,
34 Mittel gegen Herzschwäche,
35 Mittel gegen Herzrhythmusstörungen,
36 Mittel gegen zu niedrigen Blutdruck (Hypotonie),
37 durchblutungsfördernde Mittel,
38 Mittel gegen Arterienverkalkung.

4 *Magen- und Darmbereich:*
41 Abführmittel,
42 Mittel gegen Durchfall,
43 Schlankheitsmittel (Appetitzügler),
44 Mittel gegen Magen-Darm-Störungen.

5 *Gelenke:*
51 Gichtmittel.

6 *Bronchitis und Asthma:*
61 Mittel gegen Bronchitis und Asthma.

7 *Allergien:*
71 Mittel gegen Allergien (Antihistaminika).

8 *Entzündungen:*
81 Entzündungshemmende Mittel (Glukokortikoide).

9 *Zuckerkrankheit:*
91 Tabletten gegen Zuckerkrankheit,
92 Insuline.

10 *Schilddrüse:*
101 Mittel zur Beeinflussung der Schilddrüsenfunktion.

11 *Sexualorgane und -hormone:*
111 Mittel während der Wechseljahre (Klimakterium),
112 Mittel gegen Infektionen der Sexualorgane.

Zur Einteilung der Medikamente orientieren sich die Autoren an Langbein et al. (1983). Ergänzungen wurden von kompetenten Fachvertretern aus der Psychosomatischen Fachklinik Bad Dürkheim vorgenommen. Erhebungszeitpunkt: Aufnahme und Katamnese.

## 11 Einfache Schmerzmittel

1101 **Ambene N**
Tbl., Supp.

1102 **Amuno**
Kps. Ketoprofen

1103 **Alka-Seltzer** (BRD, Ö)
Brausetabl.
Acetylsalicylsäure (ASS), Zitronensäure anhydr., Natriumhydrogencarbonat

1104 **Arantil** (BRD, Ö) Drag.
Metamizol-Natrium, Propyphenazon, Diäthylallylacetamid

1105 **Aspirin** (BRD, Ö)
Tabl., Juniortabl.
Acetylsalicylsäure (ASS)

1106 **Aspirin plus C** (BRD)
**Aspirin-C** (Ö)
Brausetabl.
Acetylsalicylsäure (ASS), Vitamin C

1107 **Aspro** (BRD, Ö) Tabl.
Acetylsalicylsäure (ASS)

1108 **ASS-ratiopharm** (BRD)
Tabl.
Acetylsalicylsäure (ASS)

1109 **ASS-Engelhard** (BRD)
Tabl.
Acetylsalicylsäure (ASS)

1110 **Ben-u-ron** (BRD)
Saft, Zäpfchen
Paracetamol

1111 **Boxazin S** (BRD)
Brausetabl.
Acetylsalicylsäure (ASS), Vitamin C

1112 **Cibalen** (BRD, Ö)
Kinderzäpfchen, Säuglingszäpfchen
Propyphenazon, Phenobarbital, Codeinphosphat, Hexahydroadiphenin

1113 **Commotional** Tabl.
Papaverin HCL, Coffein, Propyphanzon, Phenacetin

1114 **Contradol N** Tabl.
Phenacetin,ASS, Coffein

1115 **Contraneural** (BRD)
Tabl., Zäpfchen
Acetylsalicylsäure (ASS), Phenacetin, Codeinphosphat

1116 **Dolo-Arthrosenex** Salbe

1117 **Dolomo** (BRD, Ö)
Tag-, Nachttabl.
Tag-Tabl.:
Acetylsalicylsäure (ASS), Phenacetin, Codeinphosphat, Coffein
Nacht-Tabl.:
Acetylsalicylsäure (ASS), Phenacetin, Codeinphosphat, Pentobarbital, Cyclobarbital-Kalzium

1118 **Dolo-Neurobion** Lsg. Drg.
Thiaminnitrat, Pyridoxin-HCL, Cyanocobalamin, Paracetamol, Ethenzamid

1119 **Dolo-Neurotrat** Drg.
Thiaminnitrat, Pyridoxin, Cyanocobalamin, Dextropropoxyphen-HCL

1120 **Dolviran** (BRD) Tabl.
Acetylsalicylsäure (ASS), Codeinphosphat, Coffein, Phenobarbital

1121 **Dona 200 S** Lsg.

1122 **Doppelt-Spalt** (BRD) Tabl.
Mandelsäurebenzylester, Coffein, Methansulfonate sodique de Noramidopyrinium (= Metamizol), Propyphenazon, Bucetin

1123 **Dysmenalgit** Tabl.
Naproxen

1124 **Enelbin** Salbe

1125 **Eu-Med** (BRD, Ö) Tabl.
Propyphenazon, Phenazon, Salacetamid, Coffein

1126 **Eu-Med S** (BRD) Tabl.
Acetylsalicylsäure (ASS), Ethenzamid, Coffein

1127 **Felden** Kps.
Piroxicam

1128 **Finalgon** Creme
Nomivamid, Nicoboxil

1129 **Fortalidon** Drg.
Propyphenazon, Acetylsalicylsäure, Coffein, Codeinphosphat

1130 **Fortral** (BRD, Ö) Amp., Kaps., Tabl., Zäpfchen
Pentazocin

1131 **Gelonida** (BRD, Ö)
Tabl. Saft
Codeinphosphat, Acetylsalicylsäure (ASS), Phenacetin

1132 **Godamed** (BRD) Tabl.
Acetylsalicylsäure (ASS)

1133 **Kytta-Balsam** Salbe

1134 **Liniform** Balsam

1135 **Lonarid N** (BRD)
Tabl., Zäpfchen
Paracetamol, Amobarbital, Codeinphosphat, Coffein

1136 **Migränin** (BRD)
Filmtabl.
Phenazon, Coffein, Zitronensäure

1137 **Mobilat** Salbe
Extr. suprarenal, Macopolysaccharidpolyschwefelsäureester, Salicylsäure

1138 **Neosal-N** (BRD)
Tropfen, Filmtabl., Zäpfchen
Metamizol-Natrium, Coffein, Isomethepten-HCL

1139 **Neuralgin** (BRD) Tabl.
Acetylsalicylsäure (ASS), Phenazetin, Coffein

1140 **Neuralgin N** (BRD) Tabl.
Acetylsalicylsäure (ASS), Paracetamol, Coffein

1141 **Norgesic** Drg.
Orphenadrindihydrogencitrat, Propyphenazon, Coffein

1142 **Novalgin** (BRD, Ö)
Filmtabl., Tropfen, Zäpfchen
Metamizol-Natrium

1143 **Octadon** (BRD) Tabl.
Salacetamid, Paracetamol, Ethenzamid, Coffein

1144 **Optalidon** (BRD)
Drg., Zäpfchen
Propyphenazon, Butalbital, Coffein

1145 **Paracetamol-ratiopharm** (BRD)
Tabl., Zäpfchen
Paracetamol

1146 **Parkemed** (BRD, Ö) Filmtabl., Kaps., Zäpfchen, Suspension Mefenamsäure

1147 **Prontopyrin** (BRD) Tabl. Aluminium-bis(acetylsalicylat)-hydroxid, Paracetamol, Coffein

1148 **Quadronal** (BRD) Tabl. Phenazon, Phenazetin, Ethoxylactanilid, Coffein

1149 **Rheumasan** flüssig/Salbe Monoethanolaminsalicylat

1150 **Rosimon** Tabl.

1151 **Rubriment** Salbe Benzylnicotinat, Novivamid

1152 **Silentan** (BRD) Drag. Diazepam, Dihydroergotamintartrat, Acetylsalicylsäure (ASS), Coffein

1153 **Sinpro** (BRD) Briefe Phenazonsalicylat, Paracetamol, Coffein, 2-Dimethylaminoethylbenzilat-HCl

1154 **Spalt** (BRD) Tabl. Salicylamid, Phenyldimethylpyrazolonsalicylat, Coffein, Mandelsäurebenzylester

1155 **Temagin** (BRD) Tabl. Propyphenazon, Ethenzamid, Coffein

1156 **Thomapyrin N** (BRD, Ö) Tabl. Acetylsalicylsäure (ASS), Paracetamol, Coffein

1157 **Thrombo-Enelbin** Salbe, Gel

1158 **Togal** (BRD, Ö) Tabl. Chinindihydrochlorid, Lithiumcitrat, Acetylsalicylsäure (ASS)

1159 **Tomanol** Drg.

1160 **Treupel N** (BRD, Ö) Zäpfchen, Tabl. Codeinphosphat, Salicylamid, Paracetamol

1161 **Treupel** (BRD, Ö) Zäpfchen, Tabl. Codeinphosphat, Phenazetin, Acetylsalicylsäure (ASS)

1162 **Valoron N** (BRD) Lösung Kaps. Tilidin-HCl, Naloxon-HCl

1163 **Vivimed** (BRD, Ö) Tabl. Propyphenazon, Paracetamol, Coffein, in BRD zusätzlich: Vitamin B1-nitrat

1164 **Voltaren** Diclofenac-Natrium

**Abb. 9.** Auszug aus den Medikamentenlisten

- *Medizinische Untersuchungen*: Der Fragebogen erfaßt Art und Umfang der bei dem Patienten durchgeführten medizinischen Untersuchungen. Die oben angeführten Befunde, wonach gerade bei Patienten mit für Ärzte unklaren Symptomen häufiger medizinisch-technische Untersuchungen durchgeführt werden, sollen durch diese Befragung kontrolliert werden.
  Es werden die untersuchten körperlichen Bereiche, die dabei durchgeführten Untersuchungen, die Fachrichtung des untersuchenden Arztes und die Durchführungsmodalität (ambulant / stationär) bis 2 Jahre retrospektiv erfragt.
  Zur Erleichterung für Patient und Untersucher gibt es eine graphische Darstellung möglicher Untersuchungsbereiche mit Erläuterung im Text, eine Auflistung möglicher Untersuchungen, 13 vorgegebene ärztliche Fachrichtungen, sowie Erläuterungen zu den medizinisch-technischen Untersuchungen.
  Erhebungszeitpunkt: Aufnahme und Katamnese.
- *MEDIS - Fragebogen zur Messung "subjektiver Gesundheit" (modifizierte Fassung)*: Es werden folgende Faktoren des Gesundheitszustandes bis 2 Jahre retrospektiv erfragt: Funktionseinschränkungen; soziale Integration; Globaleinschätzung des Gesundheitszustandes; Krankheitsverhalten; Krankheitsbelastung; Arbeitsunfähigkeitszeiten; bei Nichterwerbstätigen: Unfähigkeit, täglichen Arbeitsverpflichtungen nachzukommen; Berufsbelastungen; Haushaltsbelastung; Arbeitslosigkeit; Minderung der Erwerbsfähigkeit (Institut für medizinische Informatik und Systemforschung 1982).
- *Nutzung sozialmedizinischer Einrichtungen*: Es werden vom Patienten konkret geplante nachstationäre Vorhaben erfragt.

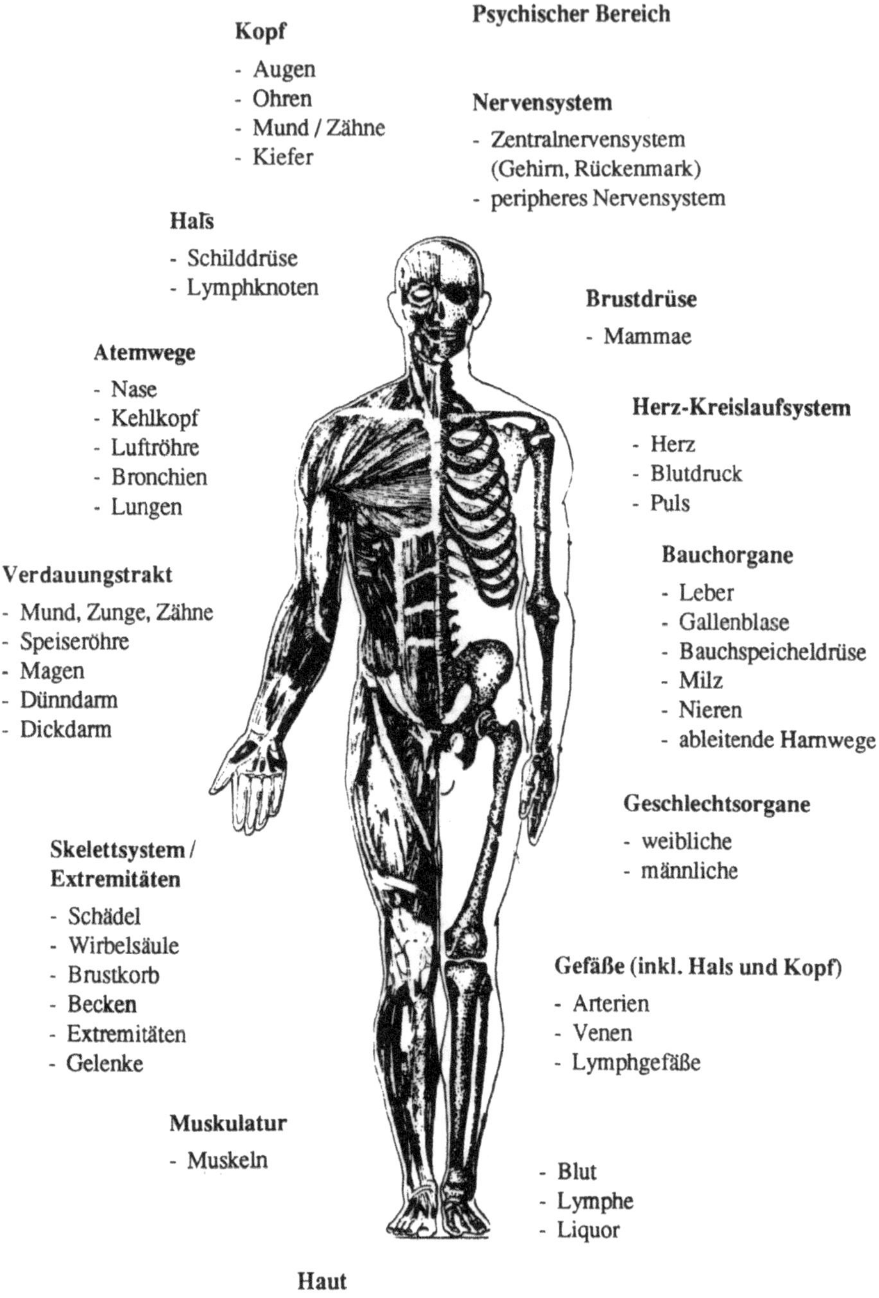


**Abb. 10.** Übersicht über die Untersuchungsbereiche

### A: In welchem Bereich?

| | | |
|---|---|---|
| 01 | Kopf | 1 Augen<br>2 Ohren<br>3 Mund / Zähne<br>4 Kiefer |
| 02 | Hals | 1 Schilddrüse<br>2 Lymphknoten |
| 03 | Atemwege | 1 Nase<br>2 Kehlkopf<br>3 Luftröhre<br>4 Bronchien<br>5 Lunge |
| 04 | Verdauungstrakt | 1 Mund, Zunge, Zähne<br>2 Speiseröhre<br>3 Magen<br>4 Dünndarm<br>5 Dickdarm |
| 05 | Brustdrüse | 1 Mammae |
| 06 | Herz- Kreislauf-system | 1 Herz<br>2 Blutdruck<br>3 Puls |
| 07 | Geschlechtsorgane | 1 weibliche<br>2 männliche |
| 08 | Bauchorgane | 1 Leber<br>2 Gallenblase<br>3 Bauchspeicheldrüse<br>4 Milz<br>5 Nieren<br>6 ableitende Harnwege |
| 09 | Skelettsystem / Extremitäten | 1 Schädel<br>2 Wirbelsäule<br>3 Brustkorb<br>4 Becken<br>5 Extremitäten<br>6 Gelenke |
| 10 | Muskulatur | 1 Muskeln |
| 11 | Haut | 1 Haut |
| 12 | Gefäße (inkl. Hals und Kopf | 1 Arterien<br>2 Venen<br>3 Lymphgefäße<br>4 Blut<br>5 Lymphe<br>6 Liquor |
| 13 | Nervensystem | 1 Zentralnervensystem (Gehirn, Rückenmark)<br>2 peripheres Nervensystem |
| 14 | Psychischer Bereich | 1 Erlebens- und Verhaltensweisen |

### B: Welche Untersuchung?

| | |
|---|---|
| 01 | Röntgen |
| 02 | Computertomographie (CT) |
| 03 | Mammographie |
| 04 | Angiographie |
| 05 | Kernspintomographie (NMR) |
| 06 | Szintigraphie |
| 07 | Thermographie |
| 08 | Endoskopie des Magen-Darm-Traktes (Rektoskopie, Koloskopie, Gastroskopie) |
| 09 | Bronchoskopie |
| 10 | Laparaskopie (Bauchspiegelung) |
| 11 | Sonographie |
| 12 | Echokardiogramm |
| 13 | Doppler-Sonographie |
| 14 | Elektrokardiogramm (EKG) |
| 15 | Ergometrie (Belastungs-EKG) |
| 16 | Elektromyographie (EMG) |
| 17 | Elektroenzephalogramm (EEG) |
| 18 | Nervenleitgeschwindigkeit (NLG) |
| 19 | Lungenfunktionsprüfung (Spirometrie) |
| 20 | Herzkatheter |
| 21 | Probeexision (PE) |
| 22 | Laboruntersuchung (Blut und Urin) |
| 23 | Creatininkinase (CK) |
| 24 | Sternalpunktion |
| 25 | Blutentnahme vor und nach körperlicher Belastung |
| 26 | Liquordiagnostik |
| 27 | Visuskontrolle (Augenarzt) |
| 28 | Audiogramm (Hörprüfung) |
| 29 | Allergietest |
| 30 | Häufige Messung (mehr als 10) von Blutdruck und Puls |
| 31 | Fertilitätstests (Eierstöcke, Eileiter, Gebärmutter, Hoden) |
| 32 | ausführliche klinische Untersuchung im betreffenden Fachgebiet |
| 33 | ausführliche psychiatrische und psychologische Exploration |

### C: Bei welchem Arzt?

| | |
|---|---|
| 01 | Allgemeinmedizin (Praktischer Arzt) |
| 02 | innere Medizin |
| 03 | Orthopädie |
| 04 | Chirurgie |
| 05 | Kieferchirurgie / Zahnarzt |
| 06 | Gynäkologie |
| 07 | Hals- Nasen- Ohren |
| 08 | Neurologie / Psychiatrie |
| 09 | Psychologie |
| 10 | Urologie |
| 11 | Augen |
| 12 | Dermatologie |
| 13 | Paramedizinische Fachrichtungen (z. B. Heilpraktiker) |

### D: In welcher Form?

| | |
|---|---|
| 0 | stationär |
| 1 | ambulant |

**Abb. 11.** Kodierungsliste der Untersuchungen

Einsatz der Meßinstrumente nach Meßzeitpunkt

**Aufnahme**

| I. Sozialmedizinische Erhebungen | II. Psychodiagnostik |
|---|---|
| MEDIS | BDI |
| Arbeitsunfähigkeitsersparnis | FKV |
| Arztbesuche | SEWE |
| Medizinische Untersuchungen | FPI-R |
| Medikamentenverhalten | GBB |
| KOLA | IAF |
| PSCL | |

BKK-Versichertenstammkarte

**Entlassung**

| I. Sozialmedizinische Erhebungen | II. Psychodiagnostik |
|---|---|
| MEDIS Item 26 (aktuelle Funktionseinschränkung) | BDI |
| Arbeitsunfähigkeitsersparnis | FKV |
| Arbeitsfähigkeit bei Entlassung | SEWE |
| Nutzung sozialmedizinischer Einrichtungen | FPI-R |
| PSCL | GBB |
| | IAF |
| | VEV |

Basisdokumentation Psychosomatik

**Katamnese**

| I. Sozialmedizinische Erhebungen | II. Psychodiagnostik |
|---|---|
| MEDIS | BDI |
| Arbeitsunfähigkeitsersparnis | FKV |
| Arztbesuche | SEWE |
| Medizinische Untersuchungen | FPI-R |
| Medikamentenverhalten | GBB |
| KOLA | IAF |
| PSCL | VEV (seit Klinikentlassung) |

BKK-Versichertenstammkarte

**Abb. 12.** Untersuchungsbereiche und Meßzeitpunkte

- *Psychosomatische Symptomcheckliste (PSCL)*: Erfaßt Häufigkeit und Intensität psychosomatischer Symptome (Attanasio et al. 1984).
- *SEWE - Fragebogen zum Selbstwertgefühl*: Einschätzung von Selbstwertgefühl auf 3 Dimensionen.
- *Veränderungsfragebogen des Erlebens und Verhaltens (VEV)*: 42 Items erfassen einen Veränderungsfaktor mit den Polen "Entspannung, Gelassenheit, Optimismus" vs. "Spannung, Unsicherheit, Pessimismus" in bezug auf unterschiedliche Situationen: allgemeine Erlebensweisen, Verhalten in sozialen Situationen, Verhalten und Erleben in Leistungssituationen (Zielke u. Kopf-Mehnert 1978).

Weiterhin stehen Patientendaten durch Therapeutenaussagen (*Basisdokumentation*) und der jeweiligen *BKK-Versicherungsstammkarte* (AU-Zeiten, Krankenhausaufenthalte, Notaufnahmen) zur Verfügung.

Die dargestellten uns interessierenden Untersuchungsbereiche sind durch insgesamt 18 Erhebungsinstrumente (Subskalen nicht eingerechnet) operationalisiert. Eine grobe Aufgliederung unterteilt die Instrumente in "Sozialmedizinische Erhebungen" und "Psychodiagnostik", wobei auch mehrere Untersuchungsbereiche durch verschiedene Skalen eines Inventars operationalisiert sind. In der vorzustellenden Untersuchung werden bewährte, standardisierte Selbstbeurteilungsverfahren, sowie Therapeutenratings und "objektive" Datenquellen ausgewertet.

Im Hinblick auf die Untersuchung der Arbeitsunfähigkeit könnte allerdings die Auswertung auf direkte Beitragszahler beschränkt werden. Für die behandelnden Patienten wird aufgrund der BKK-Unterlagen für einen geplanten Zeitraum von 2 Jahren vor der Behandlung ermittelt, welche Arbeitsausfälle und Behandlungskosten angefallen sind. Bei den Arbeitsausfällen werden nur die Tage gezählt, an denen ein Patient von einem Arzt arbeitsunfähig geschrieben wurde (AU-Tage).

Bei den Behandlungskosten sollen folgende Faktoren erfaßt werden:

Aus den Unterlagen der Mitglieds- und Leistungsdatei der BKK:

- AU-Fälle (Häufigkeit, Dauer, Diagnosen);
- Krankenhausbehandlung (Häufigkeit, Dauer, Diagnosen, Notfalleinweisungen);
- Heilverfahren (Anzahl, Dauer, Diagnosen);
- Zeitrenten.

Aus retrospektiven halbstrukturierten Interviews bei den Patienten:

- Arztbesuche (Fachrichtungen, Häufigkeit);
- ambulante ärztliche Maßnahmen (Untersuchungen);
- medikamentöse Behandlung (Art der Medikamente, Dauer der Einnahme, Häufigkeit der Einnahme).

Nach Abschluß der stationären Behandlung in den psychosomatischen Fachkliniken sollen für einen Zeitraum von 2 Jahren die Arbeitsunfähigkeitstage und alle genannten Kostenfaktoren erhoben werden. Ein Vergleich der Arbeitsunfähigkeit und der Kosten vor und nach der Behandlung ermöglicht eine Abschätzung der Effizienz der Behandlung.

## Präzisierung der Kostenschätzung

Idealerweise sollten nur Behandlungskosten berücksichtigt werden, die in unmittelbarem Zusammenhang mit der Erkrankung stehen, deretwegen ein Patient stationär behandelt wird. In der Praxis wird eine solche Präzisierung nicht möglich sein. Wegen der langen Zeitdauer, bis die Psychogenese einer Erkrankung erkannt wird, muß man davon ausgehen, daß Patienten lange unter somatischen Diagnosen oder zumindest somatischen Verdachtsdiagnosen registriert und behandelt werden.

Als Annäherung an eine bereinigte Kostenschätzung könnte man aber versuchen, eindeutige Ausschlußdiagnosen zu berücksichtigen. Beispiele für solche Ausschlüsse sind Kosten, die durch Unfälle oder andere klar abgrenzbare Erkrankungen entstehen (inkl. Schwangerschaften).

## Versuchsanordnung und methodische Probleme

Die Stichprobengröße des BKK-Projekts beläuft sich auf 300 Versuchspersonen. Die an der Untersuchung beteiligten Kliniken befragen Patienten, die den dem Projekt angeschlossenen Betriebskrankenkassen angehören. Angaben zur Verteilung von Geschlecht, Alter und sozioökonomischem Status können noch nicht gemacht werden. Eine unbehandelte Kontrollgruppe wird es nicht geben. Patienten, die an langjährigen chronischen psychosomatischen Krankheiten leiden, kann auch zu wissenschaftlichen Zwecken keine dringend notwendige Behandlung verwehrt werden.

Die Versuchsanordnung der BKK-Studie ist durch Mehrfachmessungen vor und nach der Intervention (= stationäre psychosomatische Behandlung) charakterisiert. Der Erhebungszeitraum umreißt mehr als 4 Jahre: Bei Aufnahme werden mit den entsprechenden oben beschriebenen Instrumenten 2 Jahre retrospektiv erfragt, es gibt eine Entlassungsuntersuchung, und die Katanneseerhebung erfolgt 2 Jahre nach Klinikentlassung (genauer Ablauf der Datenerhebung s. unten). Randomisation und Kontrollgruppendesign sind nicht möglich, daher sind Alternativerklärungen erwarteter Interventionseffekte durch Zeiteinflüsse und Auswahlverzerrungen nicht vollkommen auszuschließen. Es gibt eine Reihe solcher elaborierter Alternativerklärungen zu bisherigen Kosteneffektivitätsstudien, z. B. könne die hohe Frequenz der Arztbesuche vor und die geringere Frequenz der Arztbesuche nach der Therapie auch durch die statistische Regression zum Mittelwert erklärt werden (Olbrisch 1977). Oder: Nach Beendigung intensiver Arbeit an somatischen Störungen, wenn sowieso erwartet wird, daß sich die Behandlungsrate reduziert, verschreiben Ärzte den Patienten Psychotherapie, um die Erholung zu intensivieren und um mit dem veränderten Lebensstil besser zurecht zu kommen (Jones u. Vischi 1979).

Die meisten Kritikpunkte beziehen sich auf unsaubere Versuchsanordnungen, fehlende Kontrollgruppen und andere methodische Mängel. Auf der inhaltlichen Ebene kommt daher Olbrisch (1977) zu dem Schluß, daß es naiv sei, ohne Kontrollgruppen an die Wirksamkeit von Therapie und damit an deren Kostengünstigkeit zu glauben, außerdem sei es schwierig, eine Kostenanalyse bei unklaren Effekten anzusetzen.

Methodenkritik hat einen hohen Stellenwert in der wissenschaftlichen Psychologie und ist eine wichtige Antriebsfeder, Forschungsansätze zu verbessern und Studien auf einen höheren Meßstandard zu replizieren. Jedoch ist derzeit ein makellos experimentelles Design in der Feldforschung nicht durchführbar. Allein aus methodischen Problemen generell inhaltliche Unglaubwürdigkeit abzuleiten, zeugt von der Abwesenheit klinischer Erfahrungen.

Da in der BKK-Studie keine klassische experimentelle Versuchsanordnung möglich ist, sollen unkontrollierbare Alternativhypothesen auf anderem Wege möglichst gering gehalten werden: Eine Kontrollgruppe im Sinne von allgemeinen Trends stellen die Ergebnisse der "Krankheitsarten- und Arbeitsunfallstatistiken" des Bundesverbandes der Bezirkskrankenkassen dar. Über 4 - 5 Jahre registrierte Verläufe von Arbeitsunfähigkeit und erfolgten Behandlungen bei psychischen Krankheiten können zumindest in Annäherung als Kontrolldaten herangezogen werden.

## Ergebnisse

Die Ergebnisse des vorliegenden Beitrags lassen sich in 5 Punkten zusammenfassen:

1) Ein großer Teil von Patienten mit neurotischen und psychosomatischen Erkrankungen wird durch ausschließlich traditionelle medizinische Maßnahmen beim Ausbau ihrer Erkrankungskarriere gefördert;
2) die Fortführung dieses Behandlungskarussels ist mit erheblichen Kosten verbunden, über die es bis auf wenige Ausnahmen - auch bei Kostenträgern - nur vage Vermutungen gibt;
3) alternative Behandlungsstrategien unter Einbeziehung unterschiedlicher fachlicher Kompetenzen müssen die Veränderung des Krankheitsverhaltens zum Ziel haben, wenn sie langfristig wirksam sein sollen;
4) wir - und damit meine ich alle Beteiligten unseres Gesundheitssystems: Kostenträger, Gesundheitspolitiker, Ärzte, Psychologen und andere im therapeutischen Bereich Tätigen - können uns bereits jetzt einen Verzicht auf gezielte psychosomatische, klinisch-psychologische Behandlungen gar nicht mehr leisten;
5) die weitere Entwicklung von Behandlungsmaßnahmen wird stärker als in den zurückliegenden 20 Jahren neben der Wirksamkeitsprüfung (Effektivität) und Wirtschaftlichkeitsanalysen (Effizienz) berücksichtigen müssen.

## Zusammenfassung

Aus zahlreichen Untersuchungen der letzten Jahre ist bekannt, daß zwischen 30 und 60 % aller Patienten, die regelmäßig ärztliche Hilfen bei Allgeneinärzten, Internisten und Psychiatern in Anspruch nehmen, neurotische oder psychosomatische Krankheitsbilder aufweisen.

Der Zeitraum zwischen der Entwicklung der ersten Beschwerden bis zum Erkennen der psychosomatischen Genese der Symptomatik und der Einleitung angemessener psychosomatischer Behandlungen beträgt in der Regel zwischen 5 und 8 Jahren. Die in dieser Zeit überwiegend durchgeführte somatisch orientierte Therapie mit sich wiederholenden somatisch-diagnostischen Maßnahmen fördert häufig den Chronifizierungsprozeß der Störung. Dieser Kreislauf erhöht mit zunehmender Chronifizierung den notwendigen Aufwand an Behandlungskosten.

Bisherige Untersuchungen über das Kosten-Ertrag-Verhältnis bei frühzeitigen angemessenen psychosomatischen Behandlungen stammen noch aus den 60er Jahren (z. B. Dührsen u. Jorswieck 1965). Schon damals konnte der Kosten-Ertrag-Vorteil von angemessenen Behandlungsmaßnahmen im Bereich neurotischer und psychosomatischer Erkrankungen erhärtet werden. Gerade in der heutigen Situation ist es notwendiger denn je, die Effizienz und Effektivität von psychosomatischen Heilmaßnahmen zu untersuchen.

Zur Erreichung dieser Zielsetzungen haben 3 Landesverbände der Krankenkassen und 4 psychosomatische Fachkliniken beschlossen, in enger Zusammenarbeit die Effizienz stationärer psychosomatischer Behandlungsmaßnahmen zu untersuchen.

Die beteiligten psychosomatischen Kliniken arbeiten auf der Grundlage moderner Erkenntnisse der Verhaltensmedizin und verfügen über einen sowohl ärztlich als auch psychologisch erfahrenen Mitarbeiterstab, der seine klinische Behandlungspraxis durch eine fortlaufende wissenschaftliche Dokumentation für das gemeinsame Projekt zur Verfügung stellt.

Wir erwarten von dieser Zusammenarbeit Ergebnisse über eine kostengünstige Versorgung der Versicherten und hoffen auf eine rege Mitarbeit der beteiligten Krankenkassen, Patienten und Ärzte.

## Literatur

Athanasio V, Andrasik F, Blanchard E, Arena J (1984) Psychometric properties of the SUNYA revision of the psychosomatic symptom checklist. Übersetzung nach M. Maaß. Fredeburg, 1985. J Behav Med 7 / 2: 247 - 258

Balck F, Koch U (1978) Ein Fragebogen zur Messung des Selbstwertgefühls. Universitätsklinik, Sonderforschungsbereich 195, Projekt C4, Hamburg / Eppendorf (unveröffentlicht)

Beck AT, Beamesderfer A (1974) Assessment of depression: The depression inventory. Pharmacopsychiatry 7: 151 - 169

Beck AT (1978) Depression inventory (BDI). Center for Cognitive Therapy, Philadelphia

Becker P (1982 a) Interaktion-Angst-Fragebogen. Beltz, Weinheim

Becker P (1982 b) Psychologie der seelischen Gesundheit, Bd 1. Hogrefe, Göttingen

Biefang S (1980) Evaluationsforschung in Medizin und Gesundheitswesen. In: Biefang S (Hrsg) Evaluationsforschung in der Psychiatrie: Fragestellungen und Methoden. Enke, Stuttgart, S 7 - 53

Brähler E, Scheer J (1983) Der Gießener Beschwerdebogen (GBB). Handbuch. Huber, Bern

Brähler E, Surrey HW, Scheer J (1983) Der Gießener Beschwerdebogen (GBB). Tabellenband. Selbstverlag, Gießen

Bühringer G, Hahlweg K (1986) Kosten-Nutzen-Aspekte psychologischer Behandlung. Psychol Rundsch 37: 1 - 19

Bundesverband der Betriebskrankenkassen (1983) Krankheitsarten- und Arbeitsunfallstatistik 82. Essen

Cooper CL (1981) Streßbewältigung: Person, Familie, Beruf. Urban & Schwarzenberg, München

Culpan R, Davies B (1960) Psychiatric illness at a medical and a surgical outpatient clinic. Compr Psychiatry 1: 228 - 235

Cummings NA (1977) The anatomy of psychotherapy under national health insurance. Am Psychol 32: 711 - 718

Cyran W (1986) Die volkswirtschaftliche Bedeutung von Rehabilitationskuren. Lebensversicherungsmed Diagn Progn 4: 11

Dührsen A, Jorswieck E (1965) Eine empirisch-statistische Untersuchung zur Leistungsfähigkeit psychoanalytischer Behandlung. Nervenarzt 36: 166 - 169

Fahrenberg J, Hampel R, Selg H (1984) Das Freiburger Persönlichkeitsinventar (FPI). Hogrefe, Göttingen

Follette W, Cummings NA (1967) Psychiatric services and medical utilization in a prepaied health plan setting. Med Care 5: 25 - 35

Grillmaier G (1983) Fragen zur Gesundheit. Ergebnis des Mikrozensus 1980. Wirtschaft Statistik 2: 127 - 132

Hilkevitsch A (1965) Psychiatric disturbances in outpatients of a general medical outpatient clinic. Int Neuropsychiatry 1: 371 - 375

Illich J (1975) Die Enteignung der Gesundheit. Medical Nemesis, Reinbelz

Institut für medizinische Informatik und Systemforschung (1982) Materialien zur Studie "Entwicklung von Indikatoren zur Messung subjektiver Gesundheit". Gesellschaft für Strahlen- und Umweltforschung mbH, München

Jones K, Vischi T (1979) Impact of alcohol, drugabuse, and mental health treatment on medical care utilisation. Med Care 17 (Special Supplement): 1 - 82

Kaufmann MR (1959) Psychiatric findings in admission to a medical service in a general hospital. J Mount Sinai Hospital 26: 160

Kellner R (1966) Psychiatric ill health following physical illness. Br J Psychiatry 112: 71 - 73

Koch U, Laschinsky D (1979) Ein Fragebogen zur Erfassung der Situation am Arbeitsplatz und in der Familie (KOLA). Psychol Prax 4: 165 - 173

Langbein K, Martin HP, Sichrovsky P, Weiss H (1983) Bittere Pillen. Kiepenheuer & Witsch, Köln

Muthny FA (1986) Freiburger Fragebogen zur Krankheitsverarbeitung (FKV). Vorläufiges Manual. Universität Freiburg, Abt. Rehabilitationspsychologie

Nigro SA (1970) A psychiatrist's experiences in a general practice in a hospital emergency room. JAMA 214: 1657 - 1660

Olbrisch ME (1977) Psychotherapeutic interventions in physical health - Effectiveness and economic efficiency. Am Psychol 32: 761 - 777

Potthoff P (1982) Materialien zur Studie "Entwicklung von Indikatoren zur Messung subjektiver Gesundheit". Gesellschaft für Strahlen- und Umweltforschung mbH, München

Ringel E (1985) Der fehlgeleitete Patient. Fakultas, Wien

Reimer C, Hempfing L, Dahme B (1979) Iatrogene Chronifizierung in der Vorbehandlung psychogener Erkrankungen. Prax Psychother Psychosom 24: 123 - 133

Rosen JC, Wiens AN (1979) Changes in medical problems and use of medical services following psychological intervention. Am Psychol 34: 420 - 431

Schlesinger HJ, Mumford E, Glass GV (1980) Mental health services and medical utalisation. In: Vandenbos G (ed) Psychotherapy: Practice, research, policy. Sage, Beverly Hills, pp 71 - 102

Shapiro S, Skinner EA (1984) Utilisation of health and mental health services. Arch Gen Psychiatry 41: 971 - 978

Sturm J, Zielke M (1988) "Chronisches Krankheitsverhalten": Die klinische Entwicklung eines neuen Krankheitsparadigmas. Prax Klin Verhaltensmed Rehab 1: 17 - 27

Wolfslast J (1968) Cost Benefit Analyse im Gesundheitswesen. Weltarchiv, Hamburg

Zielke M, Kopf-Mehnert C (1978) Veränderungsfragebogen des Erlebens und Verhaltens. Beltz, Weinheim

Zielke M, Sturm J, Leidig S (1986) Effizienz und Effektivität stationärer psychosomatischer Behandlungen. (Projektbericht Nr. 1, Bad Dürkheim)

GPSR Compliance

*The European Union's (EU) General Product Safety Regulation (GPSR) is a set of rules that requires consumer products to be safe and our obligations to ensure this.*

*If you have any concerns about our products, you can contact us on ProductSafety@springernature.com*

In case Publisher is established outside the EU, the EU authorized representative is:

Springer Nature Customer Service Center GmbH
Europaplatz 3
69115 Heidelberg, Germany

Batch number: 10844669

Printed by Printforce, the Netherlands